新編 声の検査法

第2版

編集　日本音声言語医学会

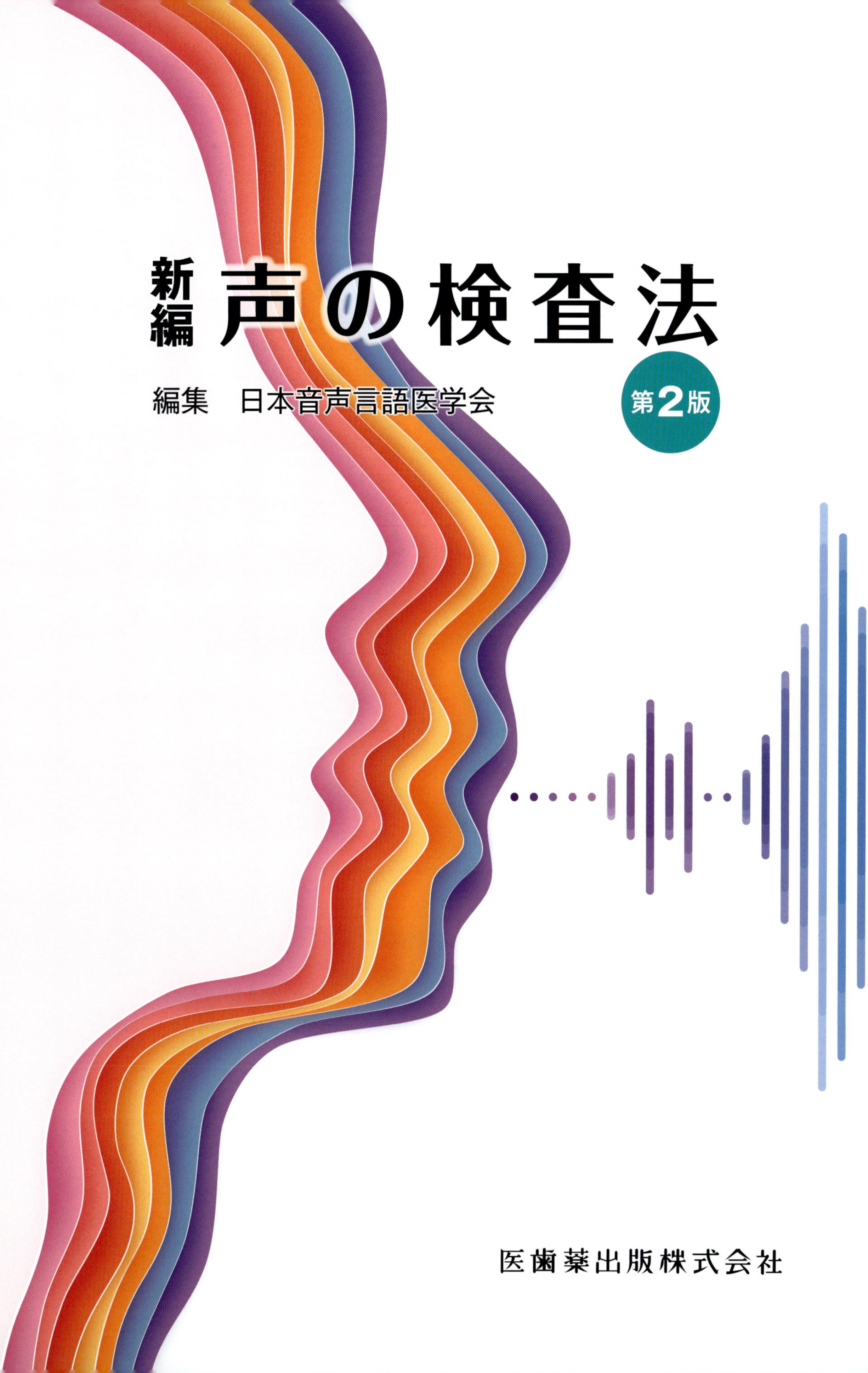

医歯薬出版株式会社

カラーグラビア

「第 3 章 発声・発語運動の検査」より

本 文

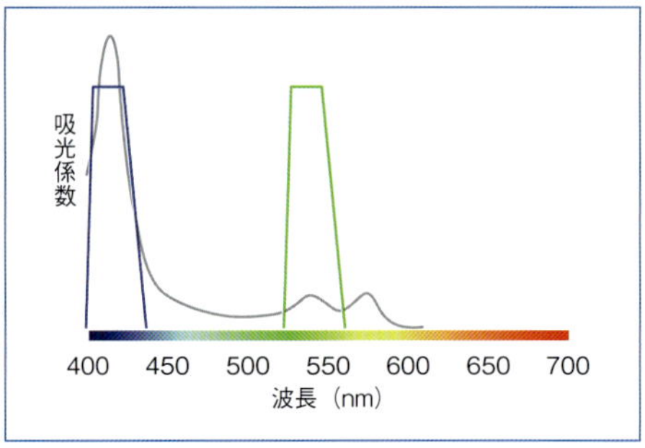

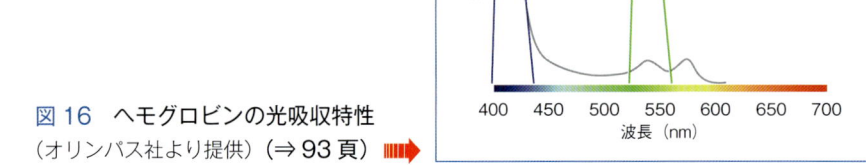

図 16　ヘモグロビンの光吸収特性
（オリンパス社より提供）（⇒ 93 頁）

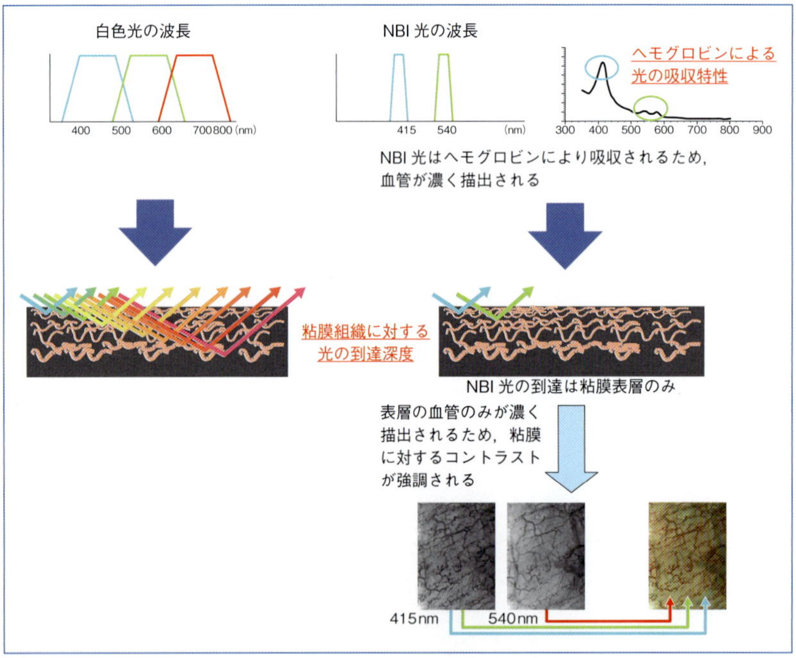

図 17　NBI の原理（オリンパス社提供の資料より一部改変）（⇒ 94 頁）

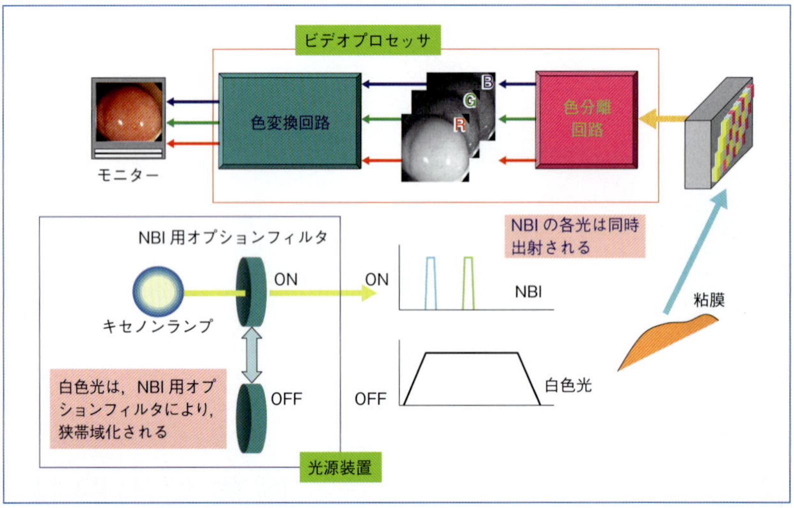

図 18　NBI システム（同時方式）の基本構造（オリンパス社より提供）（⇒ 95 頁）

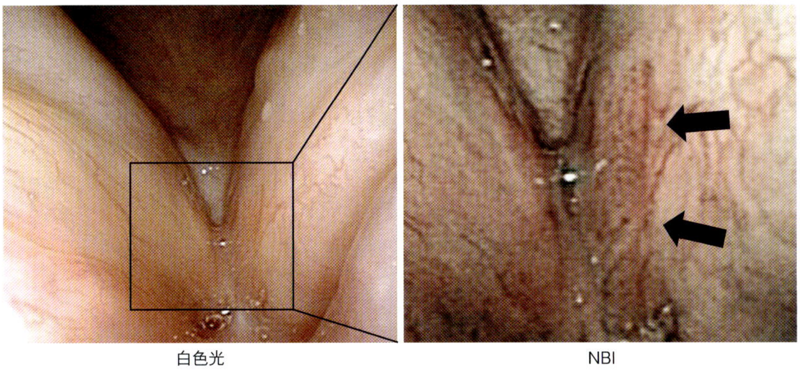

図 19　左声帯上皮内癌（⇒ 95 頁）

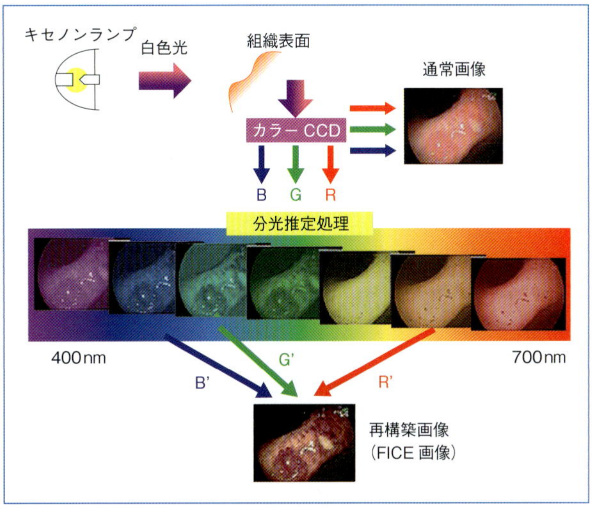

図 20　分光画像の推定法
（富士フイルム社より提供）
（⇒ 96 頁）

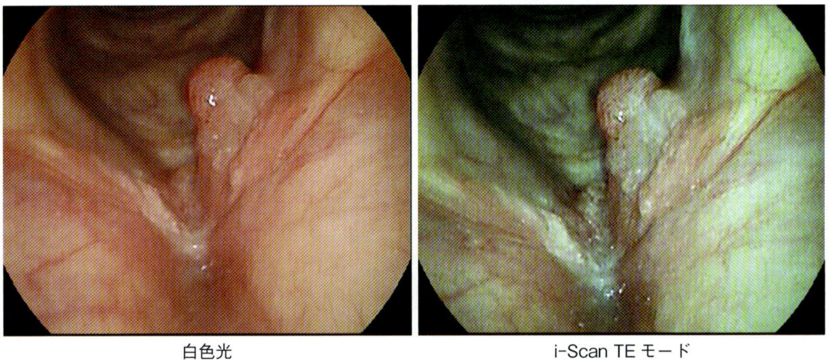

図 21　声門下癌 T2 の内視鏡画像（PENTAX 社「VNL11-J10」「EPK-3000」を使用）（⇒ 97 頁）

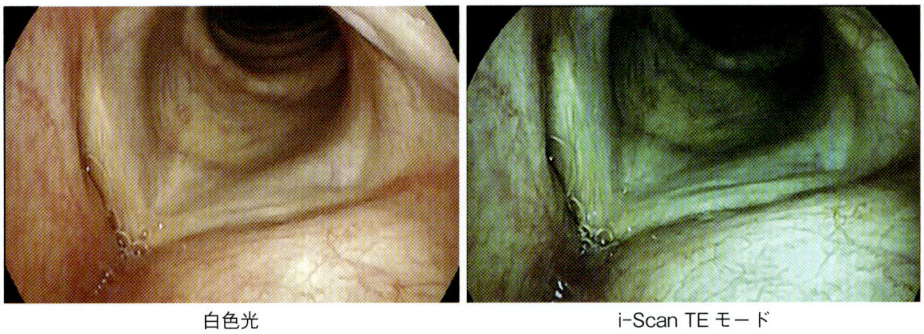

図 22　左声帯溝症の内視鏡画像（PENTAX 社「VNL11-J10」「EPK-3000」を使用）（⇒ 97 頁）

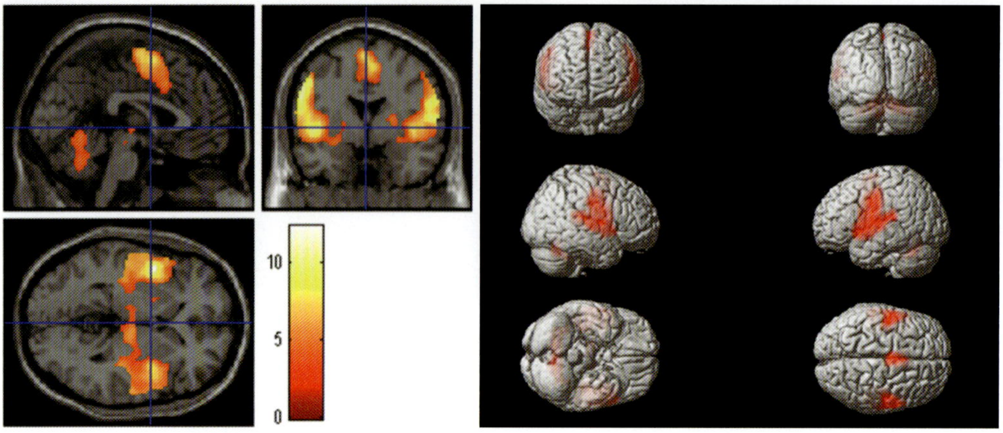

図 1　健常人の発声時の脳活動（⇒ 127 頁）

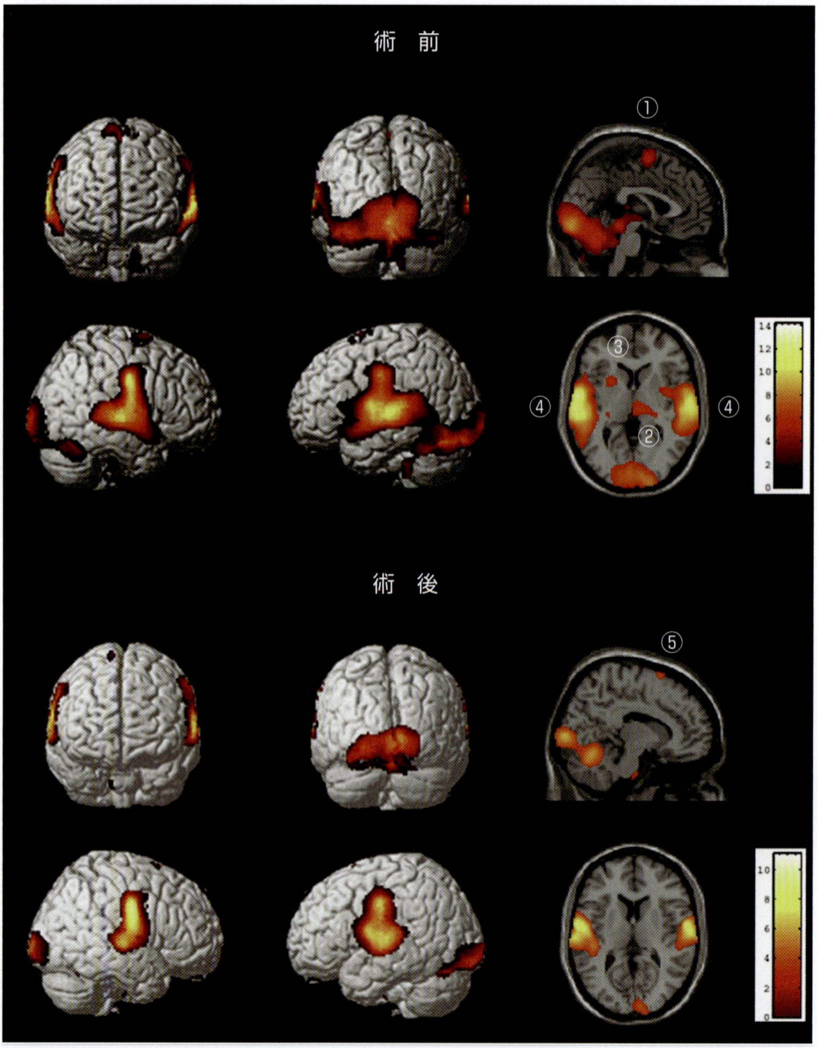

図 2　痙攣性発声障害患者に対して甲状軟骨形成術 II 型を行った際の術前と術後の脳活動（⇒ 130 頁）

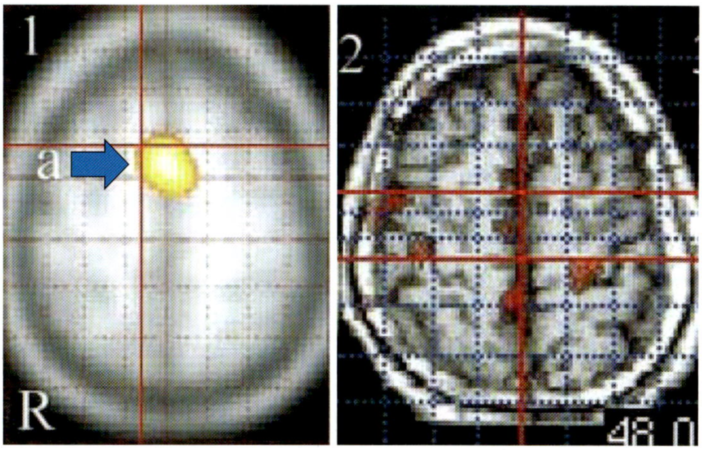

図１　健常例と痙攣性発声障害患者の脳活動（⇒ 130 頁）

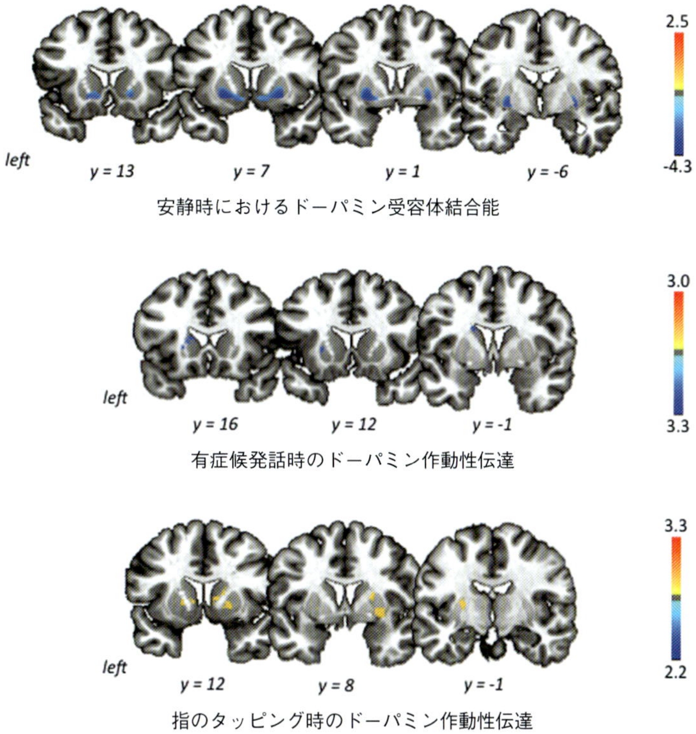

図３　痙攣性発声障害患者におけるドーパミン受容体結合能とドーパミン作動性伝達（⇒ 131 頁）

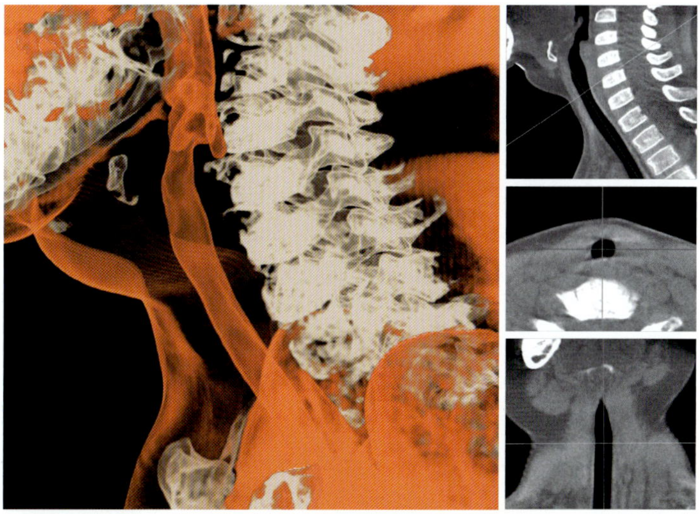

図３　小児（３歳）の撮像例（⇒ 141 頁）

カラーグラビア

「第５章 声の高さと強さの検査
４　ボイスプロファイル」より

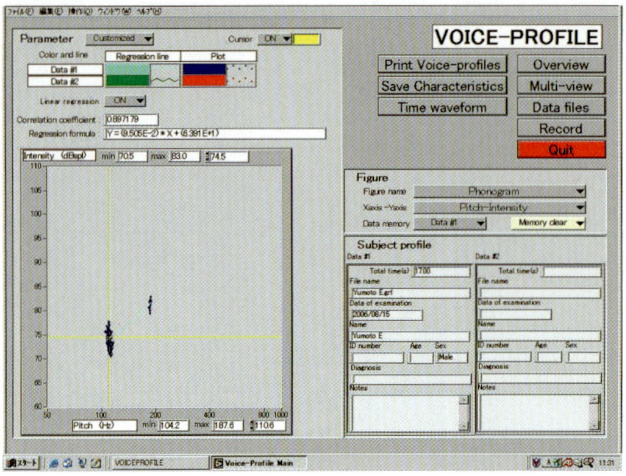

図４　楽な発声時および少し高い声を出したときのプロファイル

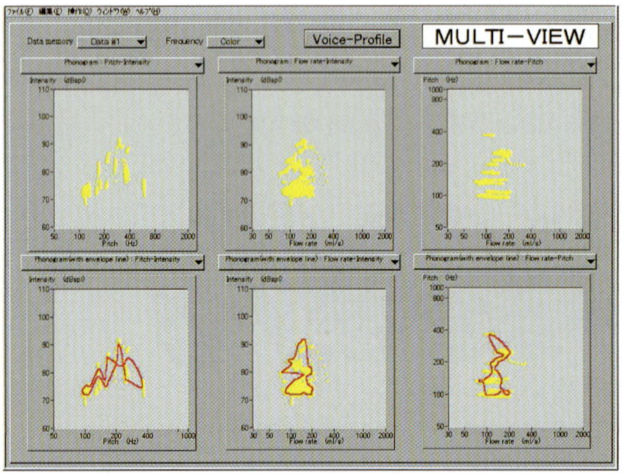

図６　正常者（55 歳，男性）の例（1）．通常の発声指示で得られたボイスプロファイル（通常モード）

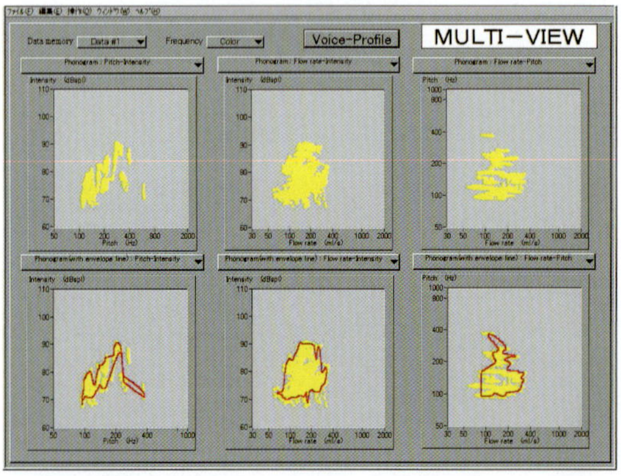

図７　正常者の例（2）．図６と同一被検者から得られた詳細モードのボイスプロファイル

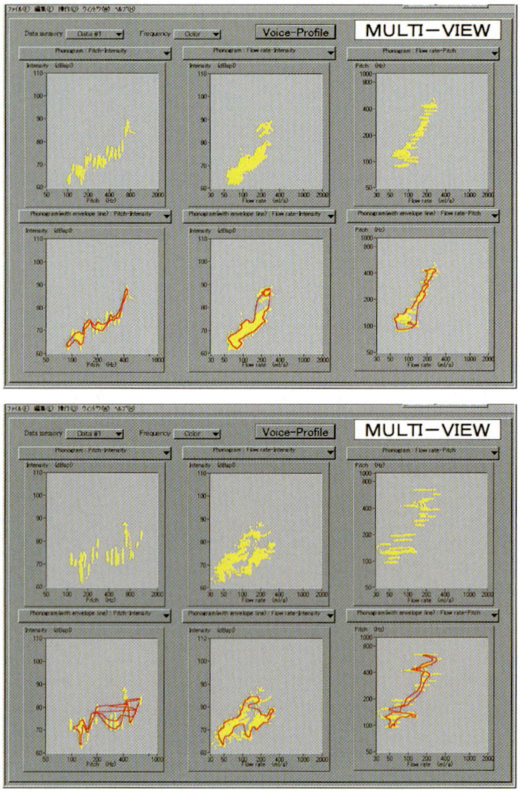

図８　被検者１（25 歳，男性）のボイスプロファイル（通常モード）

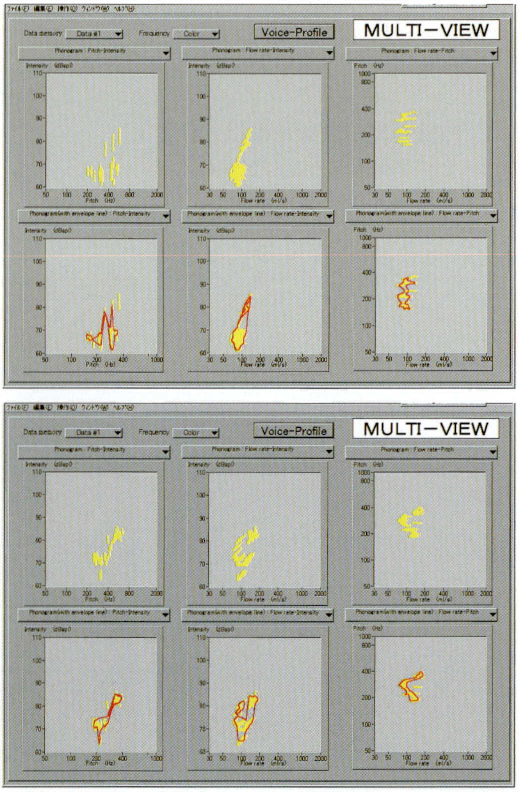

図９　被検者２（32 歳，女性）のボイスプロファイル（通常モード）

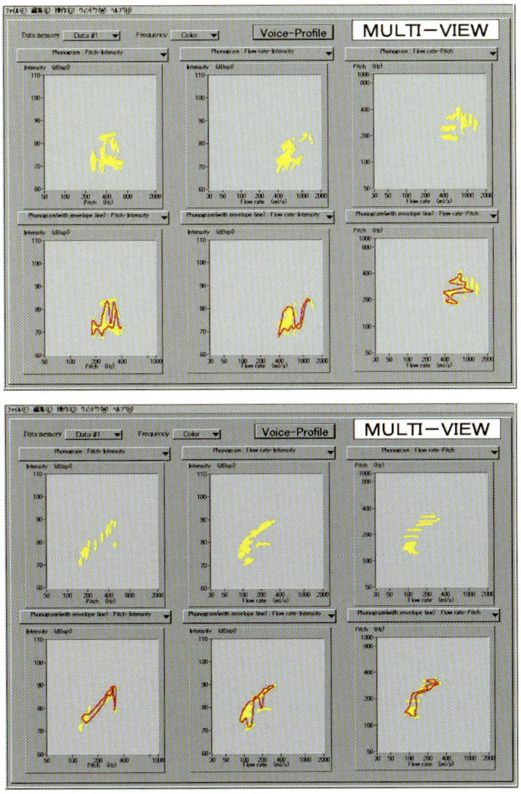

図 15　縦隔腫瘍摘出術後の左反回神経麻痺を呈する症例 1（28 歳，男性）のボイスプロファイル

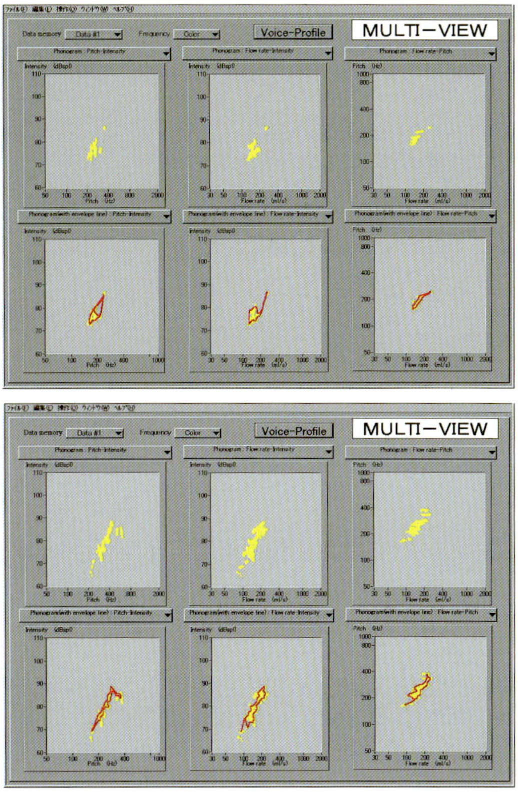

図 16　ポリープ様声帯 I 型を呈する症例 2（55 歳，女性）のボイスプロファイル

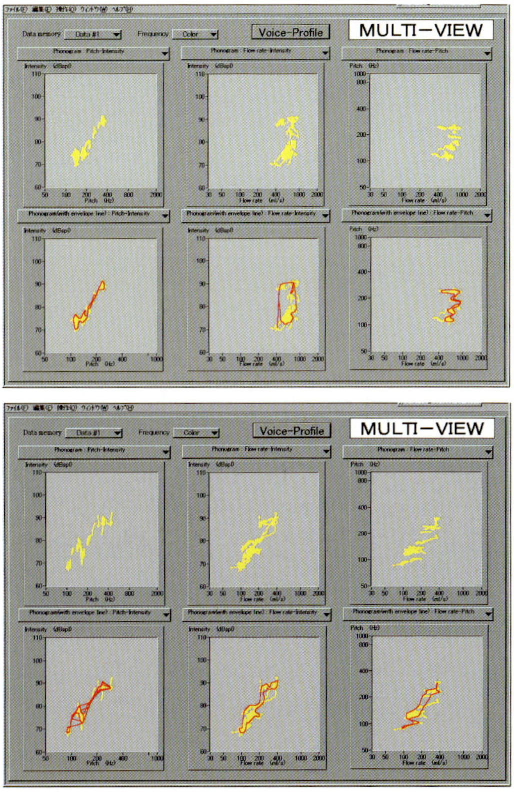

図 18　声帯膜様部前半分を占拠する比較的大きなポリープを有する症例 4（56 歳，男性）のボイスプロファイル

編　集

日本音声言語医学会

編集委員（担当順）

代　表：大森（おおもり）　孝一（こういち）　京都大学大学院 医学研究科 耳鼻咽喉科・頭頸部外科学　**第 1・2 章担当**

委　員：香取（かとり）　幸夫（ゆきお）　東北大学 医学部 耳鼻咽喉・頭頸部外科学分野　**第 3・4 章担当**

西澤（にしざわ）　典子（のりこ）　北海道大学病院 耳鼻咽喉科・頭頸部外科　**第 5・8 章担当**

荒井（あらい）　隆行（たかゆき）　上智大学 理工学部 情報理工学科　**第 6 章担当**

城本（しろもと）　修（おさむ）　広島県公立大学法人　**第 7 章担当**

This book is originally published in Japanese
under the title of :

SINPEN KOE NO KENSAHŌ

(Examination of Phonatory Function)

Editor:

THE JAPAN SOCIETY OF LOGOPEDICS AND PHONIATRICS

ISHIYAKU PUBLISHERS, INC.
7-10, Honkomagome 1 chome, Bunkyo-ku,
Tokyo 113-8612, Japan

表紙デザイン：児嶋　剛
（京都大学大学院 医学研究科）

■執　筆（執筆順）

大森　孝一　京都大学大学院 医学研究科 耳鼻咽喉科・頭頸部外科学
佐藤　公則　久留米大学 医学部 耳鼻咽喉科・頭頸部外科学講座
久　育男　元・京都先端科学大学
岸本　曜　京都大学大学院 医学研究科 耳鼻咽喉科・頭頸部外科学
多田　靖宏　福島赤十字病院 耳鼻咽喉科 嚥下・ボイスセンター
内藤　健晴　藤田学園
西澤　典子　北海道大学病院 耳鼻咽喉科・頭頸部外科
折舘　伸彦　横浜市立大学 医学部 耳鼻咽喉科・頭頸部外科
今泉　光雅　福島県立医科大学 医学部 耳鼻咽喉科学講座
児嶋　剛　京都大学大学院 医学研究科 耳鼻咽喉科・頭頸部外科学
角田　晃一　国立病院機構東京医療センター 臨床研究センター（感覚器センター）人工臓器・機器開発研究部
香取　幸夫　東北大学 医学部 耳鼻咽喉・頭頸部外科学分野
渡邊　賢礼　昭和大学 歯学部 口腔衛生学部門
井上　誠　新潟大学大学院 医歯学総合研究科 摂食嚥下リハビリテーション学分野
二藤　隆春　国立国際医療研究センター病院 耳鼻咽喉科・頭頸部外科
高野佐代子　金沢工業大学 情報フロンティア学部 メディア情報学科
塩谷　彰浩　防衛医科大学校 耳鼻咽喉科学講座
楠山　敏行　東京ボイスクリニック
楯谷　一郎　藤田医科大学 耳鼻咽喉科・頭頸部外科
齋藤康一郎　杏林大学 医学部 耳鼻咽喉科学教室
渡邊　健一　東北労災病院 耳鼻咽喉科
太田　淳　東北大学 医学部 耳鼻咽喉・頭頸部外科学分野
金子　賢一　済生会長崎病院 耳鼻咽喉科・頭頸部外科
田村　悦代　東海大学医学部付属東京病院 耳鼻咽喉科・ボイスクリニック
渡嘉敷亮二　新宿ボイスクリニック
喜友名朝則　きゆな耳鼻科・沖縄ボイスクリニック
湯本　英二　朝日野総合病院 耳鼻咽喉科
堀　龍介　産業医科大学 医学部 耳鼻咽喉科・頭頸部外科学
兵頭　政光　細木病院 耳鼻咽喉科
梅野　博仁　久留米大学 医学部 耳鼻咽喉科・頭頸部外科学講座
岩田　義弘　藤田医科大学 医学部 耳鼻咽喉科・頭頸部外科
原　浩貴　川崎医科大学 耳鼻咽喉・頭頸部外科学
讃岐　徹治　名古屋市立大学大学院 医学研究科 耳鼻咽喉・頭頸部外科学分野
中村　一博　日本大学 医学部 耳鼻咽喉・頭頸部外科学分野
今泉　敏　東京医療学院大学 保健医療学部
平野　滋　京都府立医科大学 耳鼻咽喉科・頭頸部外科
荒井　隆行　上智大学 理工学部 情報理工学科
粕谷　英樹　宇都宮大学 名誉教授
榊原　健一　北海道医療大学 リハビリテーション科学部 言語聴覚療法学科
河原　英紀　和歌山大学 名誉教授
城本　修　広島県公立大学法人
石毛美代子　杏林大学 保健学部 リハビリテーション学科 言語聴覚療法学専攻
熊田　政信　耳鼻咽喉科 クマダ・クリニック
本間　明宏　北海道大学大学院 医学研究院 耳鼻咽喉科・頭頸部外科学教室

第2版の序

人類の歴史の中で，はじめに声（voice）と聴覚（hearing）が伝達手段となり，脳の発達とともに言語(language)が生まれ，言語により文明や文化は発達してきた．言語は人と人がコミュニケーションをとる手段としてきわめて有用で，その際に声は話しことば（speech）として使われることが多い．声に障害を生じると社会生活に支障をきたすことから，その診断と治療はますます重要となってきている．そして声の検査は，声の障害の程度の把握や治療効果判定に必須といえる．

「声の検査法」は日本音声言語医学会の編集によって1979年に発行された．その当時は声の検査についての系統だった包括的な教科書は世界的にもなく，そのさきがけとなる書籍であった．1994年に「声の検査法 第2版」が発行された際には，発声機構の基本的知識を解説した基礎編と，具体的な臨床検査法を述べた臨床編に分けられた．その後，コンピュータや内視鏡の進歩などにより声の障害の診療に大きな変革がもたらされ，これらの内容が盛り込まれた新しい書籍として，2009年に「新編 声の検査法」が出版された．

今回は最近のデジタル技術の進歩や臨床研究の発展から得られた知見を加えて，「新編 声の検査法 第2版」として発行した．特に内視鏡や画像のデジタル化，高速度ビデオなどについては最新の状況に対応して新しく著者を迎えて書き直し，音響分析や評定尺度法についても新しく著者を迎えて内容を刷新させた．このように本書は15年おきに新しい書籍として登場し進化してきた．

声の検査は，音声の専門的な施設で保険診療として行われているが，一般診療所ではまだ広く普及した検査法とはいえないのが現状である．声の検査には医学に加えて，工学，心理学などの知識も必要で，取っつきにくい印象も一因と考えられる．本書では声の検査を行う医師，言語聴覚士などにとって実地臨床で役に立つ検査法を選択し，わかりやすく解説するように心がけた．先端的な研究や検査の理解を深める内容は〈Topics〉とし，本書とかかわりの深い内容ながらもコーヒーブレイクのようにお読みいただけるものを〈ちょっと一息〉として掲載した．また，項目によっては前版の内容を使用することを著者にご承諾いただき，活用させていただいた．

日本音声言語医学会では，2021年に音声言語認定医／認定士制度を発足させ，テキストやDVDを作成して会員に配布し，2022年から認定試験を実施している．この中で声の検査について大きく取り扱っており，声の専門家を育成している．また，日本耳鼻咽喉科頭頸部外科学会では，医師が検査をしっかり理解して実施できるように専門医教育を推進している．検査に関する実技講習は来年度から専門医資格の取得条件に入る予定で，関連する学会での実技講習を推奨しており，声の検査も重要な検査となってきている．

改めて，本書の発行にご尽力いただいた編集委員をはじめ分担執筆者の方々に，心より御礼申し上げる．本書が多くの方々に愛読され声の検査がさらに広く普及することを願っている．

2024年8月31日

大森孝一

初版の序

言語はヒトに特有のものであり，声はコミュニケーションの手段としてきわめて有用かつ効率的である．声の障害を生じると社会生活に支障をきたすことから，その診断と治療は現在ますます重要となってきている．この際，障害の程度の把握や治療効果判定には声の検査法の確立と普及が必要不可欠である．

日本音声言語医学会の編集によって「声の検査法」は1979年に発行された．当時，声の検査についての系統だった包括的な教科書は世界的にもなく，そのさきがけとなる本であった．その後，1994年に第2版が発行された際には，発声機構の基本的知識を解説した基礎編と具体的な臨床検査法を述べた臨床編に分けられた．その後，コンピュータや内視鏡技術の進歩などにより声の障害の診療に大きな変革がもたらされ，このたび15年ぶりに「新編 声の検査法」として，これらの内容を盛り込んで発行することとなった．

声の検査は，諸先輩が多大な努力を積まれてきたことで数多くの施設で行われるようになり，保険診療点数も与えられているが，一般診療ではまだ広く普及した検査法とは言えないのが現状である．声の検査には医学のみならず，工学，心理学などの知識も必要で，取っつきにくい印象をもたれる．本書では声の検査を行う医師，言語聴覚士などにとって実地臨床で役に立つように，現時点あるいは近い将来に実際に使える検査法を選択し，わかりやすく解説するように心がけた．

第1章では発声の基礎として解剖，生理を中心に解説した．第2章では声の障害と検査の概要を解説し，この章だけでもおおよその声の検査法に触れられるように配慮した．第3章以降は，発声・発語運動の検査，空気力学的検査，声の高さと強さの検査，音響分析による検査，評価尺度法による検査，神経生理学的検査について，実際の声の検査法を詳述した．章によっては最新の内容になるように大幅に書き換えた．先端的な研究や検査の理解を深める内容は〈トピックス〉として掲載し，本書と関わりの深い内容ながらも，ほっと一息のつけるコーヒーブレイク的にお読みいただけるものを〈ちょっと一息〉としてまとめていただいた．また，項目によっては第2版の内容を使用することを著者にご承諾いただき，活用させていただいた．

本書の発行にご尽力をいただいた日本音声言語医学会音声情報委員会委員や分担執筆していただいた方々に，心より御礼申し上げるとともに，本書が数多くの方々に愛読され，声の検査の有用性がさらに広く認められることを願うものである．

2009年1月20日

湯本英二・大森孝一

新編 声の検査法 第2版

CONTENTS

第2章　声の障害と検査の概要

第5章 声の高さと強さの検査

第6章 音響分析による検査

第7章 評定尺度法による検査

第8章 神経生理学的検査

ちょっと一息

Topics

第 1 章 発声の基礎

1 はじめに

声は日常的に家庭生活や社会活動におけるコミュニケーションの手段として，話しことばとして使われることが多いが，演劇や歌唱における声や，驚いたときや注意喚起のための声などもあり，目的に応じてさまざまな声とその役割がある．声は正常な声から病的な声まで広い範囲にわたっており，また，一般の人の声から職業歌手の声，喉頭摘出後の代用音声などさまざまな声がある．これらの声のうち，本書では基本的に一般の人の声について，その正常発声から障害のある発声までを対象にして評価する検査法を取り上げている．

声の検査法は，多種多様な手法が研究され臨床応用されてきた．これらの方法を有効に活用するには，声を取り巻くさまざまな側面を把握し，発声の基礎的知識をもったうえで，声の検査法の意義を理解する必要がある．発声運動は中枢神経系により末梢神経系を介して多くの器官を制御することで円滑に行われており，呼気調節，喉頭調節，構音器官の運動調節がそれぞれ互いに協調して成り立っている．したがって，声の障害を引き起こす病態を考えるためには，発声に関与する器官の正常の構造と機能を理解する必要がある．また，声の検査では，発声によって生じる現象をさまざまな角度からとらえて定量的に分析し，発声機能を評価する．

本章では声に関する基礎的知識をまとめた．まず，話しことばと声の関係，発声と聴取との関係，発声を評価する方法について，発声とその仕組みを概観する．次に声帯の組織解剖，発声制御の神経機構，呼吸調節，喉頭調節，構音機構など，発声にかかわる器官の正常の解剖と生理を詳述する．最後に音響学，空気力学などの物理的な面からみた発声機構について述べる．

（大森孝一）

2 発声とその仕組み

1 話しことばと声

言語はヒトに特有のものであり，コミュニケーションの手段としてきわめて有用かつ効率的で，意志，感情，思想などを互いに伝えることができる．言語を表出する際には，話しことば（speech）や書きことばなどで言語を送る．脳内にある思考を源として，単語から文章へと言語の形となり，末梢神経を通じて発声・発語に携わる器官を制御して，連続的に声を出し，話しことばとなる．この話しことばには，単音節，単語，文節，文，アクセントやイントネーションなどのプロソディーといった重要な言語学的情報が含まれている．

喉頭で生成され，共鳴腔を通って外界に放出される声（voice）は，一般にことばを構成する要素であり，歌唱などの芸術表現の手段としても用いられる．また，声は反射的，不随意的に発せられることもある．声には声を出している人の性別，年齢，感情などの非言語情報が含まれている．

1）発声と発語

一般に声を生成することを発声といい，ことばの音を生成する動作を発語あるいは構音という．発声・発語に関与する器官には，口腔，鼻腔，咽頭，喉頭，気管，気管支，肺，胸郭，横隔膜があり，これら複数の器官が時間的，空間的に協調して複雑な統合運動を行っている．

発声の機構は，中枢および末梢神経系の支配下にあり，呼気調節，喉頭調節，構音の3つが互いに密接に組み合わされて成立している．大脳の高次の中枢を含めた中枢神経系の制御を受け，末梢神経を介して，呼吸筋が収縮して肺より呼気流が喉頭に向かって動力源として供給され，声帯内転筋群が収縮して声門が閉じ，呼気により声帯が振動して喉頭原音を作る．この音がより上方の咽頭腔・口腔・鼻腔・副鼻腔からなる共鳴腔に入り，構音されて外界に出れば声となる（図1）．

声門から唇や鼻孔までの管を声道と呼び，発声時に声帯振動があり声道が広がっていれば母音となり，呼気流と構音器官で声道に強い狭めが作られると子音となる．母音と子音からなる語音が連続して生成され意味をもつと話しことばになる．

2）母音と子音

語音は母音と子音からなり，発声時の声帯振動の有無によって，有声音と無声音に分けられる．

母音の構音では，顎を開いたり，舌を前後・上下に動かしたり，唇を丸めたり広げたりして，ゆるい狭めが作られて，口腔の形状をいろいろに変えて，各母音に特有な共鳴腔となる．日本語には /a//i//u//e//o/ の5つの母音がある（図2）．音源に含まれる成分のうちで声道の共鳴によって強められた部分（声道の共鳴周波数帯域）を音響学的にフォルマントといい，各母音を特徴づける．低い周波数から第1（F1），第2（F2），第3（F3），……フォルマントと呼ばれるが，中でもF1とF2の組み合わせが母音の弁別に重要である．声の検査においては持続母音を分析の対象とすることが一般的で，音響分析や聴覚心理的評価では /a//e/，空気力学的検査では /a//u/，

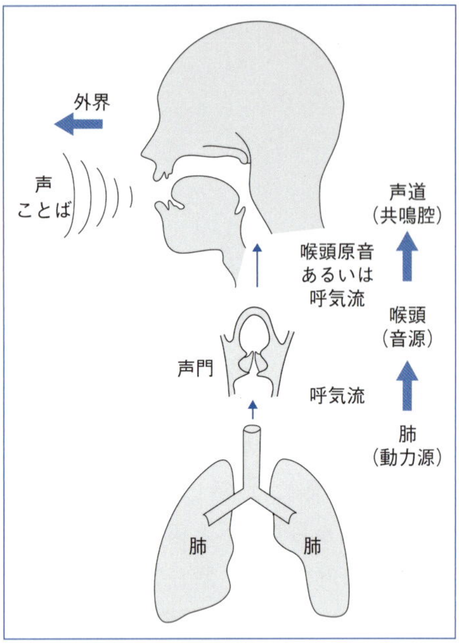

図1　発声と発語の模式図

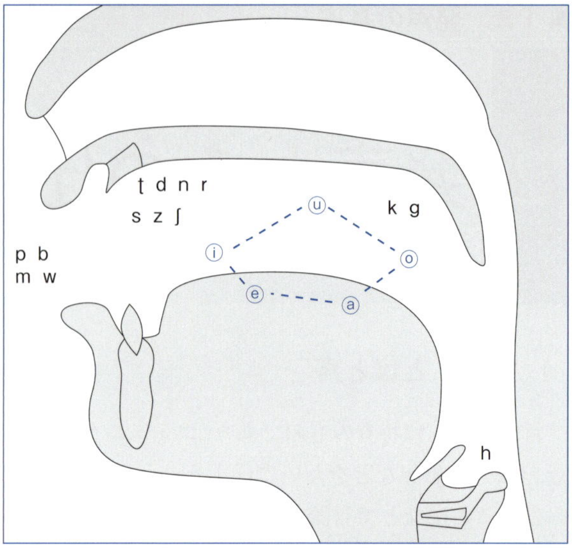

図2　母音発声時の舌の位置と主な子音の構音点

内視鏡による声帯の観察では声門上が拡大しやすい /e//i/ などが用いられる.

子音の構音では，口腔，咽頭の器官を動かして，呼気流を阻止する閉鎖や強い狭めが声道に作られて，その部分で各子音に特有の短い時間の雑音が生じる．閉鎖や狭めが作られる位置（構音点）と呼気の調節によって音の作られる方法（構音様式），声帯振動の有無によって分類される．子音には構音様式によって破裂音，摩擦音，鼻音，破擦音，弾音がある．主な子音の構音点を図2に示す.

破裂音は，両唇や，歯茎と舌尖や，軟口蓋と舌根で，声道の一部を一時的に閉鎖して，呼気の圧力を高めておいて，閉鎖部を急激に開いた瞬間に生じるもので，声帯振動があれば有声破裂音 /b//d//g/ となり，声帯振動がなければ無声破裂音 /p//t//k/ となる．摩擦音は，声道内の狭い場所を呼気が通り抜けるときに周囲との摩擦で生じる雑音で，狭める場所が舌と歯の間では有声摩擦音 /z/，無声摩擦音 /s/ となる．また，喉頭摩擦音である /h/ は両声帯の間を通過するときの雑音で，構音動作は声帯の開閉運動のみで喉頭で調節される．鼻音は，口腔を閉鎖して，口蓋帆が下がって鼻咽腔が開き鼻腔へ喉頭原音を送り出すときに生じるもので，声帯振動を伴う有声子音である．口腔を両唇で閉じると /m/，歯茎と舌尖で閉じると /n/ となる．破擦音は2つの子音が緊密に結びついたもので，有声破擦音 /dz//dʒ/，無声破擦音 /ts//tʃ/ がある．弾音は /r/ で歯茎部に構音点をもつが，声帯振動は止まっていない.

2 発声と聴取

ヒトが社会生活を送るうえで，話しことばは最もよく用いられるコミュニケーション手段といえる（図3）．ことばを話すことと理解することは，大脳皮質の運動野，連合野，感覚野が関与する複雑な活動である．95％のヒトで，これらの言語野は左半球にあり，左前頭葉の下前頭回後部の三角部・弁蓋部（Broca 野）がことばの生成を支配する運動性言語野といわれ，左側頭葉の上側頭回後部（Wernicke 野）がことばの理解をつかさどる感覚性言語野といわれている（図4）.

1）声を出す仕組み

ことばの表出には Broca 野，運動野，補足運動野，小脳などが協調的に働いている．まず前頭

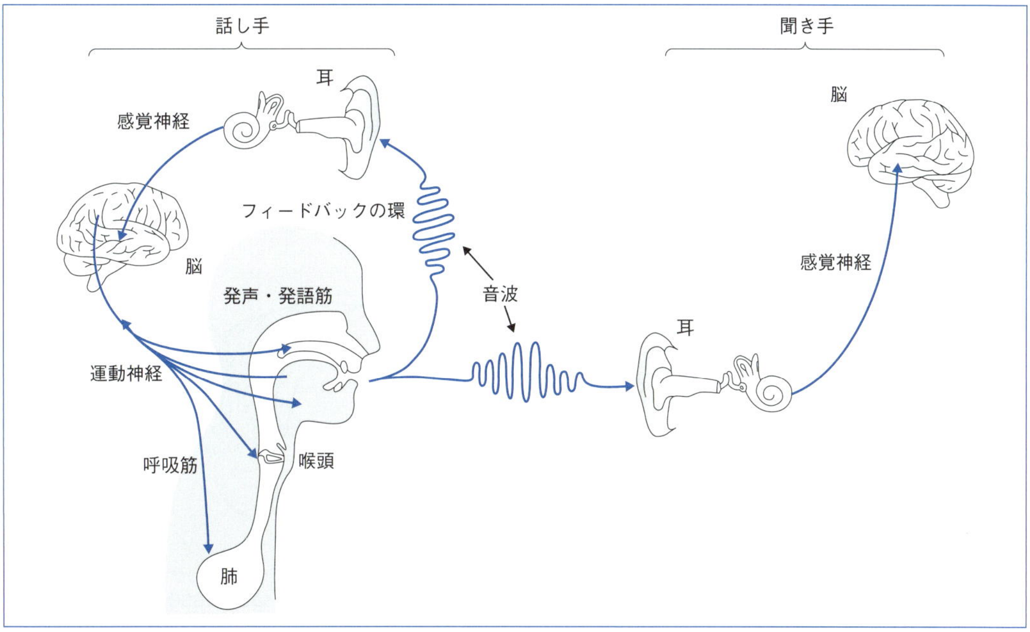

図3　**発声と聴取**（文献[1]を一部改変）

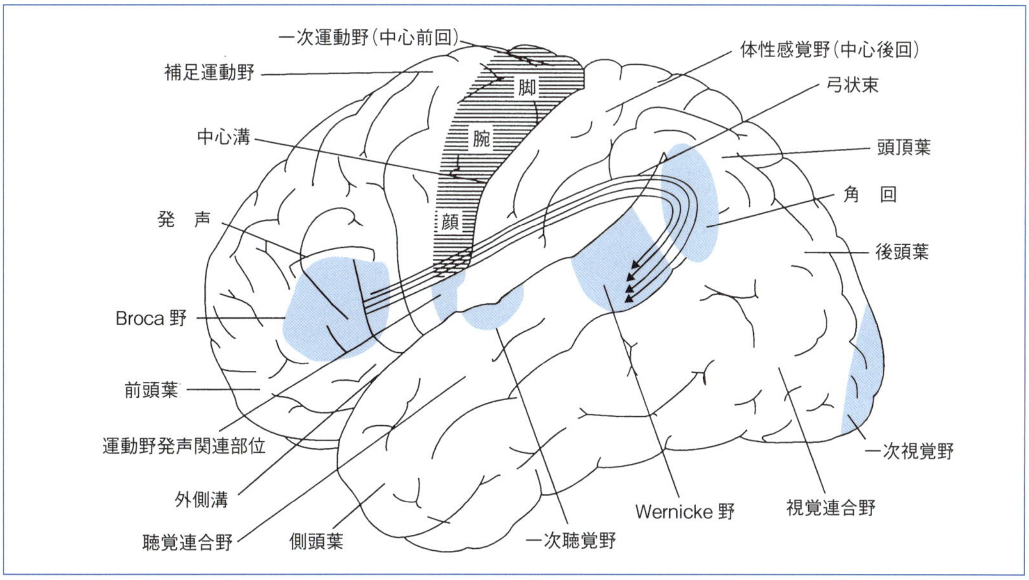

図4　**言語処理に関わる脳の部位**[2]

葉のBroca野で，何を言いたいのか，そのためにどういう単語をどのような順序で用いるかが決められる．次に神経インパルスが運動野に伝えられ，口腔，咽頭，喉頭の筋を制御する．Penfieldらは，脳外科手術症例におけるヒトを対象とした刺激実験から，皮質における身体各部の運動中枢の局在を示した（図5）．この図でみるように，一次運動野の下方が構音器官の運動中枢と考えられている．

声を出す仕組みは呼息時に声帯を内転させて声門を閉鎖する随意運動であり，大脳皮質からの発声指令は喉頭の運動を引き起こすと同時に，延髄の呼吸中枢を介して自発呼吸を抑制し，声帯を通る適切な空気の流量を調節するように呼吸筋の運動を制御する．これらの運動を統合する部位としては中脳の中心灰白質が考えられている．

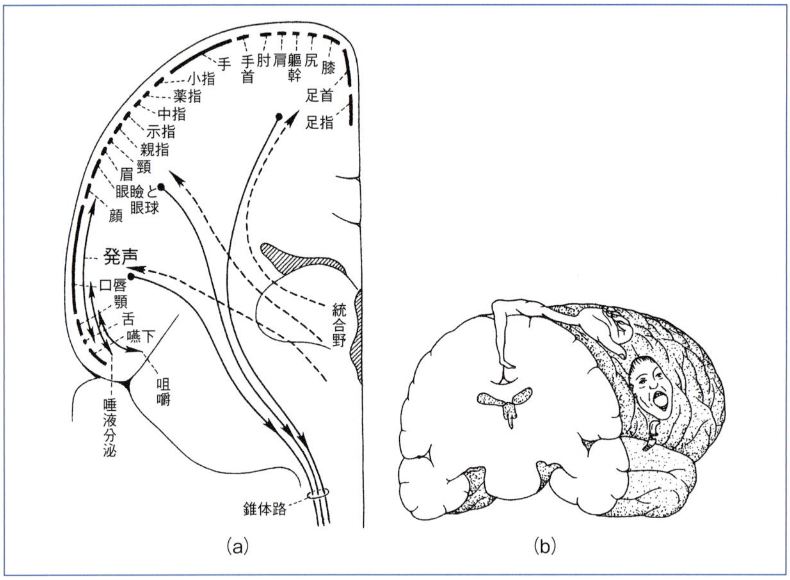

図5 皮質における身体各部の運動中枢の局在（Penfield and Rasmussen）[3)]

小脳や補足運動野は発声動作には間接的，制御的に働く．小脳は運動調節の働きをもち，近年は感覚，認知，さらには言語にもある程度関与すると考えられている．補足運動野は運動野の携わる構音運動が円滑に進むように運動のプログラムを作成すると考えられている．

発声における声帯振動のメカニズムとしては，以前は声門が閉鎖して声帯筋の能動的な収縮と弛緩が起きていると考えられていたことがあるが，現在では，声帯振動は閉鎖した声門に対して呼気流から生じる声門下圧の上昇により外方へ押し広げようとする力と，声帯の弾性による復元力と，流体が高速で通過すると流れに直交する方向に陰圧を生じるベルヌーイ効果による内方へ引き寄せようとする力とが交互に働いて起こると考えられており，さらに声帯の層構造の重要性が指摘されている．

2）声を聞く仕組み

耳に音が入ると音の情報の多くは反対側の一次聴覚野に運ばれる．その音が周囲の雑音から区別されて声として感知されれば，ことばの認知につながる．この分析処理は側頭葉の上側頭回の聴覚野で行われていると考えられている．言語に関する情報処理は左半球の聴覚野が優位であり，音響，音楽的な分析は右半球の聴覚野が優位と考えられている．

単音は音節の単位で発せられ，これが連続して単語となり，脳内の語彙と照合されて意味をもつ．語彙はWernicke野といわれる側頭葉の上側頭回後部，頭頂葉の角回や縁上回など，脳内に広く分布している．単語が一定の順序で並ぶと思想を表すようになり，この過程はシンタクス（文法構造）と呼ばれる．脳機能画像の研究で，シンタクスは主にBroca野で処理されていると推測されており，ことばの表出に中心的に働くBroca野がことばの認知にも深くかかわっていると考えられている．また，ことばの認知から表出に至る過程は時間を追って順番に進行するだけでなく，複数の領域が同時に活動する並列処理もあり，複数の運動が密接にかかわり合っている．

3）発声と聴取の相互作用

乳幼児期から小児期にかけての言語習得期には，耳に入った声をそのまま模倣して発声しようとする．これは聴覚連合野から運動野に繰り返しフィードバックをかけながらの発声でauditory feedbackといわれている．言語音を繰り返し聞くことによって聴覚連合野の神経回路は急速に発達し，これによって中枢での言語機能ネットワークが形成されていく．

言語を獲得する頃には，あまり意識せずにことばを発するようになる．これは日常行っている発語運動で，補足運動野，小脳により制御されて，運動をあらかじめ企画されたとおりに行う前向き制御といわれている．小児期から成人期への発達とともに言語機能ネットワークが構築されると，この前向き制御に変わっていくと考えられている．

しかしながら，delayed auditory feedback の実験で，みずから発した声を遅らせて耳に聞かせるとうまく話せなくなるように，自分で発した声が予期する声と違った場合は，発語運動はうまく進まなくなる．通常の発声時には一次聴覚野で語音の音質やプロソディーなどをモニターしている程度であるが，自分の声が予期せぬ聞こえ方をしたときには聴覚連合野が活動を増し，auditory feedback により内容を吟味しようとするのではないかと考えられている．

話しことばは自分の耳にも伝わり，初めに意図したとおりのことばが話されつつあるかをフィードバックするが，筋活動や発声・発語器官の運動は，深部知覚や表在知覚によってフィードバックされる．また心理状態は中枢，筋に作用して発声に影響を与える．自律神経系もこれに関与するとされている．

3 発声の評価

発声の評価には，大脳の高次の中枢から発声・発語運動に至る一連の流れをさまざまな角度からとらえて，客観的に評価することが必要である．末梢においては，発声は神経系の複雑な制御を受けるが，最終的には関与する個々の筋に伝えられる指令と発声器官の状態とによって，声の性質が決まる．臨床的にはこの末梢における障害が発声障害の原因の大部分を占める．

発声をエネルギーからみた場合，肺より呼気流が喉頭に向かって供給され声帯が振動し，呼気流を断続することによって，空気力学的エネルギーが音響的エネルギーに変換されて喉頭原音を生成し，この音が共鳴腔に入り，構音されて外界に出れば声となる．

声帯の振動状態はさまざまな指標によって規定されており，振動状態が異なると発する声の性質が違ってくる．これらの指標は生理的指標と物理的指標に大別される．生理的指標は，発声に関与する神経・筋の調節状態であり，呼吸筋，喉頭筋，構音器官の筋などの働き方である．物理的指標は，呼気を送り出す力，声帯の位置・形態・弾性定数・粘性係数など，および声道の形状がある．これらの一次的な指標によって，声門下圧，呼気流率，声門抵抗などの二次的指標が規定される．この物理的指標における二次的な指標は空気力学的指標といわれる．声帯の振動状態を表す指標には，基本周期，振幅，振動の規則性，両声帯の均質性，粘膜波動，声門閉鎖の程度，両声帯の接触状態などがある．

発せられた声を音としてみると，音響物理的および音響心理的にその性質を表すことができる．音響物理的な指標には，基本周波数，音の強さ，波形や周波数スペクトル，周期や振幅のゆらぎなどがある．音響心理的な指標には，聴取された声の高さ，声の大きさ，声の音色や，嗄声の聴覚心理的評価などがある．

（大森孝一）

［引用文献］

1）Denes PB, Pinson EN：The Speech Chain；The Physics and Biology of Spoken Language. 2nd edition, WH Freeman, 1993.
2）児嶋久剛：脳の解剖と脳機能画像．脳からみた言語（本庄　巖編著），中山書店，1997，pp34-46.
3）Penfield W, Rasmussen T：Vocalization and arrest of speech. *Arch Neurol Psychiat* **61**：21-27, 1949.

［参考文献］

- 日本音声言語医学会編：声の検査法 第2版 基本編．医歯薬出版，1994.
- 伊藤政男：脳と心を考える．紀伊國屋書店，1993.
- 大野忠雄・他訳：トートラ人体の構造と機能．丸善，2004，pp473-478.

3 声帯の構造

発声は喉頭，呼吸器系，共鳴管腔などの発声器官を用いて行われる．喉頭，呼吸運動を行う筋，その機能をつかさどる中枢神経・末梢神経，振動する声帯粘膜が発声に関与している．

声帯振動に最も関与する組織は声帯膜様部の粘膜である．本項では発声の基礎として，振動体としてのヒト声帯の機能的組織解剖を解説する．

1 ヒト成人声帯の構造

ヒト声帯は組織学的に筋とこれを覆う粘膜からなる．その構造は均質ではなく層構造を呈している．その層は表面から粘膜上皮，粘膜固有層（浅層・中間層・深層），声帯筋に分けられる[1,2]（図1）．

声帯を振動体としてみるとき，粘膜上皮と粘膜固有層浅層からなるカバー，粘膜固有層中間層と深層からなる移行部，声帯筋からなるボディの3層に分けて考えると都合がよい．カバーとボディ－の硬さ（物性）の違いにより，声帯は種々の振動パターンを呈する[3]．

声帯振動に最も関与する声帯粘膜の細胞と細胞外マトリックスの分布は一様ではない．粘膜固有層浅層はラインケ腔（Reinke's Space）とも呼ばれ，疎な結合組織と豊富な基質からなり，軟らかく粘弾性をもっている[1,4]．粘膜固有層中間層は主に弾性線維からなり，粘膜固有層深層は主に膠原線維からなり，両者で声帯靱帯を形成している[1,4]．すなわちヒトの声帯粘膜は深さによって細胞外マトリックスの分布に違いを認め，物性が異なっており，特徴的な細胞外マトリックスの三次元構造をとり，粘弾性をもった振動体を形成している．なおこの構造はヒト固有のもので，動物の声帯には声帯靱帯や層構造を認めない[5]．

声帯膜様部の前端と後端には黄斑が存在する[6]（図2）．その大きさは1.5 mm×1.5 mm×

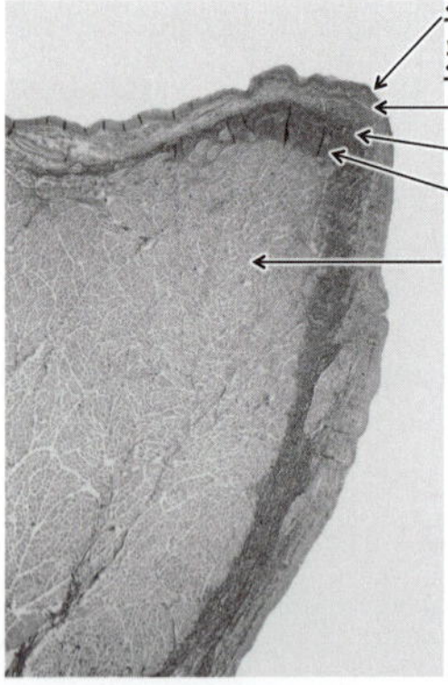

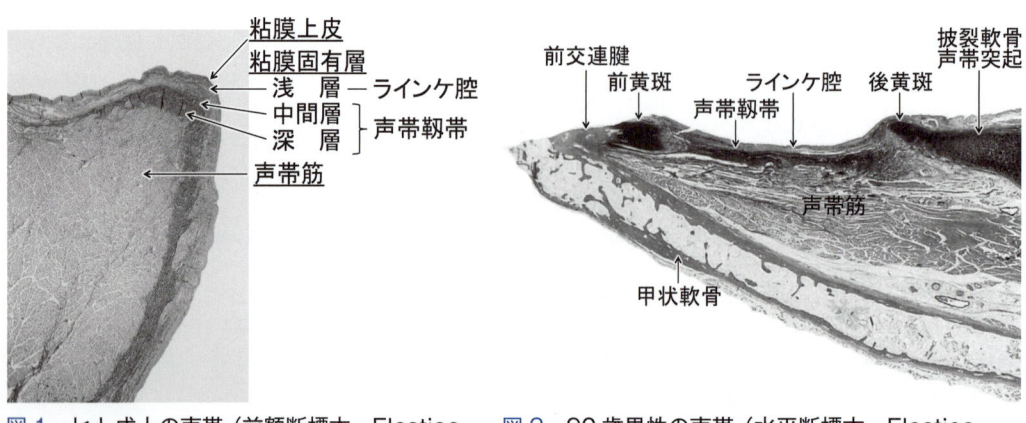

図1　ヒト成人の声帯（前額断標本，Elastica van Gieson 染色）[2]

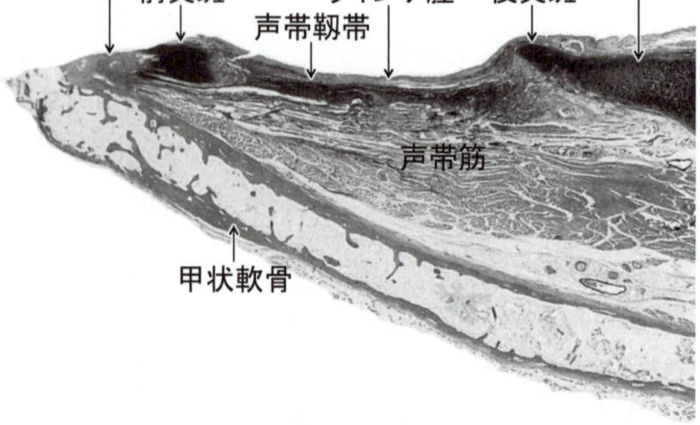

図2　90歳男性の声帯（水平断標本，Elastica van Gieson 染色）[29]

1 mm であり，肉眼でも粘膜上皮を透して白い集塊として観察される．黄斑は細胞と細胞外マトリックスの密な集塊である[6]．粘弾性をもった声帯膜様部の粘膜固有層の中で，黄斑のみは比較的硬く振動しにくい組織構造をとっている．前黄斑は前交連腱（anterior commissure tendon）を介して甲状軟骨に付着しており，後黄斑は披裂軟骨声帯突起に付着している（図 2）．ヒト成人では前黄斑と後黄斑の間に声帯靱帯が走行している（図 2）．

2 ヒト成人声帯粘膜の細胞外マトリックスと細胞

ヒト成人声帯粘膜の主な細胞外マトリックスは細網線維，膠原線維，弾性線維などの線維タンパク質と糖タンパク質，グリコサミノグリカンなどの基質である[4,7]．

1）ヒト成人声帯粘膜固有層（ラインケ腔と声帯靱帯）の構造

ヒト成人の声帯遊離縁の粘膜，特に粘膜固有層浅層（ラインケ腔）には喉頭腺はなく[8,9]，血管は毛細血管が主に声帯の長軸方向に走行しており[10,11]，振動を妨げる組織は少ない．

最も振動するヒト声帯膜様部の粘膜固有層浅層（ラインケ腔）では，粘弾性をもった細胞外マトリックスが三次元構造をとっている[4,7,12,13]．

声帯粘膜浅層（ラインケ腔）の細胞外マトリックスは，その骨格になる細網線維（膠原線維の一種で，細網線維を構成するコラーゲンはタイプⅢコラーゲン）あるいは膠原線維と，これらの線維の間に存在し組織に粘弾性を与える弾性線維あるいはグリコサミノグリカンなどで構成されている[4]（図 3）．

細網線維（タイプⅢコラーゲン）（図 4）は声帯粘膜固有層の主に浅層に分布し，声帯遊離縁に最も多く認められ，声帯上面あるいは下面にいくに従って減少している[4,7,14]．すなわち声帯粘膜の最も振動する部位に一致して細網線維が分布している．細網線維は直径が約 40 nm の細線維で約 67 nm の横紋周期をもっている．この細線維は太い線維束を形成せずに，分枝して網状配列を示す細線維として認められる．粘膜固有層浅層（ラインケ腔）では，細網線維と膠原線維は微細な網目状のネットワークを形成した三次元構築をとり，細胞外マトリックスの骨格を形成している（図 4）[4,7]．

粘弾性をもった組織の三次元構造の骨格を形成している細網線維と膠原線維の線維と線維の間隙は比較的広く，細網線維と膠原線維の周囲および線維の間隙には弾性線維，糖タンパク質，グリコサミノグリカンなどの細胞外マトリックスが分布している（図 3）[4,7,12,13]．弾性線維は組織に

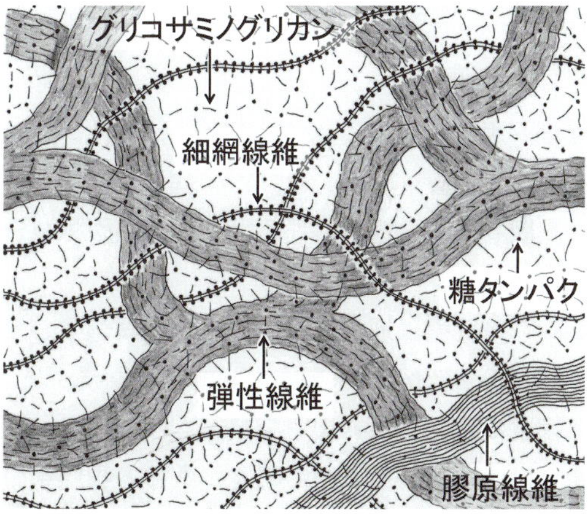

図 3　ラインケ腔（声帯粘膜固有層浅層）の細胞外マトリックス[12]

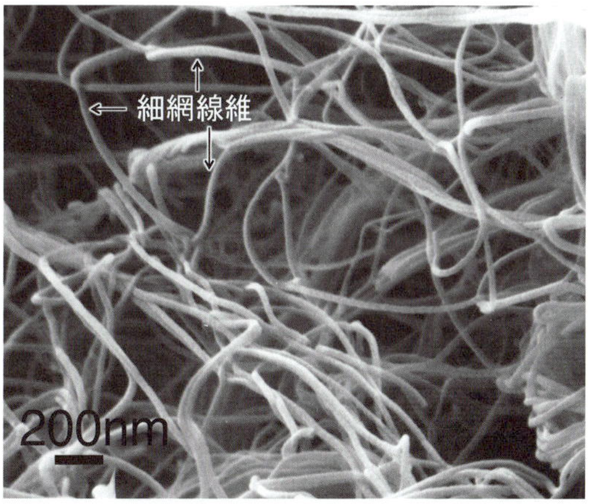

図 4　ラインケ腔（声帯粘膜固有層浅層）の細網線維（走査型電子顕微鏡像，NaOH 組織消化法）[7]

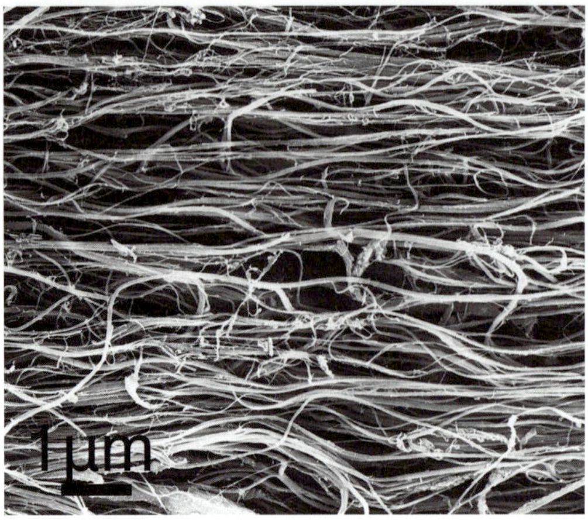

図5 声帯靱帯（走査型電子顕微鏡像，NaOH 組織消化法）[4)]

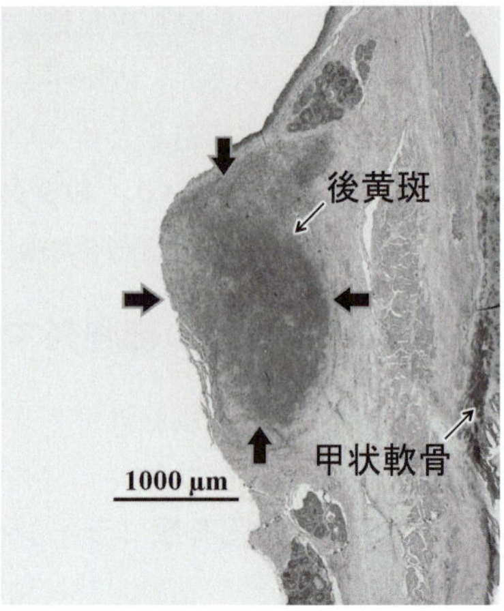

図6 声帯黄斑内のヒアルロン酸（前額断標本，Alcian Blue（pH 2.5）染色，矢印：後黄斑）[17)]

弾性を与える．声帯粘膜固有層の主なグリコサミノグリカンはヒアルロン酸である[4,15)]．グリコサミノグリカンは粘りのある物質であり，特にヒアルロン酸は強い粘稠性を示す．このような三次元構築をとる細胞外マトリックスの複合体が，声帯粘膜の形態を維持し粘弾性をもった振動体を形成している．

ヒト成人の声帯粘膜固有層には線維芽細胞が疎に存在している[4)]．線維芽細胞は紡錘型で細胞突起はもっていない．細胞の核細胞質比（細胞の核と細胞質の体積比）は大きい．すなわち細胞に占める細胞質の体積が小さい．線維芽細胞の細胞質には粗面小胞体やゴルジ装置などの細胞小器官はあまり認めない．これらのことから声帯膜様部粘膜の線維芽細胞はタンパク質の合成をあまり行っておらず，細胞は非活動期にあることが推察される．線維芽細胞の細胞質の辺縁には小胞をほとんど認めず，無定形物質（amorphous material）はほとんど産生されていない．また線維芽細胞の周囲には線維成分は疎である．このことから声帯膜様部粘膜に疎に分布する線維芽細胞は，線維タンパク質，グリコサミノグリカンなどの細胞外マトリックスの産生をあまり行っていないことが形態学的に推察される．

声帯靱帯はヒト固有の組織で他の動物には認めない．声帯靱帯は膠原線維と弾性線維などの豊富な線維タンパク質から構成され，これらの線維は前黄斑と後黄斑の間を声帯の遊離縁にほぼ平行に走行している[4)]（図5）．

2）ヒト成人声帯黄斑の構造

声帯膜様部の前端と後端に存在する黄斑は細網線維，膠原線維，弾性線維，グリコサミノグリカン（ヒアルロン酸）などの細胞外マトリックスと細胞の密な集塊である[6,16-19)]（図6，7）．これらの細胞外マトリックスは，粘弾性をもった声帯粘膜固有層を構成するために必須の細胞外マトリックスと同様である．

成人のヒト声帯黄斑には細胞が密集している．これらの細胞は通常の線維芽細胞とは形態が異なっており（図7，8），その形態から声帯星細胞（Vocal Fold Stellate Cell）と呼ばれている[17,18)]．

声帯星細胞は黄斑部に密に分布している．声帯星細胞は星型であり細胞突起をもっている．声帯星細胞の核細胞質比（細胞の核と細胞質の体積比）は小さい．すなわち細胞に占める細胞質の体積が大きい．声帯星細胞の細胞質には粗面小胞体やゴルジ装置などの細胞小器官が発達している[6,17)]．これらのことから声帯黄斑の声帯星細胞ではタンパク質の合成が恒常的に行われている

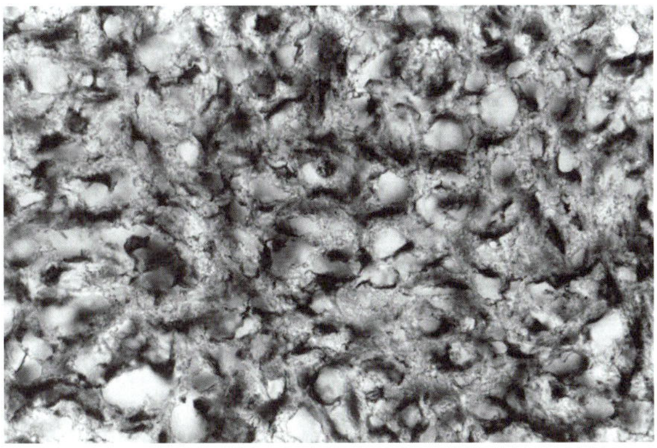

図7　声帯黄斑の声帯星細胞（塩化金法，×100）[18]

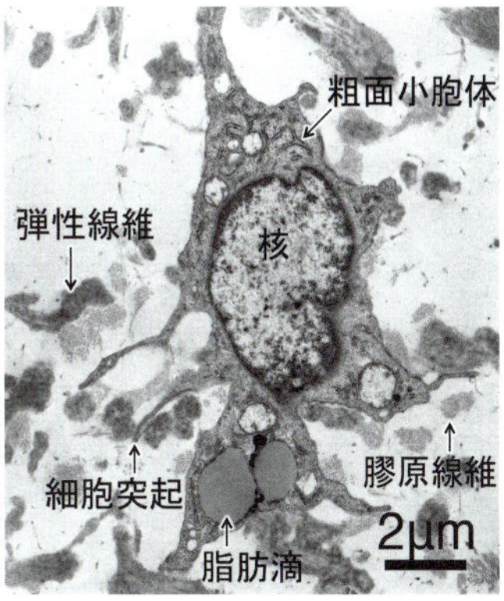

図8　声帯黄斑の声帯星細胞（透過型電子顕微鏡像）[17]

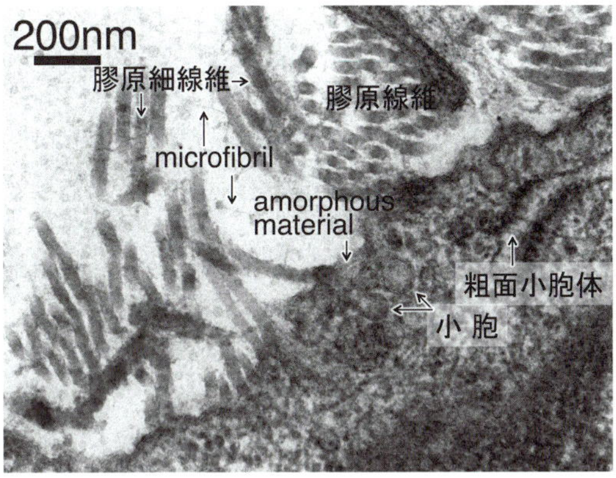

図9　膠原線維の産生（透過型電子顕微鏡像）（文献[17]より引用）

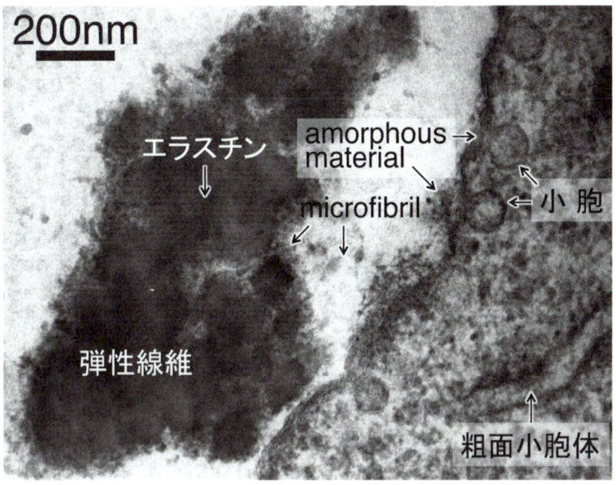

図10　弾性線維の産生（透過型電子顕微鏡像）[17]

ことが推察される．

声帯黄斑の声帯星細胞の細胞質の辺縁には多くの小胞を認め，無定形物質（amorphous material）が恒常的に産生されている．無定形物質の中に多数のmicrofibrilが出現する．細胞表面から少し離れたところにはmicrofibrilに混在して膠原細線維が現れる．さらに膠原細線維は互いに平行に並び線維束を作り膠原線維を形成する．細胞の外で架橋が起こり，膠原線維が形成されている（図9）．一方，細胞の外で集在したmicrofibrilの上にエラスチンが沈着し，microfibrilと無定形物質（amorphous substance）からなる弾性線維が形成される（図10）．このように声帯黄斑の声帯星細胞は，線維タンパク質などの細胞外マトリックスを恒常的に産生している．

声帯黄斑の声帯星細胞の細胞質には脂肪滴を認める[17,18]（図8）．脂肪滴にはビタミンAが貯蔵されているが，その役割は不明である[18]．

ヒト声帯黄斑の機能は，声帯振動に不可欠な声帯粘膜の細胞外マトリックスの代謝に関与し，ヒト固有の声帯粘膜の層構造を維持し，ヒト声帯粘膜の成長・発達・老化に関与していることが推察されている[6,20,21]．

3　ヒト声帯の成長・発達・老化

新生児の声帯粘膜の構造は成人とは異なる．新生児の声帯粘膜には声帯靱帯を認めず，声帯は層構造をとっていない[22,23]．ヒト声帯粘膜は成長・発達し，思春期頃に声帯の層構造は完成する[24,25]．また加齢とともにヒトの声帯は老化する[12,13,26]．

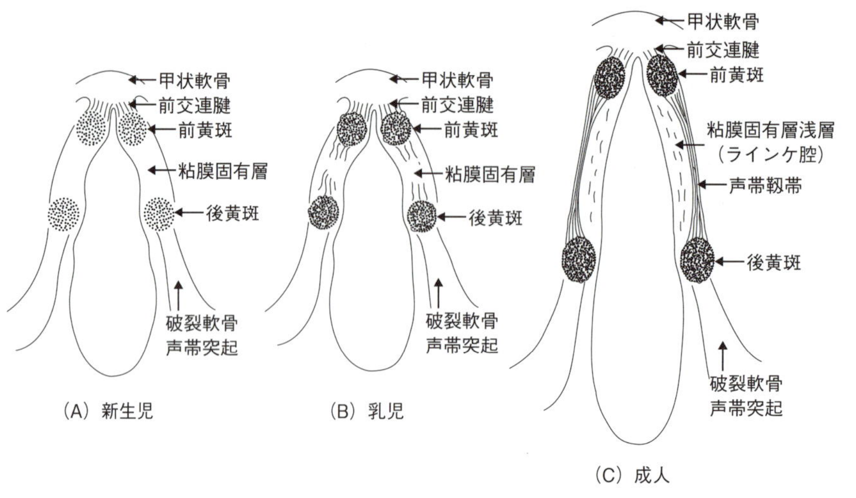

図 11　声帯の成長，発達，老化

新生児の声帯粘膜固有層は線維成分が少ない．粘膜固有層の両端に細胞が密に存在する黄斑が認められる．乳児では黄斑内に細胞外マトリックスが増加し，粘膜固有層に線維が伸びていく．こうして成長とともにヒト固有の声帯粘膜固有層が形成される．成人では黄斑が粘膜固有層（ラインケ腔と声帯靱帯）の細胞外マトリックスの代謝を行い，その粘弾性を維持する．老人では黄斑内の細胞に加齢的変化を認める．その結果，粘膜固有層の細胞外マトリックスの代謝が維持できず，粘膜固有層の加齢的変化を来す

新生児の声帯膜様部の粘膜固有層には，声帯靱帯は存在せず，粘膜固有層は粗な構造をとっている（図 11）．粘膜固有層はフィブロネクチンに富み，これらの糖タンパク質は線維形成の足場になり膠原線維の構築を促進し維持する[22]．

新生児の声帯膜様部粘膜固有層の前端と後端にはすでに黄斑が存在している[20,27,28]．その大きさは約 1 mm×1 mm×1 mm であり，成人声帯の黄斑の大きさに近い．新生児の声帯黄斑も細胞と細胞外マトリックスから構成されているが，成人に比べて細胞成分が密であり，線維成分は疎である[27]．光学顕微鏡では，細胞が密に集塊した構造物として観察される（図 11）．黄斑内の細胞は類円形あるいは星型で，細胞突起をもっている．細胞の核細胞質比（細胞の核と細胞質の体積比）は大きく，細胞に占める細胞質の体積が小さい．粗面小胞体やゴルジ装置などの細胞小器官は成人ほど発達していない．細胞質の辺縁には小胞を認め amorphous material が産生されているが，成人ほど多くはない．細胞質には遊離リボソームが発達しており，基底小体も認められる．これらのことから，これらの細胞は未熟で間葉系細胞の性格を残していると考えられる．すなわち新生児黄斑内の細胞は，生後細胞外マトリックスを産生し，声帯がヒト固有の声帯へと成長・発達するための準備段階にあると考えられる．

乳児の声帯膜様部の粘膜固有層にも声帯靱帯は形成されていないが，新生児に比べて粘膜固有層の線維は増加し，あたかも黄斑部から線維が伸びてきているように観察される[22,24]（図 11）．粘膜固有層内に線維が増加してくるのに伴い，フィブロネクチン（糖タンパク質）は減少する[22]．

乳児の声帯黄斑も細胞と細胞外マトリックスから構成されているが，新生児に比べて細胞外マトリックスの，特に線維タンパク質の量が増えてくる．光学顕微鏡では，密な細胞と増加しつつある線維成分，グリコサミノグリカンが集塊した構造物として観察される（図 11）．黄斑内の細胞は星型あるいは類円形で，細胞突起をもっている．細胞の核細胞質比（細胞の核と細胞質の体積比）は小さくなり，細胞に占める細胞質の体積が大きくなってくる．粗面小胞体やゴルジ装置などの細胞小器官は発達し，細胞質の辺縁に認める小胞からは amorphous material が産生されている．これらの細胞の周囲には，細網線維，膠原線維，弾性線維，ヒアルロン酸などのグリコサミノグリカンが増加している．

高齢者の声帯粘膜固有層は，個人差があるが，加齢とともに声帯粘膜内の細胞外マトリックスの質的・量的変化が起こる[12,13,26]．この結果，高齢者では声帯粘膜固有層の細胞外マトリックスの三次元構造が変化し，声帯の物性が変わってくる．このことは加齢とともに声が老化する一因になる．

高齢者の声帯黄斑も細胞と膠原線維，細網線維，弾性線維，グリコサミノグリカン（ヒアルロン酸）などの細胞外マトリックスの密な集塊である[21,29,30]．声帯星細胞の粗面小胞体やゴルジ装置などの細胞小器官は，若年成人に比べて発達していない．細胞小器官が変性している細胞も存在する．グリコーゲン顆粒が細胞質に沈着している細胞も存在する．細胞自体が変性している細胞も認める．

代謝能が低下した細胞にグリコーゲンの沈着が起こりやすい．高齢者の声帯黄斑の声帯星細胞は，代謝が低下し活動性が低下しているとも考えられる．実際にそのような声帯星細胞の細胞質の辺縁には小胞をほとんど認めず，無定形物質（amorphous material）はあまり産生されておらず，細胞の周囲には線維成分は疎である．このような形態学的変化は，声帯粘膜の細胞外マトリックスの代謝に関与すると推察されている黄斑内の声帯星細胞が，加齢に伴いその機能を低下させていることを示唆している．

4 ヒト声帯の組織幹細胞と幹細胞ニッチ

近年，組織の修復・維持に関与する組織幹細胞の存在が種々の臓器で報告されている．ヒト声帯では声帯黄斑内に組織幹細胞が存在し，黄斑は幹細胞ニッチであることが示唆されている[31-34]．

形態学的に黄斑内の細胞は，軟骨細胞，線維芽細胞に分化している．黄斑内の細胞は放射線感受性が高く，分化度が低い[31]．

黄斑内の細胞は，外胚葉と中胚葉系中間径フィラメントを保持し，内胚葉マーカーが陽性であり，三胚葉由来の細胞である．一方で黄斑内の細胞は三胚葉細胞に分化誘導できる[33]．したがって黄斑内の細胞は，未分化で多能性をもった細胞であることが示唆されている[31,33]．

黄斑内の細胞には，telomerase reverse transcriptase を保持することからテロメアが存在する[31]．黄斑内の細胞の多くは，休止期（G0 Phase）である[31]．

組織幹細胞の同定法の 1 つであるラベル保持細胞法では，ラット声帯黄斑にラベル保持細胞（分裂が非常に遅い細胞）が分布している[34]．

黄斑内の細胞は間葉系幹細胞の minimum criteria を満たす[33]．黄斑内の細胞を培養すると，幹細胞の特徴とされる colony-forming unit（図 12）を形成し，非対称性に分裂する[31-33]．

上述した形態学的特徴をもった声帯星細胞が組織幹細胞の階層性の中でどの位置を占めるのかなどは今後の研究課題である．

黄斑にはヒアルロン酸が密に分布し，黄斑内の細胞にはヒアルロン酸受容体である CD44 が分布している．このことから黄斑はヒアルロン酸リッチマトリックスであり，幹細胞を含んだ微小環境すなわち幹細胞ニッチであることが示唆されている[31]．

5 まとめ

声帯を物性（粘弾性）をもった振動体として考えるときに，その組織学的構造を理解しておく

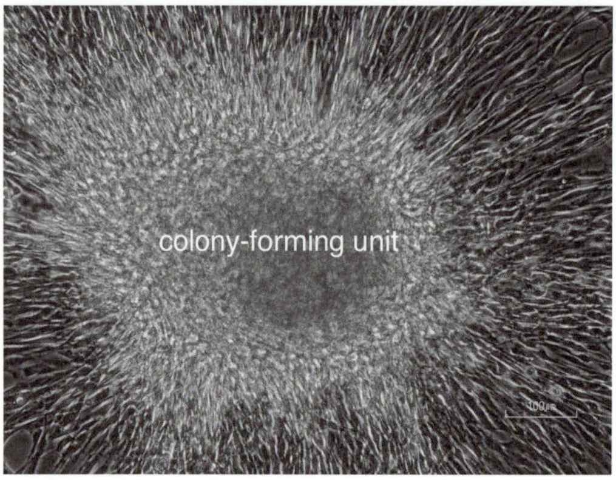

図 12 colony-forming unit[32]
黄斑内の細胞を培養すると colony-forming unit を形成する

と，発声障害の診断と治療を行う際に有用である．また音声外科で声帯に手術操作を加える場合，声帯の組織解剖を理解しておく必要がある． (佐藤公則)

［引用文献］

1) 平野 実：音声外科の基礎と臨床．耳鼻 **21**(補 1)：239-254, 1975.
2) Hirano M, Sato K：Histological Color Atlas of the Human Larynx. Singular Publishing Group Inc, 1993.
3) 平野 実，栗田茂二朗，永田和人：声帯の層構造と振動．音声言語医学 **22**：224-229, 1981.
4) Sato K：Cells and Extracellular Matrices in the Human Adult Vocal Fold Mucosa. Functional Histoanatomy of the Human Larynx, Springer, 2018, pp125-146.
5) Sato K：Comparative Histoanatomy of the Vocal Fold Mucosa. Functional Histoanatomy of the Human Larynx, Springer, 2018, pp263-271.
6) Sato K：Macula Flava and Vocal Fold Stellate Cells of the Human Adult Vocal Fold. Functional Histoanatomy of the Human Larynx, Springer, 2018, pp147-163.
7) Sato K：Reticular fibers in the vocal fold mucosa. *Ann Otol Rhinol Laryngol* **107**：1023-1028, 1998.
8) 佐藤公則：喉頭の立体解剖—大切片連続段階標本による研究．耳鼻 **33**(補 1)：153-182, 1987.
9) Sato K：The Laryngeal Glands. Functional Histoanatomy of the Human Larynx, Springer, 2018, pp305-315.
10) Sato K, Hirano M：Fine three-dimensional structure of pericytes in the vocal fold mucosa. *Ann Otol Rhinol Laryngol* **106**：490-494, 1997.
11) Sato K：Blood Vessels of the Larynx and Vocal Fold. Functional Histoanatomy of the Human Larynx, Springer, 2018, pp287-303.
12) Sato K, Hirano M, Nakashima T：Age-related changes of collagenous fibers in the human vocal fold mucosa. *Ann Otol Rhinol Laryngol* **111**：15-20, 2002.
13) Sato K, Hirano M：Age-related changes of elastic fibers in the superficial layer of the lamina propria of vocal folds. *Ann Otol Rhinol Laryngol* **106**：44-48, 1997.
14) Gray SD, Hirano M, Sato K：Molecular and cellular structure of vocal fold tissue. Vocal fold physiology（Titze IR ed.）, Singular Publishing Group, 1993, pp1-35.
15) 松尾浩一，渡辺 俊，平野 実・他：声帯内の酸性ムコ多糖，酸性糖たんぱく—特に加令による変化について．耳鼻臨床 **77**：817-822, 1984.
16) Sato K, Hirano M：Histologic investigation of the macula flava of the human vocal fold. *Ann Otol Rhinol Laryngol* **104**：138-143, 1995.
17) Sato K, Hirano M, Nakashima T：Stellate cells in the human vocal fold. *Ann Otol Rhinol Laryngol* **110**：319-325, 2001.
18) Sato K, Hirano M, Nakashima T：Vitamin A-storing stellate cells in the human vocal fold. *Acta Otolaryngol* **123**：106-110, 2003.
19) Sato K, Hirano M, Nakashima T：3D structure of the macula flava in the human vocal fold. *Acta Otolaryngol* **123**：269-273, 2003.
20) Sato K：Macula Flava of the Human Newborn Vocal Fold. Functional Histoanatomy of the Human Larynx, Springer, 2018, pp185-197.

21) Sato K：Geriatric Changes of the Macula Flava of the Human Vocal Fold. Functional Histoanatomy of the Human Larynx, Springer, 2018, pp251-262.
22) Sato K, Hirano M, Nakashima T：Fine structure of the human newborn and infant vocal fold mucosae. *Ann Otol Rhinol Laryngol* **110**：417-424, 2001.
23) Sato K：Cells and Extracellular Matrices in the Human Newborn Vocal Fold Mucosa. Functional Histoanatomy of the Human Larynx, Springer, 2018, pp179-184.
24) Sato K：Growth and Development of the Human Vocal Fold Mucosa. Functional Histoanatomy of the Human Larynx, Springer, 2018, pp199-211.
25) Hirano M, Kurita S, Nakashima T：Growth, development and aging of human vocal folds. Vocal fold physiology（Bless DM, Abbs JH eds.）, College-Hill press, 1983, pp22-43.
26) Sato K：Geriatric Changes of Cells and Extracellular Matrices in the Human Vocal Fold mucosa. Functional Histoanatomy of the Human Larynx, Springer, 2018, pp235-250.
27) Sato K, Hirano M：Histologic investigation of the macula flava of the human newborn vocal fold. *Ann Otol Rhinol Laryngol* **104**：556-562, 1995.
28) Sato K, Nakashima T：Vitamin A-storing stellate cells in the human newborn vocal fold. *Ann Otol Rhinol Laryngol* **114**：517-524, 2005.
29) Sato K, Hirano M：Age-related changes of the macula flava of the human vocal fold. *Ann Otol Rhinol Laryngol* **104**：839-844, 1995.
30) Sato K, Hirano M, Nakashima T：Age-related changes in vitamin A-storing stellate cells of human vocal folds. *Ann Otol Rhinol Laryngol* **113**：108-112, 2004.
31) Sato K：Tissue Stem Cells and the Stem Cell Niche of the Human Vocal Fold mucosa. Functional Histoanatomy of the Human Larynx, Springer, 2018, pp165-177.
32) Sato K, Chitose S, Kurita T, et al：Microenvironment of macula flava in the human vocal fold as a stem cell niche. *J Laryngol Otol* **130**：656-661, 2016.
33) Sato F, Chitose S, Sato K, et al：Differentiation potential of the cells in the macula flava of the human vocal fold mucosa. *Acta Histochemica* **121**：164-170, 2019.
34) Sato K, Kurita T, Chitose S, et al：Distribution of label-retaining cells and their properties in the vocal fold mucosa. *Laryngoscope Investig Otolaryngol* **4**：76-82, 2019.

4 発声の生理

音声言語は人間が社会生活を送るうえで必要不可欠なものである．一般に声を生成することを発声といい，ことばを生成することを発語あるいは構音という．発声・発語には，中枢神経系による複雑かつ繊細な制御のもと，多くの末梢器官が関与する．ただ，これらの器官が担う基本的な機能は，生命維持に必須である呼吸，消化であることに留意すべきである．

発声・発語に関与する器官には，口腔，鼻腔，咽頭，喉頭，気管，気管支，肺，胸郭，横隔膜があり，それぞれが呼気調節，喉頭調節そして構音といった機能に関与することによって，発声・発語という複雑な運動が可能となる．

1 発声を制御する神経機構

発声機能が円滑に遂行されるには複雑な知覚・運動神経機構が不可欠である[1)]．特に喉頭の神経支配が重要である（図 1）．

1）末梢神経

（1）知覚神経

感覚器において最初に興奮を生じる部位は受容器として総括される．喉頭の粘膜には感覚受容器と考えられる多くの自由神経終末が存在し，種々のニューロペプチドを有する[2,3)]．喉頭における伸展受容器としての筋紡錘の存在の有無について議論されてきたが，現在，その存在は確認されている[4)]．ただ，その数が少ないため，他に固有感覚を担う受容器の存在が考えられるが，その詳細は不明である．

喉頭内に存在する知覚受容器からのインパルスは主として上喉頭神経（superior laryngeal nerve）の内枝（internal branch）を介して，後述の延髄孤束核に伝達される．上喉頭神経は中咽頭収縮筋のレベルで内枝と外枝に分かれ，内枝は上喉頭動脈とともに甲状舌骨膜を貫通し喉頭に達する．

上喉頭神経内枝が，喉頭の感覚神経の主体であるが，反回神経（recurrent laryngeal nerve）や上喉頭神経外枝（external branch）にも感覚神経線維が含まれている[5-7)]．反回神経は声門下からの，外枝は前連合直下からの感覚を伝達する．また，上喉頭神経内枝と反回神経との間には交通があり，これを Galen 吻合（Galen's anastomosis）という．

（2）運動神経

上喉頭神経外枝は本枝より分かれた後，下咽頭収縮筋に沿って下降し，甲状腺上極に接して輪状甲状筋を支配する．

他の内喉頭筋である，甲状披裂筋，外側輪状披裂筋，披裂筋，後輪状披裂筋の 4 つは下喉頭神経（inferior laryngeal nerve）に支配される．下喉頭神経とは，反回神経が喉頭に至る途中に食道枝や気管枝を出した後，喉頭への最終枝となったものである．

反回神経は迷走神経の主幹が胸腔内に入ってからの枝であり，右側は鎖骨下動脈を，左側は大

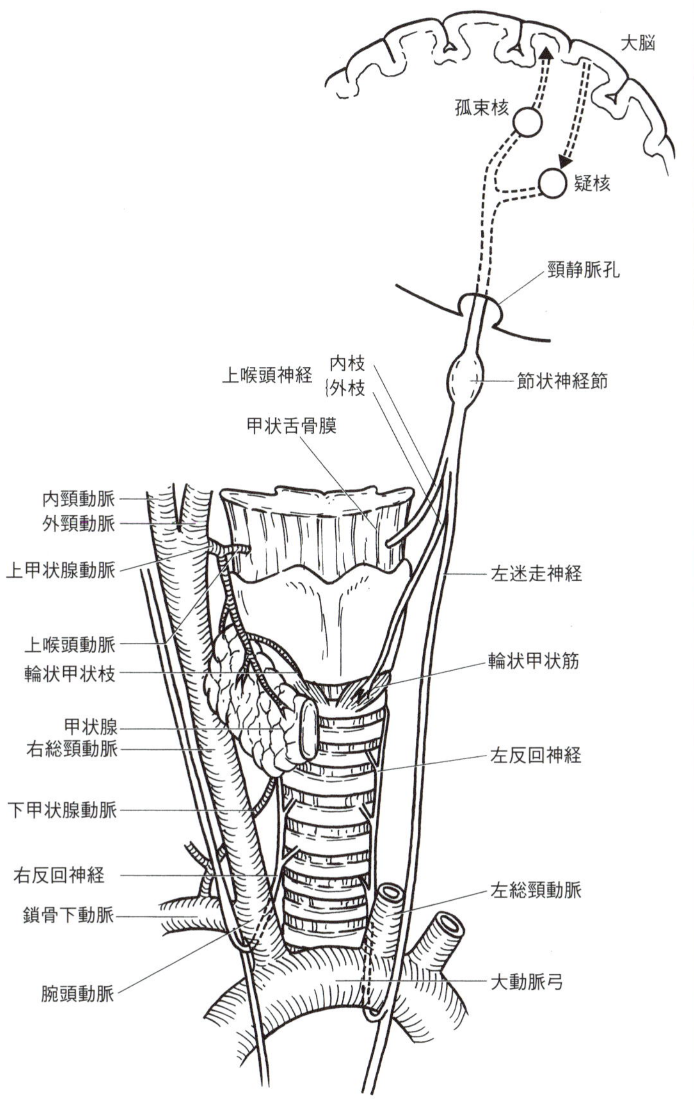

図 1　喉頭の神経路[1)]

動脈を下前から後へ回り，両側とも気管食道溝を上行して，輪状咽頭筋の下縁で下喉頭神経となる．下喉頭神経は，輪状甲状関節の後方から喉頭内に入り，後輪状披裂筋への枝を出した後，披裂筋，外側輪状披裂筋，甲状披裂筋の順に枝を出す．

2）脳幹

(1) 孤束核 (nucleus of solitary tract)

孤束核は延髄の背内側部に位置し，吻尾方向に長く伸びる．孤束核は哺乳類においてかなり共通した亜核構成を有し，喉頭からの入力は主としてそのうちの間質亜核に終末する[7,8)]．孤束核は亜核間での線維連絡のみならず，遠心性線維が多くの領域へ投射する．それらのうち，喉頭機能に関係する領域としては，延髄網様体，疑核や後疑核を含む延髄腹外側部，中脳の中心灰白質などがある．

(2) 疑核 (ambiguous nucleus)

内喉頭筋を支配する運動神経細胞は延髄の疑核に存在する．疑核は，迷走神経と舌咽神経に含まれる特殊内臓遠心性線維の起始核である．三叉神経脊髄路核と下オリーブ核の中間で，長い細胞柱からなる．

各内喉頭筋を支配する運動神経細胞の疑核における局在は，多少の種差はあるものの，ほぼ同様である[9,10]．疑核内での吻尾方向レベルでは，輪状甲状筋支配細胞が最も吻側に存在する．これらの細胞柱の尾側から他の内喉頭筋を支配する細胞柱が始まるが，それらはほぼ同レベルに存在する．一方，核内横断面での局在では，輪状甲状筋と後輪状披裂筋支配細胞は腹側に，甲状披裂筋，外側輪状披裂筋そして披裂筋支配細胞は背側に存在する．このように，声帯緊張筋である輪状甲状筋と声門開大筋である後輪状披裂筋，そして声門閉鎖筋群の局在はそれぞれ異なっている．

(3) 発声中枢

発声は呼吸筋と内喉頭筋との協調運動のもとに，呼息時に声帯を閉鎖するという運動パターンが基本となる．このような呼吸運動と内喉頭筋による喉頭運動を調節するためには，なんらかのパターンジェネレーターの存在が考えられる．大脳皮質から脳幹における多くの部位での電気刺激によって, 発声を誘発することが知られているが, 中脳の中心灰白質が発声運動に関係した（上位中枢と下位中枢の）中継核として注目されている[11]．中心灰白質とその近傍の電気刺激によって，さまざまな発声が誘発される一方，その破壊によって上位中枢刺激による発声の誘発が消失するとともに，自発発声も起こらなくなる．

3）大脳皮質（cerebral cortex）

外界ならびに内界から送られてくる情報は，嗅覚を除いてすべて視床にて中継された後，視床皮質投射系によって大脳皮質の特定の領域に投射される．これらの領域は一次感覚野と呼ばれるが，喉頭からの体性知覚を受容する一次体性感覚野は中心後回に存在する．一方，一次運動野については，咽頭筋の中枢が中心前回の弁蓋部にあり，喉頭の中枢はその上方に存在する．

2 呼気調節[12]

発声にあたっては，肺から送り出される呼気流が音声信号のエネルギー源となる．発声に際して，この呼気流を適切に能率良く供給することを呼気調節という．

1）呼気調節に関与する器官の解剖と生理

(1) 肺・気管・気管支

肺は，左右1対存在し，右肺は3葉（上，中，下），左肺は2葉（上，下）からなる．肺は複合胞状腺に属し，喉頭，気管，気管支が導管で，腺房が肺胞である．肺胞1個の直径は安静呼気時において約200 mmで，通常3億個あり，その総表面積は60 m^2にもなる[13]．

気管は喉頭の下に位置する，径1.5 cm，約10 cmの管状構造物で，輪状靱帯で連結される16～20個の気管軟骨からなる．この軟骨輪は後方部が欠け，膜様部と呼ばれる．同部には平滑筋が存在する．

気管は第4～6胸椎の前方で，左気管支と右気管支に分かれる．気管支は末梢では，細気管支，呼吸細気管支，肺胞管となり，最終的には肺胞によって取り囲まれる．

(2) 胸郭・呼吸筋[14,15]（図2）

胸郭は上方と周囲が胸壁，下方は横隔膜からなり，内部を胸腔と呼ぶ．胸壁の後方は12個の胸椎，側方は12対の肋骨，前方は胸骨から構成される．肺の表面と胸腔の内面は胸膜で覆われている．

横隔膜は，胸部下部の肋骨から発する筋線維からなる肋骨部，脊椎に沿った靱帯から発する筋線維からなる脚部，そして，肋骨部と脚部の線維が入り込む中心腱索部の3部からなる．安静呼吸時における胸郭内容積変化の75％は横隔膜の働きによる．横隔膜が収縮することによって

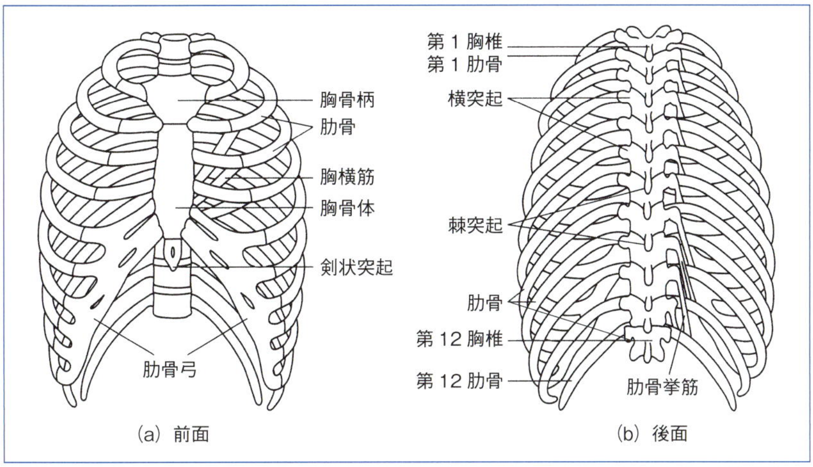

図 2　**胸郭**（文献[15]を一部改変）

胸腔の底が下がるが，呼吸の深さにより 1.5～7 cm 上下する．横隔膜を支配するのは横隔神経であり，その運動神経細胞は，第 3～5 頸髄に局在する．

肋骨間を前下方に走る外肋間筋は，脊柱を軸として肋骨を回転し，下部肋骨を持ち上げ，胸骨を外方に移動して胸郭の前後径を増大させる．

呼息筋として重要な役割を担うのは，肋骨間を後下方に斜めに走る内肋間筋である．収縮によって，肋骨群を引き下げる．

2）呼吸運動

(1) 安静呼吸

正常安静呼吸では，ほぼすべての呼吸筋の収縮は吸気時のみにみられる．一方，呼気は受動的であり，肺や胸郭構造の弾性反発によって生じる．正常安静呼吸で最も重要なのは横隔膜の上下運動である．吸気に際しては横隔膜が収縮して肺の下面を下方に牽引する．一方，呼気中には受動的に拡張し，肺の弾性収縮力，胸壁，腹部構造が肺を圧迫する．肺を拡張させるもう 1 つの方法は，吸息筋によって胸郭を挙上させることである．胸郭が上昇すると，肋骨が直接前方に突出して，そのため胸骨も前方に移動し，最大吸息時では胸郭の前後径が最大呼息時に比べ，約 20％伸びる．

(2) 肺容積と容量（図 3）[15]

肺には次にあげる 4 つの異なる容積がある．

①**1 回換気量**：正常呼吸での吸気と呼気間の容積差で，約 500 m*l* である．

②**吸気予備量**：正常 1 回換気量を超えて吸気可能な最大空気量で，通常約 3,000 m*l* である．

③**呼気予備量**：正常 1 回換気量を呼出した後に強制呼気可能な空気量で，通常約 1,100 m*l* である．

④**残気量**：最大強制呼気の後に肺内に残っている空気量で，平均約 1,200 m*l* である．

また，これらの単一肺容積の 2 つ以上を合わせた肺容量には次の 4 つがある．

①**深吸気量**（約 3,500 m*l*）：1 回換気量に吸気予備量を加えたもので，正常な安静呼気レベルから呼吸をはじめ，肺を最大に膨らませるのに必要な容量を示す．

②**機能的残気量**（約 2,300 m*l*）：呼気予備量と残気量を加えたもので，正常の呼気終了時に肺に残っている空気量を示す．

③**肺活量**（約 4,600 m*l*）：吸気予備量，1 回換気量，呼気予備量を加えたもので，肺を最大吸

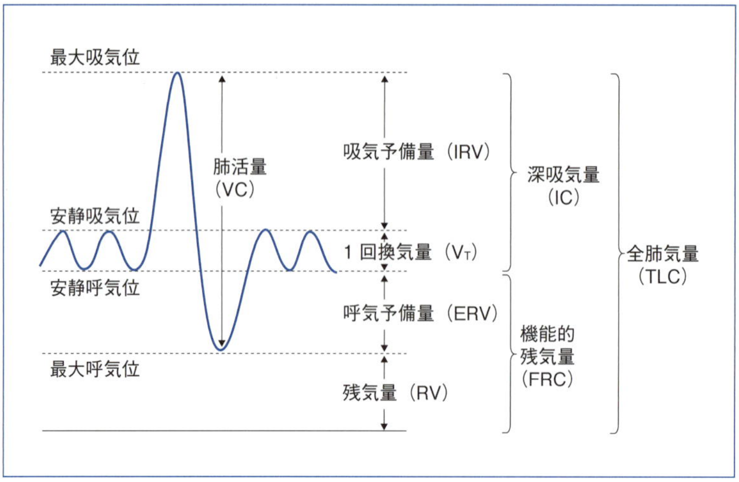

図3　肺容積と容量[15)]

気位まで膨らませた後に最大量を呼出することによって排出される空気量を示す．

④**全肺気量**（約 5,800 m*l*）：肺活量と残気量を加えたもので，最大限可能な吸気によって拡張可能な肺の容積を示す．

3）発声時の呼気調節

呼吸の主な目的は，自律運動によって組織に酸素を供給するとともに，二酸化炭素を除去することである．一方，発声という随意行動は大脳皮質および皮質下に統御され，延髄における呼吸中枢を介して調節されるが，このとき，自発呼吸は抑制される．発声に際して，呼吸運動のリズムは一定でなく，一般に吸気相に比べ呼気相が長い．また，発話中には音声信号の強さや声の高さに応じて，肺活量の変化に応じた呼吸筋による呼気圧の調節がなされる[15)]．発声時の呼気圧は，声の高低，強弱，発声法によって変化するが，正常での楽な発声では 5～10 cmH_2O 程度である．強い声，高音では呼気圧は高くなる．持続発声に要する1秒あたりの呼気量は 100～200 m*l* で，最長発声持続時間は男性で約 30 秒，女性では約 20 秒である．

3 喉頭調節[12)]

肺からの呼気流を変換して音声を作るとともに，声の高さを調節し，必要に応じて音質を変化させることを喉頭調節という．

1）喉頭の解剖と生理[16)]

(1) 喉頭の枠組み（図4）

喉頭は軟骨群と靱帯によって囲まれる管腔器官であり，その支持構造を「枠組み」と呼ぶことが多い．喉頭には6種類の軟骨があるが，これらの軟骨群は単に喉頭の枠組みを形成するだけでなく，声帯運動にも大いに関与する．機能的には輪状軟骨と披裂軟骨が重要であるが，主な軟骨について述べる．

①輪状軟骨

前部が低く，後部は高い指輪状で，喉頭枠組みの台座を形成する．甲状軟骨正中下端と結ばれるとともに，後部上面で披裂軟骨と関節（輪状披裂関節）を作る．

②甲状軟骨

最大の軟骨であり，喉頭の前面と側面を囲む．成人男子では正中上端が前方に突出し，喉頭隆起と呼ばれる．

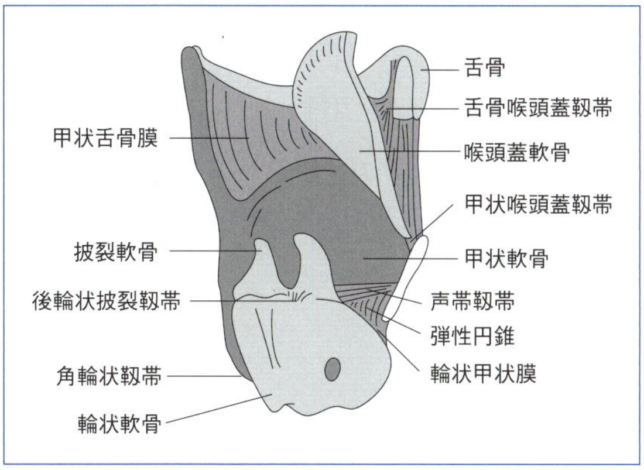

図4　喉頭の枠組み[16)]

③披裂軟骨

声帯運動において最も重要な役割を担い，左右1対からなる．三角錐の形状を呈し，前端は甲状軟骨正中内面と声帯靱帯で結ばれ，声帯突起という．後端は筋突起と呼ばれ，外側輪状披裂筋と後輪状披裂筋が付着する．

④喉頭蓋軟骨

喉頭蓋を形成するもので，木の葉状を呈する．前面は舌骨，下端は甲状軟骨と結ばれる．

(2) 関節

声帯運動には以下の2つの関節が不可欠で，特に輪状披裂関節が重要である．

①輪状甲状関節

輪状軟骨の外面にある甲状関節面と甲状軟骨下角とによって形成される関節で，左右の関節を結ぶ線を軸として甲状軟骨と輪状軟骨が回転し，声帯の伸展，弛緩に関与する．

②輪状披裂関節

輪状軟骨板上縁の外側部にある披裂関節面と披裂軟骨底の輪状関節面によって形成される．左右の披裂軟骨が内転することによって左右の声帯は互いに近づき声門閉鎖が起こる．また，外転することによって左右の声帯が遠ざかり声門が開大される．

(3) 内喉頭筋（図5，表）[17)]

喉頭軟骨の関節運動に関与する筋が内喉頭筋で，5種類ある．輪状甲状筋は上喉頭神経外枝，それ以外の筋は反回神経によって支配される．

①輪状甲状筋（前筋）

輪状軟骨前面から起こり，甲状軟骨下縁および下角に付着する．直部と斜部よりなる．この筋が収縮すると，輪状軟骨と甲状軟骨が前方で接近し，声帯は前後に引き延ばされ緊張する．

②甲状披裂筋（内筋）

甲状軟骨正中内側面から起こり，披裂軟骨前外側面に付着する．内側部は声帯筋と呼ばれ，声帯の主体となる．この筋の収縮により，甲状軟骨と披裂軟骨が近づき声帯は短く太くなり，内転する．

③外側輪状披裂筋（側筋）

輪状軟骨外側部上縁から起こり，披裂軟骨筋突起に付着する．この筋の収縮により，声帯突起が内転し，声帯全体も内転する．

④披裂筋（横筋）

左右の披裂軟骨を結ぶ．横部と斜部よりなる．この筋が収縮すると，左右の披裂軟骨が内側に

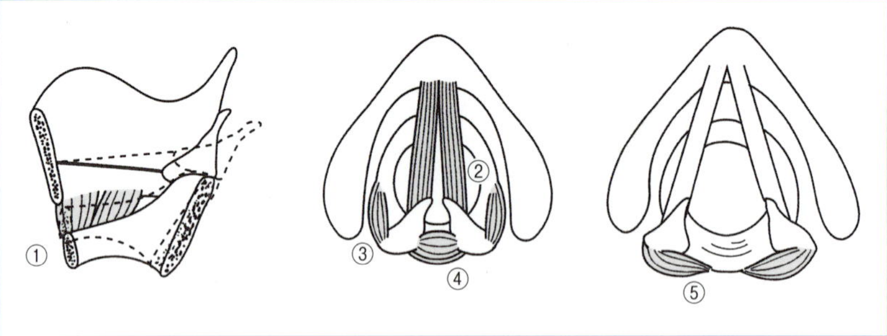

図5 内喉頭筋[16)]
①前筋，②内筋，③側筋，④横筋，⑤後筋

表 内喉頭筋の声帯に対する働き[17)]

	前筋	声帯筋	側筋	横筋	後筋
位置	副正中位	内転（主に膜様部）	内転（全体），下降	内転（主に軟骨部）	外転（全体），挙上
長さ	伸長	短縮	やや伸長	わずかに短縮	伸長
厚さ	薄くする	厚くする	やや薄くする	わずかに厚くする	やや薄くする
声帯縁	尖鋭	丸味	やや尖鋭	著変なし	丸味
カバー 移行部 { 質量 硬さ	減少 増加	増加 減少	やや減少 やや増加	わずかに増加 わずかに減少	やや減少 やや増加
ボディ { 質量 硬さ	減少 増加	増加 増加	やや減少 やや増加	わずかに増加 わずかに減少	やや減少 やや増加
端的な呼称	声帯緊張筋	声帯内転筋または 声門閉鎖筋	声帯内転筋または 声門閉鎖筋	声帯内転筋または 声門閉鎖筋	声帯外転筋または 声門開大筋

引き寄せられ，声帯軟骨部が内転し，声帯膜様部もそれにつれて内転する．

⑤後輪状披裂筋（後筋）

唯一の声門開大筋で，輪状軟骨後面から起こり，披裂軟骨筋突起に付着する．この筋が収縮すると，披裂軟骨声帯突起は外転し，それによって声帯が外転する．

(4) 外喉頭筋（図6）[18)]

喉頭の外部から喉頭全体の位置や喉頭内の形態に影響を与える筋を総称して，外喉頭筋と呼ぶ．以下のようなものが含まれるが，喉頭への関与については不明な点が多い．

①舌骨下筋

胸骨舌骨筋，胸骨甲状筋，甲状舌骨筋，肩甲舌骨筋からなる．主に喉頭を引き下げる．

②舌骨上筋

顎二腹筋，茎突舌骨筋，顎舌骨筋，オトガイ舌骨筋からなる．喉頭を挙上する．

③咽頭収縮筋

上咽頭収縮筋，中咽頭収縮筋，下咽頭収縮筋（甲状咽頭筋，輪状咽頭筋）からなる．嚥下運動に関与し，喉頭を挙上する．

(5) 喉頭腔（図7）

喉頭内には前後に走行する左右1対のヒダがあり，上方を仮声帯，下方を声帯と呼ぶ．仮声帯より上方の腔を喉頭前庭，両側仮声帯の間を前庭裂という．また，両側声帯の間の腔を声門，声帯より下方の腔を声門下腔という．

(6) 声帯の構造

第1章-3「声帯の構造」参照．

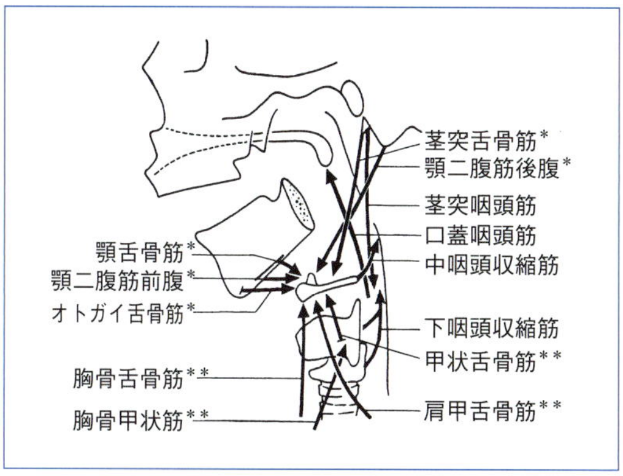

図6　外喉頭筋[18)]
*舌骨上筋，**舌骨下筋，他は咽頭筋

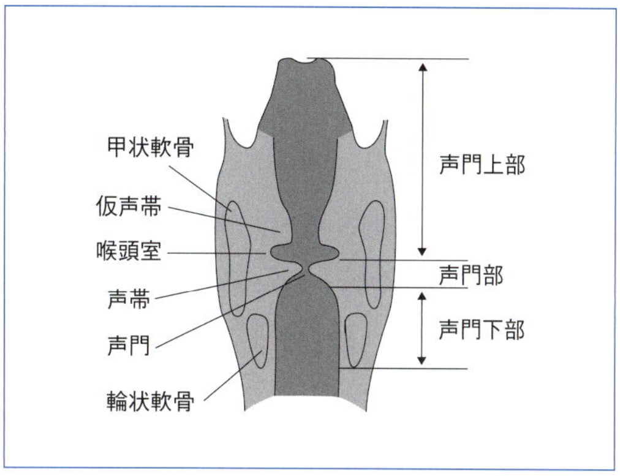

図7　喉頭腔[16)]

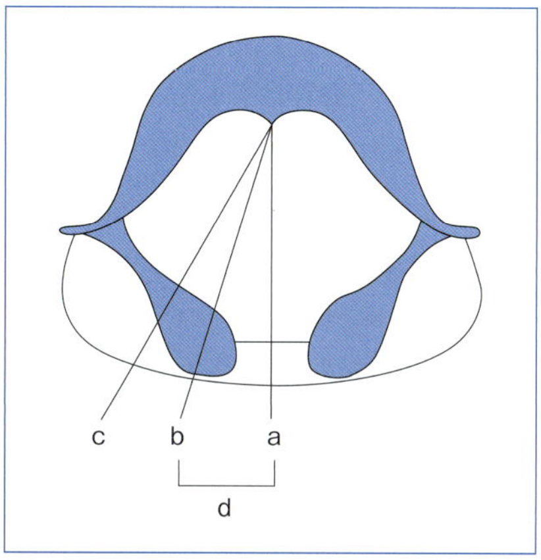

図8　声帯位
(a) 正中位，発声中の位置
(b) 中間位，安静呼吸時の位置
(c) 開大位，最大吸気時の位置
(d) 副正中位，正中位と中間位の間の位置

(7) 声帯位（図8）

発声時に声帯は正中に内転し（正中位），声門を閉鎖する．一方，最大吸気時には声帯は最大に外転し（開大位），声門を大きく開く．安静呼吸時には，声帯は正中位と開大位の中間である中間位をとる．

2) 音源の生成と調節

(1) 音源の生成

発声に際しては，声帯振動が不可欠であり，声帯は声門を通過する呼気によって振動する．声門はその声帯振動の周期に一致して開閉し，声門を通過する呼気流を継続させる．この呼気の断続流によって空気力学的エネルギーが音響的エネルギーに変換され，声の音源となる．声門の閉鎖は，呼気圧によって押し上げられた声帯縁が弾性により元に戻ろうとする復元力と，声門間隙を流出した気流のベルヌーイ効果に基づく陰圧によって生じる．正常発声では，声帯振動の1周期には，声門が完全に閉鎖している閉鎖期，閉鎖期から声帯が開いていく開大期，声帯が開放した開放期，最大開大から声帯が閉じていく閉小期の4つの状態が観察される．低音の発声や強い声では，閉鎖期が相対的に長く，音源波形は鋭く，基本周波数の整数倍の周波数をもった正弦波の倍音に富む．高音や弱い声ではその逆である．声帯の振動振幅は，高音では低音に比べて小さいが，声の強弱とは一定の関係はない[15]．

(2) 声の調節

声の強さの調節は主として呼気圧によって行われ，喉頭調節の目的は呼気圧に見合った声帯の条件を整えることにある．一方，声の高さの調節は主として輪状甲状筋と甲状披裂筋が関与する喉頭調節によって行われる．輪状甲状筋が収縮することによって声帯は引き伸ばされるとともに緊張し，声帯縁が薄くなる．また，甲状披裂筋が収縮すれば声帯は厚くなるとともに緊張を増す．これらのメカニズムによって声帯の振動数が増加し，声は高くなる．積極的に声を低くする機構については現在明らかではない．声の音質は声帯だけではなく，声道や鼻道の状態によっても調節される．

(3) 声区，声域

声区とは，声門原音の音色をいい，おもて声（地声）とうら声（ファルセット）がある．地声の声区は話し声の高さを含む低音から中音域の声で，発声時に声帯は厚くなる．粘膜波動も明らかで，声門閉鎖期も完全にみられ，音源に含まれる倍音も多い．うら声の声区は，地声と異なる高音域に限られたもので，声は弱々しく，倍音に乏しい．この場合，甲状披裂筋は収縮せず，輪状甲状筋のみが収縮し，声帯は薄く引き伸ばされた状態にある．振動は声帯辺縁部に限局し，粘膜波動はわずかで声門閉鎖はみられない[15]．

発声しうる最低音から最高音までの音域を生理的声域という．健常な成人男性で60～500 Hz（約3オクターブ），成人女性で120～800 Hz（約2.5オクターブ）である．日常会話の平均的な高さ（話声位）は，成人男性で120 Hz，成人女性で240 Hz程度である．

4 構音[12]

1）構音に関与する器官とその役割（図9）

付属管腔器官において音声波に必要な特性を付加することによって言語音を作ることを構音という．付属管腔は，口腔，鼻腔，喉頭に連なる咽頭で構成される．声門直上から咽頭，口腔を経て口唇の開口端までを声道といい，鼻腔，鼻咽腔を側管と呼ぶ．付属管腔を変化させることによって言語音作成に関与する器官は，下顎，口唇，舌，口蓋帆である．

(1) 下顎

下顎は側頭骨と連結する下顎骨が主体となり，咀嚼筋と舌骨筋による開閉運動によって，口唇や舌の運動を補助する．

(2) 口唇

口唇は上唇と下唇からなる．顔面筋の運動によって，開閉，横に引く，丸める，突き出す，巻き込むといった動作が可能となり，その結果，声道の開口端の開閉，形の調節が行われる．

(3) 舌

舌は，口腔の下面および中咽頭の前面を形成し，その大部分を舌体，その先端部を舌尖，舌の後部を舌根という．3つの外舌筋（オトガイ舌筋，舌骨舌筋，茎突舌筋）と4つの内舌筋（上縦舌筋，下縦舌筋，横舌筋，垂直舌筋）から構成され，すべて舌下神経の支配を受ける．オトガイ舌筋の収縮によって舌は前方に突出するとともに中央部が下方に引っ張られる．舌骨舌筋および茎突舌筋は舌を後方に引くとともに，舌骨舌筋は舌背を高める．これらの3つの筋が一側だけ働けば，舌は外側に曲がる．上下の縦舌筋は舌を短縮させ，横舌筋は舌を窄めるとともに伸長させる．垂直舌筋は舌を平らにする．

舌全体の前後・上下方向への移動，舌尖の挙上によって，歯列から咽頭に至る声道各部の形を変化させる．

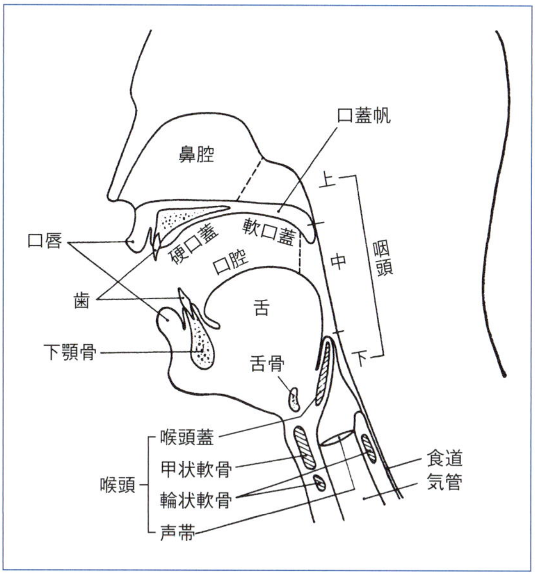

図9 構音に関与する器官[18)]

(4) 口蓋帆

口蓋帆は軟口蓋の後部で口峡の上壁を形成し，中央部には後下方に長く突出した口蓋垂がある．口蓋帆張筋，口蓋帆挙筋，口蓋垂筋，口蓋舌筋，口蓋咽頭筋から構成される．口蓋帆張筋は三叉神経下顎枝の支配を受けるが，それ以外の筋は迷走神経（咽頭神経叢）によって支配される[19)]．口蓋帆張筋は口蓋帆を緊張させる．口蓋帆挙筋は口蓋帆を後上方へ引き上げることによって，鼻咽腔を閉鎖する．口蓋舌筋と口蓋咽頭筋の収縮によって口蓋帆は引き下げられる．

これらの動作により，声道側管の開放や閉鎖を行う．

2）構音動作

構音の主な様式には2つあり，1つは付属管腔を音響管として利用することによって，声の音源の共鳴特性を調節し，母音，半母音，鼻音などの作成に関与する．もう1つは，声道内で呼気流を変調することによって気流雑音を生成するもので，破裂音，破擦音，摩擦音などの作成に関与する．

3）構音と発声の協調

(1) 有声音・無声音

内喉頭筋は，構音動作に協調して声門の開閉を調節することによって，有声音や無声音の作成に関与する．有声音では声帯は正中位にあり，無声音の場合は声門閉鎖が認められない．

(2) 韻律

単語アクセントや文のイントネーション，句の強調，発話の持続や休止などを韻律と総称するが，構音より発声が主体となってこれらの特徴が作られる．

（久　育男）

［引用文献］

1）久　育男：4．神経系．CLIENT21 14．喉頭（天津睦郎編），中山書店，2001，pp28-33．
2）Hisa Y, Sato F, Fukui K, et al：Substance P nerve fibers in the canine larynx by PAP immunohistochemistry. *Acta Otolaryngol*（*Stockh*）**100**：128-133, 1985.
3）Hisa Y, Uno T, Murakami Y, et al：Distribution of calcitonin gene-related peptide nerve fibers in the canine larynx. *Eur Arch Otorhinolaryngol* **249**：52-55, 1992.
4）Katto Y, Okamura H, Yanagihara N：Electron microscopic study of muscle spindle in human interarytenoid

muscle. *Acta Otolaryngol (Stockh)* **104**：561-567, 1987.

5）Suzuki M, Kirchner JA：Sensory fibers in the recurrent laryngeal nerve. An electrophysiological study of some laryngeal afferent fibers in the recurrent laryngeal nerve of the cat. *Ann Otol Rhinol Laryngol* **78**：21-31, 1969.

6）Suzuki M, Kirchner JA：Afferent nerve fibers in the external branch of the superior laryngeal nerve in the cat. *Ann Otol Rhinol Laryngol* 77：1059-1070, 1968.

7）Hisa Y, Lyon MJ, Malmgren LT：Central projection of the sensory component of the rat recurrent laryngeal nerve. *Neurosci Lett* **55**：185-190, 1985.

8）Kalia M, Mesulam MM：Brain stem projections of sensory and motor components of the vagus complex in the cat；II. Laryngeal, tracheobronchial, pulmonary, cardiac, and gastrointestinal branches. *J Comp Neurol* **193**：467-508, 1980.

9）Yoshida Y, Miyazaki T, Hirano M, et al：Arrangement of motoneurons innervating the intrinsic laryngeal muscles of cats as demonstrated by horseradish peroxidase. *Acta Otolaryngol (Stockh)* **94**：329-334, 1982.

10）Hisa Y, Sato F, Fukui K, et al：Nucleus ambiguus motoneurons innervating the canine intrinsic laryngeal muscles by fluorescent labeling technique. *Exp Neurol* **84**：441-449, 1984.

11）坂本尚志：中心灰白質と発声．神経進歩 **38**：378-391, 1994.

12）久　育男：2．発声・発語器官の解剖と生理．CLIENT21 15．音声・言語（新美成二編），中山書店，2001，pp6-16.

13）福田康一郎：呼吸系の機能形態学と呼吸運動．標準生理学 第4版（本郷利憲，廣重　力，豊田順一・他編），医学書院，1996，pp566-569.

14）Guyton AC, Hall JE：Pulmonary ventilation. Textbook of medical physiology 10 th ed., W.B. Saunders Company, 2000, pp432-443.

15）澤島政行：発声発語系の構造・機能・病態．CLIENT21 11．言語聴覚リハビリテーション（廣瀬　肇編），中山書店，2000，pp3-20.

16）久　育男：4．喉頭．NEW 耳鼻咽喉科・頭頸部外科学（喜多村　健，森山　寛編），南江堂，2007，pp201-209.

17）平野　実：Ⅲ．臨床解剖・臨床生理 喉頭．標準耳鼻咽喉科・頭頸部外科学 第3版（鈴木淳一・中井義明・平野　実編），医学書院，1997，pp19-42，273-282.

18）廣瀬　肇：Ⅱ．発声の生理．声の検査法 第2版 基礎編（日本音声言語医学会編），医歯薬出版，1994，pp19-42.

19）養老孟司：口腔．分担解剖学 3．感覚器学・内臓学，金原出版，1991，pp130-165.

5 発声の物理

音声はヒトにとって重要なコミュニケーション手段の1つである．この音声生成過程を発声と呼び，呼吸筋の働きにより下気道から呼出される呼気を駆動力とし，声帯振動により喉頭原音が生成され，咽頭腔，口腔，鼻腔などの共鳴腔（声道）で修飾されることにより音質，音色が加わり，口唇から放射されることにより完成する．その過程は決して単純なものではないが，空気力学的エネルギーから音響エネルギーへの変換としてとらえることができ，これまでさまざまな研究によりその機構が明らかとなってきた．本稿では，まず音について概説した後，声帯の振動および音声の生成機構につき解説する．

1 音源と音

そもそも，音の本質は物体の衝突や摩擦などにより生じる振動であるため，音源から放射された音は波として媒質を通して伝搬していく．通常は空気を媒質とし，圧力変化により生じる空気中の分子の密度の変化が周囲に伝搬すると考えられている．この際，波の進行方向と同じ方向に媒質が振動し分子間の距離が変化することにより疎な部分と密な部分が生じるため，音の波は疎密波（縦波）と呼ばれる（図1）．

一般的に，この波は正弦波として表され，進行方向をx軸とし，aを振幅，ωを角速度，kを波数，Tを周期，λを波長，fを振動数，Vを波の速度とすると，時刻tにおける変位yは

$$y(x, t) = a\sin(\omega t - kx)$$

として表される．角速度，波数，振動数はそれぞれ

$$\omega = \frac{2\pi}{T},\quad k = \frac{2\pi}{\lambda},\quad f = \frac{V}{\lambda}$$

と表せることから，

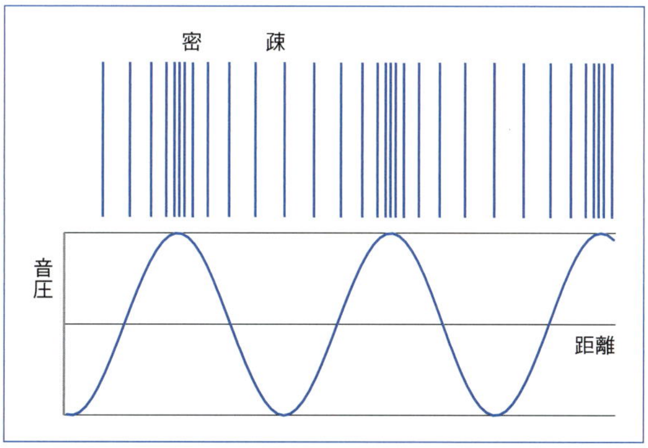

図1　音の伝搬と疎密波

$$y(x,t) = a\,sin2\pi\left(\frac{t}{T} - \frac{x}{\lambda}\right) = a\,\sin 2\pi f\left(t - \frac{1}{V}x\right)$$

と定義される．

1つの周波数成分しか含まない音を純音と呼ぶが，実際には，日常生活において遭遇する音の多くは，複数の周波数成分を含み，複数の正弦波を重ね合わせた複合音となっている．特に，周波数成分が整数倍の倍音からなる倍音構造を示す音は周期的複合音と呼ばれ，同じ波形を繰り返す．

2 音圧と音の強さ

1）音圧

音の性質を表す1つの指標が気圧の時間変化である音圧であり，音圧レベルの単位としてはデシベル（dB）がよく用いられる．これは元来，電力の伝送減衰比率を表すものであり，電力比の常用対数をとり相対値として定義された．すなわち，Eを測定された電力，E_0を基準となる電力とし，その比の常用対数をとりxとすると

$$x = \log_{10}\frac{E}{E_0}\ \text{(B)}$$

となり，これをベル（B）と呼ぶ．通常はその10分の1であるdBという単位を使用するため，

$$10\log_{10}\frac{E}{E_0}\ \text{(dB)}$$

と定義される．

一般に，音圧の2乗が音の強さに比例するため，音圧レベル（Sound Pressure Level）L_p（dB SPL）は，pを測定された音圧の実効値，p_0を基準となる音圧の実効値（20 μPa）として

$$L_p = 10\log_{10}\frac{p^2}{p_0^{\,2}} = 20\log_{10}\frac{p}{p_0}$$

となる．したがって，音圧を100倍にすると，音圧レベルは

$$20\log_{10}100 = 40$$

となり，40 dB SPL大きくなることがわかる．

2）音の強さ

また，音の大きさは音の強さという物理量によっても表すことができ，伝搬方向に垂直な単位面積を単位時間あたりに流れる音のエネルギーと定義される．音波によって振動している媒質粒子の粒子速度をu（m/s）とすると，音波の進行方向に垂直な単位面積を単位時間に通過する音のエネルギーI（W/m^2）は，

$$I = p\cdot u$$

となり，平面波では媒質の体積密度をρ(kg/m^3)，媒質中の音速をc(m/s）として

$$p = \rho\cdot c\cdot u$$

が成り立つため，

$$I = \frac{p^2}{\rho\cdot c}$$

となる．

たとえば，1気圧，気温15℃では$\rho = 1.225$（kg/m^3），音速は341（m/s）であるため，音圧の基準値$p_0 = 20\ \mu\text{Pa} = 2\times10^{-5}\,\text{Pa}$に相当する音の強さの基準値$I_0$は，

$$I_0 = \frac{(2\times10^{-5})^2}{1.225\times341} = 0.958\times10^{-12} \fallingdotseq 10^{-12}\,(\mathrm{W/m^2})$$

となる．単位からもわかる通り，音の強さは単位面積を通過する音のパワーとして定義されている．

3　声帯振動と発声

声の音源は，声帯振動により発生した音である．発声においては，声帯が振動することにより声門が一定の周期で開閉し，声門間隙を通過する断続的な気流により音が生成される．これを喉頭原音と呼び，開き始めから次の開き始めまでを 1 周期（T）とし，基本周波数 F_0 はその逆数となる．話しことばでの F_0 は成人男性では 100～200 Hz 程度，成人女性では 200～400 Hz 程度である[1]．

1）喉頭音源

声門での声帯振動による音源は，喉頭音（源）や声帯音（源）と呼ばれ，その音源波形は間欠三角波として表現される．その考え方においては，気道内の気流は電気回路に例えられ，電気回路の 2 点間の電位差がその 2 点間を流れる電流に比例するというオームの法則が適用されてきた．すなわち，気道の圧力差＝気流×気道抵抗と定義され，肺からの呼気送出圧を P，声門体積流を Ug，声門抵抗を Rg とすると

$$P = Ug \times Rg$$

から

$$Ug = \frac{P}{Rg}$$

となり，P を一定とすると Ug は Rg に反比例することがわかる．

2）音源波形

ここで，声門面積はそれを通過する体積流に直接的に比例するものではないが，その波形はほぼ同じであるため，声門面積波形を用いて声門体積流，ひいては声帯音声波形を近似することが一般に行われてきた[2]．

声門面積波形を図 2 に示す．声門面積波形は声門の開大期（open phase）と閉鎖期（closed phase）から構成され，T を周期，T_0 を声門開大時間として，1 周期における開大時間の割合である開放時間率（Open Quotient：OQ），声門が開大する時間と閉鎖する時間との割合である開

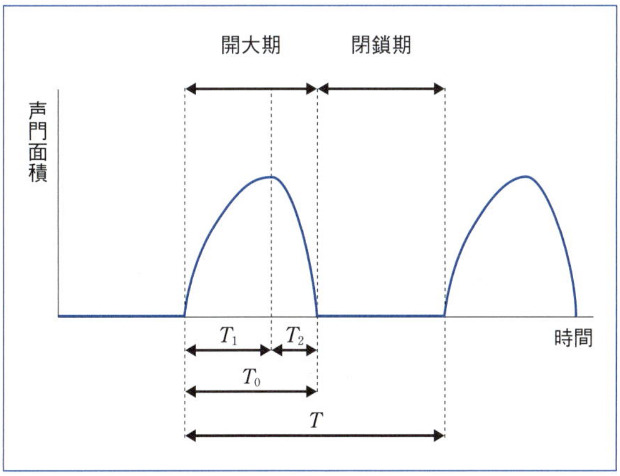

図 2　声門面積波形

閉速度率（Speed Quotient：SQ），開閉速度指数（Speed Index：SI）などのパラメータが定義されている．

$$OQ = \frac{T_0}{T}$$

$$SQ = \frac{T_2}{T_1}$$

$$SI = \frac{1 - SQ}{1 + SQ} = \frac{T_1 - T_2}{T_1 + T_2}$$

SI は SQ と同様の意義をもつが，$\frac{1-SQ}{1+SQ}$ の変換を行うことにより，SQ が 0，1，∞のときに，それぞれ SI は 1, 0, −1 の値をとる．一般的には，OQ が小さくなると声門面積波形は尖鋭化し，原音の周波数成分は変化し（高調波成分が大きくなり）tense voice（緊張した声）となるのに対して，OQ が大きくなると lax voice（緩んだ声）となる．

4 声帯振動

声帯が振動することにより音声が生成されることが明らかになったのは 19 世紀半ばに遡る．その本質が，気流にはよらず反回神経からの刺激による甲状披裂筋の律動的な収縮であるとする Neurochronaxic Theory が唱えられたこともあったが，現在では振動に同期した外力や命令を与えることなしに起こる自励振動（self-excited oscillation）であることが myoelastic aerodynamic theory により示されている[3)]．

1）声帯振動の仕組み

図 3 に声帯振動の模式図を示す．声帯振動は声門下粘膜から始まり，口側へ伝播する traveling wave であり，1 周期は下記の 4 期に分けられる．

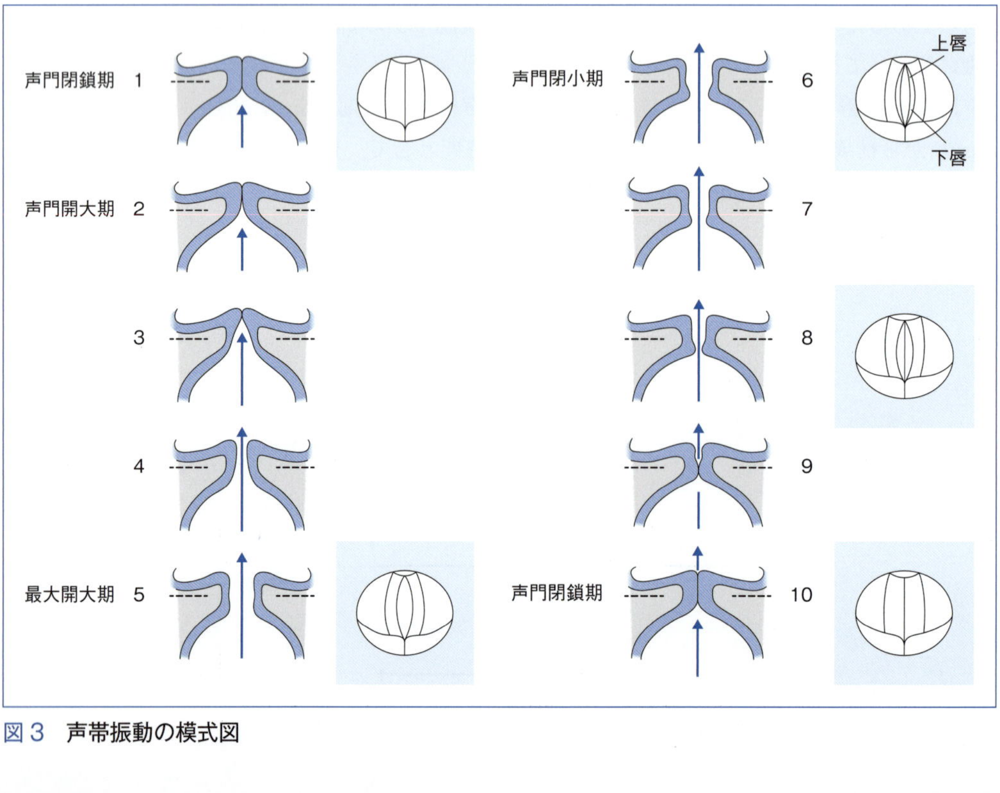

図 3　声帯振動の模式図

(1) 声門閉鎖期

声帯が内転し，声門下圧の上昇とともに声帯は上方へ押し上げられ声帯振動が開始する．声門閉鎖不全があると気流が抜けてしまい，声門下圧が上昇せず，声帯振動の減弱および嗄声を来すのに対して，過剰な内転では振動を開始するのに過大な声門下圧を要するため振動が生じにくくなる．

(2) 声門開大期

増加する声門下圧により，声帯に作用する圧力が声帯の弾性復元力を上回ると声帯の外向き運動が生じ，声門が開大し気流が流れる．声帯振動は声帯下面から開始され，最初に下唇が開く．

(3) 最大開大期

声帯上唇はさらに外へ向かい移動する．このとき，ベルヌーイの法則（Bernoulli's principle）により，流速を v(m/s)，流体の圧力を P(Pa)，密度を ρ(kg/m^3) とすると

$$P+\frac{1}{2}\rho v^2=const.$$

が成り立つため，声門の開大に伴い流速が増加すると圧力は減少する．また，声門開大に伴う変形により声帯の弾性復元力は増加しているので，圧力は弾性復元力を下回り，内向き運動へ転換され，下唇が内側に吸い寄せられる形で閉鎖が始まる．

(4) 声門閉小期

内側への吸引が急速に起こった結果，上唇も閉鎖し，両声帯は正中で接触する形となる．この声門の開大から閉鎖までが声帯振動の 1 周期であり，発声時にはこれを繰り返すことになる．また，前述のように上唇と下唇の間には位相差が生じるが，このような声帯振動を可能としているのが，声帯粘膜固有層の層構造に起因する声帯粘膜の移動性であり，平野らによる cover-body theory として知られている[4]．

2) 声帯振動のモデル

これらの声帯振動機構を解析するため，声帯の機械的振動と声門での流体の相互作用を考慮に入れた実態モデルが数多く提案され，利用されてきた[5]．現在では声帯の下唇から上唇にかけて位相差をもって伝播する振動は，2 質量および 3 質量モデルとして理解されている．代表的なモデルを図 4 に示す．

(1) 1 質量モデル

1968 年に Flanagan らは声帯を 1 つの質量体（振動子）として one mass model を提唱した[6]．これにより振動機構の研究が進められたが，このモデルでは外側方向への動きしか想定されておらず，位相差を含めた解析は困難であった．

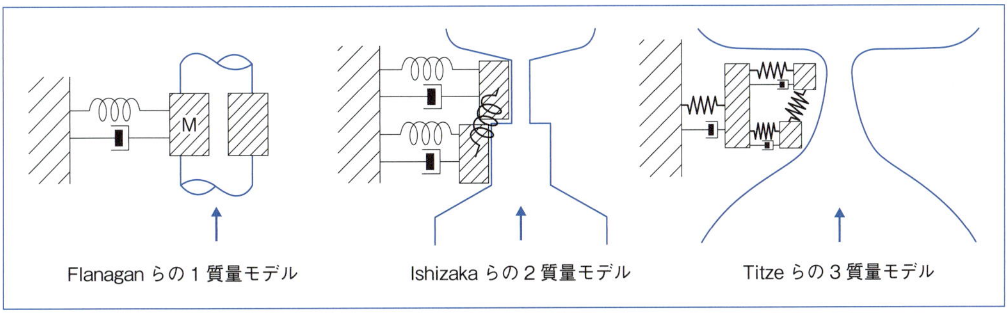

図 4　代表的な声帯振動モデル

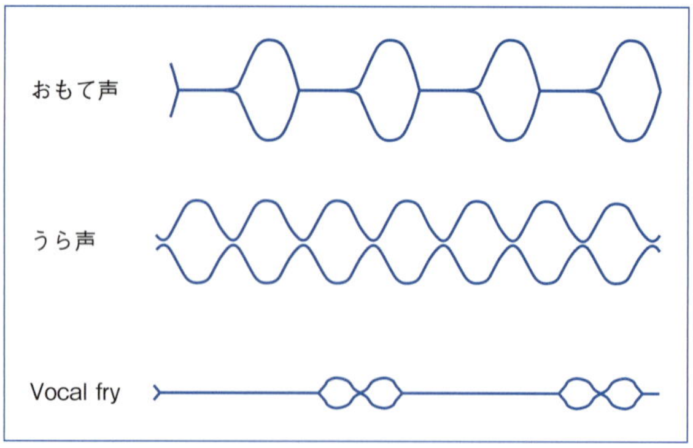

図5　代表的な声帯振動パターン

(2) 2質量モデル

1質量モデルの欠点を補うべく，1972年にIshizakaとFlanaganらによってtwo mass modelが提唱された[7]．このモデルでは上唇と下唇に位相差をもって振動する声帯が，図に示すようにばね（stiffness：k_c）で結合した上下2つの振動子として表現されている．

(3) 3質量モデル

1995年にTitzeらはHiranoらのCover body theory[8]を模したthree mass modelを発表した[9]．このモデルでは筋肉（body）として第3の振動子が加えられている．

その他，Tokudaらによる4質量モデル[10]や，Liljencrantsらによる1質量多自由度モデル[11]などが報告されている．

3) 声帯振動のパターン

同一の喉頭調節によって発声しうる声域を声区と呼ぶが，声帯振動は声区により異なることが知られている．代表的な声帯振動パターンを図5に示す．

(1) おもて声／胸声／地声

話声位を含む中低音域での声区である．声帯振動の際の粘膜波動は大きく声帯全体におよび，両側の声帯は正中で接触した状態をしばらく維持し（長い閉鎖期），その後開大する．一般的にOQは小さい．

(2) うら声／頭声／ファルセット

甲状披裂筋より輪状甲状筋優位の喉頭調節により声帯は前後に引き伸ばされ，おもて声でみられる上唇と下唇の関係が不明瞭になる．声帯振動は声帯辺縁部に限局し，粘膜波動はほとんど認めない．左右の声帯の自由縁が接触するもすぐ離れる，もしくはほとんど接触しないため，閉鎖期もないかきわめて短く，OQは大きい．

(3) Vocal fry／Glottal fry

最低音域や呼気段落で現れる特殊な音質の声域を指す．閉鎖期が長いのに対し，開放期は短く1周期の間に2ないし3個の開放期を認める．

5 共鳴

声帯振動により生成された喉頭原音は声道において変調されて言語音となる．言語音には母音と子音があるが，前者は声道のどこかに狭めを作ることにより生成されるのに対して，後者は狭めの位置で生じる雑音が音源となり，それより口唇側での共鳴により生成される．

1) Source-Filter 理論

変調の過程は，声帯振動により生成された喉頭原音が，声道の形状により決定される声道伝達

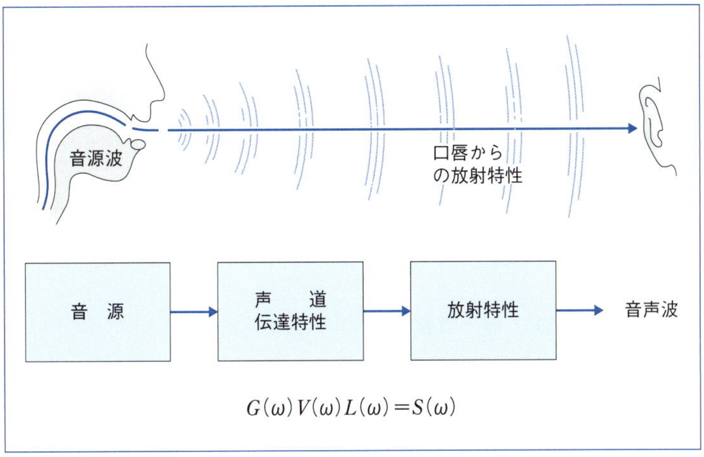

図6　Source-Filter 理論

関数と，口唇からの放射特性とを直列につないだフィルタを通過し発声される[12)]という Source-Filter 理論により説明されている（図6）.

これは，音源波（voice source）と声道の音響フィルタ（vocal tract filter）が独立していると仮定したものであり，出力 $s(t)$ は入力信号 $g(t)$ と単位インパルス応答 $h(t)$ の畳み込みの結果として表される.

$$s(t)=g(t)*h(t)$$

これをフーリエ変換し，周波数領域の形で表現すると，音源波 $G(\omega)$ が，声道音響フィルタ $V(\omega)$ を通過し，口唇の放射特性 $L(\omega)$ を付与され，音声 $S(\omega)$ が生成されるという線形モデルとなり，

$$S(\omega)=G(\omega)V(\omega)L(\omega)$$

と表される.

2）単一音響管モデル

声帯音源は周期的であるため，それにより生成される音声は倍音構造を示す．実際には特定の周波数成分が大きくなるが，そのメカニズムは声道を，口唇を口，声帯を底とする閉管とみなすことにより説明される．母音のモデルとしてよく用いられる断面積が一定な単一音響管を図7-(a) に示すが，このモデルでは声帯振動時は声門が閉鎖しているとみなせるため，声帯側が閉管，口唇側が開管となっている．このような閉管の中で音を鳴らすと閉口端のみならず開口端でも反射が起こるため，多重反射を繰り返す．この際，開口端で反射する場合は位相はそのままだが，閉口端で反射する場合は位相は逆転する．これらの波の反射と干渉により特定の周波数が強調されることを共鳴と呼び，共鳴により強調される周波数を共鳴周波数と呼ぶ.

図7-(b) のように左端（声帯側）で節，右端（口唇）で腹となるときに共鳴周波数となるので，音響管の長さを l とすると波長 λ は

$$\lambda=\frac{4}{2n-1}l$$

で表される.

音響管の長さを声道長に近似させ $l=17$ cm とし，音速を $c=340$ m/s とすると

$$F=\frac{c}{\lambda}$$

なので，共鳴周波数 F は

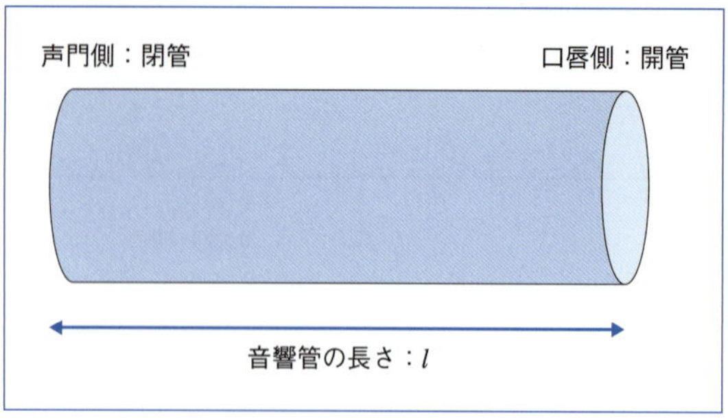

図 7-(a)　単一音響管モデル

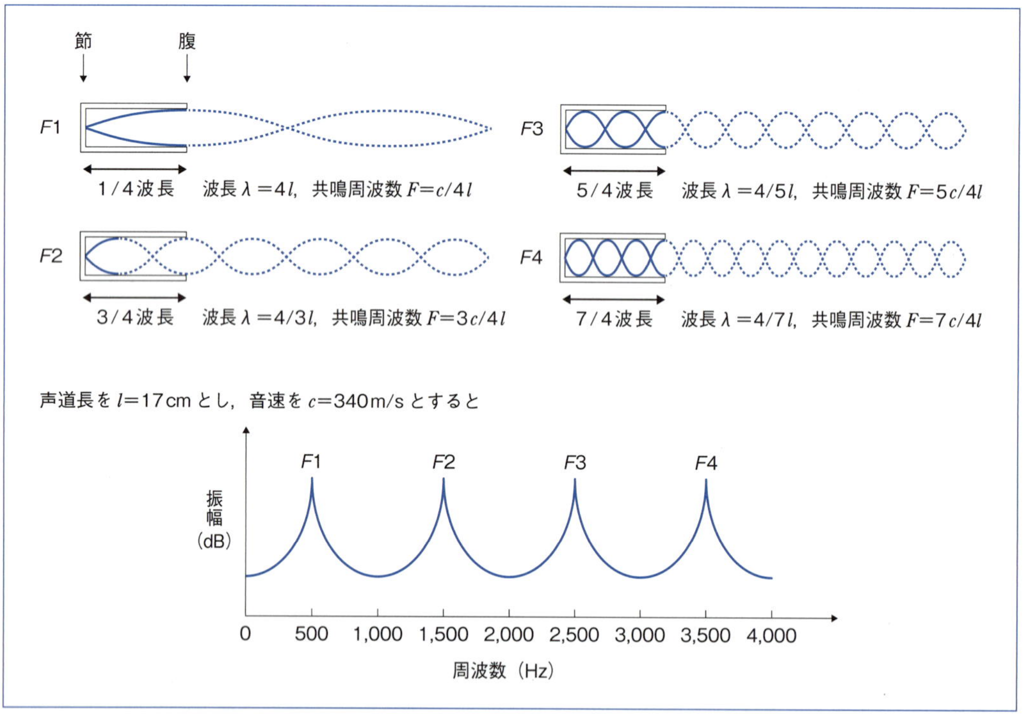

図 7-(b)　単一音響管モデルでの共鳴周波数

$$F = \frac{(2n-1)c}{4l} = 500(2n-1)Hz$$

となる.

3）スペクトル傾斜

一般に声帯音源は周波数が n 倍になると振幅が $\frac{1}{n^2}$ になるという周波数特性を示す．そのため，周波数が 2 倍になると振幅は $\frac{1}{4}$ となり，音圧は振幅に比例するため音圧レベルは

$$20\log_{10}\frac{1}{4} = 20(0-2\log_{10}2) \fallingdotseq -12$$

となり，12 dB 小さくなる（平均スペクトル傾斜：－12 dB/oct）.

これに対して，口唇からの放射では，周波数が n 倍になると振幅も n 倍になるという周波数特性を示すため，周波数が 2 倍になると振幅も 2 倍となり，

$$20\log_{10}2 \fallingdotseq 6$$

＋6 dB/oct のハイパスフィルタ特性をもつ.

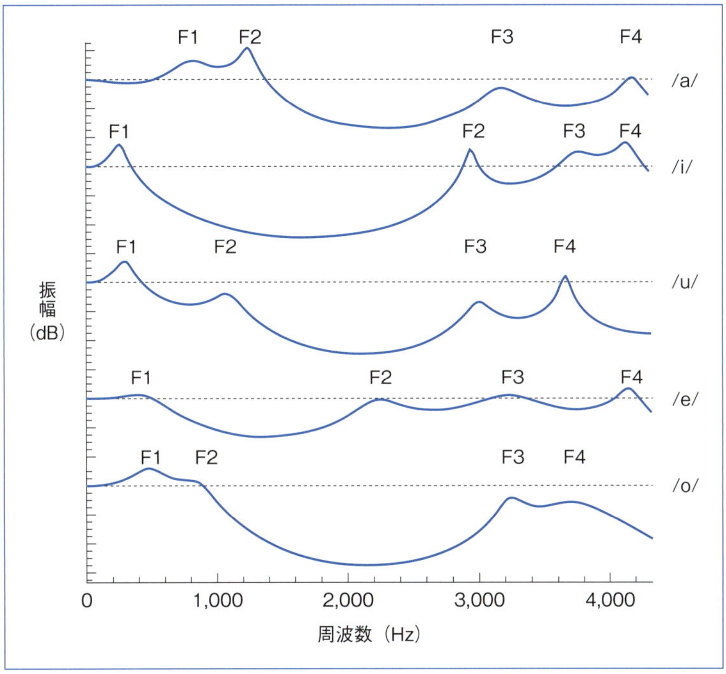

図８　声道の周波数特性

4）フォルマント

このように，声道は共鳴により特定の周波数を強調するフィルタとして働くが，強調された周波数成分（共鳴周波数）をフォルマントと呼び，低周波数のものから第１フォルマント（F1），第２フォルマント（F2）と名づけられている．（図８）これらのフォルマントの形成が，発語や歌唱を特徴づけるが，特に母音の音響的特徴はF1とF2により表現できると考えられている．すなわち，F1は舌の高さに対応するため，狭めの強さに反比例し，close vowel（い，う／/j/, /u/）で低くなる．これに対してF2は舌の前後位置に対応するため，front vowel（い，え／/i/, /e/）で高くなる[13]．

図８のように断面積が一定の閉管の場合，フォルマントの周波数はF1の奇数倍となるが，実際には声道は形状が複雑に変化し，口腔，咽喉頭の筋肉の調節を受けるため，フォルマントの変化も多岐にわたる．年齢や性別によっても違いが生じ，フォルマントは子どもで最も高く，成人女性，成人男性の順に低くなる．

（岸本　曜）

［引用文献］

1）垣田有紀：Ⅲ．発声の物理．声の検査法 第２版 基礎編，医歯薬出版，1994，pp43-73．
2）Flanagan JL：Some properties of the glottal sound source. *J Speech Hear Res* **1**(2)：99-116, 1958.
3）Rubin HJ：The Neurochronaxic Theory of Voice Production；A Refutation. *AMA Arch Otolaryngol* **71**(6)：913-920, 1960.
4）Hirano M, Kakita Y：Cover-body theory of vocal cord vibration. Speech Science, College Hill Press, 1985, pp1-46.
5）Story BH：An overview of the physiology, physics and modeling of the sound source for vowels. *Acoust Sci Technol* **23**(4)：195-206, 2002.
6）Flanagan J, Landgraf L：Self-oscillating source for vocal-tract synthesizers. *IEEE Trans Audio Electroacoustics* **16**(1)：57-64, 1968.
7）Ishizaka K, Flanagan JL：Synthesis of voiced sounds from a two-mass model of the vocal cords. *Bell Syst Tech J* **51**(6)：1233-1268, 1972.

8) Hirano M : Morphological Structure of the Vocal Cord as a Vibrator and its Variations. *Folia Phoniatr Logop* **26**(2) : 89-94, 1974.
9) Story BH, Titze IR : Voice simulation with a body ; cover model of the vocal folds. *J Acoust Soc Am* **97**(2) : 1249-1260, 1995.
10) Tokuda IT, Zemke M, Kob M, et al : Biomechanical modeling of register transitions and the role of vocal tract resonators. *J Acoust Soc Am* **127**(3) : 1528-1536, 2010.
11) Liljencrants J : A translating and rotating mass model of the vocal folds. *STL-QPSR* **1** : 1-18, 1991.
12) Fant G : Acoustic Theory of Speech Production ; With Calculations Based on X-Ray Studies of Russian Articulations. Mouton, 1960.
13) Lindblom BE, Sundberg JE : Acoustical consequences of lip, tongue, jaw, and larynx movement. *J Acoust Soc Am* **50**(4) : 1166-1179, 1971.

6 まとめ

本章では，声に関する基礎的知識として，発声とその仕組み，発声に携わる器官の解剖と生理，物理的な側面からみた発声について述べた．

言語には話しことば（speech）と書きことばがあり，喉頭で生成され，共鳴腔を通って外界に放出される声（voice）は，話しことばを構成する要素である．一般に声を生成することを発声といい，ことばの音を生成する動作を発語あるいは構音という．

発声機構は，中枢および末梢神経系の支配下にあり，呼気調節，喉頭調節，構音の3つが互いに密接に組み合わされて成立している．ことばの表出には大脳のBroca野，運動野，補足運動野，および小脳などが協調的に働き，末梢神経を介して，呼吸筋が収縮して肺より呼気流が喉頭に向かって供給され，声帯内転筋群が収縮して声門が閉じ，呼気により声帯が振動して喉頭原音を作る．さらにこの音がより上方の咽頭腔・口腔・鼻腔・副鼻腔からなる共鳴腔に入り構音されることで声となる．声帯振動があり声道が開いていれば母音となり，呼気流とこれらの器官で狭窄部を作って構音されると子音となる．母音と子音からなる語音が連続して生成され意味をもつと話しことばになる．

声帯を振動体とみた場合，粘膜上皮と粘膜固有層浅層からなるカバー，粘膜固有層中間層と深層からなる移行部，声帯筋からなるボディの3層に分けられ，カバーとボディの硬さの違いにより声帯は種々の振動パターンを呈する．ヒト声帯には組織学的に成長・発達・老化が認められる．

喉頭の感覚神経の主体は上喉頭神経内枝で，運動神経は上喉頭神経外枝，下喉頭神経（反回神経）である．内喉頭筋を支配する運動神経細胞は延髄の疑核に存在する．喉頭は軟骨と靱帯によって囲まれる管腔器官で，関節および内喉頭筋により声帯の位置と長さを決定している．

発声を物理的現象とみた場合，下気道から呼出される呼気のもつ空気力学的なエネルギーを音響エネルギーに変換することとしてとらえることができる．喉頭原音の生成は，声帯の振動により空気の流れが断続しこれが音源となる．声帯振動は，声帯という粘膜組織と気流との相互作用で起こり，声門下圧，粘膜の弾性，ベルヌーイ効果，声帯の層構造が重要な役割を果たしている．声道の共鳴により強調された周波数成分（フォルマント）によって各母音が特徴づけられている．

発声の評価には，発声運動の一連の流れをさまざまな角度からとらえて，客観的に評価することが必要である．臨床的には，この末梢における障害が発声障害の原因の大部分を占める．声帯の振動状態の指標は生理的指標と物理的指標に大別される．発せられた音声については，音響物理的および音響心理的にその性質を表すことができる．

（大森孝一）

第2章 声の障害と検査の概要

1 はじめに

発声の制御機構と運動機構のいずれかの部位が障害されると，声の障害が起こる．発声障害を訴えて医師を訪れる患者のうちでは，発声器官の形態異常が圧倒的に多く，その他に発声器官の運動障害，発声の悪習慣，心因性の発声障害などがある．これらを正確に診断するには，まず正常な発声に必要な条件を熟知する必要がある．その条件が崩れると声の障害が起こり，発声障害の病態とは，正常な発声に必要な条件が保たれていない状態ともいえる．

本章では，まず声の障害の原因と病態生理について述べ，次に発声障害の原因となる主な疾患をあげてその病態と声の障害との関係を解説する．さらに，声の障害を評価する検査法について，喉頭の観察，音声検査，画像検査に大別して概説する．最後に，発声障害の患者への問診，視診，検査といった診断の手順について述べる．声の検査は疾患の診断には補助的な役割であるが，障害の程度や治療効果の判定に有用である．本章だけで，一般外来で声の障害を訴えてくる患者の診断に一通り対応できるように，基本的事項を整理して記載する．　（大森孝一）

2 声の障害の原因と病態生理

1 声の障害の原因

発声の制御機構と運動機構のどこかが障害されると，声の障害が起こる．発声障害を訴えて医師を訪れる患者のうちでは，発声器官の形態異常が圧倒的に多く，その他に発声器官の運動障害，発声の悪習慣，心因性の発声障害などがある．知能障害，脳損傷，不適切な音声環境，聴覚障害などでは，ことばの障害の方が主要な問題となるので，声の障害を主訴とすることは少ない．全身的な虚弱や疾病では，声の障害の訴えよりも全身性の訴えが主となる．ただ声楽家など特殊な発声法を要求される人では，話し声には問題とならない程度でも声の障害の原因となることがある．原因の概要を以下にあげる．

1）発声器官の形態異常

疾病，外傷・手術，先天性疾患などによって発声器官の形態に異常が起こると，発声時の声門閉鎖不全，両声帯の不均衡などを生じ，発声障害となる．声帯ポリープ，声帯癌，声帯瘢痕，声帯横隔膜症などがある．発声障害の原因の中で最も多いものである．

2）運動障害

発声器官の筋の運動が障害されると，発声障害が起こる．運動障害の種類としては痙性麻痺（上位運動ニューロンの障害），弛緩性麻痺（下位運動ニューロンの障害），筋無力性麻痺（神経筋接合部の障害），筋性麻痺（筋の障害），運動失調（小脳の障害），筋緊張異常，不随意運動（大脳基底核の障害）などがある．代表的な例として，片側反回神経麻痺では声帯が固定し，その位置によって声門閉鎖不全を生じ，嗄声となる．

3）発声の悪習慣，声の濫用

発声法が悪いために発声障害を起こすことがある．音声環境に問題があって，悪い発声法を意識的あるいは無意識的に模倣している場合もある．長く続けると，声帯結節や接触性肉芽腫など，声帯の器質的病変の原因となる．保育士，歌手，スポーツインストラクターなど職業性の音声障害もある．

4）心理的要因

音声は，ことばを発するヒトの心理状態や喜怒哀楽を反映する．心理状態は中枢の活動，筋活動に影響を与えるので，その障害は発声障害を起こすことがある．心因性失声症などがある．

5）全身性の虚弱や疾病

身体の活動力が全般的に低下すると，呼気力も低下し，発声機能が障害されることがある．呼吸器疾患などで呼気流量が低下すれば，声門閉鎖が十分であっても声門下圧は上昇せず，力の弱い声となる．

6）知能障害

全般的な学習が障害されるので，大脳の機能，特にスピーチ・コミュニケーションの中で発声を調節する機能が，十分に発達しない．一定の音圧での発声や滑らかな発語が困難なことがある．

7）脳損傷

脳の諸中枢が損傷されるので，発声の制御機構が障害を受ける．一定の音圧での発声や滑らかな発語が困難となる．

8）不適切な音声環境，言語環境

声やことばを操作する高次の中枢機能が発達するには，周囲の人たちが作る音の環境，言語環境が学習に適したものでなければならない．環境が不適切であると，声やことばの学習が障害される．

9）聴覚障害

声やことばに関する学習には，聴覚刺激が不可欠である．出生時より，あるいは発達途上で聴覚障害があると，声やことばの学習が障害される．また聴覚障害は，脳と発声器官のフィードバック機構に支障を来す．

10）知覚障害

喉頭や咽頭の知覚障害があると，脳と発声器官のフィードバック機構に支障が起こり，滑らかに発声しにくいことがある．

2 発声障害を生じる病態

発声の病態生理について考える場合には，正常な発声に必要な条件をよく知っておく必要がある．その条件が崩れると声の障害が起こる．発声障害の病態とは，正常な発声に必要な条件が保たれていない状態ともいえる．重要な条件について以下に記す．

1）声門閉鎖の異常

声帯が正常な振動をするには，声門が適度に閉鎖しなければならない．“適度”という程度は呼気圧との関連で決まり，呼気圧の大きさに対応して一定の範囲がある．声門の閉鎖が不十分であると，肺からの呼気が声門から流出するので，発声時に声門上下圧差が十分でなく声帯振動が障害され，さらには声門部での高周波数領域の気流雑音が生じて嗄声となる．疾患としては声帯結節，反回神経麻痺などがあり，主に嗄声の聴覚心理的評価では気息性成分が増加する．

その逆に，声門閉鎖が強すぎることで呼気が声門を通過することができず，息詰め発声となってしまい嗄声を生じる．一般的に努力性嗄声となる．実際にはこの状態が続くと声が出ないので，間欠的に閉鎖を弱めて発声する．疾患としては痙攣性発声障害や過緊張性発声障害などがある．

2）声帯の硬さの異常

声帯の最表層には，薄い上皮をかぶった軟らかい粘膜固有層浅層（いわゆるReinke' s space）（カバー）がある．深部には声帯の主体をなす声帯筋（ボディ）があり，発声中に筋は多少とも収縮するので硬い．両者の間に，声帯靱帯（粘膜固有層中間層および深層）がある．粘膜の物理的性質は，喉頭筋の働きによって受動的に調節される．声帯筋の物理的性質は，他の筋によって受動的に，また声帯筋自身によって能動的に調節される．

このように物理的性質および調節機能の異なる層を有することは，喉頭筋による調節を受けて，声の高さ，強さ，音色を変化させるうえで有利な構造である．また，硬いボディを軟らかいカバーが覆っているため，振動中，粘膜表面に波状の動き（粘膜波動）が起こりやすい．浅瀬に波が立つのと同じ理屈である．

声帯振動は，閉鎖した声門に対して呼気流から生じる声門下圧の上昇により声帯を外方へ押し広げようとする力と，声帯の弾性による復元力と，呼気流が高速で通過すると流れに直交する方向に陰圧を生じるベルヌーイ効果により声帯が内方へ引き寄せられる力とが交互に働いて起こる．

声帯のカバーが硬くなるとベルヌーイ効果が得られにくくなり，声帯が振動しにくくなり，振幅が減少し嗄声を生じる．一般的に気息性嗄声となる．カバーが硬くなる原因別にみると，腫瘤や腫脹によるものとしては癌や声帯炎などがあり，瘢痕によるものとしては気道熱傷や声帯手術後の瘢痕などがある．特殊なものでは声帯溝症があげられる．これらの聴覚心理的評価は主に気息性成分が増加する．逆に浮腫性病変などで声帯が軟らかいと振幅が大きくなり，声門下圧との均衡が保てず不規則に振動し，粗糙性嗄声となる．

3）声帯の対称性の異常

声帯の器質的変化により質量や緊張度の左右対称性が失われると，声帯振動に左右の不均衡が生じ嗄声となる．一般的に粗糙性嗄声となり，音声の周期や振幅のゆらぎ，低周波数領域の雑音に対応すると考えられている．疾患としては声帯ポリープやポリープ様声帯などがある．

正常者では両声帯の物理的性質はほぼ対称であり，振動中はほぼ対称に動く．片側声帯に病変がある場合，あるいは両声帯に非対称な病変がある場合には，両声帯は非対称に振動する．一般に，他の条件が同じであれば，振動体の質量が増すと振幅が小さくなり，動く速度が遅くなる．

声帯は，その前後軸に沿ってほぼ均質な構造を有している（厳密には膜様部中央が最も軟らかく，前後ではより硬い）．声帯の一部にポリープ，腫瘍などの病変があると，均質性が損なわれる．その結果，同一声帯内の部位によって異なるパターンの振動を行う．

4）呼吸・共鳴腔の異常

呼気流が声帯振動で断続されることで生じるのが喉頭原音であり，呼気が発声に重要であることはいうまでもない．呼吸器疾患などで呼気流量が低下すれば，声門閉鎖が十分であっても声門下圧は上昇せず嗄声をきたす．一般的に無力性嗄声となる．

十分な呼気エネルギーを生成できない状態では，大きな声が出ない，高い声が出にくいといった症状がみられる．音声振戦，失声症などで声帯と呼気との協調性に問題がある場合がある．

共鳴腔の異常については，声帯自体には異常がないためいわゆる嗄声にはならないが，音声としては鼻閉やアデノイド肥大での閉鼻声，口蓋裂や鼻咽腔閉鎖不全での開鼻声，口蓋扁桃肥大や扁桃周囲膿瘍，急性喉頭蓋炎での含み声などを来す．

5）心理的要因

音声は，“極度の緊張で声も出ない”という表現があるように，ことばを発するヒトの精神状態や喜怒哀楽を著明に反映する．疾患としては，ストレスからくる心因性発声障害はよく知られている．その治療には，外科的治療は無効であり，心理療法や発声法の指導などの音声治療が行われる．

6）妨害物

正常な場合に振動中の声帯が接触するのは，対称的に動いている対側の声帯だけである．声帯に腫瘤があると，対側の声帯の動きを妨害する．仮声帯腫脹など声門上部の形態異常や過収縮でも声帯の動きを妨害することがある．

（大森孝一）

3 原因となる主な疾患

1）声帯麻痺

声帯の運動を支配する反回神経は，延髄の疑核を出て迷走神経，反回神経となり，右は鎖骨下動脈，左は大動脈弓で反回し喉頭に達するまで長く走行する．さまざまな部位で，さまざまな原因により障害を受けて，麻痺する．部位からみた原因としては，術後を含めた頸部疾患と胸部疾患が多く，特発性や頭蓋内・頭蓋底疾患もある．具体的には甲状腺癌，食道癌，肺癌などの腫瘍，これらの手術の合併症，ウイルスなどの感染症，内腔（挿管性など）および外方からの外傷などがある．片側性麻痺では主な症状は嗄声で，まれに嚥下障害を来す．両側性麻痺では呼吸困難を来す．声帯が固定する位置により，声門閉鎖の状態が決定され，嗄声の程度も変わる．音声からみた声帯麻痺の病態は，次のとおりである（図1）．

①声帯が傍正中位から外転位固定の場合，声門が完全には閉じない．

②多くは片側性なので，左右非対称である．

③声帯筋が収縮できないので，筋は通常より軟らかい．

④声帯筋が萎縮すると質量が小さくなる．

⑤声帯のレベル差を生じることがある．

2）声帯炎

感冒などで炎症が声帯に及ぶと，声がかすれ，失声となることもある．声帯所見は，両側声帯のびまん性発赤腫脹で，粘膜固有層浅層の細胞浸潤，浮腫，血管拡張などによる．急激な声帯腫脹のため粘膜が過度に伸展され，粘膜の余裕がなくなり移動性が低下し，粘膜波動が低下あるいは消失する．声帯の硬さと質量が変化する．

3）声帯溝症

声帯膜様部のほぼ全長にわたって，声帯縁付近に前後に走る溝がある（図2）．溝の深さは固有層浅層内にとどまり，上皮が粘膜固有層の中間層あるいは深層に付着した状態とされている．原因は不明であり，幅広い年齢にみられるが高齢者に多く，先天性のものや後天性のものとして加齢性変化や炎症の繰り返し，嚢胞との関連などが考えられている．多くは両側性である．主な病態は，次のとおりである．

①声帯縁が弓状に軽度に陥没しているので，声門全体にわたって軽度の閉鎖不全がある．

②溝のために，粘膜波動がここで止まる．

③溝の部位が硬くなる．

4）声帯結節

声帯膜様部の前1/3から中央に，通常両側性に隆起性病変を生じる（図3）．両声帯膜様部に機械的刺激が加わることによるとされているが，初期には軟かく，声の濫用など音声の酷使が持続すると線維性に硬化して増大する．学童期の男児と成人女性に好発する．主な病態は，次のとおりである．

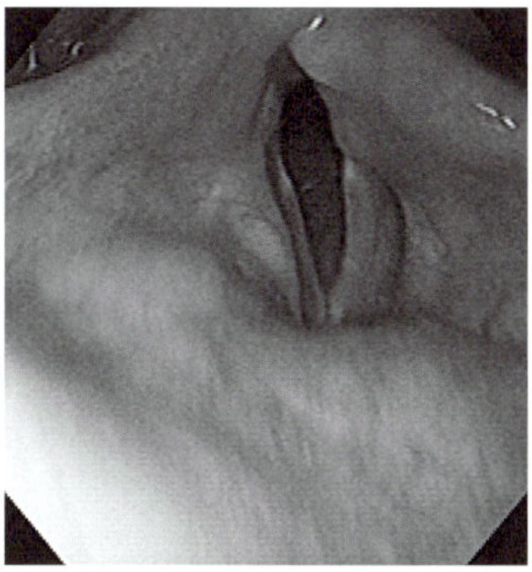

図1　左声帯麻痺
左声帯の傍正中位固定と声帯膜様部の弓状変形を認める

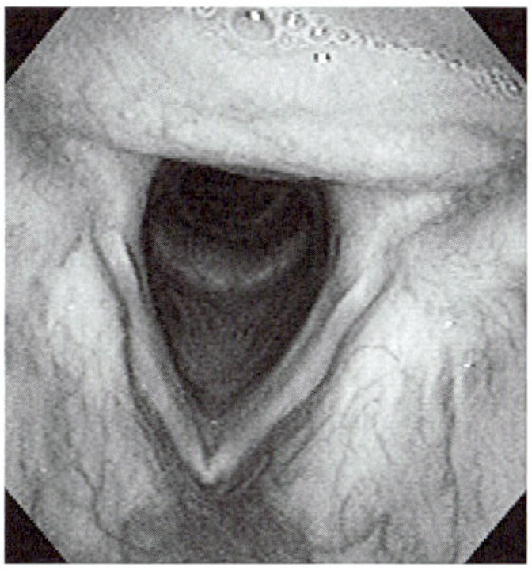

図2　声帯溝症
両声帯膜様部の全長にわたって溝状の陥凹を認める

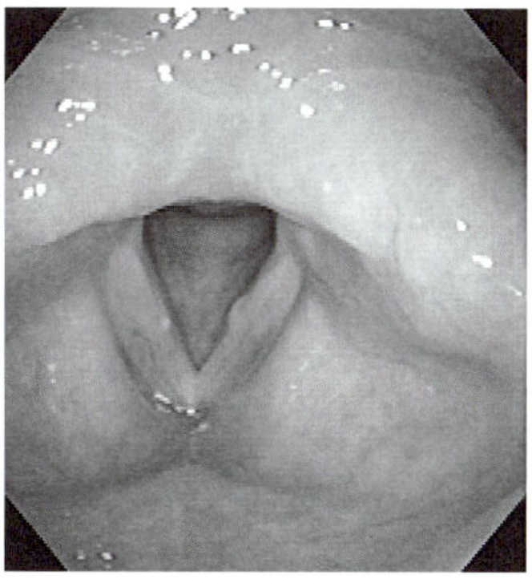

図3　声帯結節
両声帯前1/3に小結節を認める

①結節の前後で声門が閉鎖しない.
②結節のある部分とない部分とで物性が異なるので，声帯膜様部の均質性が崩れる.
③結節は健常組織よりも硬い.
④結節のために粘膜の質量が増す.
⑤結節は対側の動きを妨害する.

5）声帯ポリープ

発声障害を来す喉頭の器質的疾患で最も多いのが声帯ポリープである．好発部位は結節と同じであるが，多くは片側性で（図4），両側性でも左右非対称である．原因は声帯粘膜上皮下の出血と考えられ，誘因として声の濫用，喫煙などがあげられている．主な病態は，次のとおりである.

①ポリープの前後で声門が閉鎖しない.
②対称性が崩れる.
③ポリープのある部分とない部分とで物性が異なるので，均質性が崩れる.
④ポリープは，浮腫が主体の場合に軟らかく，出血，細胞浸潤，線維化が主体の場合に硬い.
⑤ポリープのために粘膜の質量が増す.
⑥ポリープは対側の動きを妨害する.

6）ポリープ様声帯（ラインケ浮腫）

声帯膜様部のほぼ全長にわたって，粘膜固有層浅層が浮腫状ないしポリープ状に腫脹する．多くは両側性である（図5）．声帯粘膜の血液循環障害により血管からの血清成分の漏出や吸収障害が起こり，生じると考えられている．発症原因としては喫煙の関与が大きく，他に声の濫用もかかわりがあるとされている．主な病態は，次のとおりである.

①通常，左右の病変は非対称的である.
②浮腫状腫脹部は健常組織よりも軟らかい.
③浮腫状腫脹のために粘膜の質量が増す.
④浮腫状腫脹部は対側の動きを妨害する.

7）声帯嚢胞

粘膜固有層浅層内に発生する．通常片側性である．病変が粘膜下に埋もれている場合は診断が難しい．ストロボスコープで限局性の粘膜波動の消失があれば本症も考える．嚢胞のためにそれを覆う粘膜が伸展され，粘膜移動性が失われた結果である．病態の特徴は，次のとおりである.

①嚢胞の前後で声門が閉鎖しない.

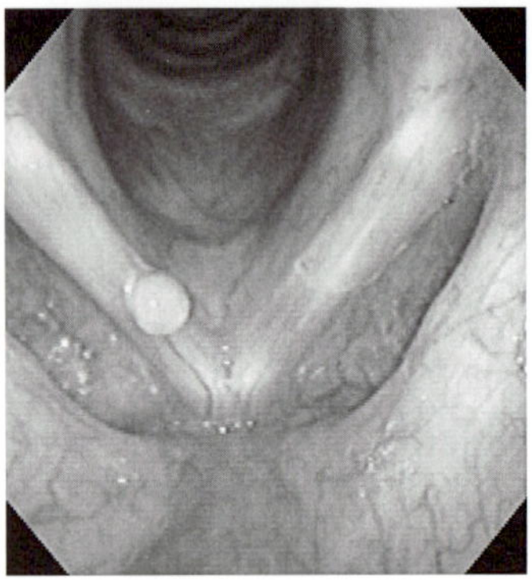

図4 声帯ポリープ
右声帯にポリープを認める

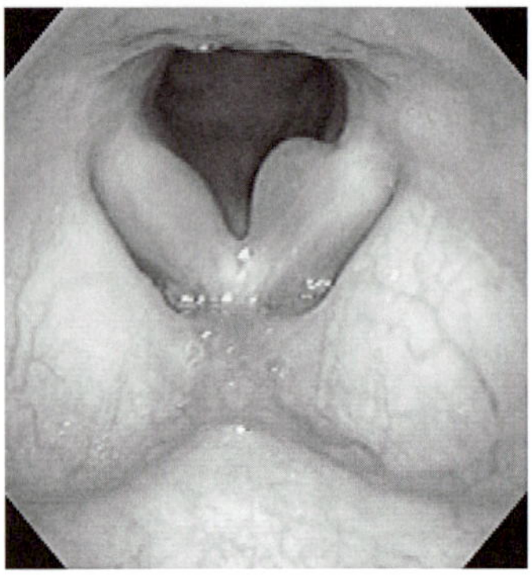

図5 ポリープ様声帯
左声帯に高度の浮腫，右声帯に軽度浮腫を認める

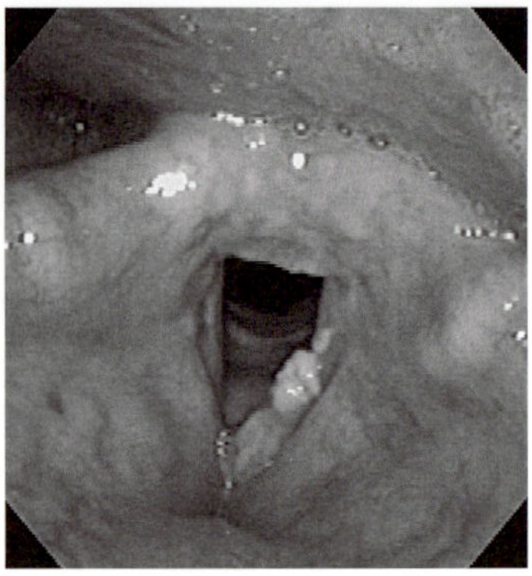

図6 声門型喉頭癌
左声帯に腫瘤性病変を認める

②対称性が崩れる.
③均質性が崩れる.
④嚢胞は健常組織よりも硬い.
⑤嚢胞のために粘膜の質量が増す，あるいは粘膜の移動性が低下する.
⑥嚢胞は対側の動きを妨害する.

8）声帯上皮過形成症

Leukoplakia，角化症，白板症，白斑症などとも呼ばれる．粘膜上皮が過形成を起こし，肥厚する．片側性または両側性に発生する．誘因として声の濫用や喫煙があげられる．細胞に異型性があり前癌状態と考えられるときもあるが，真菌や結核によるときもある．主な病態は，次のとおりである．

①部分的に声門閉鎖不全となる.
②対称性が崩れる.
③均質性が崩れる.
④上皮の肥厚がある部分は健常組織よりも硬い.
⑤上皮の肥厚のために粘膜の質量が増す.
⑥増生した上皮が突出すると，対側の動きを妨害する.

9）喉頭乳頭腫

上皮細胞から発生する良性腫瘍である．病変は粘膜上皮層にとどまる．病因はヒトパピローマウイルスによるもので，ときに悪性転化を認めることもある．乳幼児期に多い若年型と成人型に大別される．乳幼児期の乳頭腫は音声障害だけでなく呼吸困難も来しやすく，再発傾向が強く，治療は難しい．主な病態は，次のとおりである．

①部分的に声門閉鎖不全となる.
②対称性が崩れる.
③均質性が崩れる.
④乳頭腫がある部分は健常組織よりは硬い.
⑤乳頭腫のために質量が増加する.
⑥乳頭腫は対側の動きを妨害する.

10）喉頭癌

ほとんどは扁平上皮癌で，上皮細胞から発生し，粘膜固有層，筋に侵入する．声門型喉頭癌で声帯筋（甲状披裂筋）に侵入すると，声帯の振動が障害される（図6)．発声に関する主な病態は，乳頭腫の場合とほぼ同様であるが，癌の場合は乳頭腫より硬い組織で，深く筋に侵入することが多いため，発声障害を起こしやすい．さらに，輪状披裂関節あるいは周囲組織に浸潤すると声帯は固定し，声帯運動麻痺となり，声門閉鎖不全を生じる．

11）声帯の瘢痕化

手術，外傷によって生じる．部位，範囲はさまざまである．主な病態は次のとおりである．

①部分的あるいは全長にわたって声門閉鎖不全となる．

②対称性が崩れる．

③瘢痕が部分的にあると，均質性が崩れる．

④瘢痕のある部分は健常組織よりも硬い．

⑤組織欠損の範囲の大小，瘢痕の量によって，声帯の質量はさまざまである．

12）心因性失声症

心因性の原因で喉頭筋が適切に働かず，意図的な発声をする際には声門が完全に閉鎖しない．呼気がその隙間から流出するので，声帯が振動しない．高度の気息性嗄声で有響性の音声は出せないが，囁き声で話すことはできる．泣いたり笑ったり，咳や咳払いのときには有響性の音が出ることが多い．

13）痙攣性発声障害

喉頭筋，特に声帯内転筋が過度に収縮するために，声門閉鎖が強すぎて，正常な発声ができない．原因は，従来は心因性といわれていたが，最近は中枢の器質的障害による（dystonia）といわれている．話しことばの出始めが引っかかり，声は途切れ，絞り込まれ苦しそうになり，声を出し続けようとしても呼吸が苦しくて声が途絶える．まれではあるが，声帯が外転し間欠的に失声状態となる外転型もある．

14）過緊張性発声障害

発声に際して，喉頭およびその周辺の筋が過度に緊張するために起こる声の障害である．力みすぎた発声のため，努力性の異常な声を出している状態である．発声時に仮声帯の過内転（過収縮）を認める．

15）低緊張性発声障害

発声に必要な筋の緊張が不十分なために起こる声の障害である．一般的に力のない，弱々しい声となる．心因性や声の酷使が原因の発声筋の疲労によるものや，呼吸器疾患などで呼気流量が低下し，声門下圧が上昇しない場合などがある．神経筋疾患の中では重症筋無力症，筋ジストロフィーなどで生じる．

16）変声障害

変声期に入ると，性ホルモンの影響を受けて喉頭が成長し，男子では約 1 オクターブ，女子では約 2 全音下降する．このような生理的な声変わりの経過が阻害されると変声障害となる．男性で声が高すぎる場合としては，機能的なもの以外に声帯萎縮など器質的なものもある．女性で声が低すぎる場合としては，機能的なもの以外にタンパク同化ホルモン，男性ホルモンなどの投与後の副作用などがある．特徴的な症状は声の翻転で，声の高さが急変する．

17）本態性音声振戦

身体各所の振戦を症状とし，発声器官に振戦が起こると voice tremor となる．声の規則的なふるえを特徴とし，周期は 4〜8 Hz とされている．声帯の規則的な開大運動，喉頭の上下運動，頸部や咽頭の規則的な運動を認める．また，横隔膜や腹直筋の規則的な運動を認めることもある．

（大森孝一）

4 検査の概要

声の障害に対する検査は，目的と特徴を理解したうえでなるべく侵襲の少ない検査から始めるのが基本である．検査には発声機能を評価する検査と形態的異常を評価する検査に大別される．

検査結果はカルテに簡潔に記載し，可能な限り保存しておき，診察ごとに経時的に比較することが診断に有用である．

以下に声の障害に対する検査法の概要を，喉頭の観察と音声検査，画像検査の3つに大別し解説する．

1 喉頭の観察

声の障害を診断するにあたり最も重要な検査である．障害が器質的か機能的かは観察のみでもほぼ判別可能である．

1）間接喉頭鏡検査

喉頭の観察法として最も簡便で侵襲の少ない検査である．検査の体位は，患者の上体をやや前傾させたうえで，下顎を挙上させる．こうすることで喉頭の観察が比較的容易となる．検者が右利きであれば，右手に喉頭鏡を持ち，左手で被検者の舌尖を軽く下方に牽引する．喉頭鏡を正中より患者のやや左口角寄りに挿入し，舌根部，喉頭蓋，披裂喉頭蓋ヒダ，披裂部，梨状陥凹を観察する．喉頭内腔の観察は，喉頭蓋喉頭面，仮声帯，声帯，喉頭室，声門下について，発声時と安静呼吸時に分けて行う．しかし，喉頭蓋が咽頭後壁に接するタイプや，オメガ型の場合は喉頭蓋喉頭面の観察はもとより声帯を観察することも困難なことが多く，内視鏡が必要となることがある．手技には若干の慣れが必要であり，検者の技量にも左右される．咽頭反射の強い患者には不向きである．

2）喉頭内視鏡検査

音声障害を診断するうえでは，喉頭の観察法として現在では最も一般的な検査である．間接喉頭鏡と比較し，より詳細に観察することができる．体位は間接喉頭鏡検査と同様である．内視鏡にCCDカメラを接続し，モニターに観察部位を映し出すことで複数の医師が同時に観察することが可能となる．ビデオレコーダーにマイクを接続すれば，映像に加え音声もあわせて記録することが可能であり，検査終了後に患者に所見を見せながら病態を説明する際に便利である．プリンタに接続して印刷することも可能で，カルテの保存にも利便性が高い．経過による変化を容易に比較することができる．繰り返し観ることで微細な所見を後から見つけることも少なくない．

内視鏡には硬性と軟性があるが，前者は画像解像度が高く鮮明な所見をとれるが，経口的に挿入するため咽頭反射の強い患者には不向きである．後者にはファイバースコープと電子内視鏡がある．ファイバースコープは画像解像度は低く，観察孔をのぞき込むように用いる．先端にCCDカメラを内蔵する電子内視鏡は解像度が高く，コンピュータ上に静止画や動画を保存することも可能で記録性に優れる．ストロボスコピー対応の機械も開発され，より有用性が高くなっている．NBI（Narrow Band Imaging）などの特殊な観察法により，早期癌の病変をより鮮明に描出できるようになっている．

3）ストロボスコピー

声帯の振動を内視鏡などで観察する検査である．ストロボ発光を用いることで，ほぼ周期的に振動する声帯の運動を，見かけ上ゆっくりと動く映像として観察する装置である．声帯振動の基本周波数と少しずらすことで，声帯はゆっくりと振動しているように見える．発光を定常発声中の声帯振動の基本周波数と同一位相にすれば，声帯は振動周期のある特定の位相で固定して見える．

声帯の動く部分と動かない部分を区別でき，病変の範囲や深達度を診断するのに重要である．通常光では判別困難な早期喉頭癌の病変をストロボスコピーにて確認することも可能である．

2 音声検査

音声検査は，声の障害を診断するのに補助的な役割を果たし，障害の程度を把握するのに重要な検査である．また，治療効果を判定するためにも重要である．

1）聴覚心理的評価（GRBAS 尺度）

音声の主観的な評価法である．日本音声言語医学会により提唱されている嗄声の聴覚的判定基準である．音声の総合的な異常度，すなわち嗄声度を表す（grade：G），音声の異常さの内容ないしは定性的尺度を表す粗糙性（rough：R），気息性（breathy：B），無力性（asthenic：A），努力性（strained：S）の頭文字を並べたものである．上記の 5 項目に対しそれぞれの程度を 0, 1, 2, 3 の 4 段階で評価する．0：正常，1：軽度，2：中等度，3：高度とし，数字が小さいほど良く，大きいほど悪い．0.5 や 1.5 などの中間値は通常使用しない．この基準をもとにすれば，音声を聞くだけで約 70％の発声障害の診断が可能といわれる．その反面，主観的な評価であるため診察する医師によって評価が異なることがあり，複数の医師で診療を行う際には日頃から評価を統一するように訓練しておく必要がある．この評価の標準となる嗄声のサンプルテープと DVD〔『動画で見る音声障害』（日本音声言語医学会）〕がある．

（1）粗糙性（R）

声帯縁の軟らかい病変などの存在によって声帯振動が不規則な場合に対応する．濁った声，がらがら声などという表現に相当するが，声の周波数や振幅の変動性（ゆらぎ）に対応する他，低周波領域の雑音などにも対応すると考えられている．二重声もこのカテゴリーに入れるという考えもある．声帯ポリープやポリープ様声帯などで経験される．

（2）気息性（B）

声門閉鎖不全に伴うような息洩れのある，気流雑音を含んだ声に対応する．かすれ声の印象に相当する．反回神経麻痺や声帯萎縮症などで経験される．

（3）無力性（A）

弱々しい声という印象で，声帯の緊張不全などに伴う喉頭音源が弱い状態に対応する．高音域に調波成分が乏しい状態である．肺癌の術後などの肺機能低下時や低緊張性の機能性発声障害などでよく経験される．この尺度は判定にやや難度がある．

（4）努力性（S）

過剰に力が入った，いきんだような声に対応する．声帯硬化病変，あるいは痙攣性発声障害などで経験される．

2）空気力学的検査

（1）最長発声持続時間（maximum phonation time：MPT）

被検者に持続発声を行わせ，どの程度の時間，発声を持続することが可能かを測定する検査である．特別な器具を必要とせず，簡易的に発声機能をみる検査として有用である．

実際の方法としては，被検者に最大深吸気をさせ，楽な高さ，楽な強さの母音 /a/ を持続発声させる．呼気が続く限り最後まで発声を止めずに時間を計測する．計測は小数点第一位まで計測することが望ましい．これを3回行い，その最大値を MPT とする．この検査は被検者の努力が必要となるため，あらかじめ検査の主旨をよく説明して理解してもらってから行うとよい．

通常10秒以下は異常値とされ日常会話に支障をきたすとされており，5秒以下は音声改善手術を必要とすることが多い．年齢による差が大きく，小児や高齢者では短くなる傾向がある．持続時間が長い場合は異常とは判定されない．

(2) 発声時平均呼気流率

発声中に呼出する単位時間あたりの呼気の量を呼気流率と定義する．空気力学的検査の中において欠かすことのできない検査である．楽な高さ，楽な強さで発声したときの平均呼気流率は通常100〜200 ml/sec であり，250 ml/sec 以上は異常値とされている．性別，体型などにより差が大きい．

①間接的検査

i　最長発声持続時間

ii　phonation volume　最長持続発声時の呼気総量

iii　phonation quotient（PQ：発声指数）　肺活量を最長発声持続時間で割った値

②直接的検査

閉鎖型と開放型の2つに大別される．

i　閉鎖型（volume type）

スパイロメータ：換気の量的変化を時間に対して描いた曲線をスパイログラムと呼び，それによる検査をスパイロメトリー，これらの検査に必要な機械をスパイロメータと呼ぶ．

ii　開放型（flow type）

a. ニューモタコグラフ：気流の方向性を測定する．

b. 定温型熱線流量計：気流抵抗が小さいので負荷が少ない．

(3) 声門下圧

発声時の声門下圧を測定することは発声機能の評価にとって重要である．しかし，声門下の呼気圧を正確に実測することは非常に困難である．よって，実際に声門下圧を測定する以外にも，発声時の呼気圧を測定して代用する方法などがある．正常者において楽な高さ，楽な強さで発声を行ったときの平均声門下圧は5〜10 cmH_2O 程度である．

測定法には大きく分けて直接測定法と間接測定法がある．

①直接測定法

i　小型圧センサー挿入法

ii　気管穿刺法

②間接測定法

i　食道内圧法

ii　気流阻止法

iii　口腔内圧測定法

(4) 喉頭効率

①喉頭効率：口唇前音響エネルギーと声門下エネルギーの比．

②声門効率：声門直上音響エネルギーと声門下エネルギーの比．

③ AC/DC 比：気道を流れる空気流（体積速度）のうち，変動分の実効値を AC 成分と呼び，変動をおしなべた平均値を DC 成分と呼んで，その比を計量して用いるというもの．

3）ボイスプロファイル

声の高さ（pitch）・強さ（intensity）と呼気流率を同時に測定し，それぞれの関係を二次元的に表示する検査法である．高さの声域も強さの声域も知ることができる．また，話声位および負荷発声での発声能力も判読できる．

4）音響分析

音響的特徴を分析的に検討して，音声障害の評価を行う．その意義は，スクリーニング的な意義，診断の手がかり，音声障害の程度や経過の評価に関する数量化などがあるが，特に客観的・数量的なデータを与えるということに有用性がある．各パラメータをレーダーチャートで表記できる機種もあり，被検者への検査結果説明や経時的変化を比較する際にわかりやすい．

① mean F0（Hz）

分析区間の声帯振動数の平均値．

②周期ゆらぎ，振幅ゆらぎ

正常な声帯振動は準周期的であり，したがって生成される音声信号も決して機械音のように定常的なものではなく，ある程度のゆらぎをもっている．このゆらぎには波形の周期のゆらぎ（jitter）と，波形の振幅のゆらぎ（shimmer）の 2 つの種類がある．これらを振動指数としてとらえ，周期の変動指数（pitch period perturbation quotient：PPQ）および振幅の変動指数（amplitude perturbation quotient：APQ）として表現する．聴覚的にこの 2 種類の変動性がある程度以上大きくなると嗄声，特に粗糙性嗄声の印象を与えることが指摘されている．

③喉頭雑音成分

HNR（harmonic to noise ratio）は調波成分に対する雑音成分の比として表し，規格化雑音エネルギー（normalized noise energy：NNE）は音声の全エネルギー量に対する雑音のエネルギー量の比で表す．息漏れなどによる雑音成分の割合をみる指標である．

④サウンドスペクトログラム

声のパワースペクトラムを解析する方法である．経時的に周波数と強さを表示するパターンと，ある時点での周波数別の強さを表示するセクションがある．パターンでは，狭い周波数分析フィルタを用いた場合は周波数分解能に優れ，母音やその音質の解析に適しており，広い周波数分析フィルタを用いた場合は時間分解能に優れ，子音や声のとぎれの観察に有用である．

5）筋電図（Electromyography：EMG）

筋電図検査は音声検査そのものではないが，音声機能にかかわる喉頭機能の生理学的検査の一つで，通常は内喉頭筋に対して用いる．適応は，声帯運動の障害の鑑別診断，神経疾患の診断や機能性発声障害の診断などであるが，その他に痙攣性発声障害に対するボツリヌス毒素注入の際に針先が甲状披裂筋内にあるかどうかの確認や，披裂軟骨脱臼の診断などの特殊な症例にも用いられている．通常，検査は経皮的に行い，同芯型針電極を内喉頭筋に刺入するが，十分な解剖学的知識と慣れが必要である．

3 画像検査

画像検査は，咽喉頭の形態異常など器質的病変を把握する際に重要となる．

声の障害を診断することのみにとらわれず，喉頭の画像検査として記載する．

1）喉頭高圧撮影

喉頭疾患のうち声の障害の症例では，喉頭高圧撮影を行い，喉頭の基本的形態の変化を判断する．この撮影法は間接喉頭鏡や喉頭内視鏡では観察困難な声門下や喉頭室の状態が把握できる．CT が一般化した近年はあまり行われなくなっている．

(1) 正面撮影

正面撮影では気道全体を観察する．喉頭蓋谷の形状と左右対称性，声帯と喉頭室の形状や左右対称性を把握する．吸気時と発声時を撮影することにより声帯可動性を把握することもできる．声門下喉頭炎では，声門下の狭窄像を呈し，進行した喉頭癌などでは声門上から気管の狭窄像を呈することもある．

(2) 側面撮影

側面撮影では上咽頭から舌根，喉頭蓋と気道形状を観察し，急性喉頭蓋炎では喉頭蓋の腫脹像を認める．声門下では気管後壁と頸椎の間隔が広い場合は下咽頭癌を疑う．また，変形性頸椎症や骨棘の形成，前縦靱帯の骨化も観察される．

2）喉頭低圧撮影

声の障害に直接関係することは少ないが，甲状腺癌による反回神経麻痺を疑う場合は甲状腺腫瘍内部の石灰化の有無などを観察する．コインや金属付き義歯などの異物が食道入口部にある場合は CT などを行わずとも容易に診断可能である．

3）喉頭断層撮影

CT の進歩によりその臨床的価値は若干低くなっているものの，喉頭室や気道の形状に関しては得られる情報が多い．一般的に声帯の形状や声門下組織の観察を目的として行われる．片側反回神経麻痺例では声帯のレベル差が観察されることがある．一般的には麻痺側が高位となる．喉頭癌では喉頭室や声門下への進展が観察される．喉頭浮腫などによる気道狭窄の診断にも有用である．

4）喉頭造影

近年，他の検査にとってかわられ，行われることは少なくなったが，喉頭およびその周辺器官の形態や運動性の異常を客観的に観察できる方法である．

5）食道透視

声の障害をきたす疾患には，嚥下障害を伴うものも少なくない．嚥下機能検査として用いられ，ビデオ録画することで喉頭挙上や食道入口部の開大などのタイミングを確認するのに有用である．頸椎の変形や椎間の癒合形成による骨突出が食道を圧迫し通過障害をきたしているような場合にも有用である．しかし，両側反回神経麻痺や中枢性嚥下障害など高率に誤嚥をきたす可能性のある疾患の場合は，注意して検査を行う必要がある．近年は検査画像をデジタル撮影することで保存することができ，さらに微細な病変を詳細に把握することが可能となった．

6）CT

声の障害を診断する際に，CT を必要とする機会は少なくない．喉頭および頸部の形態異常の確認や深部の観察に有用であり，腫瘍性疾患を疑う際は不可欠である．喉頭の CT では，喉頭内腔は空気濃度，前喉頭蓋間隙・傍声帯間隙は脂肪濃度を示し，喉頭内外筋は軟部組織濃度を呈する．甲状軟骨や輪状軟骨は加齢により骨化が進み，軟部組織濃度から皮質骨濃度へと組織コントラストが変化する．一般に腫瘍性病変の場合は造影 CT，ヘリカル CT，またはマルチスライス CT を施行することが多い．いずれもスライス面は声帯に平行でスライス幅は 2mm 以下が望ましい．悪性腫瘍は単純 CT では軟部組織濃度を呈することが多く，造影 CT では，頭頸部領域において最も多いとされる扁平上皮癌の場合，不均一な造影効果をみるが，血管成分が豊富な腫瘍の場合は造影効果がより強くなる．進行度の診断には軟部組織条件だけでなく，骨破壊の有無を知るために骨条件での撮影が必要で，病期決定においては頸部リンパ節の評価が重要となり，

CTは必須の検査となる．また，治療効果の判定や再発の有無を診断するうえで最も有用な手段となる．しかし，早期の喉頭癌はCTではほとんど描出されないので質的診断には限界がある．喉頭外傷，喉頭異物においてもCTは必須である．特に単純写真では観察されにくい微細な喉頭の骨折や粘膜断裂による皮下気腫や血腫などを観察するのに有用である．喉頭外傷では単純CTを施行し，1〜2 mmスライスのヘリカルCTや，その三次元再構築像では軟骨の脱臼や骨折などが観察される．反回神経麻痺例に対しては，三次元再構築により喉頭内腔を観察することで麻痺による声帯の萎縮やレベル差を視覚化するのに有用である．軽度頸部伸展，安静呼吸下に撮影することにより声門を開大させ，前連合の病変を描出することが可能である．息こらえをすると声門は閉鎖するため，両方の条件で撮影するとより正確に情報を得ることができる．

7）MRI

通常，CTの補助的画像検査とされているが，液状成分を含む疾患には必須の検査となる．喉頭MRIの正常像として，T1強調画像にて喉頭蓋，披裂喉頭蓋ヒダは等信号に，仮声帯は腺組織を多く含むため高信号を呈し，声帯は声帯筋，靱帯が比較的低信号として描出される．喉頭蓋前方には脂肪組織よりなる前喉頭蓋間隙が高信号に描出され，これは下方で傍声帯間隙の脂肪層に連なる．その前方には舌骨が無信号に描出される．このレベルでは披裂軟骨や甲状軟骨の脂肪髄が高信号に描出される．喉頭にはT2強調画像にて高信号となる疎な構造物が多く，病変と周囲の正常組織とのコントラストがつきにくいとされている．

喉頭領域のMRIは悪性腫瘍の進展度診断に用いられ，特に喉頭から咽頭へ進展する場合に有用である．また，嚢胞や血管腫といった液状成分を含む良性腫瘍の内部性状や血管との関係の判断にも有用である．嚢胞は，T1強調画像で低信号，T2強調画像で高信号，Gd造影T1強調画像では嚢胞壁が造影される．血管腫は，T1強調画像で低信号，T2強調画像で高信号，Gd造影T1強調画像で造影効果を認め，血流のある部分は無信号として描出される．MRA（magnetic resonance angiography）では喉頭周囲の血管走行を観察することが可能であり，その診断価値は増加してきている．

8）超音波断層

喉頭内腔に対する超音波断層検査は，甲状軟骨に囲まれた腔であり，経皮的には描出困難とされてきた．しかし，ここ数年で，声帯の開閉運動の評価や喉頭腫瘍の描出が試みられている．また，内科領域においてすでに用いられている，細径プローブを軟性内視鏡の鉗子孔に挿入することによって内腔の観察と同時に断層像を描出させる方法が開発され，喉頭腫瘍の進展範囲の補助診断として試みられている．

（多田靖宏）

［参考文献］

- 平野　実：音声外科の基礎と臨床．耳鼻 **21**：239-442，1975.
- 一色信彦：喉頭機能外科―特に経皮的アプローチ．京大耳鼻科，1977.
- 小池靖夫：音声治療学．金原出版，1999.
- Yumoto E., et al.：Relationship between 3D behavior of the unilaterally paralyzed larynx and serodynamic vocal function. *Acta Otolaryngol* **123**：274-278, 2003.
- 田村悦代，北原　哲，小倉雅實・他：喉頭内腔に対する超音波検査の意義．日耳鼻 **102**：983-989, 1999.

5 診断手順

声の障害を診断するには喉頭の所見が最も重要であるが，職業や喫煙歴などの生活歴，基礎疾患や既往症，現病歴を十分に把握することが重要であり，詳細な問診の聴取は不可欠である．問診をとりながら患者の声を聴き，聴覚心理的評価に注意し，種々の検査を行い，疾患のおおよその見当をつけ視診を行って最終的に診断を確定し，その後の治療方針を決定していくとよい．

本項では，問診の聴取を中心に声の障害を診断していく手順について全体の流れをフローチャートにして解説する（図）．

1 問診

問診のみで診断がつくこともまれではなく，主訴のみならず，経過，生活環境，誘因の有無などを系統立てて詳しく聴取することが重要である．以下に声の障害を診察するうえで聴取すべき問診の項目をあげる．

1）主訴（嗄声，声の高さの異常，声の強さの異常など）
2）病歴（急性か慢性か，症状発現からの期間，現在までの治療歴など）
3）誘因（手術，外傷，感冒の罹患，ホルモン療法，ストレスなど）
4）合併症状（胸焼け，吃逆，痛み，呼吸困難，誤嚥など）
5）既往症・基礎疾患（神経疾患，精神疾患，内分泌疾患など）
6）職業（教師，保育士，歌手など）
7）内服薬（ホルモン剤，向精神薬など）
8）生活習慣（喫煙歴，飲酒歴，カラオケ，音声酷使など）
9）薬剤アレルギー
10）自覚的評価（Voice Handicap Index：VHI，Voice-Related Quality of Life：V-RQOL など）

1）主訴

最も多い主訴は“嗄声”であるが，患者の表現することばを正確に記載することが重要である．嗄声といっても，しゃがれ声，息漏れ声，弱々しい声，いきみ声などさまざまであり，その表現によっておおよその疾患予測が可能である．その他，高い声が出ない，大きな声が出ないなどの訴えもある．

2）病歴

症状発現から現在までの期間や経過中どのように変化しているのかも重要である．増悪傾向にあるのか軽快傾向にあるのか，症状は常に存在するのかときどきなのかなどを詳しく聴取する．

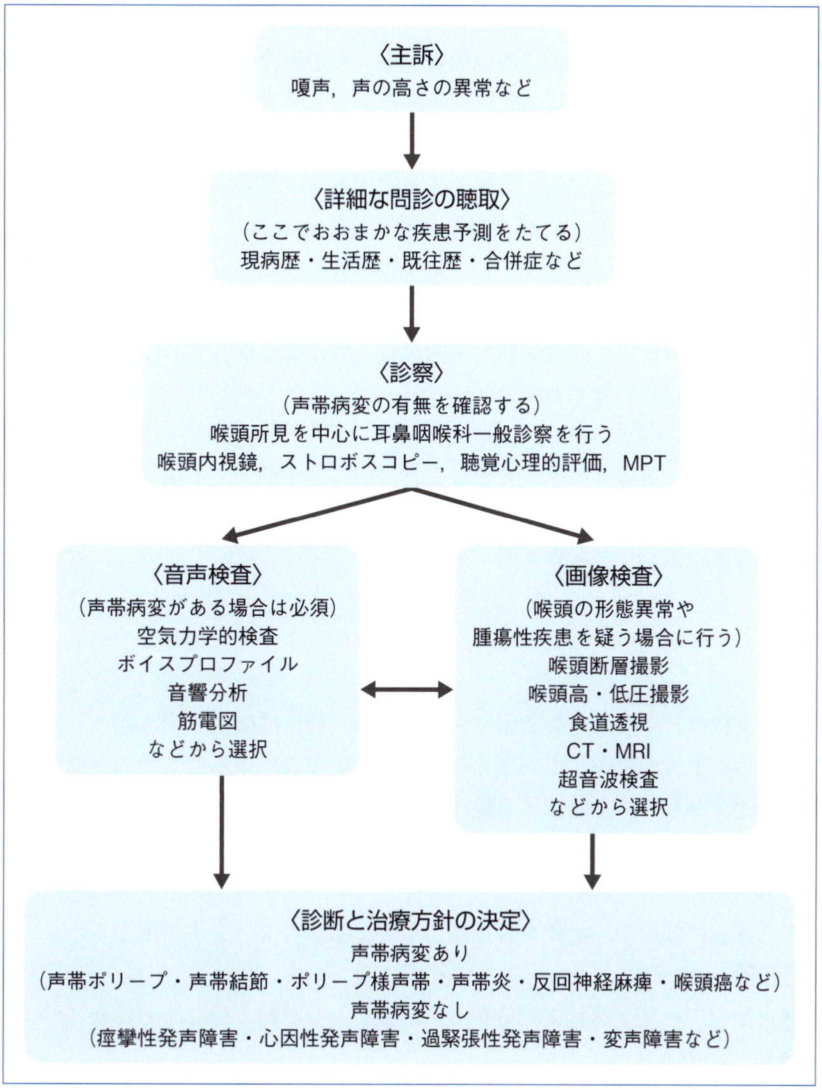

図　音声障害の診断手順

急性の経過をたどる急性喉頭蓋炎や急性声門下喉頭炎などでは緊急気道確保の必要性の判断が重要となる．慢性の経過をたどる喉頭癌や中咽頭癌，両側反回神経麻痺，両側の巨大な喉頭肉芽腫などでも気道狭窄をきたし緊急を要することがあることを念頭におく．喘鳴や狭窄音が聴取される場合は要注意であり，気管挿管や緊急気管切開術などの気道確保が必要になることもある．

これまでの治療歴も重要であり，投薬内容や処置内容を確認する．経過が長い場合は，複数の施設を受診していたり，すでに手術療法を受けていたりする患者も少なくない．

3）誘因

誘因が明らかな場合は診断に直結することも多い．甲状腺癌や食道癌の術後の反回神経麻痺や，喉頭外傷後の披裂軟骨脱臼，感冒をきっかけとした声帯炎などがある．心因性発声障害では，初診時には誘因は判明せずに，複数回の診察を経てから患者がカミングアウトする場合も多い．患者と家族を別々にして問診することで新たな誘因が判明する場合もある．

4）合併症状

胸焼けに代表される逆流性食道炎（GERD）を疑う症状がないかどうかは重要である．GERD

は喉頭肉芽腫や喉頭炎，咽喉頭異常感症などの原因となる場合があるためである．病歴の中でも述べたが，呼吸困難を合併する場合は緊急を要することがあるため注意する．反回神経麻痺では誤嚥を伴うことがあり，治療の際には発声訓練のみでなく嚥下訓練もあわせて行う場合がある．

5）既往症・基礎疾患

声の障害をきたす全身疾患について把握する必要がある．神経疾患としては，脳梗塞，パーキンソン症候群，重症筋無力症など．精神疾患としては，うつ病，ヒステリー，統合失調症など．内分泌疾患としては，糖尿病が重要である．その他に神経麻痺の原因となる疾患として，甲状腺癌，食道癌，肺癌，縦隔腫瘍，大動脈瘤なども重要である．

頸椎症の既往がある場合は，直達喉頭鏡手術を行う際に注意が必要となるため，今後の治療方針を決定するうえで確認しておくとよい．

6）職業

教師や保育士，歌手，電話オペレーターなど日常的に声を酷使する職業には声帯結節や声帯ポリープが多い．有機溶媒などの化学物質を扱う職業，粉塵の多い工場勤務，塩素系漂白剤を扱う業者などでは声帯炎をきたすことがある．

7）内服薬

声の障害をきたす可能性のある薬剤には，タンパク同化ホルモン剤などがある．

8）生活習慣

喫煙はポリープ様声帯や喉頭癌の誘因である他にも，慢性喉頭炎を引き起こし声の障害を悪化させる原因となる．本人が喫煙していなくても家族に喫煙者がいることでの受動喫煙にも注意する．詩吟やカラオケなどの声を酷使する趣味には注意する．野球や剣道などの大声を出す機会の多いスポーツも誘因となることがある．

9）薬剤アレルギー

診断に対する意義は低いが，治療を行う際に重要であるので，必ず聴取する．

10）自覚的評価

患者自身が自分の声をどう感じているか，生活上どんな制約を感じているかについて質問紙で調査する（VHI，V-RQOL など）．

2 視診

問診聴取段階でおおよその疾患予測を立て視診を行うが，重要な情報を見逃すことを避けるためにも先入観をもたずに手順を決めて観察するように心がける．

1）頸部を中心とした外観の観察

頸部外傷の有無，斜喉頭などの形態異常の有無，喉頭癌などの悪性疾患の頸部リンパ節転移の有無についてここで把握する．

2）鼻咽腔の観察

声の障害には，閉鼻声や開鼻声，構音障害も含まれるため，鼻腔の形態や鼻咽腔閉鎖の状況を確認することも重要となる．アレルギー性鼻炎などによる下甲介腫脹の有無，高度の鼻中隔弯曲症，口蓋扁桃肥大，口蓋裂などの形態異常の存在，鼻咽腔閉鎖不全，軟口蓋麻痺や舌下神経麻痺なども念頭におく必要がある．また，機能性構音障害の診断にも必要である．

3）喉頭腔の観察

声の障害の原因として最も重要な部位であり，声帯のみならず声門下や披裂部，梨状陥凹の状態についても詳細に観察する．喉頭の形態異常，反回神経麻痺などの声帯運動障害の有無，声帯ポリープや声帯萎縮などの声帯病変，異物の存在を確認する．また，喉頭に器質的病変を認めない場合は，痙攣性発声障害や心因性発声障害などの機能性障害を疑う必要がある．

内視鏡を用いて，録画しながら視診を進めると，診察後の患者への説明や，後日再検討する際に非常に便利である．また，内視鏡下でのストロボスコピーは，声帯振動の観察に不可欠であり，微小な病変の発見，病変の進行度や範囲を確認するなどの診断的意義は高い．

3 検査

詳細は「4. 検査の概要」の項で述べているが，声の障害を診断するうえで検査は補助的な意味合いが大きく，障害の程度や，治療効果の判定に有用であると考える．しかし，なかには披裂軟骨脱臼の筋電図所見のように，検査結果が診断に直結する場合もある．

1）音声検査

一般外来にて声の障害を診察する際には，時間をさほど要さず低侵襲に行える聴覚心理的評価（GRBAS 尺度），MPT は最低限行いたい．そのうえで，可能であれば音響分析や空気力学的検査などを追加するとよい．

2）画像検査

画像検査は必ずしも必要ではないが，形態異常や外傷性疾患，異物，腫瘍性疾患を疑う場合には有用であり，反回神経麻痺の声帯レベル差の確認にも有用である．できるだけヘリカル CT 撮影を行って三次元構築を行うと構造を立体的に評価することができ，診断価値が高まる．内腔からの観察ではわかりにくい斜喉頭の診断には CT が有用である．（多田靖宏）

6 まとめ

本章では声の障害の原因と病態生理，原因疾患，検査の概要，診断手順について解説した．声の障害の原因としては発声器官の形態異常が圧倒的に多く，その他に発声器官の運動障害，発声の悪習慣，心因性の発声障害などがある．発声障害を生じる病態としては，声門閉鎖の異常，声帯の硬さの異常，声帯の対称性の異常，呼吸・共鳴腔の異常，心理的要因がある．声の障害を生じる代表的な疾患を列挙し，病態を中心に述べた．声の障害を主訴に来院した患者を診る場合，診断の手順としては十分な問診の聴取と内視鏡を中心とした喉頭病変の視診が重要である．声の検査は，診断については補助的な意味合いが大きいが，障害の程度や治療効果の客観的な評価に重要である．代表的な声の検査とその意義については以下のごとくである．

(1) 喉頭の観察と声帯振動の検査：内視鏡，ストロボスコープ

声帯の振動状態を観測する検査である．

(2) 聴覚心理的評価：GRBAS 尺度

発せられた声の，音響心理的評価である．

(3) 空気力学的検査：最長発声持続時間，発声時平均呼気流率，声門下圧，喉頭効率

声帯の振動状態を規定する物理的レベルのパラメータのうちで，気流動態に関する検査である．

(4) 声の高さと強さに関する検査：ボイスプロファイル

声の高さと強さを調節する機能についての検査である．

(5) 音響分析による検査：周期ゆらぎ，振幅ゆらぎ，喉頭雑音成分，サウンドスペクトログラム

発せられた声の，音響物理的パラメータに関する検査である．

(6) 発声機能に関連するその他の検査

発声機能に関連深い検査として，咽頭・喉頭の内視鏡検査，筋電図検査，画像検査などがある．発声障害の原因を検索するために行う．

（大森孝一）

Topics

喉頭アレルギーと慢性咳嗽

1）はじめに

最近，慢性咳嗽疾患が注目を集めており，種々の原因疾患が提唱されている．慢性咳嗽に関する初期の報告として，Irwin ら[1] が肺に明確な病変のない持続する咳の原因は，後鼻漏症候群，気管支喘息，胃食道逆流症，慢性気管支炎（現在の COPD と考えられる）としているが，近年，咳喘息，アトピー咳嗽，喉頭アレルギー，非喘息性好酸球性気管支炎など新たな疾患概念が提唱されてきている．喉頭アレルギーは，本邦の耳鼻咽喉科医の中で 1988 年頃から研究が始まり，基礎的・臨床的研究が 30 年近く積み重ねられてきた．こうした実績の結果，日本呼吸器学会が発行している「咳嗽・喀痰の診療ガイドライン 2019」[2] の慢性咳嗽の診断フローチャートの中に喉頭アレルギー（慢性）が掲載され（図 1），本疾患名は日本で広く認知されることになった．そこで，慢性咳嗽と喉頭アレルギーの概要について以下に示す．

2）喉頭アレルギーと咳の研究と臨床

喉頭アレルギーは Pang[3] によって急性と慢性に大別された．急性喉頭アレルギーは全身アレルギー（アナフィラキシー）の一部分症であるため，急激な喉頭粘膜浮腫による呼吸困難あるいは窒息の危険を速やかに回避する必要がある．一方で慢性喉頭アレルギーは喘息やアレルギー性鼻炎のように慢性の経過を示す気道アレルギーで，基本的にはアトピー素因のある個体が乾性咳嗽と咽喉頭異常感を呈し，抗ヒスタミン薬が有効性を示し，その他の原因疾患が否定されている状況をいう[4]．鑑別すべき類似疾患として喘息，咳喘息，アトピー咳嗽，好酸球性気管支炎，後鼻漏症候群，胃食道逆流症，薬剤誘発性咳嗽，感染後咳嗽，心因性咳嗽，咽喉頭異常感症，喉頭癌，肺癌，肺結核，肺線維症などがあげられる．咳からの鑑別診断については前出の「咳嗽・喀痰の診療ガイドライン」[2] を参考にされたい．

慢性喉頭アレルギーは，さらに通年性と季節性の 2 つに大別され（図 2）[5]，それぞれに診断基準が存在する．日本喉頭科学会の喉頭アレルギー診断基準検討委員会が起案する診断基準最新版（2011 年版）では通年性，季節性それぞれにきびしい基準とあまい基準がある．慢性咳嗽の学術的臨床研究に用いるためにある通年性喉頭アレルギーのきびしい診断基準（表 1）と，一般診療で容易に用いることができるあまい診断基準（表 2）を参考に示しておく．

慢性咳嗽から診断された喉頭アレルギーのうち約半数に胃食道逆流を合併しているという報告から[6]，咳嗽の原因の重複にも注意が必要である．慢性通年性喉頭アレルギーでは生命予後にかかわる疾患（喉頭癌，下咽頭癌，肺癌，肺線維症など）の否定は重要である．

3）慢性喉頭アレルギーの治療

治療については，診断基準にあるように通年性，季節性ともに抗ヒスタミン薬が有効である．きびしい基準の中の項目 7 にある「著明改善」とは，自覚症状の 75％以上の改善をいい，あまい基準の「有効」とは，自覚症状の 50％以上の改善をいう．診断が的確であれば，慢性喉頭アレルギーに対する抗ヒスタミン薬の有効性は比較的速やかである[7]．喉頭アレルギーと同じくアトピー素因を有する咳の重要原因疾患である咳喘息の気道粘膜集積炎症性細胞の分布の比較検討において，喉頭アレルギーでは喉頭にマスト細胞が，咳

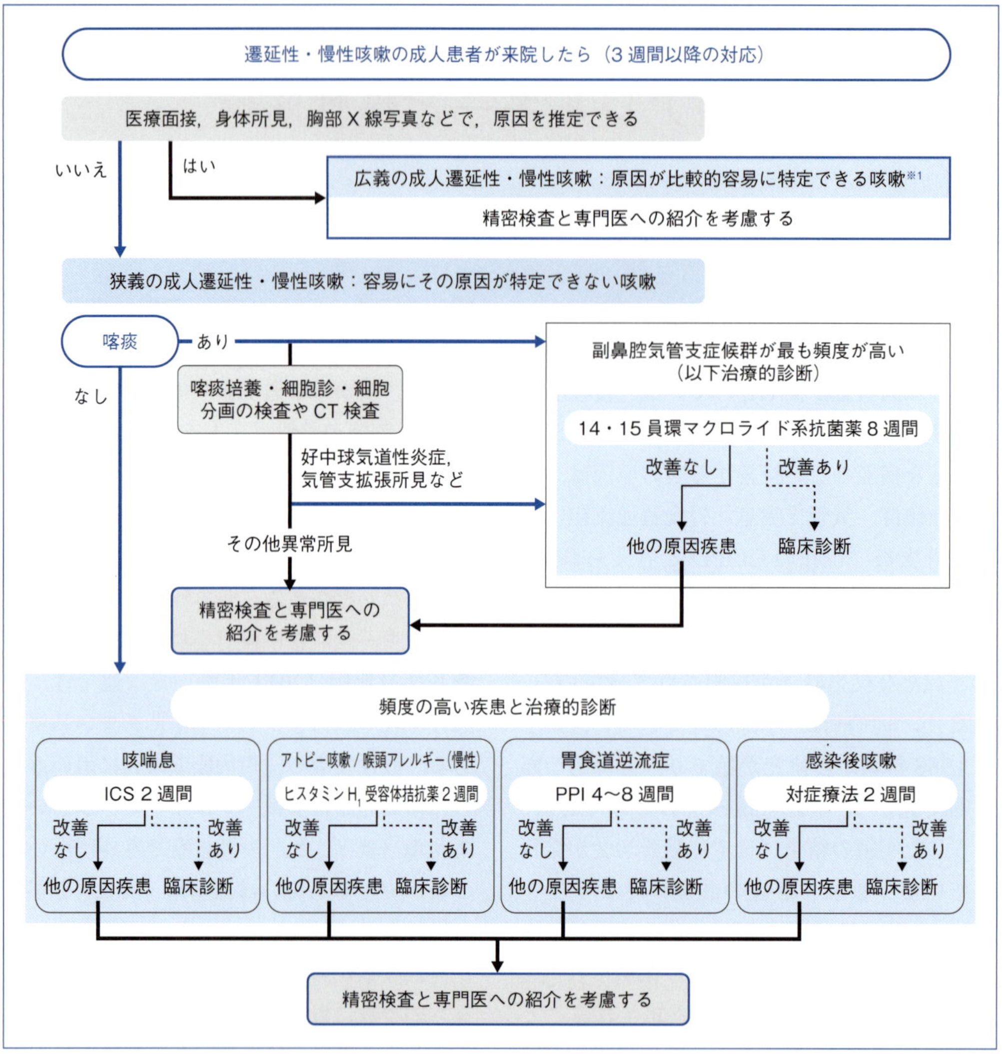

図1　遷延性・慢性咳嗽診断フローチャート（文献[2]を一部改変）

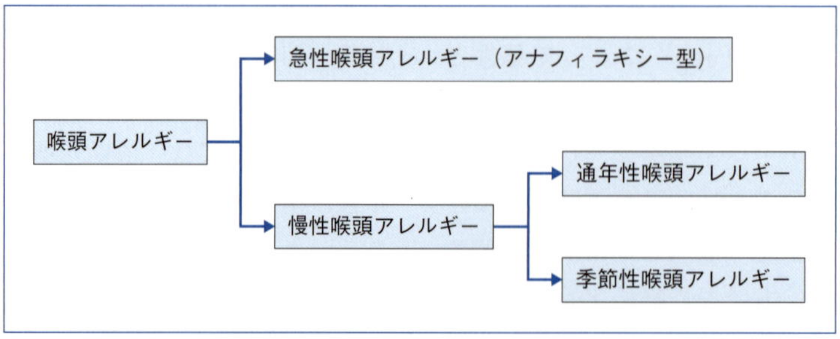

図2　喉頭アレルギーの分類（文献[5]を一部改変）

喘息では主気管支に好酸球が有意差をもって偏在しているという報告は，喉頭アレルギーの咳に抗ヒスタミン薬が，咳喘息の咳に気管支拡張治療（ステロイド吸入，β刺激薬など）が有効であるという作用機序の相違を説明するのに大変興味深い[8]．

一方でステロイドの吸入は喉頭アレルギーにも有効性を示す可能性は論理的にありうるが，それを明確にした臨床調査がされていないことと，この項目を診断基準に入れると喉頭アレルギーと咳喘息との鑑別が困難となってしまうことから診断基準の中には含まれて

表1 通年性喉頭アレルギーのきびしい診断基準（2011年版）（喉頭アレルギー診断基準検討委員会起案）

1. 喘鳴を伴わない8週間以上持続する乾性咳嗽
2. 8週間以上持続する咽喉頭異常感（掻痒感，イガイガ感，痰が絡んだような感じ，チクチクした感じの咽頭痛など）
3. アトピー素因を示唆する所見（注1）の1つ以上認める
4. 急性感染性喉頭炎，特異的喉頭感染症（結核，梅毒，ジフテリアなど），喉頭真菌症，異物，腫瘍などその他の咳や異常感の原因となる局所所見がないこと（典型所見としては披裂部蒼白浮腫状腫脹を認める）
5. 胸部X線撮影，肺機能検査が正常
6. 胃食道逆流症（注2），後鼻漏（注3）が想定されない
7. 症状がヒスタミンH_1拮抗薬で著明改善もしくは消失する

追加事項：上記の内，1. が欠落した場合には，5. は満たさなくてもよい.
注1. アトピー素因を示唆する所見
（1）喘息以外のアレルギー疾患の既往あるいは合併
（2）末梢血好酸球増加
（3）血清総IgE値の上昇
（4）特異的IgE陽性
（5）アレルゲン皮内テスト即時型反応陽性
注2. 胃食道逆流症が想定される所見（1つ以上を認める）
（1）24時間食道pHで胃食道逆流陽性
（2）食道ファイバーで胃食道逆流所見陽性
（3）食道透視で胃食道逆流所見陽性
（4）咳嗽や異常感がプロトンポンプ阻害薬で著明改善もしくは消失する
（5）げっぷ，胸焼け，呑酸がある
注3. 後鼻漏が想定される所見（1つ以上を認める）
（1）後鼻漏を明確に訴える
（2）咽頭後壁に後鼻漏を視診で認める
（3）鼻咽腔ファイバーで鼻咽腔に後鼻漏を認める

表2 通年性喉頭アレルギーのあまい診断基準（2011年版）（喉頭アレルギー診断基準検討委員会起案）

1. 喘鳴を伴わない3週間以上持続する乾性咳嗽
2. 3週間以上持続する咽喉頭異常感（掻痒感，イガイガ感，痰が絡んだような感じ，チクチクした感じの咽頭痛など）
3. アトピー素因を示唆する所見（注1）の1つ以上認める
4. 急性感染性喉頭炎，特異的喉頭感染症（結核，梅毒，ジフテリアなど），喉頭真菌症，異物，腫瘍などその他の咳や異常感の原因となる局所所見がないこと（典型所見としては披裂部蒼白浮腫状腫脹を認める）
5. 症状がヒスタミンH_1拮抗薬で著明改善もしくは消失する

追加事項：上記の内，1. が欠落してもよい.
注1. アトピー素因を示唆する所見
（1）喘息以外のアレルギー疾患の既往あるいは合併
（2）末梢血好酸球増加
（3）血清総IgE値の上昇
（4）特異的IgE陽性
（5）アレルゲン皮内テスト即時型反応陽性

いない[5)].

今回，慢性咳嗽の原因として喉頭アレルギーが，日本呼吸器学会が発行している「咳嗽・喀痰の診療ガイドライン2019」[2)]の慢性咳嗽の診断フローチャートの中に掲載され日本で広く認識されたことから，われわれ耳鼻咽喉科医は自信をもって本疾患を日常診療の中で診断していく必要がある. （内藤健晴）

［引用文献］

1）Irwin RS, Curley FJ, French CL：Chronic cough, The spectrum and frequency of causes. *Am Rev Respir Dis* **141**：640-647, 1990.
2）日本呼吸器学会咳嗽・喀痰の診療ガイドライン作成委員会編：咳嗽・喀痰の診療ガイドライン. メディカルレビュー社，2019.

3) Pang LG：Allergy of the larynx, trachea, and bronchial tree. *Otolaryngol Clin North Am* **7**：719-734, 1974.
4) 内藤健晴：喉頭アレルギー．耳喉頭頸 **87**：673-677, 2015.
5) 内藤健晴：喉頭アレルギー．*MBENT* **126**：110-115, 2011.
6) 清水秀康：慢性咳嗽の原因疾患の頻度とその臨床像に関する研究．藤田医学会誌学位論文集，2008，pp283-297.
7) 内藤健晴，齋藤正治，伊藤周史・他：厳格に喉頭アレルギーと診断した症例に対する塩酸セチリジンの有効性．耳鼻免疫アレルギー **24**：25-29, 2006.
8) 村嶋智明：慢性型喉頭アレルギー患者の喉頭および気管・気管支粘膜における肥満細胞，好酸球，TRPV1の組織学的研究．藤田医学会誌学位論文集，2014，pp199-219.

ちょっと一息

声種，声域，声帯長

「耳鼻科で，『君の声帯は長いから，声種はアルトだね』と言われました．私の声帯ではソプラノを歌うのは無理なのでしょうか？」

外来を訪れる歌手から，このような不安を聞かされることがある．私はまず，「自分の耳を信じてください」と言ったうえで，次のように説明している．

①間接喉頭鏡，内視鏡を用いた単眼の観察で，声帯のサイズを測ることはできない

van den Bergの理論から，声帯振動の特性は声帯の物理的性質と呼気流の相互作用によって決定されることが知られ，その後，主に声の高さを規定する要因として，in vivoでの声帯長計測が繰り返し試みられてきた．藤田らは，間接鏡で観察した声帯とスケールを同時に立体視できるような光学系により，Sawashimaらは双眼の硬性側視鏡でステレオ撮影を行うことによって，声帯長と声域の関係を検討した．声帯とレンズ（鏡）間の距離による倍率の変化を補正するための努力である．

②声帯長と個人の生理的声域の間に直接の関係は証明されていない

声の高さと声帯長の関係を被検者ごとにみると，大まかに，声を高くしていくと声帯長は伸びていく傾向にあるが，声区によっては逆の関係がみられることもあり，個人差がある．一般に，話声位が女性より低い男性では，声帯長がより長い傾向にあるものの，生理的声域上限下限と，発声時ならびに安静時の声帯長の間に，直接の関係は証明されていない．

③クラシック歌手の声種は声域のみから決定されるものではない

歌手が声種を決定する場合，どの音域をカバーできるかという問題と同時に，歌手の声が，どのような音色をもっているかが重要である．これは，音源である声帯の特性とともに，共鳴腔である声道の形状と調節によって規定される要素である．

歌手がどの声種のために作られた曲をレパートリーとすべきかについては，その声域，声質，共鳴を総合的にとらえた「芸術としての」判断が必要となるであろう．ここに医学は立ち入るべきではない．私は「自分の耳を信じてください」という他はないのである．　**（西澤典子）**

Topics

胃食道逆流症（GERD）と喉頭病変

1）胃食道逆流症に伴う喉頭病変

胃食道逆流症（GERD）の概念は年代とともに変遷しており，年代間の有病率を比較することは容易ではないが，本邦では1990年代末頃から胃食道逆流症と診断される症例は増加しているとされる[1]．その理由としては，胃酸分泌能の増加，ピロリ菌感染率の減少，疾患認識の拡大，疾患概念の進化，などがあげられている．

また，欧州での6,000例余りの胃食道逆流症患者を対象とした観察研究では，10％に喉頭症状を，13％に慢性咳嗽を認めており[2]，患者の一部は喉頭症状を有することが示され，これらの患者は耳鼻咽喉科を受診することとなる．アメリカでは1990年から1993年までの4年間で耳鼻科受診した胃食道逆流症患者は年89,000人であったが，1998年から2001年までの4年間では年421,000人と4倍以上に増加しており，耳鼻咽喉科を受診する胃食道逆流症患者数の増加を如実に示している[3]．

「胃食道逆流症（GERD）診療ガイドライン2015改訂第2版」（日本消化器病学会）において，胃食道逆流症の疫学，病態，診断，内科的治療，外科的治療，胃切後食道炎，食道外症状についてのステートメントと病態に適したエビデンスに基づく適切な治療法についての考えが示された[4]．その中で，喉頭症状に関するクリニカルクエスチョン「胃食道逆流症により慢性咽喉頭炎（自覚症状のみも含む）が生じることがあるか？」への解答として「胃食道逆流症は咽喉頭炎，咽喉頭症状の原因となることがある」（エビデンスレベル：海外 I：システマティックレビュー／RCTのメタアナリシス，日本 なし）とのステートメントが記載され，胃食道逆流症が喉頭になにがしかの病変をもたらすことは確実とされた．

胃食道逆流症に伴う喉頭に関する症状としては咽喉頭異常感，慢性咳嗽，嗄声，咽喉頭痛などがあげられる．Fordは“a constellation of symptoms”（症状たちの「星座」）としてこれらの症状を一連のものとしてとらえる必要性を説いている[5]．

2）胃食道逆流症に伴う喉頭病変の診断

現在確立されておらず，単一検査によって確実に胃食道逆流症に伴う喉頭病変を診断することは困難であり，自覚症状・他覚所見について複数の検査結果を踏まえた総合的判断が必要である．診断を目的として行われる検査には以下のものがある．

- 問診
- 喉頭下咽頭内視鏡検査
- 上部消化管内視鏡検査
- プロトンポンプ阻害薬内服による酸抑制試験（いわゆる「PPIテスト」）
- 食道内24時間pHモニタリング検査
- 咽頭内24時間pHモニタリング検査
- 嚥下造影検査
- 食道内圧測定
- 食道内24時間多チャンネルインピーダンス検査

この中で診断の鍵を握るのは胃食道逆流症に伴う喉頭病変の可能性を念頭に置いた詳細な問診である．自覚症状の評価・経過観察に多くの臨床試験で用いられているReflux Symptom Index（表1）[6]が実用的である．一方，胃食道逆流による咽喉頭の粘膜障害を評価する喉頭内視鏡所見の定量化にReflux Finding Score（表2）[6]が提唱されているが，

表1 Reflux Symptom Index（文献[6]を一部改変）

最近1カ月間，次の症状がありましたか（0＝症状なし 5＝非常に強い症状）						
1. 嗄声，発声障害	0	1	2	3	4	5
2. せきばらい	0	1	2	3	4	5
3. 痰，後鼻漏	0	1	2	3	4	5
4. 嚥下困難（感）	0	1	2	3	4	5
5. 食後・臥床後の咳	0	1	2	3	4	5
6. 呼吸困難，窒息感	0	1	2	3	4	5
7. 煩わしい咳	0	1	2	3	4	5
8. のどに何かが張り付いた感じ，塊がある感じ	0	1	2	3	4	5
9. 胸やけ，胸痛，つかえ感，呑酸	0	1	2	3	4	5

表2 Reflux Finding Score（文献[6]を一部改変）

声帯下面の腫脹	あれば2点
喉頭室の閉塞	部分的なら2点　完全なら4点
発赤	披裂部のみなら2点　全体なら4点
声帯腫脹	軽度1点　中等度2点　高度3点　ポリープ様4点
喉頭粘膜全体の浮腫	軽度1点　中等度2点　高度3点　閉塞性　4点
披裂間粘膜の肥厚	軽度1点　中等度2点　高度3点　閉塞性　4点
肉芽形成	あれば2点
喉頭腔内の粘調性喀痰	あれば2点
	合計　点

その客観的有用性は確立されているとはいいがたい．

3）胃食道逆流症に伴う喉頭病変の治療—実際のプラクティス

「胃食道逆流症（GERD）診療ガイドライン 2015 改訂第2版」にしたがって治療を進めていくことが望ましい．本診療ガイドラインには「プロトンポンプ阻害薬は胃食道逆流症の第一選択薬である」との記載がある．しかしながら，胸やけ・呑酸といった典型的食道症状を有する逆流性食道炎を耳鼻咽喉科医が消化器専門医の協力なく診断・治療する機会は多くはない．耳鼻咽喉科医が診療するのは主として食道外症状を訴える患者であり，典型的胃食道逆流症患者の治療とは一線を画した治療姿勢をもつべきである．すなわち，診療ガイドラインには「咽喉頭炎や自覚症状に対するプロトンポンプ阻害薬の効果は確定していない」との記載もあり，咽喉頭自覚症状あるいは咽喉頭炎の存在のみを根拠としたプロトンポンプ阻害薬使用に注意を喚起している．

一方で，「問診票は胃食道逆流症の診断に有用である」との記載があり，上腹部症状の問診に不慣れな耳鼻咽喉科医であっても問診票による胃食道逆流症の自覚症状評価は困難ではない．Kusano らが提唱する Frequency Scale for the Symptoms of GERD（FSSG）（表3）[7,8] が用いやすい．FSSG には1項目ながら喉頭症状に関する質問があり（第7項目），上腹部症状に対する喉頭症状自覚の相対頻度を評価することも可能である[9]．耳鼻咽喉科医であっても上腹部症状を評価し，胃食道逆流症として治療を行うことが妥当と判断される場合にプロトンポンプ阻害薬投与を行うことが，現時点ではもっともエビデンスレベルの高い診療と考えられる．

しかしながら，プロトンポンプ阻害薬投与による自覚症状改善にはプラセボ効果が認められ，その効果も含め8週間のプロトンポ

表3　Frequency Scale for the Symptoms of GERD（FSSG）の問診項目（文献[7,8]より引用）

1. 胸やけがしますか？
2. おなかがはることがありますか？
3. 食事をした後に胃が重苦しい（もたれる）ことがありますか？
4. 思わず手のひらで胸をこすってしまうことがありますか？
5. 食べたあと気持ちが悪くなることがありますか？
6. 食後に胸やけがおこりますか？
7. 喉（のど）の違和感（ヒリヒリなど）がありますか？
8. 食事の途中で満腹になってしまいますか？
9. ものを飲み込むと，つかえることがありますか？
10. 苦い水（胃酸）が上がってくることがありますか？
11. ゲップがよくでますか？
12. 前かがみをすると胸やけがしますか？

ンプ阻害薬投与による自覚症状改善率は約50％である．その効果はあくまで症状改善であり，症状消失ではないことを示しており，患者が症状の完全消失を期待している場合には，治療に対する不満を抱く原因となるため，治療開始前に十分説明しておく必要がある．また，治療期間や薬剤が症状に対して有効かを判断する，いわゆる「プロトンポンプ阻害薬テスト」の期間については，喉頭症状を評価項目とする場合には一定の見解が得られていないので，漫然と長期にわたりプロトンポンプ阻害薬を投与することは慎まなければならない．

4）胃食道逆流症に伴う喉頭肉芽腫の診断と治療

喉頭肉芽腫は披裂軟骨声帯突起付近に好発する非特異的炎症による隆起性病変である．多くは一側性であり，一側にさまざまな大きさの肉芽腫が形成され，ときに対側に肉芽腫との接触による潰性病変が観察される．

1928年Jacksonが両側声帯突起部の潰瘍形成（contact ulcer）として初めて報告し[10]，次いで1935年声帯酷使によって一側の声帯突起がハンマーのように他側を打ちつける機械的刺激（hammer and anvil action）により形成される接触性肉芽腫（contact granuloma）を報告した[11]．以来，外科的切除や種々の保存的治療にもかかわらず再発を繰り返すため，患者・医療従事者の双方を悩ませる難治性疾患として知られてきた．

自覚症状がある場合に一番多いのは咽喉頭異常感である．また，相当な大きさとなって声帯振動を阻害する場合や声帯病変を合併する場合を除いて，嗄声はないか軽度である．無症状で上部消化管内視鏡検査や喉頭内視鏡検査施行時に偶然発見されることもある．たとえば，嗄声の程度が重度でないにもかかわらず声が出しにくいとの訴えが多いことは胃食道逆流症に伴う音声障害の特徴でもあり[12]，咽喉頭異常感を伴うことも胃食道逆流の併存を示唆する[13]．

典型的な喉頭肉芽腫は声帯突起部に基部をもつ灰白色ないし淡紅色の表面平滑な半球状の腫瘤であることから，喉頭内視鏡検査から容易に診断可能である．ときに対側との繰り返す接触のためか，分葉状だったり，圧痕や潰瘍を伴うことがある．腫瘍性病変や特異的肉芽腫の可能性を念頭に置く必要がある．特に声帯突起部以外の部位に発生した病変や表面不整の病変，また数カ月の保存的治療で改善傾向の乏しいものでは，生検あるいは切除により組織診断を確定することが望ましい．

胃食道逆流症との関連については，1968年CherryとMarguilesが胃食道逆流が喉頭肉芽腫の原因となることを明らかにし，逆流性食道炎に対する治療により，肉芽腫消失を認めたことを報告した[14]．また，同年DelahuntyとCherryはイヌの声帯突起に繰り返し胃液を塗布することにより肉芽腫形成を認めることを報告した[15]．塗布開始後4日目で声帯突起部に発赤と腫脹を認め，4週間後には上皮の肥厚・不整・痂皮形成を経て，肉芽腫が出現した．一方，対象として唾液を塗布した群ではこのような異常を認めなかった．以上の観察は，胃食道逆流と肉芽腫形成の直接の関連を示すものである．

胃食道逆流症患者では，ときに発声時の強い披裂部内転を認めるが，これは喉頭肉芽腫の患者でもしばしばみられる所見である．披裂部過内転を示唆する喉頭所見としては披裂部内側壁の発赤があげられ，胃食道逆流症に伴う喉頭所見の1つとの報告もある[16]．この所見に加え発赤の中央部に白色のびらん～潰瘍性病変を認める症例もあり，これは喉頭肉芽腫形成への移行を示す過程の病変とも考えられる．胃食道逆流症患者において喉頭肉芽腫が認められる頻度は10％以下と低く，強い披裂部内転の他に何らかの増悪因子（たとえば，さらなる音声酷使，慢性咳嗽，長時間の気管挿管など）や未知の因子があって初めて肉芽腫が形成されると推測される．Svenssonらは胃食道逆流と喉頭肉芽腫形成の関連は直接的ではなく，慢性刺激により惹起される咳払い（hawking behavior）による機械的損傷が直接の原因であると指摘し，たとえ胃酸逆流があっても咳払いを伴わないものは肉芽腫形成に至らないのではないかと指摘している[17]．

また，気管挿管後に生じるものを挿管性肉芽腫（intubation granuloma）として区別するが，たとえ挿管性のものであっても胃食道逆流がその原因もしくは増悪因子となりうることが認識されている．Santosらは長期挿管後の喉頭所見として披裂部発赤，潰瘍形成をあげている[18]が，これらは胃食道逆流症に伴う喉頭病変の所見でもある．実際プロトンポンプ阻害薬による酸抑制治療により挿管性肉芽腫が消失する症例がときに経験される．

喉頭肉芽腫の治療は原因となる機械的刺激の軽減目的での音声治療，局所の炎症を制御する副腎皮質ホルモン製剤の吸入療法，胃食道逆流の関与が想定される場合の生活指導やプロトンポンプ阻害薬の経口投与が主流である．経過観察だけで自然治癒する症例もあるが，生検を行わず経過観察する場合には，良性にみえても悪性腫瘍である可能性を考え，少なくとも初めのうちは短い間隔での観察が必要である．

本疾患の治療法として音声治療が有効なことは一般に認められているが，どのような治療をどのくらいの期間行うかについては，一致した見解は得られていない．沈黙療法や発声制限を行うべきとの報告は少なく，硬起声を矯正し，過剰な咳払いを控えるよう指導することで効果があるとする報告がある[19]．腹式呼吸やアクセント法による発声法の指導も有効とされる[20]．

6カ月間のベクロメタゾン吸入の有効率が64％との報告がある[21]．特に挿管性での有効性が高く，Rohらは1年後の肉芽腫消失率がステロイド吸入しない群では42.8％であるのに対し吸入群では85％と報告している[22]．

胃食道逆流の関与が想定される場合には，就寝前に大食や飲酒しないなどの摂食習慣改善，高脂肪食やチョコレート，カフェイン，アルコールの過度の摂取を控えるなどの食事内容の変更，頭側を高くしての就寝などの生活指導を行う．明らかな胃食道逆流症状を伴う患者に対しては酸抑制治療が適応となる．強力な胃酸分泌抑制作用をもつプロトンポンプ阻害薬の有効性が高いとされる[23]．従来行われてきた手術治療は再発が高頻度で認められるため，現在では例外を除き第一選択とはならない．逆に切除を行うと治癒が遷延するとの報告もある[24]．手術適応は肉芽が巨大で気道閉塞の可能性がある場合，生検により病理を確認する必要がある場合である．前述の保存的治療により嗄声が改善しない場合も適応とされるが，適切な保存的治療が行われたのか否かの判断は難しい．手術方法は全身麻酔下での喉頭微細手術による摘出で，肉芽腫隆起部分のみを切除し，軟骨膜を損傷しないことが勧められる．

予防として音声酷使を避ける指導や胃食道逆流症を見逃さず適切な治療を行うことが重要である．挿管性肉芽腫の場合は契機が明らかなためより予防の機会がある．具体的には長時間挿管が予想される患者には，より細径の挿管チューブを用いること，術後に予防的酸抑制治療を行うことが勧められている[18]．その他，適切な筋弛緩剤の使用，盲目的な挿管操作を避け，手術中にはヘッドローテーションを最小限にとどめ，喉頭反射が戻る前に抜管することがあげられる[22]．（**折舘伸彦**）

［引用文献］

1）Fujiwara Y, Arakawa T：Epidemiology and Clinical Characteristics of GERD in the Japanese Population. *J Gastroenterol* **44**：519-534, 2009.
2）Jaspersen D, Nocon M, Labenz J, et al：Clinical Course of Laryngo-Respiratory Symptoms in Gastro-Oesophageal Reflux Disease During Routine Care；A 5-year Follow-Up. *Aliment Pharmacol Ther* **29**：1172-1179, 2009.
3）Altman KW, Stephens RM, Lyttle CS, et al：Changing Impact of Gastroesophageal Reflux in Medical and Otolaryngology Practice. *Laryngoscope* **115**：1145-1153, 2005.
4）日本消化器病学会：胃食道逆流症（GERD）診療ガイドライン 改訂第2版．南江堂，2015.
5）Ford CN：Evaluation and Management of Laryngopharyngeal Reflux. *JAMA* **294**：1534-1540, 2005.
6）Belafsky PC, Postma GN, Koufman JA：Laryngopharyngeal reflux symptoms improve before changes in physical findings. *Laryngoscope* **111**：979-981, 2001.
7）Kusano M, Shimoyama Y, Sugimoto S, et al：Development and evaluation of FSSG；frequency scale for the symptoms of GERD. *J Gastroenterol* **39**：888-891, 2004.
8）Kusano M, Shimoyama Y, Kawamura O, et al：Proton pump inhibitors improve acid-related dyspepsia in gastroesophageal reflux disease patients. *Dig Dis Sci* **52**：1673-1677, 2007.
9）Oridate N, Takeda H, Mesuda Y, et al：Evaluation of Upper Abdominal Symptoms Using the Frequency Scale for the Symptoms of Gastroesophageal Reflux Disease in Patients With Laryngopharyngeal Reflux Symptoms. *J Gastroenterol* **43**：519-523, 2008.
10）Jackson C：Contact ulcer of the larynx. *Ann Otol Rhinol Laryngol* **37**：227-238, 1928.
11）Jackson C, Chevalier L, Jackson：Contact ulcer of the larynx. *Arch Otolaryngol* **22**：1-15, 1935.
12）西澤典子，折舘伸彦，目須田康・他：咽喉頭酸逆流症と音声障害．音声言語医学 **46**：59, 2005.
13）渡邊雄介，瀬尾　律，仙波　治・他：咽喉頭異常感症に対するプロトンポンプインヒビターの使用経験．日本気管食道科学会会報 **46**：505-508, 1995.
14）Cherry J, Margulies SI：Contact ulcer of the larynx. *Laryngoscope* **78**：1937-1940, 1968.
15）Dulahunty, Cherry J：Experimentally produced vocal cord granulomas. *Laryngoscope* **78**：1941-1947, 1968.
16）Vaezi MF, Hicks DM, Abelson TI, et al：Laryngeal signs and symptoms and gastroesophageal reflux disease（GERD）；a critical assessment of cause and effect association. *Clin Gastroenterol Hepatol* **1**：333-344, 2003.
17）Svensson G, Schalén L, Fex S：Pathogenesis of idiopathic contact granulomaof the larynx；results of a prospective clinical study. *Acta Otolaryngol* **449**：123-125, 1988.
18）Santos PM, Afrassiabi A, Weymuller Jr EA：Risk factors associated with prolonged intubation and laryngeal injury. *Otolaryngol Head Heck Surg* **111**：453-459, 1994.
19）Bloch CS, Gould WJ, Hirano M：Effect of voice therapy on contact granuloma of the vocal fold. *Ann Otol Rhinol Laryngol* **90**：48-52, 1981.
20）小林丈二，兵頭政光，岡田亜紀・他：喉頭肉芽腫に対する音声治療の有効性．喉頭 **13**：51-55, 2001.
21）川崎順久：Beclomethasone Dipropriate Inhaler（Aldesin）吸入療法による喉頭肉芽腫の治療成績．日気食会報 **45**：244-248, 1994.
22）Roh HJ, Goh K, Chon KM, et al：Topical inhalant steroid（budesonide, Pulmicort nasal）therapy in intubation granuloma. *J Laryngol Otol* **113**：427-432, 1999.
23）Hanson DG, Kamel PL, Kahrilas PJ：Outcomes of antireflux therapy for the treatment of chronic laryngitis. *Ann Otol Rhinol Laryngol* **104**：550-555, 1995.
24）Ylitalo R, Lindestad PA：A retrospective study of contact granuloma. *Laryngoscope* **109**：433-436, 1999.

Topics

竹節声帯

竹節声帯（竹の節声帯結節）は自己免疫疾患に関連する声帯病変と考えられており，非常にまれな疾患である．SLE（全身性エリテマトーデス）や関節リウマチなどの自己免疫疾患を有するまたは抗核抗体の指標が高い，声を酷使する女性に多くみられる．

喉頭内視鏡検査にて，声帯縁に直交する白色から黄色の線状の小隆起性病変が認められ（図1），喉頭ストロボスコピーにて，病変部位での粘膜波動の制限および隆起病変の前後において粘膜波動の位相差が観察される（図2）．前述の特徴的な声帯所見より竹節声帯と診断される．両側の膜様部に生じることが多いため，両側性の声帯嚢胞など別疾患の鑑別を要することがあるが，自己免疫疾患を病歴に認めれば診断の裏付けとなる．特徴的な声帯所見を呈しながら，基礎疾患を有していないようであれば，膠原病内科などに紹介し精査することが望ましい．

治療に関しては，自己免疫疾患自体の病勢に伴い増悪することがあるため，原則として原疾患の治療が優先されるが，竹節声帯自体に関しての治療方針は現在まで確立されていない．音声治療をはじめとする保存的治療を第一選択とする報告もあるが，改善のみられない症例に対してラリンゴマイクロ下の切除術により，音声および病変が改善したと報告もされている．しかしながら，原疾患自体の増悪・寛解に伴い再燃することも多く，複数回手術となる可能性を考慮し，切除術の適応に関しては慎重であることが望ましいと考えられる．近年，竹節声帯に対する治療として，より侵襲の少ないステロイドの局所注入の有効性が報告されている[1,2]．

典型的な病理所見は粘膜下の炎症病変または肉芽病変とも報告されており，リウマチ結節と組織学的に類似性を認めている．免疫複合体が沈着し，病変が形成されることが示唆されているが，不明な点も多い．（今泉光雅）

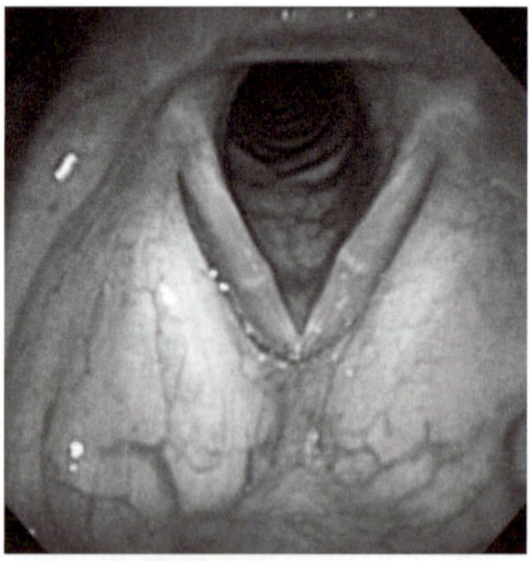

図1　喉頭内視鏡所見
声帯縁に直交する白色から黄色の線状の小隆起性病変が両側に認められる

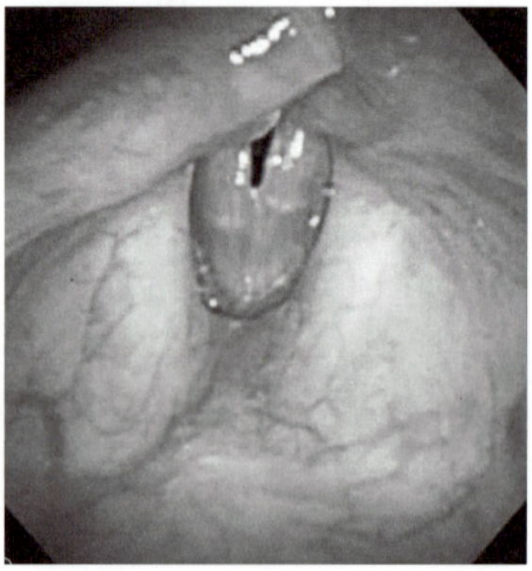

図2　喉頭ストロボスコピー所見
病変部位での粘膜波動の制限が認められる．隆起病変の前後において粘膜波動の位相差が生じている．さらに，病変より後方において声門間隙が観察される

［引用文献］

1）Imaizumi M., et al.：Effectiveness of steroid injections for bamboo nodules：A case report. *Ear Nose Throat J*. **95**：E21-3, 2016.
2）喜瀬乗基・他：経皮的声帯内ステロイド注入が奏功した竹節状声帯の1例．耳鼻と臨床 **64**：145-150, 2018.

Topics

音響分析ソフトウェア —MDVP, Praat, VA—

音声の重要な評価法の1つとして，日本音声言語医学会が定めるGRBAS尺度による聴覚心理的評価が現在最も一般的に用いられており，主観的ではあるもののその妥当性と信頼性は広く知られている[1)]．一方で客観的・定量的な評価方法として音響分析が発展し，これまで数多くの研究がなされてきた．音響学的評価は嗄声の性質や程度の理解，治療に役立ち，聴覚心理的評価と各種パラメータの相関についても多くの検討がある．しかしながら声の性質を特徴づける高さ・強さ・音質（音色）のうち音質は，知覚に基づく要因も多く含まれ，物理的な要素として測定・表現が難しいため，聴覚心理的評価と客観的評価が必ずしも一致しない場合がある．そのため音声障害の評価においては，主観的評価と客観的評価を組み合わせて行うことが重要であると考えられている[2)]．

音響分析は通常コンピュータを用いて行われており，本稿では数ある音響分析ソフトのうち，おそらく日本の音声外来で最も普及していると思われるPentax Medical社の“MDVP”，フリーソフトウェアであり海外では一般的に使用されている“Praat”，われわれの開発した“VA”の概要・特徴について解説したい．

“MDVP”はPentax Medical社のVisi-PitchやComputerized Speech Lab CSLの付属もしくはオプションソフトウェアとして使用できる．特徴としては，パラメータをグラフに表示し，正常範囲内であるかどうかを視覚的に示すことができる．一方，“Praat”はアムステルダム大学のBoersmaとWeeninkが開発した音響分析ソフトであり，フリーソフトウェアのため自由にダウンロードし自身で用意したPCで使用する[3)]．その機能は多岐にわたり，操作は煩雑であるが，音声データの編集なども自由にできる[4)]．録音されたデータの分析を行うことに適したユーザーインターフェース（UI）であり，PCMレコーダや外部マイクを用いるなどして得たできるだけ高音質の音声データ（“Praat”で録音することも可能）を用いて音響分析を行う．“VA”についても現在は音響分析のためのソフトウェアという位置づけであり，別にマイク，PCなどは用意する[5,6)]．PCへの音声入力ためにはPCに内蔵されたマイクではなく，USBオーディオインターフェースを介した外部マイクの使用が推奨される．音声の編集機能などはないかわりに音響分析パラメータの算出に特化したソフトとし簡便に使用できることを目的としており，リアルタイムに音響分析を行うことに適したUIになっている．“VA”でも“Praat”と同様に録音されたデータの分析も可能である．残念ながら現状としては医療機器として認可された機器・ソフトウェアはない．

音響分析のパラメータとしてはさまざまなものが提唱されているが，基本周波数（f_o），音声波形の周期・振幅の乱れを計測するJitter・Shimmer（日本ではPPQ・APQが使われることも多い），そして音声波形中の雑音成分を計測するHarmonics to noise ratio（HNR）が一般的に広く使用されており，音響分析ソフトの比較においてもこれらのパラメータが用いられることが多い．f_oは音響分析を行ううえでの重要な指標であり，他のパラメータの算出に深くかかわっている．つまりf_oの算出が困難になる雑音の多い環境での録音時はもちろん，雑音成分の多い重度の音声障害患者ではその信頼度は下がる[7)]．そのため音響分析は正常に近い音声障害や軽度嗄声での評価に特に有用であり，実際GRBAS尺度におけるG3にあたる重度の音声障害では残念ながらソフトウェアごとのパラメータのばらつきも大きくなる．f_0の抽出方法をソフトウェアごとに比較してみると，“MDVP”は波形のピーク間の時間間隔を基としており，“Praat”は1から2周期分の音声波形をずらして次の周期と最も一致する時点を基にして算出している．“VA”は波形が時間軸と交差するゼロクロス点を積分波形によって重みづけしたうえで，補間により推定することでf_0を抽出している．どの方法がより適切かは議論があるとされており，実際どのソフトウェアで測定してもその値は非常に高い相関がみられるという結論に至っている論文が多い[6-9]．しかしながら“MDVP”と“Praat”，そして“MDVP”と“VA”を比較すると，正常音声であっても外れ値が存在する一方で，“Praat”と“VA”の間では正常および軽度嗄声で外れ値は出ない[6-8]．“MDVP”で使用されている極大値検出法は雑音成分による影響が大きいことが知られており，f_0が他のパラメータに影響を及ぼすことを考えると“MDVP”と他のソフトウェアはf_0のズレによって測定値が異なってくる可能性がある．実際，振幅の値を評価するShimmerはf_0の影響を受けにくく比較的ソフトウェア間の相関性は高いことが多いが，f_0の影響を受けやすいJitter・HNRでは相関性が低くなることが多い．正常音声において理想的にはより0に近い値を示すはずであるJitterについては，“MDVP”と“Praat”を比較しその値はあまり変わらないとされているものの，“Praat”が小さい値を示す報告は多く，われわれの検討でも“Praat”と“VA”は似た値でありかつ“MDVP”に比べ低値を示した[6-10]．

HNRについては正常音声では雑音成分が少ないので高値を示すが，実際は三者三様の計算方法であり一概に比較することは難しい．“MDVP”と“VA”は周波数領域を用いた方法を使用しているが，“VA”はより正確に軽度嗄声を評価することを目的とし，音声波形に2周期分のみの時間窓をかけ調和成分と雑音成分に分けることで測定誤差を減らすRaという指標を用いている[5,7,11]．一方“Praat”は波形整合法による波形の時間的なズレを用いており，周波数領域を用いた方法より簡便・正確で周期による影響を受けにくいとされている[12]．実際“MDVP”と“Praat”のHNRの値には相関性を認めるものの前者が有意に低い値を示すことが報告されているが（“MDVP”ではNHRのみ表示されるため換算），Jitterと同様に“Praat”でのHNRの値と“VA”のRaの値は似た値を示し高い相関を示した[6]．つまりHNR測定のアルゴリズムが違っても正確なf_0を基にHNRを測定できるのであれば，その精度はかわらないのではないかと思われる．“MDVP”はHNRの測定時に12.5kHz以上のサンプリ

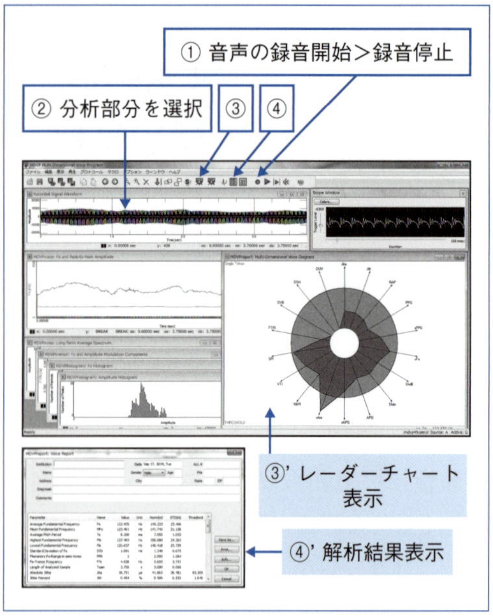

図-(a)　“MDVP”の表示画面と操作方法
赤い丸印のボタンを押すと録音が始まるので，患者に発声してもらい，スペースボタンで録音を停止する（①）．分析に使いたい部分のみを録音するか，録音データから音響分析に使う部分を選択してから（②），ツールバーにある“ALL“と書かれている分析開始ボタンをクリックすると，レーダーチャートが表示され，正常値を超えた部分は赤く表示される（③）．ツールバーにあるレポート表示ボタンを押すと，それぞれのパラメータの数値を確認することができる（④）

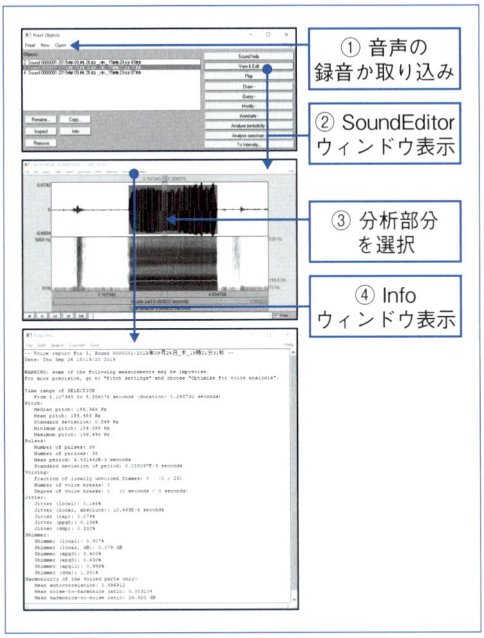

図-(b)　“Praat” の表示画面と操作方法

Objects ウィンドウにすでに録音した音声を取り込むか,「New」タブから録音を行う(①). Praat での録音では信号レベルのみが表示される. 録音データを選択し「View & Edit」ボタンを押すと, SoundEditor ウィンドウが開き, 音声波形が確認できる(②). 任意の場所で任意の長さの波形を選択し(③), 解析する. 音響分析を “Praat” で行う際には「Pitch」タブで分析方法を cross-correlation にし,「Pulses」タブで Show pulses を選択後に voice report を選択すると, Info ウィンドウが立ち上がり, 音響分析の結果を確認することができる(④)

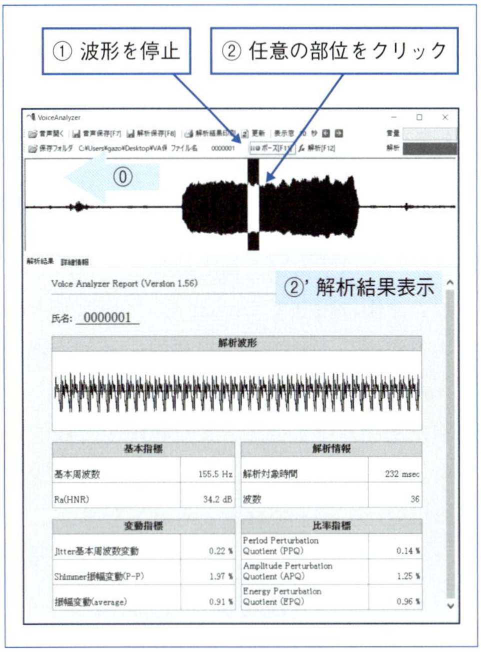

図-(c)　“VA” の表示画面と操作方法

波形表示部分に向かって左に流れるようにリアルタイムに波形が表示されるので(⓪), 発声してもらいながら良いタイミングで「ポーズ」ボタンを押し, 波形を停止させる(①). 波形の安定している場所を選んでクリックする(②)と約 0.25 秒(周波数によって異なる)の音声データを分析し, 下の結果表示部分に瞬時に表示する(②'). 「ポーズ」ボタンを再度押すと波形が動き出すので, また同様の手順で分析可能である. 波形表示部分の長さは任意に変更でき, 表示されている部分の音声データは保存可能である

ングレートは 12～16kHz にダウンサンプリングされてから計算されることと, 前述の f_0 の抽出方法の違いが “Praat” の HNR, “VA” での Ra と測定値が異なり低くなっている原因ではないかと考えられる.

“MDVP” の特徴は病的音声の閾値がグラフで表されており, ひと目で正常かどうかを判断しやすいところにある. ただしその閾値自体は日本人の音声を基に規定されているわけではなく, 年齢的な要因や性別については検討されていないことに注意する必要がある[13]. しかし同じ患者のデータを経時的に比較するのには有用で, 数値をグラフで視覚的に見せることで患者が理解しやすいのが大きな利点である. 一方 “Praat” はフリーソフトウェアであるにもかかわらず, そのデータの正確さには定評がある. しかしながら使用方法が煩雑であり, 臨床で使用し即座にデータを患者に見せるという用途では使用しにくいのが欠点である. “VA” は音声を表示しながら分析する部分を選択することが可能で, 先に音声を録音し分析部分を選択する必要がないため簡便で使用しやすい. その一方で, 煩雑さを少しでも減らすために種々のデータはあえて表示しないようにしている. それぞれのソフトウェアに一長一短はあるが, 各施設で使用しているソフトの特徴を把握したうえで, パラメータの数値の意味を理解しておくことが大切である. またマイクなどのインタフェースや録音環境によって測定値に多少の違いが出ることに留意しておく必要がある[7](図).

録音機器の進化によるデータ量の増加にもかかわらず, コンピュータの進化に伴い計算速度は格段に上がっており，昔と違って一瞬で測定結果を得ることができるので，音響分析をより身近なものとして日常診療に活かしていくことが可能となってきている．"VA"はアンドロイド版も作製しているが，リアルタイムに測定値を表示し続けることができ，実際われわれは手術室で術中に使用し音声外科治療の評価に役立てている[14)]．今後は音声治療中に使用し，客観的に視覚的に音声治療を行うために使用することも想定している．検査室内だけでなくさまざまな状況で客観的な音声評価を行えるようになることで，音響分析の用途は広がっていくと考えている．

（児嶋　剛）

［引用文献］

1) Yamaguchi H, Shrivastav R, Andrews ML, et al：A comparison of voice quality ratings made by Japanese and American listeners using the GRBAS scale. *Folia Phoniatr Logop* **55**：147-157, 2003.
2) Oates J：Auditory-perceptual evaluation of disordered voice quality. *Folia Phoniatr Logop* **61**：49-56, 2009.
3) Paul B, David W：Praat；doing phonetics by computer [Computer program]. Version 6.1.03, retrieved 1 September 2019 from http://www.praat.org/
4) 北原真冬，田嶋圭一，田中邦佳：音声学を学ぶ人のためのPraat入門．ひつじ書房，2017.
5) 水田匡信，庄司和彦，児嶋　剛・他：音響分析ソフト「VA」の開発—軽度嗄声の音響分析．耳鼻咽喉科臨床 **104**：297-302, 2011.
6) Kojima T, Fujimura S, Hori R, et al：An Innovative Voice Analyzer "VA" Smart Phone Program for Quantitative Analysis of Voice Quality. *J Voice* **33**：642-648, 2019.
7) 細川清人，岩橋利彦，小川　真・他：音響分析の概念と実際．喉頭 **28**：78-87, 2016.
8) 井手美稀，川越　仁，湯本英二・他：Multi-Dimensional Voice Program（MDVP）およびPraatを用いた音響分析結果の比較．音声言語医学 **60**：214-219, 2019.
9) Oğuz H, Kiliç MA, Şafak MA：Comparison of results in two acoustic analysis programs；Praat and MDVP. *Turkish J Med Sci* **41**：835-841, 2011.
10) Boersma P：Should jitter be measured by peak picking or by waveform matching? *Folia Phoniatr Logop* **61**：305-308, 2009.
11) Kojima H, Gould WJ, Lambiase A, et al：Computer analysis of hoarseness. *Acta Otolaryngol* **89**：547-554, 1980.
12) Boersma, P：Accurate Short-Term Analysis of the Fundamental Frequency and the Harmonics-To-Noise Ratio of a Sampled Sound. *Proc Inst Phonetic Sci* **17**：97-110, 1993.
13) 西尾正輝，新美成二：Multi-Dimensional Voice Programを用いた音声の解析．総合リハ **30**：927-933, 2002.
14) Fujimura S, Kojima T, Okanoue Y, et al：Real-time acoustic voice analysis using a handheld device running Android operating system. J Voice, 2019. doi：10.1016/j.jvoice.2019.05.013

Topics

音声言語医学における診断治療評価の標準化に向けて必要な「声の検査法」

音声言語医学研究で他の研究と圧倒的に異なる点は，ヒトの特徴である音声言語コミュニケーションを扱うことである．言語は日本語1つをとっても対象は人間で，実験をするにも日本語を表現できない他の動物では研究不可能である．音声言語コミュニケーションにはヘレンケラー女史の例をあげるまでもなく，聴覚，視覚，嗅覚，触覚などをinputする感覚受容器官が大切で，それらの情報を認知し考え，反応・応答する神経，中枢器官，そこから感覚器への音声言語のoutput器官としての呼吸を含む全身と，発声・構音器官の研究が必要である．

翻って人間を扱う他の医学研究は各臓器が他の動物と同様で，手術開発でも解剖生理学的に近似した動物実験が有効であり，当然薬物の開発にもつながりやすく民間の研究費もつきやすい．発声のoutput器官である人間の喉頭は，そもそも構造が言語を発声しやすく進化しており，位置も特殊である．この点は他の医学研究と決定的に異なり，その重要性を他の医学の研究者に理解してもらうには難しい問題でもある．幸いわが国は音響，光学機器の先進国であり，これまで多くの基礎臨床研究が成就し，世界中でその技術を基本とした音声言語医学の検査法が開発され，さらには国民皆保険に基づいた世界最高の医療でこれらの検査を安価な値段で実施することができたため，音声言語医学研究は発展してきた．

しかしながら他の医学分野と異なる点がもう1つある．それは現在の風潮に則したエビデンスの高い研究論文があまりない点である．先般完成した，「音声障害診療ガイドライン」（日本音声言語医学会，日本喉頭科学会編）を作成するにしても，作成に際し，世界的にシステマティック・レビュー，メタアナリシス，そのもととなるランダム化比較試験研究（RCT）など，専門家でなくとも誰もが納得する高いエビデンスレベルの研究がほとんど見当たらない．このため他の医学に比べてエビデンスや発表する雑誌のインパクトファクター（IF）は低くなり，結果的に他の学問分野に比べ研究費などの配分も低く抑制される正当性を生み出しかねない．それを防ぐには，1人でも多くの国民に音声言語医学研究の必要性と特殊性を理解しやすく啓発し，世間の関心を人間の特徴・特権である音声言語コミュニケーションにもっていく必要がある．

まずは誰もが納得する課題をRCTで，当たり前のことの証明をする作業から地道に行う必要がある．RCTの作業は膨大で，それなりのIFの付いた英文誌に受理されるまでは，時間も費用もかかる．ただ，RCTであればおのずと社会は関心をもち，社会の関心が集まれば他の学会の研究者からもその必要性を理解される．このRCT研究をまとめて疫学的に解析評価を行うのが，最高のエビデンスとされるシステマティック・レビューやメタアナリシスである．

最近の音声言語医学研究では，国立病院機構（National Hospital Organization：NHO）の感覚器研究グループが「音声自己訓練法」を開発して，その音声機能改善と誤嚥性肺炎の予防に関し有効性を示した内容を2016年にClinical Rehabilitation誌に発表した．NHOの11病院で加齢による声門閉鎖不全で発声障害と誤嚥を訴える患者に，発声嚥下の仕組みとその対策の注意喚起のみを行ったコントロール群と，1日2回実施する「NHO音声自己訓練法」を指導し，毎日訓練を実施した介入群の2群でランダムに割り付けを行い，2つの群で6カ月後の発声持続時間の変化と肺炎で入院したかの有無を比較した．その結果，NHO音声自己訓練を行った群は注意喚起群に比べ優位に発声持続時間が延長し，肺炎による入院も少ないことが明らかとなり，NHO音声自己訓練法の有効性が明らかになった.同グループは,さらに声帯ポリープと結節の手術適応患者に対し同じくRCTを行った．手術の準備待機期間を2カ月間とし，一般的な声の衛生の注意喚起を行うコントロール群と，個々の職業趣味などの詳細を含む生活習慣について患者と話し合い，声の衛生のための改善点などを納得させたうえで指導する「NHO声の衛生教育」を施行した介入群の2群で2カ月後の手術の適応の変化を比較した．その結果，NHO声の衛生教育群で優位に手術適応の消失を多く認めた．このことからNHO声の衛生教育の有効性が明らかになり，2018年にLaryngoscope誌に発表された．

これらのRCT研究を行うには，①研究計画を立案,研究費に応募,予算獲得,②統計・倫理専門家を交えて最終プロトコルを検討作成，③倫理委員会での審査などを経て初めて研究が開始される．研究計画ではそれぞれの施設での診断や評価法，治療法の厳格な標準化が必須であり，研究班の参加施設で得手，不得手があるのは必至のため，必要最小限で確実な項目の評価に限定され，班員が一堂に集まり講習を行い標準化し統一することが大切である．倫理面は特に音声言語研究は個人情報も入りやすくヒトを扱うため難しく，一般の人にもわかりやすく理解を得られやすいように説明することも大切である．プロトコルはいざ論文投稿の段階で必ず提出を求められるため，最初から統計も含めて確実なものを作成する必要がある．

晴れて研究を開始する前に一番大切なことは，臨床登録である，臨床登録とは臨床試験の研究計画の概要を事前に第三者機関に登録し公開することである．大学病院医療情報ネットワーク（UMIN）や日本医師会で登録可能であり，これをせずにRCTを行った場合，いかに多額の資金と長い年月，労力，何より患者の真摯な協力を得ても，すべてが無駄になり，質の高いとされる国際誌への投稿は門前払いされる．今後，臨床登録は必須となる可能性が高く，後で後悔しないためにも必要である．NHOの2つのRCT研究はそれぞれ専門分野のIFの高い最高の雑誌に掲載されたが，NEJM，Lancet誌など誰もが読む医学総合誌には，その専門性や社会の関心の低さからか，採択には至らなかった．

ヒトのみに許された音声言語コミュニケーションの研究は，動物での代用が難しく，ヒトを対象とした実験が主体になる．脳血管障害，心疾患，糖尿病など生死に直結し，患者数も薬剤市場も大きい分野は，主流の医学医療として結果的にRCTが多く行われ，病気が徐々に克服され，健康長寿が求められた今後は健康長寿の“質”が求められる．そこには，人間としての特権である音声言語コミュニケーションが重要な要素として，またそのために他の動物と異なる嚥下の仕組みが注目され，さらに健康寿命を得るために発声嚥下機能の強化は誤嚥防止と直結する問題であることからも，今後社会の関心が高まる研究分野である．

今，必要なことは，①学会レベルで高いエビデンスへの第一歩であるRCTを公的な予算で獲得し時間をかけて実施する，②学問分野の重要性の啓発のためにも今後の研究シーズになるめずらしい症例や教育的症例，意見は，IFの変動を気にせず掲載してくれる医学総合誌やそれぞれの関連分野のIFの高い一流海外専門誌に挑戦する．そのための必須事項が，③その評価法である検査法の統一であると考える．

音声言語医学分野の研究にかかわる全員がこの「声の検査法」に目を通し理解することで，検査，評価，診断，治療法をさらに高いレベルで標準化することが可能となり，より高いレベルでのRCTが可能となり，音声言語医学のみならず,ヒトの健康寿命を伸ばし,健康長寿に直結する研究分野のさらなる発展への第一歩となる．

（角田晃一）

第3章 発声・発語運動の検査

1 はじめに

発声・発語に必要な喉頭，口腔，咽頭の運動の多くは体表から直接観察しがたく，視診に加えて内視鏡や断層撮影を用いた評価が必要になる．発声に関しては声門閉鎖や声帯振動が主たる検査対象となり，発語に関しては構音に働く舌，軟口蓋，下顎の運動が注目される．これらの器官は，共鳴腔となる声道の形状を変化させて発語に働くことから，おのおのの運動に加えて，萎縮や肥大など各器官の形状変化や弾性の状況も評価の対象になる．

本章では舌，口蓋などの構造と発語時の運動を，超音波断層法，エレクトロパラトグラフィ，CT，MRIならびにMRI動画を用いて評価する検査法を解説する．これらの検査は構音器官の評価を低侵襲に行うことが可能であり，広く臨床の現場での普及が望まれる．続いて，外来診療で頻回に行われる，声帯を中心とした喉頭の内視鏡検査法について述べる．ここではNBI(narrow band imaging, 狭帯域光観察), FICE (flexible spectral imaging color enhancement), i-Scanといった近年の画像強調技術を紹介するとともに，発声時の声帯運動の評価に必須である喉頭ストロボスコピーを解説し，画像の記録と保存について述べる．さらに高速度デジタル画像撮影法（High-speed digital imaging：HSDI）と電気声門図（Electroglottography：EGG）について紹介する．本章の最後には全身麻酔下に実施する直接喉頭顕微鏡検査を解説する．声門部を中心とした微細構造の観察を詳細に行うことは，音声改善手術や喉頭狭窄症手術の実施に重要であり，機器や操作に関して十分な知識を備えていきたい．

さらに画像診断の進歩に伴い，発声・発語運動にかかわるさまざまな検査が行われており．本章中ではTopicsとして，コーンビームCTによる喉頭の評価，PETによる脳活動の評価を紹介する．合わせてMRIの基本理論，器質的異常を伴わない発語障害に対する中枢の評価についても寄稿いただいた．

本章で紹介する検査の多くは，被検者にさまざまな発語のタスクを課して各器官の運動を観察，記録する．それゆえ検査を正確にかつ効果的に実施するためには，検者が発声・発語における各器官の運動様式や検査時の正常所見と異常所見を事前に習熟することが望まれる．また，被検者となる患者に検査ならびに検査中のタスクの意義を可能な限り理解していただくよう，医療スタッフからの事前の説明が重要である．

（香取幸夫）

2 舌・口蓋などの運動に関する検査

1 超音波断層法

1）概要

超音波断層法（ultrasonography：US）は超音波を用いて体内の様子を外部から観察できる方法で，母胎内の胎児の観察や心疾患の検査など，さまざまな領域で用いられている安全性の高い検査法である．顎口腔機能の臨床・研究分野においては舌運動の評価ツールとして用いられており，超音波探触子（プローブ）を顎下部に当てて舌運動評価をリアルタイムで行うことが可能である．さらに，発声や発語，摂食嚥下運動時の舌運動を可視化することにより，患者へのフィードバックを可能にするという利点もある．

2）特徴

USの大きな特徴として，小型の装置が多く持ち運びが容易で場所を選ばないという簡便性，汎用性に加えて，被曝や疼痛などの侵襲を伴わないことがあげられる．検査時の姿勢も顎下部にプローブを当てること以外に制限がなく，年齢を問わず検査が可能である（図1）．

プローブの種類は，プローブ内の振動子の動きによってコンベックス型セクタ電子走査型（コンベックス型），リニア電子走査型（リニア型），位相制御型セクタ電子走査型（セクタ型）などがある．口腔内の舌運動を観察する場合，通常は顎下部にプローブを当てるため，成人ではコンベックス型，小児ではマイクロ（コンベックス）型やリニア型が多く用いられる．

3）検査法

口腔内（主に舌運動）の観察には主にBモード（brightness mode）およびMモード（motion mode）を用いる（表）．Bモード画像では，舌背面が白いhigh echo像として描出される．下顎

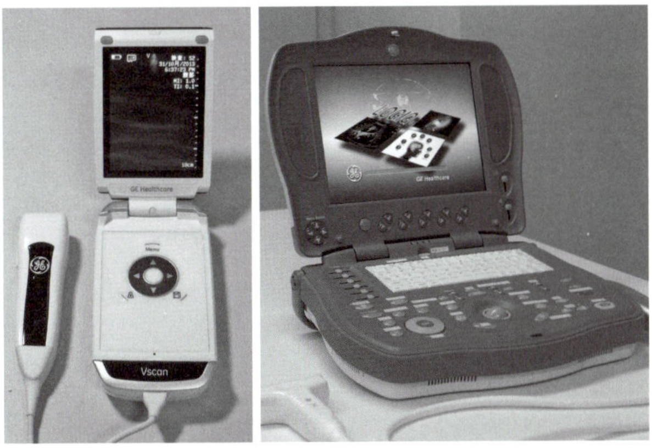

図1　超音波画像診断装置
手のひらサイズ〔左：「Vscan1.1」（GE Healthcare社）〕，ノートPCサイズ〔右：「LOGIQ BOOK XP」（GE Healthcare社）〕など小型の機器も多く，持ち運びも容易である

表　Ｂモードと M モードの特徴

モード	特徴
Ｂモード（brightness mode）	得られた超音波の反射を明るさ（輝度）に変換して二次元の画面に表示．舌運動評価で頻用される．
Ｍモード（motion mode）	横軸は時間，縦軸は決められた物体の変位（距離変化）が表示される．Ｂモード画面に示されるカーソル上の時間的な動きの観察に使用される．

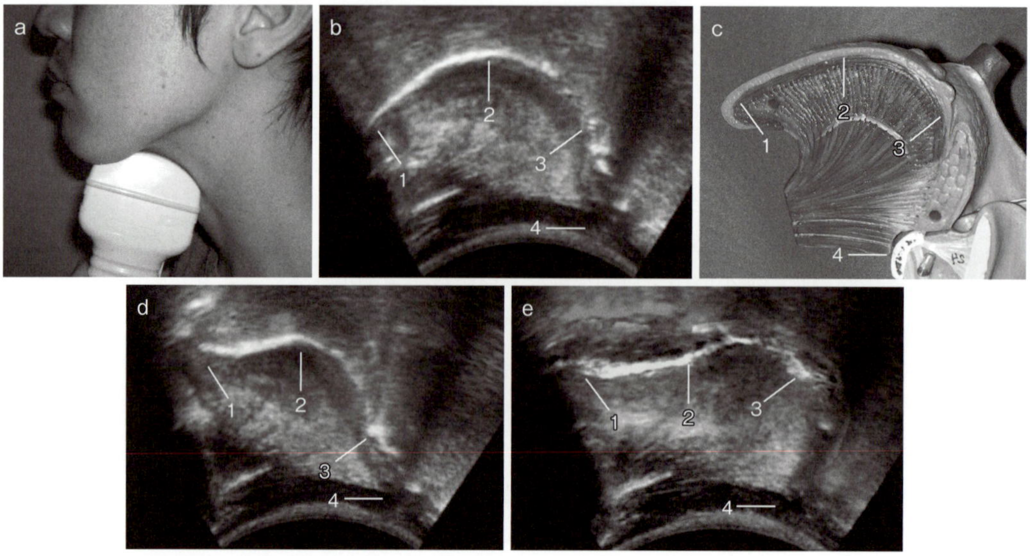

図２　Ｂモードにおける舌の矢状断面像

矢状断面描出のためのプローブの当て方（a）．舌安静時の超音波画像（b）および対応する解剖学模型（c）．舌背面は超音波が強く反射するため白線で示される．/ta/ 発声時には舌尖が挙上し（d），/ka/ 発声時には奥舌が挙上する（e）．1：舌尖部，2：舌中央部，3：奥舌部，4：舌骨

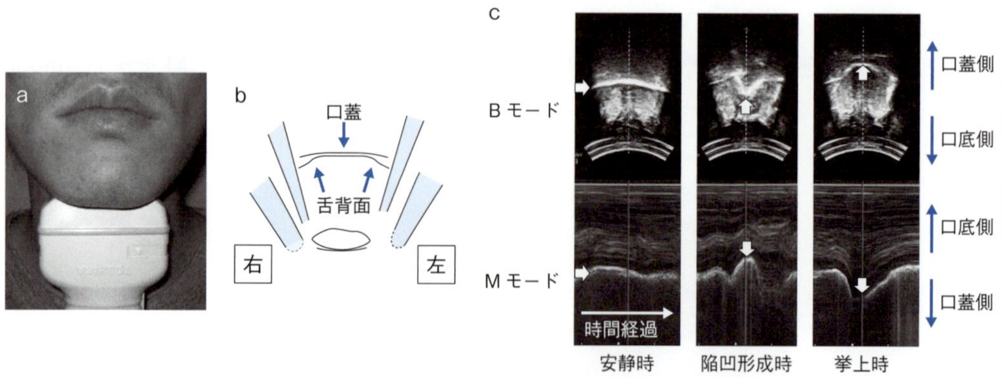

図３　Ｂモードと M モードにおける舌の前額断面像

前額断面描出のためのプローブの当て方（a）および対応する解剖学模式図（b）．Ｍモードでは舌の動きを継時的に表示できる（c）

骨や舌骨，空気層は超音波を通しにくいためエコー像を結ばず黒く抜けた状態で表示される．プローブを当てる方向を変えることで矢状断面，前額断面での観察評価が可能である（図２）．Ｍモード画像では，時間経過とともに舌の任意の部位がどのように動いたかを上下運動で表示するため，上下的な運動距離や時間，速さの計測ができる（図３）．

4）今後に向けて

プローブの固定位置や描出画像の再現性などの課題がクリアできれば，定量評価の信頼性も向上することが期待される．さらなる研究・報告の発展を期待したい．　（渡邊賢礼，井上　誠）

2 エレクトロパラトグラフィ：電気式口蓋図法

1）概要

パラトグラフィ（palatography）は，聴覚印象のみでは評価が困難な歪み音の構音動態を明らかにすることを目的に舌と口蓋の接触状態を観測する検査法の一つであり，口蓋上の舌の接触パターンをパラトグラム（palatogram）という．19 世紀より，口蓋に炭素粉末を塗布するなどして一連の発話後のパラトグラムを観察する静的パラトグラフィが行われてきた．1930 年代には電気的に記録する手法（エレクトロパラトグラフィ，electropalatgraphy：EPG）が開発されたが，発話期間中の総和パターンを観測することしかできないままであった．1960 年代に入りコンピュータの技術発展もあり，アメリカの Kydd と Belt，ソ連（当時）の Kuzmin，日本の藤村と柴田らにより，舌と口蓋の瞬間的な接触パターンを連続的に観測可能な動的パラトグラフィ（dynamic palatography）が競うように開発され，その後も人工口蓋の作成法や記録法，表示法などで改良が重ねられてきた．今日利用されている EPG とは，主にこの動的パラトグラフィを指す．EPG は測定範囲が歯茎から軟口蓋前部の範囲に限定され，舌運動を直接測定できないといった欠点があるものの，低侵襲かつ可搬性に優れ，測定結果をリアルタイムで可視化できるため[1]，構音に関する観測研究のみならず，聴覚障害者や口蓋裂術後患者，機能性構音障害者などの構音訓練にも活用されている．

2）検査機器

EPG は人工口蓋，信号検出器を含む観測機器，結果を表示するモニターを基本構成とし（図 4），以前より観測機器と LED 表示のモニターが一体となった製品が販売されてきた．近年はコンピュータ上で解析用ソフトウェアを走らせ，モニターで結果を表示できる製品も販売されている（図 5）．2022 年の時点で国産メーカーからは販売されておらず，イギリスの Articulate Instruments 社，icSpeech 社，アメリカの CompleteSpeech 社など，欧米のメーカーから輸入する必要がある．

人工口蓋は，患者の口蓋に合わせて選択できる軟性人工口蓋が用意されている製品もあるが，口蓋の形状は個人差が大きいため，患者ごとにオーダーメイドで作製することが望ましい．まず上顎の正確な印象を採取し，1 個ずつ別々の配線をした電極を規則的に配列して埋め込んだ人工口蓋を重合レジンで作製する．したがって，作製には歯科やメーカーに協力を依頼する必要があ

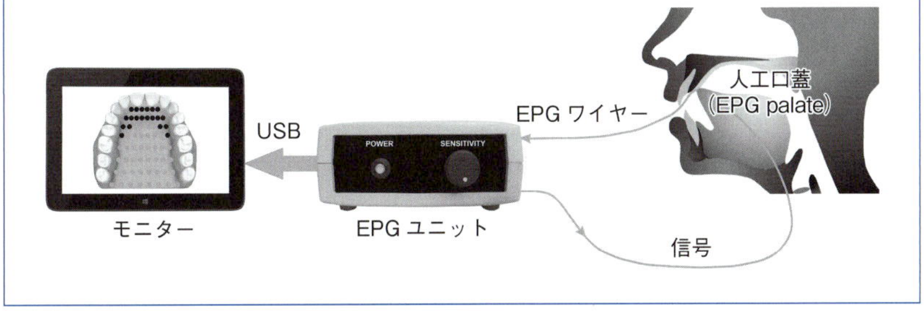

図 4　EPG システムの一例（icSpeech 社「LinguaGraph」）
（icSpeech 社 HP より許諾を得て一部改変）

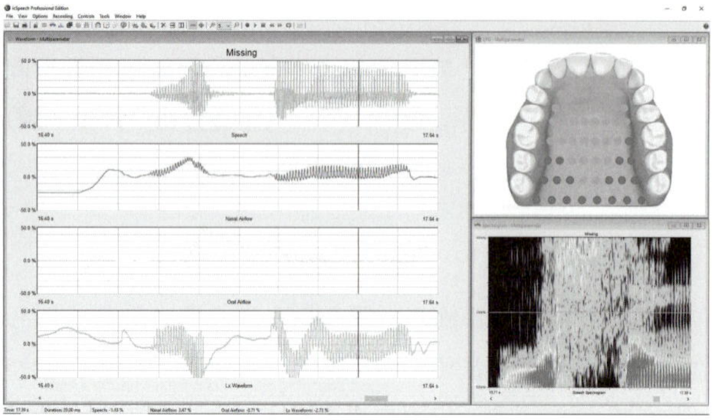

図5 ソフトウェアによる表示の一例（icSpeech 社「icSpeech Professional Edition」）
（icSpeech 社 HP より許諾を得て転載）
シンプルなソフトウェア（「LinguaView」）では，右上のパラトグラムが表示される．「icSpeech Professional Edition」では，サウンドスペクトログラフ（右下）や音声，気流などの波形（左）などもマルチ表示可能である．その他，コンピュータ・アニメーションで舌の動きを再現するソフトウェア（「LinguaView 3D」）もある

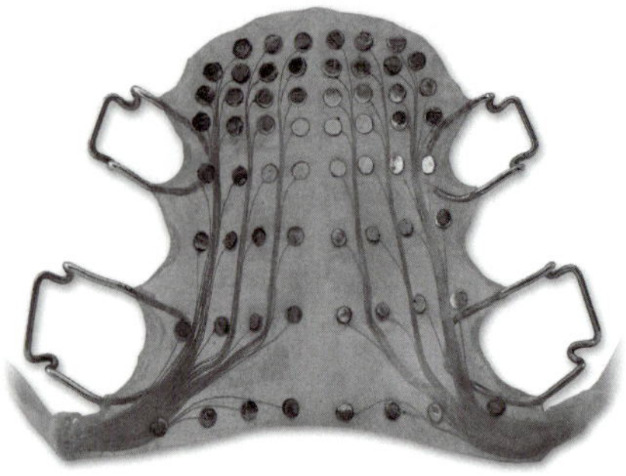

図6 人工口蓋（icSpeech 社「EPG palate」）
（icSpeech 社 HP より許諾を得て転載）
62 個の電極が埋め込まれ，電極ごとに配線されている．歯にはクラスプで固定される

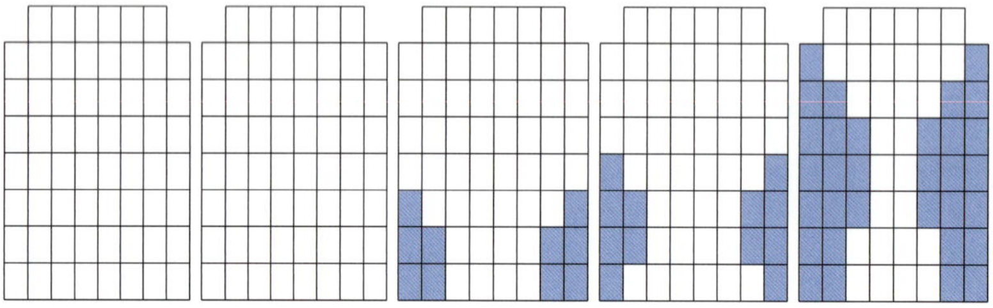

図7 日本語母音の EPG パターンの一例
文献[2)]（Articulate Instruments 社「winEPG システム」を使用）を参考に作成した日本語母音の EPG パターンの一例を示す．患者の発話法や個人差，電極の数・配置などにより結果は異なる

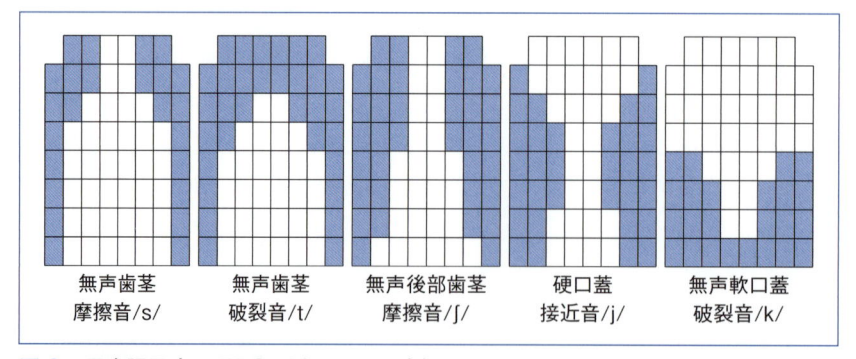

図8 日本語子音の EPG パターンの一例
図7と同様に，日本語子音（一部）の EPG パターンの一例を示す

る．歯茎部で密に，口蓋上で粗に，合計 62 個の電極が配列された reading type と呼ばれる人工口蓋が使用されることが多い（図6）．検査時は患者に微小電流を与え，舌と電極が接触したときの微小電流の変化を信号検出器で読み取ることにより，瞬間的な接触パターン（EPG パターン）を連続的に観測する．

3）検査と評価の方法

人工口蓋を上顎に違和感なく装着できるようになってから，患者に発話させ，コンピュータにEPGパターンを記録する．音声も録音し，音声波形やサウンドスペクトログラムとして解析に用いる．構音訓練を行う場合は，リアルタイムにEPGパターンをモニターに表示させ，視覚的フィードバックに役立てる．

評価には各語音におけるEPGパターン（図7，8）を理解する必要があり，接触の開始場所とその進行状況，接触消失の開始場所とその進行状況の2点が重要となる．EPGパターンは，個体間，電極の数・配置などにより異なるため，機器ごとに構音訓練の目標となるような正常データを蓄積しておく[2]．記録可能なフレーム数は製品によるが，毎秒50〜200フレームとなっている．

（二藤隆春）

3 CT，MRI，MRI動画

構音運動（調音運動）の観測には，伝統的にX線シネやX線マイクロビーム，磁気計測（EMMA）などを用いた二次元的な観測が利用されてきたが，ここでは近年特に発達が目覚ましいCT，MRIとMRI動画における構音器官および構音運動の撮像について述べる．これらの医療画像機器の登場により音声生成器官の三次元形状を撮像することが可能になり，通常のX線撮影では得られなかった新しい知見が得られ始めている．

1）CT（コンピュータ断層撮像法，computed tomography）

CTとはX線を被写体に360°照射して得られた情報を元に，被写体の断層画像を再構成するものである．寝台を一定速度で移動させながらX線源を回転させることにより走査を行うヘリカルスキャン（被写体から見ると線源がらせん状に回転する）が開発され，画質の向上および撮像時間の短縮が実現されている．CTは通常のX線被曝の問題があるが，撮像法の改良により撮像時間が短縮し，かつてより被曝量が抑えられている．

（1）喉頭の撮像

喉頭領域の音声機能診断においては，甲状軟骨をはじめとする各種の喉頭軟骨に対し，比較的良質で高解像度撮像が可能なためCT撮像が主に利用されている．呼吸停止下に加えて，吸気・呼気時および発声時などの短時間での撮像が可能である．喉頭軟骨の骨化部位でのX線の吸収が大きいため，甲状軟骨，輪状軟骨，披裂軟骨などは高輝度に撮像される（MRIとの画像の違いに注意）（図9）．また，CTの三次元データを利用したボリュームレンダリングにより，バーチャル喉頭内視鏡への応用も報告されている[3]．

2）MRI（磁気共鳴画像法，magnetic resonance imaging）

MRIは，強い磁場（magnetic field）内におかれた水素原子の原子核（陽子：プロトン）に特定の電磁波（RF波）を照射することにより生じる磁気共鳴現象を利用して体内の断層画像を再

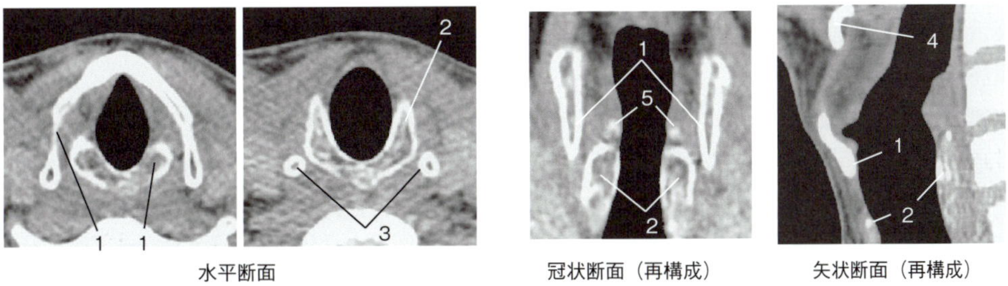

図9　CTによる喉頭軟骨の撮像

1：甲状軟骨，2：輪状軟骨，3：甲状軟骨下角，4：舌骨，5：披裂軟骨

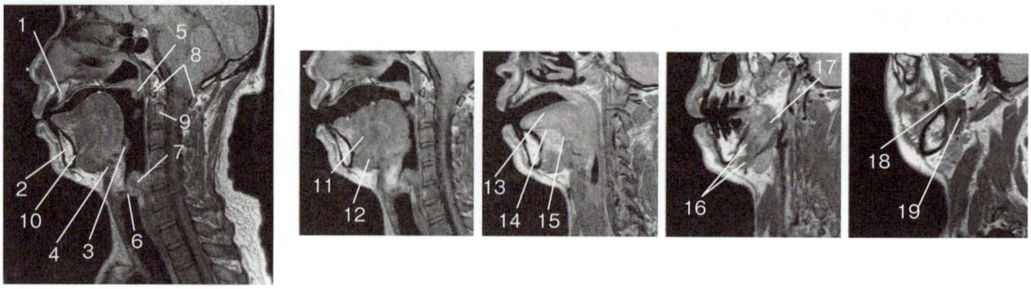

図10　MRIによる舌筋の撮像

1：上顎，2：下顎，3：喉頭蓋，4：舌骨（不可視），5：軟口蓋，6：声帯，7：披裂部，8：第1頸椎，9：第2頸椎，10：オトガイ棘，11：オトガイ舌筋，12：オトガイ舌骨筋，13：上縦舌筋，14：下縦舌筋もしくは茎突舌筋，15：舌骨舌筋，16：顎舌骨筋，17：茎突舌筋，18：茎状突起，19：内側翼突筋

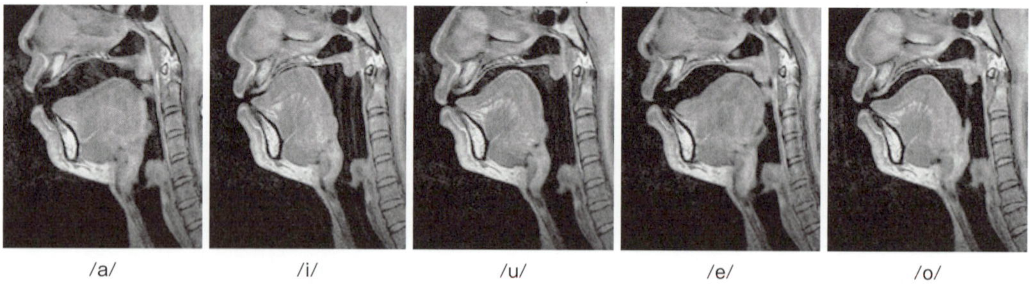

図11　MRIによる舌・声道の撮像

構成する方法である．基本的にMRIでは水素原子の密度と組織結合性が可視化の指標となるために，筋肉や皮膚，血液，その他組織に含まれる水分や脂肪の有無を可視化（通常は白）し，骨や歯など水素原子を含まない部位は空気と同じ信号値（通常は黒）となる（図10）．さらにプロトンの数の違いだけでなく，脂肪や水などの違いを強調したり抑制したりすることができるという特徴がある．またCTとは異なり任意の断面を選択できるという利点もある．共鳴現象の信号収集に要する時間や，画像を再構成するための繰り返しの信号収集が必要なため，CTに比べて撮像時間は長い傾向にある．

これまで，MRIは非常に大きな音が出るという難点があったが，近年，サイレントスキャン（SILENT SCAN）と呼ばれる撮像法により，撮像時の音を大幅に低減する方法が開発された．限られた撮像ではあるが，これまでに比べて非常に静かな撮像が可能となった．

(1) 構音器官の撮像

MRIは軟部組織の描出に優れ，筋，脂肪，軟骨などの組織間の違いを可視化することができる．構音器官においては舌や唇などの筋肉の三次元的な走行などが観測できる（図10）．舌筋として特に重要なのは外舌筋（オトガイ舌筋，舌骨舌筋，茎突舌筋，口蓋舌筋），内舌筋（上縦舌筋，下縦舌筋，横縦舌筋，垂直舌筋）である．発話に関する顎筋にはオトガイ舌骨筋，顎舌骨筋，顎二腹筋などがある．

(2) 声道形状の撮像

声道をターゲットとした撮像の場合は，舌やその他の軟部組織とプロトンの数が極端に少ない空気の違いを可視化できる．ただし音響シミュレーションのための声道断面積を計測する場合には，歯の形状を再現する必要がある．図に日本語話者の /a//i//u//e//o/ を示す（図11）．日本語の場合，/i/ と /e/ は前舌母音，/a/ と /o/ は後舌母音があげられる．また日本語の /u/ と英語の /u/ は異なり，関東と関西で差異がみられることも報告されている．

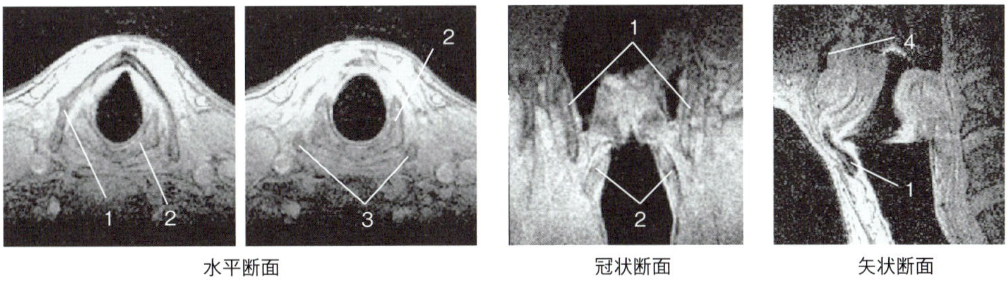

図 12　MRI による喉頭軟骨の撮像
1：甲状軟骨，2：輪状軟骨，3：甲状軟骨下角，4：舌骨

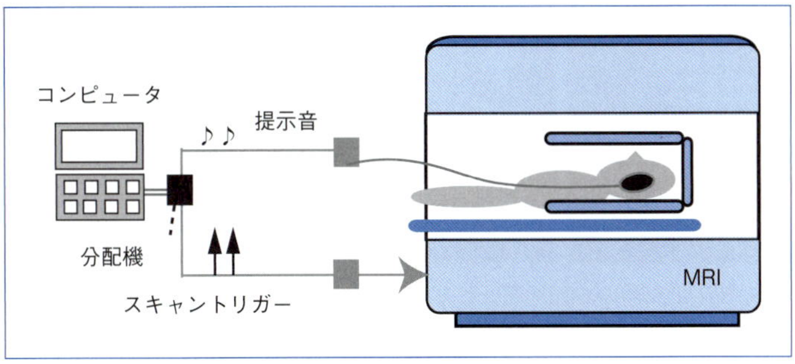

図 13　外部トリガー同期撮像 MRI

(3) 喉頭の撮像

MRI を用いた喉頭の形態および運動の撮像は，対象器官が小さいことや呼吸に伴う画像アーチファクトのために必ずしも容易ではない．一般に感度の高い表面コイルなどを用いた撮像が行われる．また呼吸運動による画像への悪影響を防ぐために，息継ぎ時間は撮像せずに発声時のみの繰り返し撮像を行う方法が用いられる．喉頭軟骨の骨化部位でのプロトン含有量が少ないため，甲状軟骨，輪状軟骨等は低輝度に撮像される（CT との画像の違いに注意）（図 12）．また喉頭軟骨の MRI 像は性別および年齢による個人差が大きい．喉頭軟骨としては，声帯前部が付着する甲状軟骨，主に声の高さ調節にかかわる輪状軟骨，声帯後部が付着する披裂軟骨が重要である．

3）MRI 動画

発話時の動画撮像は，大きく①繰り返しが必要なシネ MRI，②シネ MRI 撮像時にタグを加えるタギング MRI，③繰り返しが不要なリアルタイム MRI に分けられる．

(1) シネ MRI

これは心臓の撮像用に開発された同期撮像法で，1～2 秒程度の繰り返し運動に対しストロボ的にデータを収集する．心臓の場合は心臓の筋電信号により拍動のタイミングを検知し，心臓の運動をシネ MRI として記録する．発話の場合，被検者は上記の心音に相当する等間隔のリズム音をヘッドフォンなどで聴取しながら発声を繰り返し，リズム音に同期したトリガーパルスを MRI に与えることにより，容易で良好な発話動作撮像が行われている[4]（図 13）．

発話は舌や喉頭の運動により実現されるため，動体を記録するためにシネ MRI 撮像による研究が行われており，現在は 30～240 fps での報告がある．図 14 に /aiueo/ 発声時のシネ MRI のうち，各母音に相当する画像を抜粋したものを示す．またマルチスライス撮像*の組み合わせにより連続的な三次元声道断面積関数が求められている[5]．さらに現在は MRI 技術の発達に伴い，

*たとえば 30fps で 4 スライスの撮像を行う場合，不活時間を利用して別のスライス位置の断面を撮像する．各スライスの撮像時刻は同時刻ではなく，実際にはわずかなずれが生じている．違いを理解したうえで利用すれば特に問題はない．

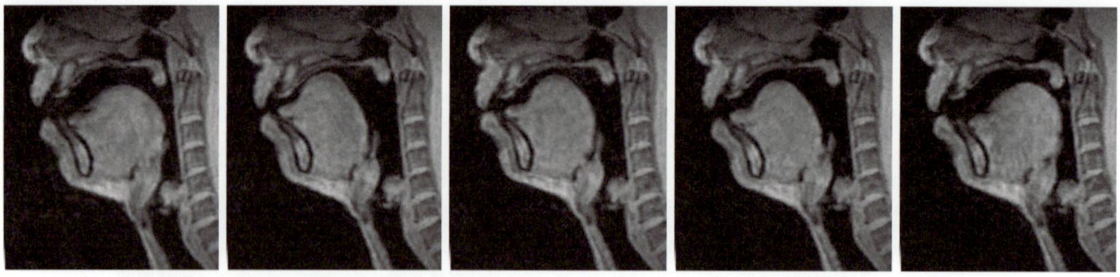

図 14　シネ MRI（/aiueo/ 発声からの抜粋）

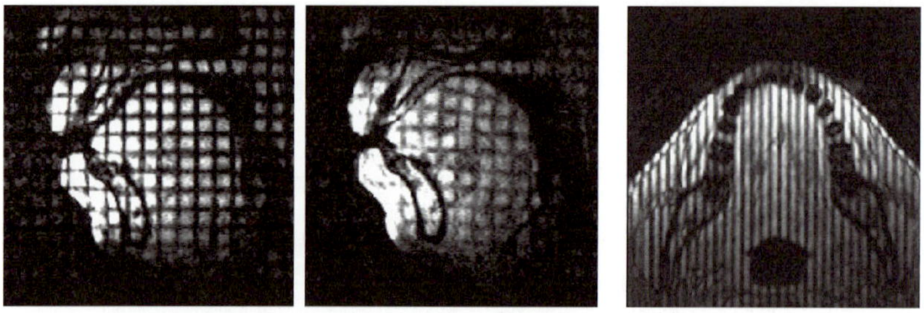

図 15　タギング MRI(/ei/)（左）と水平断および線上 tag（右）の例

3D シネ撮像も可能になってきている．

(2) タギング MRI

心臓の組織変形を可視化するために開発されたタギング MRI（tagging-MRI，tagged-MRI）も発話器官の撮像に利用されている．運動物体に線状あるいは格子状の陰影タグを付加することにより，その内部変形運動を計測できる．現在，主に使われているのは二次元的なタグの変形であり，三次元的な変形を調べる場合には異なる方向の断面（水平断面や冠状断面）の撮像が行われている（図 15）．

(3) リアルタイム MRI

運動中の器官を約 30 fps 程度の実時間で撮像を行う方法も開発されている．これは上記の (1) と異なり，発声時の舌，下顎，軟口蓋，喉頭，肺や横隔膜などの発話器官の運動を繰り返し不要で画像化することができる[6]．まだ研究段階ではあるが，画質と舌運動の速さなどのバランスについても検討されており，今後の利用が期待できる．　（高野佐代子）

（CT データ提供：熊本大学耳鼻咽喉科・頭頸部外科　湯本先生・後藤先生
MRI データ提供：ATR 人間情報科学研究所）

［引用文献］

1）松井理直：エレクトロパラトグラフィ（EPG）の基礎．日本音響学会誌 **73**：491-498, 2017.

2）藤原百合，山本一郎，前川圭子：エレクトロパラとフラフィ（EPG）臨床応用に向けた日本語音韻目標パターンの作成と構音点の定量的評価指標の算定．音声言語医学 **49**：101-106, 2008.

3）Yumoto E, et al：Three-Dimensional Endoscopic Mode for Observation of Laryngeal Structures by Helical Computed Tomography. *Laryngoscope* **107**：1530-1537, 1997.

4）Masaki S, et al：MRI-based speech production study using a synchronized sampling method. *J Acoust Soc Jpn* (E) **20**(5)：375-379, 1999.

5）Shimada Y, et al：4D-MRI using the synchronized sampling method (SSM). *Nippon Hoshasen Gijutsu Gakkai Zasshi* **58**(12)：1592-1598, 2002.

6）Narayanan S, et al：An approach to real-time magnetic resonance imaging for speech production. *J Acoust Soc Am* **115**(4)：1771-1776, 2004.

3 声帯を中心とした喉頭の静的動的検査

1 喉頭内視鏡総論

1）喉頭観察法の種類

音声障害を診断する際に，声帯の観察はきわめて重要である．嗄声を呈する場合は，原因は何であれ，何らかの声帯振動の異常が起きているはずである．声帯を観察して器質的病変を認めれば，即時に診断が確定する．また，声帯に器質的病変を認めなくても，機能性発声障害などの診断においてはきわめて重要な手がかりとなる．喉頭内視鏡検査は，発声に関する検査の中では，最も重要なものといえる．

喉頭は門歯から15 cm程度の場所にあり，それほど深い場所ではない．しかし，図1のように経口的に喉頭を観察する場合は，一直線の視軸にはならず，中咽頭後壁から下方に視軸が屈曲するため，直視することは困難である．このような特殊性により，古くから現在までさまざまな観察器具が用いられてきた．それらには，

- 直達喉頭鏡（direct laryngoscopy）
- 間接喉頭鏡（indirect laryngoscopy，mirror laryngoscopy）
- 喉頭内視鏡（laryngeal endoscopy）

がある．

(1) 直達喉頭鏡（direct laryngoscopy）

上記のうち，直達喉頭鏡（図2）は金属製のまっすぐな管状の器具であるので，口腔内から喉頭までを一直線状の視軸にする必要がある．そのために，頸部を後屈させて，口腔から喉頭までを一直線状にしなければならず（図3）（通常仰臥位で，さらに懸垂頭位にすることもある），外来で行うには被検者の負担が大きく，現在ではあまり行われなくなっている．自保式の器具で喉頭鏡を固定すると，手術や処置などを行うのに利便性が高いので，現在ではこの直達喉頭鏡に手術用顕微鏡を組み合わせた手術である喉頭微細手術の際に用いられることが多くなっている．

(2) 間接喉頭鏡（indirect laryngoscopy，mirror laryngoscopy）

間接喉頭鏡検査は古くからある喉頭の観察法で，1855年にManuel Garciaによって考案された．声楽の学者である彼の「歌唱時の喉頭を観察したい」という興味から生まれたとされる．それ以前にも，類似した鏡を用いた器具は存在したが，注目を集めなかった

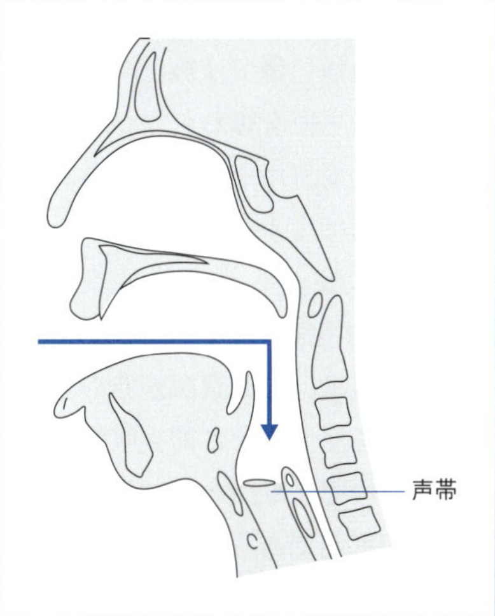

図1　中咽頭から喉頭への視軸の屈曲

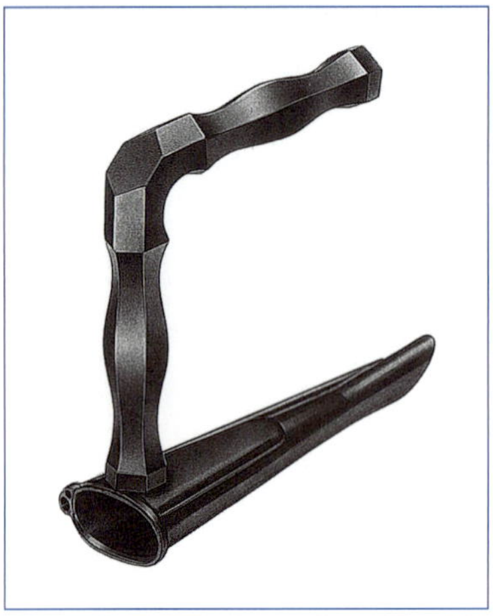

図2 直達喉頭鏡

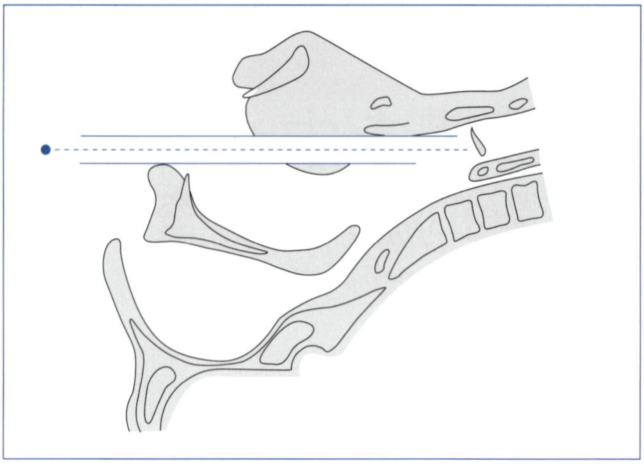

図3 直達喉頭鏡の挿入方法

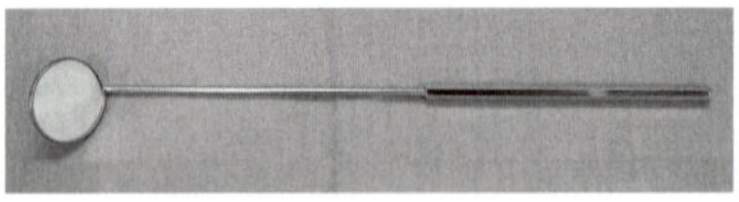

図4 間接喉頭鏡

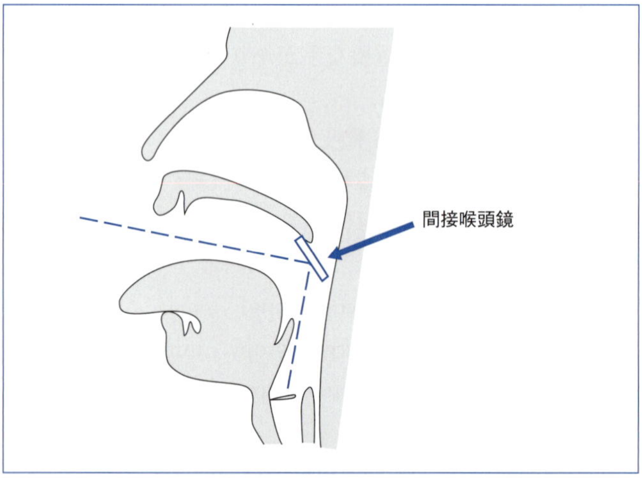

図5 間接喉頭鏡の鏡面で喉頭像を反射させる部位

ようである．器具自体は，小さな円形の鏡に細長い柄がついたものである（図4）．舌を前方に引き，小さな鏡を口腔を経て中咽頭に挿入して，視軸を屈曲させて，鏡に喉頭を映して観察する方法である（図5）．喉頭内視鏡のように詳細に観察ができない点や，画像記録ができない点，咽頭反射の強い例では施行できない点などの欠点があるため，現在の喉頭の観察においては，喉頭内視鏡に主座を奪われつつある．しかし，手軽にできるという大きな利点があるので，状況によっては大変有用な検査法である．生検や簡単な処置を行うときにも便利で，患者に舌を保持させて，医師は片手に間接喉頭鏡，もう一方の手に処置用の喉頭鉗子を持ち，両手操作により行うことができる．

(3) 喉頭内視鏡（laryngeal endoscopy）

喉頭内視鏡は，観察眼がその先端にあることが特徴で，直線状の視軸をもつ直達喉頭鏡や直線状の視軸を屈曲させる間接喉頭鏡とは異なり，長い視軸を直線状にしたり，うまく屈曲させる必要がないので，喉頭の解剖学的な観察の難しさの問題を解決できる器具で，さらに近接した詳細な観察が可能である．喉頭内視鏡検査に用いられる内視鏡には

・硬性鏡（rigid telescope）（後掲の図8～10参照）
・軟性鏡（flexible scope）

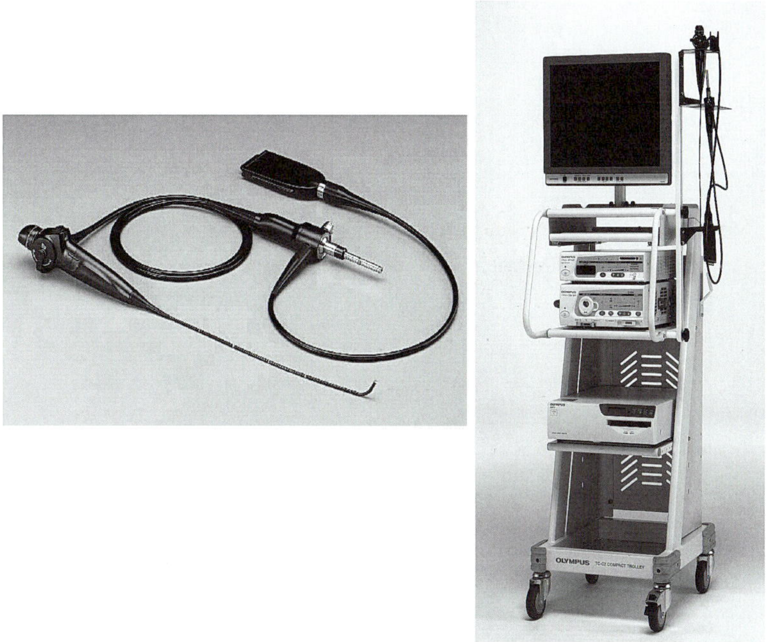

図６　喉頭電子内視鏡

・電子内視鏡（flexible videoscope）（図６）

がある．

喉頭内視鏡検査の中では，喉頭ファイバースコープ検査（軟性鏡）が間接喉頭鏡の次の世代の検査法として登場したものである．経鼻的にファイバースコープを挿入し，喉頭を観察するものであり，現在では最も一般的な喉頭観察法といえる．最近では，画像のより鮮明な電子スコープ（電子内視鏡）が開発され，より詳細な喉頭観察ができるようになった．内視鏡には軟性鏡の他にも硬性鏡があり，さまざまな用途により使い分けられる．

これらの喉頭内視鏡は，ビデオカメラなどの記録装置を接続することにより，所見を静止画や動画で記録することができることも大きな利点である．繰り返し動画を再生することにより，一瞬しか見ることのできなかった病変部位を確認することができ，また複数の者が所見を共有することが可能になり，診断精度を高めることもできる．さらに患者に所見を供覧することにより，病態を説明したり，治療の同意を得たりすることにも大いに役立つ．喉頭疾患の診療には欠かすことのできない検査器具といえる．

また，喉頭ストロボスコピー（laryngeal stroboscopy）（96 頁参照）という喉頭疾患の診療に大変重要な検査もある．喉頭ストロボスコピーは，前述のような，喉頭内視鏡の種類の一つではなく，喉頭内視鏡に付加する検査法といえる．声帯の振動は通常見えないが，喉頭ストロボスコピーにより声帯の基本振動数とわずかにずらしたストロボ光を声帯に当てることにより，声帯振動を見ることができるようになり，小さな病変でも声帯振動の乱れとして検出することが可能になる．喉頭ストロボスコピーは喉頭内視鏡の中でも，ただ喉頭の形態を観察するのみでなく，声帯の振動を観察でき，機能的評価も可能な内視鏡である．喉頭ストロボスコピーは，喉頭内視鏡にストロボ光源装置を組み合わせることにより行われる．

以上のように，喉頭鏡にはいろいろな種類があり，さらにストロボ光源と組み合わせることにより，喉頭ストロボスコピーを施行することができる．それぞれの検査の詳細は，以下の各論にて解説する．

（塩谷彰浩）

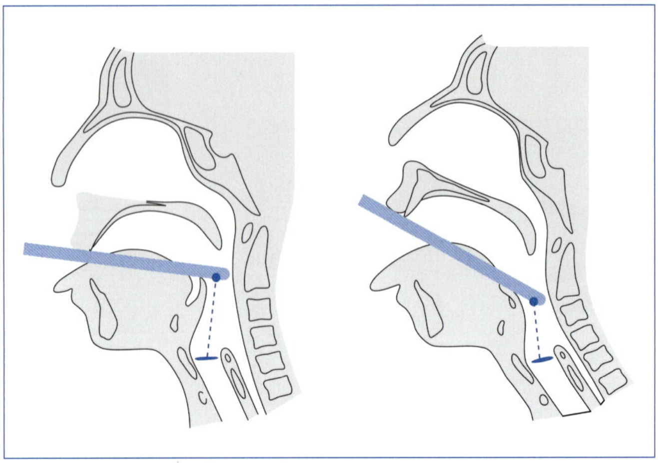

図7　90°側視鏡（左）と70°前方斜視鏡（右）の喉頭観察の比較
（文献[2]より流用）

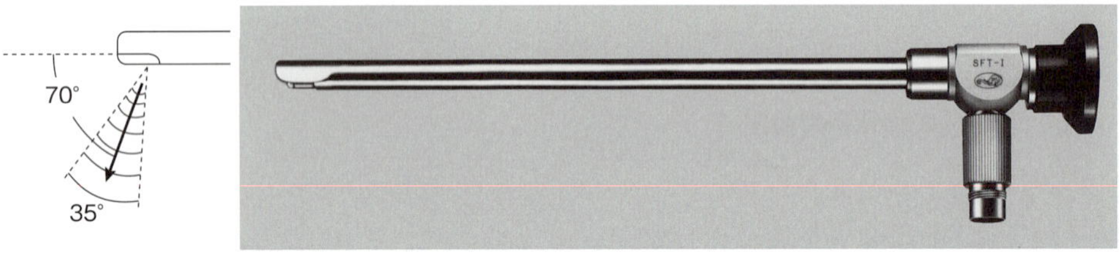

図8　前方斜視鏡「永島 SFT-1」（文献[2]より流用）
視野方向70°，視野角35°，外径9 mm，有効長189 mm

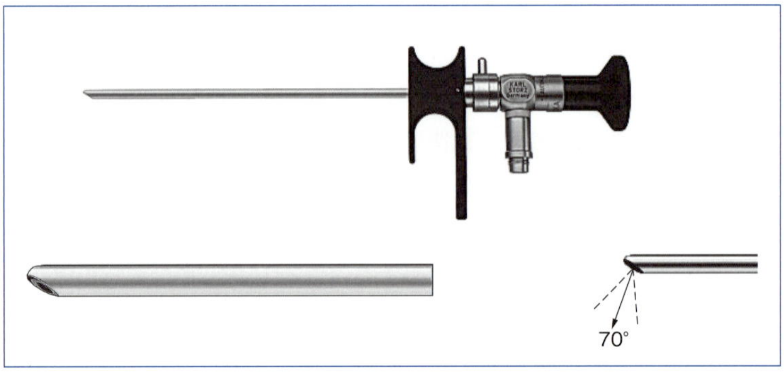

図9　前方斜視鏡「Storz8705CA」（文献[2]より流用）
視野方向70°，視野角50°，外径4 mm，有効長180 mm

2）硬性鏡（rigid telescope）

硬性内視鏡は，スコープ先端で結像した映像を，光学レンズ系を介して接眼部に伝達する方式をもつ．従来90°側視型が主流であったが，前方斜視型硬性鏡が本邦で開発された結果，喉頭蓋を超えて声帯への接近が可能となり，照明効率の良い近接像を得るに至った（図7）．低輝度のストロボ光源を用いる場合にも有利である．

70°前方斜視鏡の代表的なものとして，「永島 SFT-1」（図8），「Storz8705CA」（図9），「町田 LY-CS30」（図10）がある．

（1）画像伝達系

対物レンズ，連続したロッドレンズ（棒状のレンズ）および接眼レンズからなる光学レンズ系

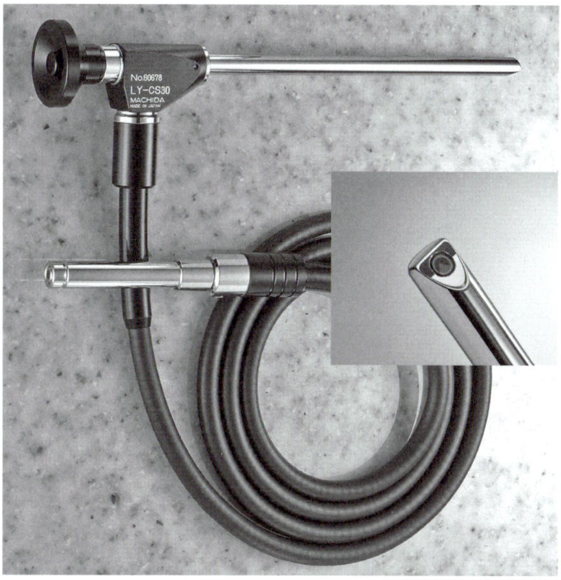

図 10　前方斜視鏡「町田 LY-CS30」
視野方向 70°，視野角 40°，外径 8 mm，有効長 155 mm

で構成される．画像は対物レンズで結像し，連続したロッドレンズによって伝達され，接眼レンズで拡大視される．この構造により，ロスのない鮮明な画像が得られる．

(2) 照明光伝達系

ハロゲンまたはキセノンランプ，もしくは LED を採用した外部光源からの光をライトガイドファイバーによって伝達し，先端から観察視野と一致した範囲を均一に照射する．

(3) 操作性

術者の手の動きがそのまま挿入部先端まで伝わるため操作性が良く，視野の固定が良好という長所をもつ．その反面，観察は直達可能な範囲に限られる．さらに，開口制限のある場合や咽頭反射の極端に強い症例，および特定の発声で症状が出現する場合には適応がない．

(4) 麻酔

咽喉頭の麻酔は咽頭反射の強い場合を除いて不要である．反射の強い場合はネブライザー器を用いて 4％リドカイン塩酸塩液 3〜5cc を喉頭吸入させる．

(5) 患者の体位

軀幹に対する頸部および頭部の角度が視野に影響する．よって，被検者の体位はきわめて重要である．被検者には座位で可能な限り背中を丸くさせて猫背にし，肩を下げ，上半身を前傾させて顎を突き出した姿勢をとらせる（図 11）．

(6) 操作方法

経口的に挿入する．舌上面に沿って対物レンズが舌面に接触しないように角度をつけながら挿入する．口蓋垂が現れると /e/ を発声させることで軟口蓋が挙上し，スペースを広く確保できる．喉頭蓋が視野を妨げるときは /i/ を発声させると喉頭が挙上し，喉頭蓋が起き上がり，観察しやすくなる．

高音の発声障害症例ではうら声（頭声区）でのみ結節病変が出現する場合もあり，必ずストロボ光源を用いて地声（胸声区）とうら声の両声区で声帯粘膜波動を確認する．

声帯の詳細な観察後に喉頭蓋，披裂喉頭蓋ヒダ，仮声帯，披裂部，披裂間部，さらに中咽頭，下咽頭の観察が必要であることはいうまでもない．

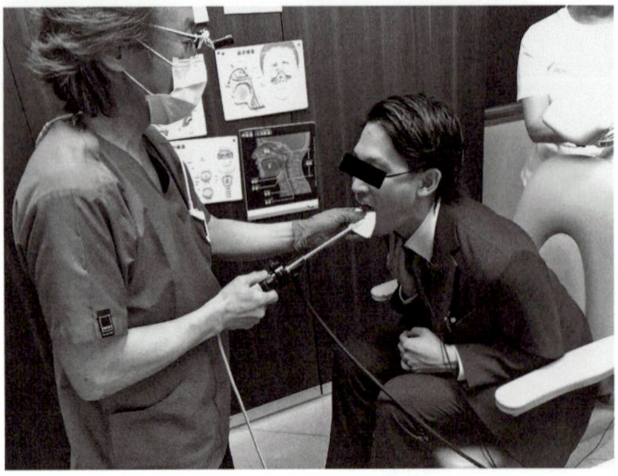

図11　硬性内視鏡を用いた検査での患者の体位

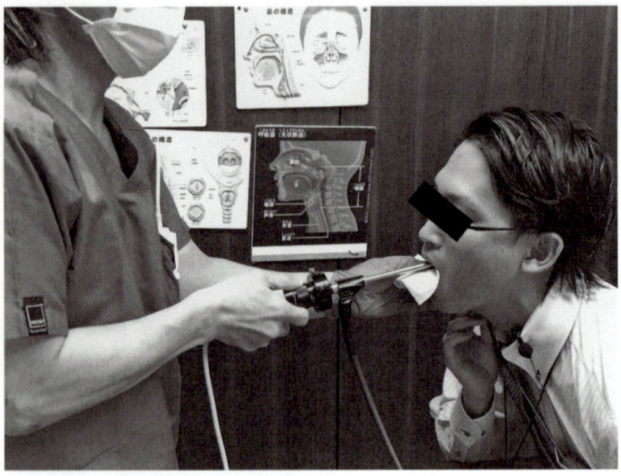

図12　硬性内視鏡の操作のコツ
硬性鏡のいずれかの部分を，舌を保持した手の母指から母指球までの正中縁のどこかに当てながら，硬性鏡を保持する手の位置と手首の角度を調整する

(7) 操作のコツ

舌をできるだけ前に出させて舌の中心をしっかり保持する．そのとき母指を真上から，示指または中指を下方から当て，2本の指で舌を挟む．舌をまっすぐ前方に引っ張り，舌の中央で舌の中線に沿って母指から母指球まで一直線となるように手首を調節する．

硬性鏡を進める際には，硬性鏡の挿入部またはライトガイド部のいずれかの部分を，舌を保持した手の母指から母指球までの正中縁のどこかに当てながら，硬性鏡を保持する手の位置と手首の角度を調整する（図12）．声帯の前方が見えにくい場合は硬性鏡を保持する手の位置を上方に，硬性鏡先端を下方に調整し，角度をつける．以上の操作により口唇部の挿入から声帯に達するまで常に被検者の正中を通過するため，画面の中心に左右対称の安定した声帯画像が得られる．特にストロボスコピーでの声帯粘膜波動の左右差の観察の際には肝要である．

舌を引っ張り返し保持しづらい場合は4%リドカイン塩酸塩液の吸入麻酔を加え，舌が上方に隆起し操作が難しい場合は舌上面に4%リドカイン塩酸塩液を塗布することで改善する場合がある．

(8) 観察方法

ビデオカメラを接続してモニターで観察する．大きく映し出すことで詳細な観察が可能となる．また，動画を録画することで治療前後の比較が容易となり，患者への供覧にも役立つ．

（楠山敏行）

3) 軟性鏡（flexible scope）

軟性鏡はファイバースコープと電子内視鏡に大別される．

(1) ファイバースコープ

ファイバースコープの喉頭への応用は1968年のSawashimaら[4]の報告が最初であり，以後2000年代に電子内視鏡が普及するまで広く用いられてきた．

軟性鏡を含め，内視鏡システムは照明系と観察系に大別され，照明系によって対象物に光を当て，得られた画像が観察系で処理されて表示される．照明系では光ファイバー（ライトガイドファイバー）が使用されており，光源部から出力された光をライトガイドファイバーを通して対象物に照射する．最近は内視鏡先端部にLEDを配置して直接対象物を照明する内視鏡や，内視鏡操作部内部にLEDを配置して光ファイバーで挿入部先端まで伝送する内視鏡も開発されてきている．観察系においては，対物光学系から画像情報を得たのち，像伝送系を通して表示系に画像と

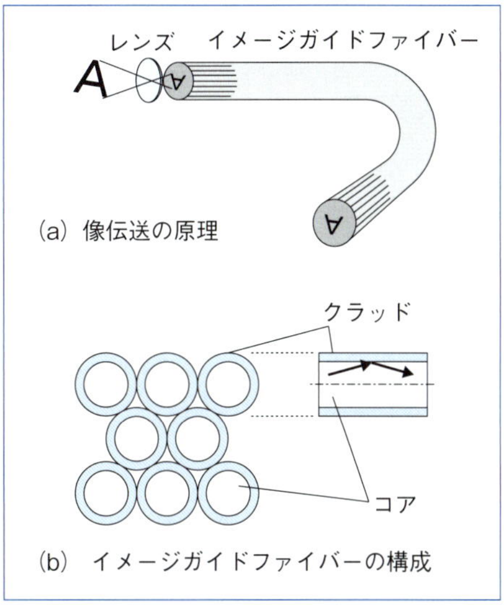

図 13 ファイバースコープの観察系の構造
(イメージガイドファイバー)
(オリンパス社より提供)

して出力する．ファイバースコープと電子内視鏡の原理的な違いは像伝送系にあり，照明系と対物光学系は共通である．

ファイバースコープとは，光ファイバーを束にし，その一端にレンズを取り付けて対象物を観察する内視鏡であり，光ファイバーを像伝達系に利用している（図 13-(a)）．ファイバースコープでは，対物光学系で結像した像を光ファイバー（イメージガイドファイバー）で光信号として体外に伝送し，接眼光学系で拡大表示する．イメージガイドファイバーは繊維径 5〜20 μ m の光ファイバーを数千〜数万本束ねて構成されており（図 13-(b)），入射端と出射端を規則正しく配列させて形成している．検査の際には，目でファイバースコープの接眼部を直接覗いて観察画像を観察するか，接眼部に CCD（charge coupled device）カメラを接続してモニターで観察を行う．簡便に使用できるが，得られる画像はグラスファイバーを通しての像であり，かつグラスファイバーの本数に画像の質が依存するため，電子内視鏡と比べて解像度が劣る．また，グラスファイバー束の網目模様が接眼レンズに投影されることや，画像の中心と辺縁部で拡大率が異なるため，近接観察した対象物の中央部が膨らみ，周辺部が歪んで見える，などの問題点がある[5]．

(2) 電子内視鏡（flexible videoscope）

電子内視鏡は，小型のビデオカメラを先端に内蔵した内視鏡である．ファイバースコープに比べて高解像度の画像が得られること，また画像強調技術の開発に伴い，一般的な声帯の観察方法として広く普及してきている．

電子内視鏡システムは，光源装置，ビデオプロセッサ，モニターと，内視鏡で構成されており，光源装置からグラスファイバーで導光した照明光で映し出された対象を対物レンズでとらえ，像伝達系としてその画像を内視鏡先端に内蔵された CCD で電気信号に変換してビデオプロセッサに送り，再び画像に変換してモニター上に映し出す[6]．

内視鏡画像をカラー化する方式は，同時方式と面順次方式に大別される．

同時方式（図 14）[7] は，白色光照明と，色分離用のカラーフィルタを設けた撮像素子で画像を生成する方式で，原理は民生ビデオカメラと同じである．撮像素子には，CCD や CMOS（complimentary metal oxide silicon）が用いられる．内視鏡先端内部には，対物レンズと撮像素子が設

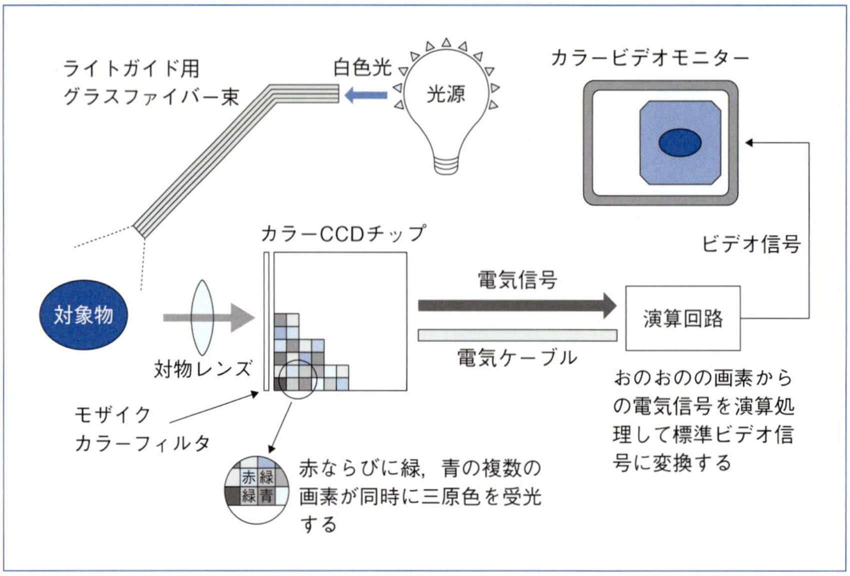

図14　同時方式の撮像原理（文献[7]より引用）

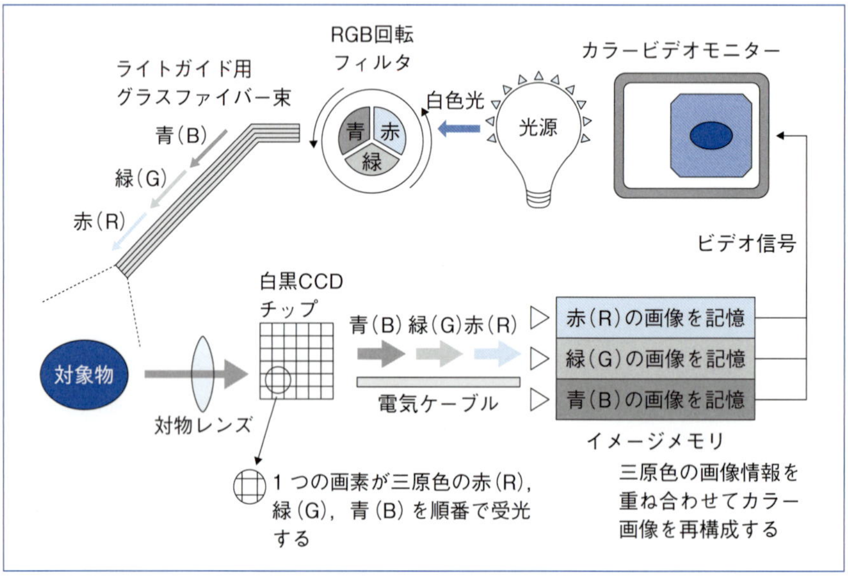

図15　面順次方式の撮像原理（文献[7]より引用）

けられ，粘膜などの被写体像は対物レンズを経て撮像素子の撮像面で結像する．撮像面にはフォトダイオードが格子状に配列され，1つひとつのフォトダイオードが受光した撮像の光信号を電気信号に変換する．このフォトダイオード1つが1画素を形成している．撮像素子にて光電変換後の電気信号の読み出しが行われ，ケーブルによってプロセッサへ電気信号が伝送される．

面順次方式（図15）[7]は，同時方式と同様に，光源装置，内視鏡，ビデオプロセッサ，モニターで構成されているが，カラー化の方式が異なる．光の三原色である赤（Red：R），緑（Green：G），青（Blue：B）の単色光を順番に照明し，撮像素子にてRGBの各色画像を独立して撮像する．その後，ビデオプロセッサにておのおのの画像を重ね合わせ，カラー画像を生成する．面順次方式の特徴としては，①光の三原色であるR，G，Bを用いているため，鮮やかな色再現が可能である，②R，G，Bと3回照明した画像を合成するため，小型のCCDで高画質な画像を得ることができる，③色再現を決定するカラーフィルタが光源装置に内蔵されているため，内視鏡ごとの色再現のバラつきが少ない，という利点が指摘されており[7)]，消化器領域の内視鏡でこの方式が採用されている．また，色信号の画素数がRGBそれぞれ同じで，高解像度が得られる特徴があるため，RGB相互の信号を演算処理する画像処理に適した撮像方式といえる[8)]．

一方，面順次方式では三原色のすべてを時系列的に順番に1つの画素が対応し，時系列的にずれた3つの色の画像を重ねて1枚の画像を再構成するため，対象物が速い速度で動いている場合には色ずれした粗い画像になる[7)]．また時系列的にずれた3つの色の画像を重ねて再構成するというシステムの特性上，ストロボ発光によって画像を得るストロボスコープとの接続は原理上困難ということもあり，耳鼻咽喉科用の電子内視鏡では同時方式が採用されている．

4）画像強調技術

画像強調技術は生体組織の固有光学特性を利用し，病変の発見・診断能を向上させる技術である．癌の早期発見を目的として開発された技術であるが，癌の診断だけでなく，良性疾患の診断にも有用である．種々の画像強調技術が商品化されているが，本稿ではNBI（narrow band imaging，狭帯域光観察），FICE（flexible spectral imaging color enhancement），i-Scan，ならびにOE（optical enhancement）について述べる．

（1）NBI（narrow band imaging，狭帯域光観察）

NBIとは，特定の波長の光を対象物に照射することで，照射される面の細かな変化を強調させる技術である．1999年よりSanoらにより国立がんセンター東病院で開発が開始され，オリンパスメディカルシステムズ社と共同開発された[9)]．NBIでは，光学フィルタによって狭帯域化された415 nmと540 nmの2つの波長が照射光として使用されている．血中を流れる酸化ヘモグロビンの吸収領域のピークは415 nm，540 nmということがわかっており（図16），この領域の波長を用いることで，照射した光はヘモグロビンを含む血管では吸収され低信号になる．一方，その他の部位では光が生体組織内をほとんど拡散せずに反射，散乱光としてCCDにとらえられるため，血管とその他の領域に高いコントラストをつけることができる．そこでNBIでは狭帯化された波長を用いることで血管像のコントラストをより高めるよう設計されている[10)]．

また，光の波長は短いものほど散乱しやいため，波長の短い415 nmの光は生体組織の浅層で散乱し，CCDにとらえられる情報の多くは粘膜表層のものである．415 nmの波長はモニター

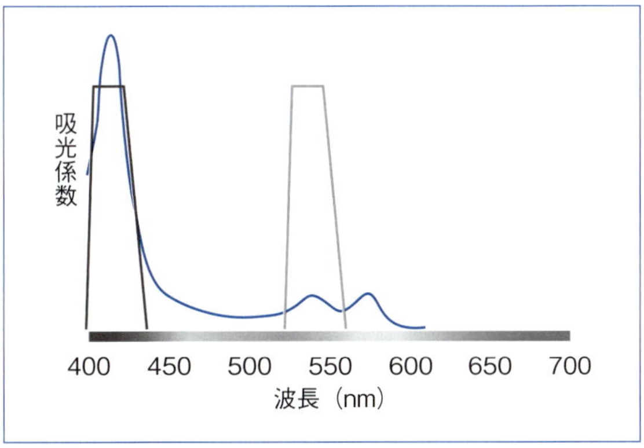

図16　ヘモグロビンの光吸収特性（オリンパス社より提供）⇒巻頭グラビア参照

粘膜組織において，可視光の波長を吸収する物質はほぼ血中のヘモグロビンのみであるため，ヘモグロビンに強く吸収される415 nmと540 nmの光（狭帯域化）を照明すれば，血管を高いコントラストで観察することができる

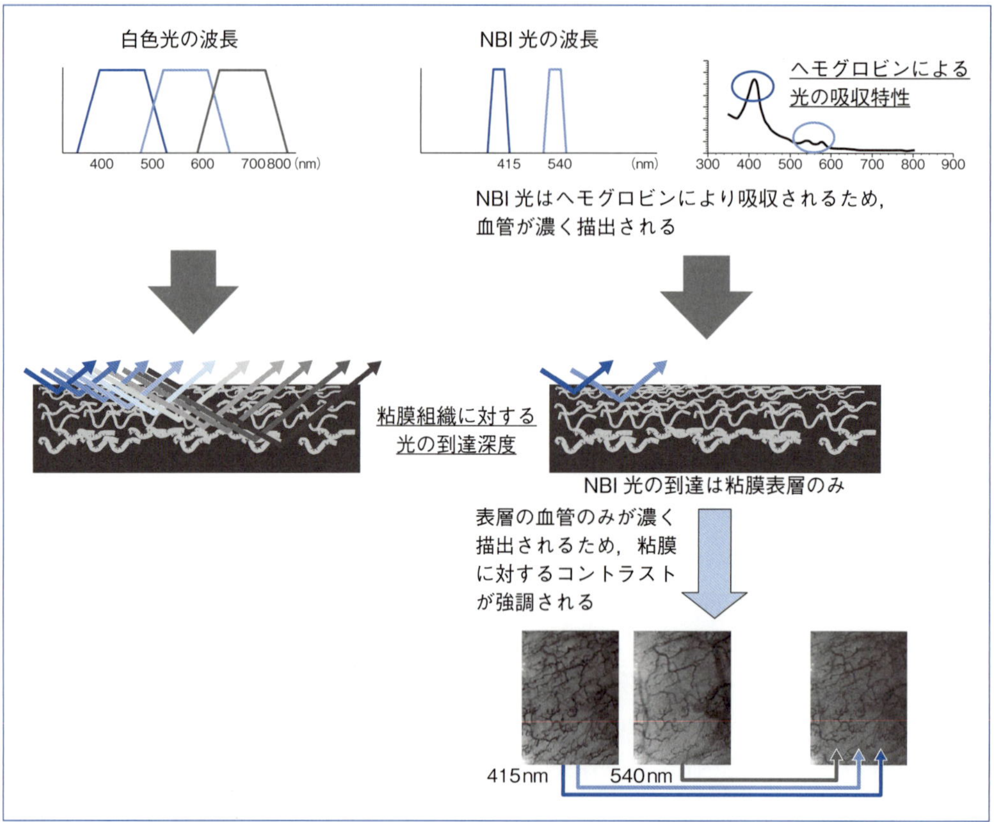

図 17　NBI の原理（オリンパス社提供の資料より一部改変）⇒巻頭グラビア参照

上で青と緑に出力されているため，ヘモグロビンを有する粘膜表層の毛細血管で吸収され，その結果毛細血管は暗い赤に再現されることになる．逆に 540 nm の波長は 415nm よりも散乱しにくく，深く伝播するために，粘膜深層の情報を CCD でとらえることができる．540 nm の波長は赤に出力されているため，ヘモグロビンを有する粘膜深層の血管で吸収され，粘膜表層の毛細血管とは色彩が異なる，青と緑の合成色として再現される（図 17）．

耳鼻咽喉科用の NBI 機能付き電子内視鏡はカラー CCD による同時方式が用いられている（図 18）．ビデオプロセッサには色分離回路が設けられ，NBI の 2 つの狭帯域光に対応した色信号を，カラー CCD の出力信号から生成する．NBI 観察時には NBI 用オプションフィルタが光路へ挿入され，白色光観察時には NBI 用オプションフィルタは光路から退避し，色分離回路は白色光に対応した処理パラメータで動作する．色変換回路は NBI 用であるため，色変換の処理は行われない[11]．

声門癌では粘膜表層の血管密度が高くなるため，病変を茶褐色の領域（brownish area）として認識することが可能である．一方，正常声帯の重層扁平上皮は血管に乏しく光学的には反射の強い粘膜であるため，NBI では青白く画像化され，病変をより高いコントラストで可視化することが可能になっている．腫瘍組織では上皮乳頭内毛細血管ループ（intra-epithelial papillary capillary loop：IPCL）の形状が変化していることが知られているが，NBI ではこのような腫瘍組織に特徴的な血管異常を描出することにより，白色光の観察では認識しにくい微細病変を診断することが可能である（図 19）．NBI でみた表在癌診断のポイントは，①異型血管（ドット状の病変）を認めること，2）病変部全体が茶褐色の領域（brownish area）として染まっており，正常粘膜との境界が明瞭であること，の 2 点である[12]．

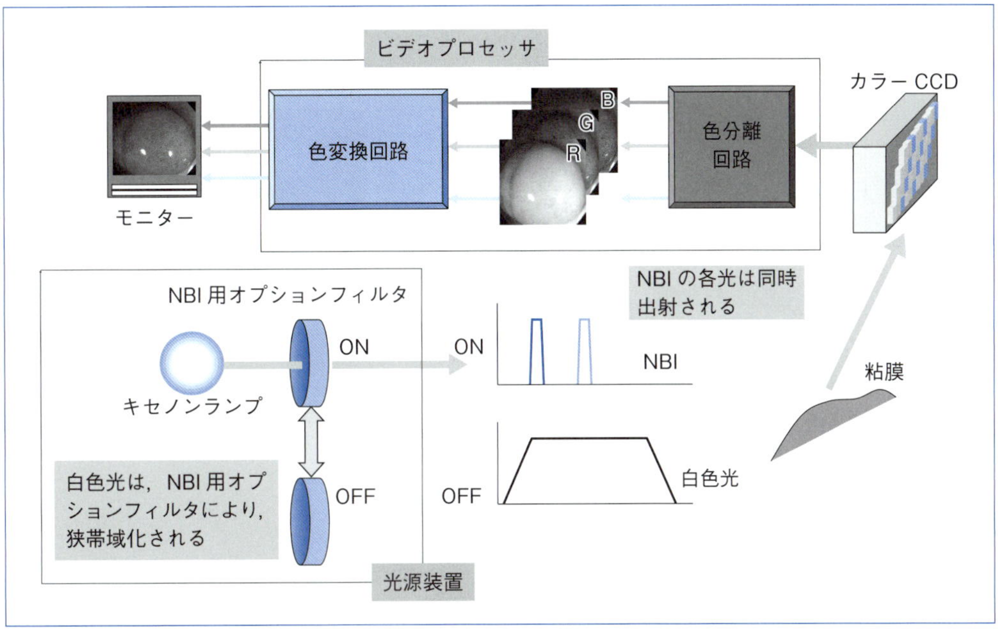

図 18　NBI システム（同時方式）の基本構造（オリンパス社より提供）⇒巻頭グラビア参照

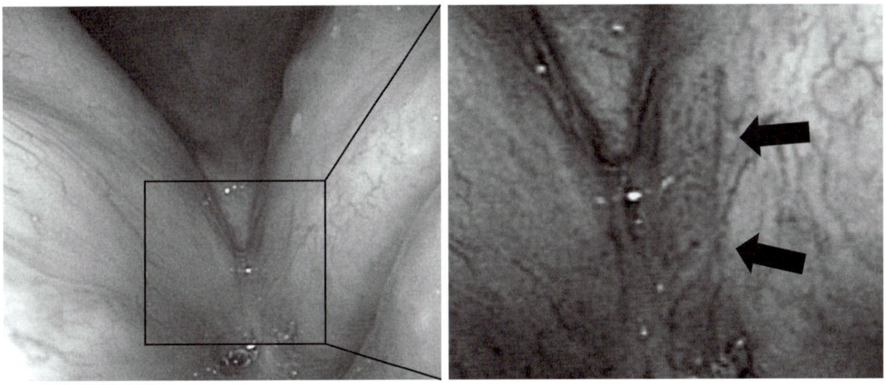

図 19　左声帯上皮内癌⇒巻頭グラビア参照
白色光では認識できないが，NBI モードで近接すると左声帯前交連近くに異形血管を伴った境界明瞭な brownish area を認める

(2) FICE (flexible spectral imaging color enhancement)

FICE は，画像処理技術を用いて分光画像を得る画像強調技術であり[13)]，富士フイルム社により開発された．内視鏡画像は，照明光源の特性，ファイバーの特性，CCD の分光感度，プロセッサの画像処理特性などのほか，分光反射率，すなわち，ある波長の光を照射したときにどれだけ反射するかを示す物質固有の情報，といった要素によって作り上げられる．この分光反射率は，CCD で得られた RGB の 3 チャネルの情報を Weiner 推定という手法を用いて推測することができ，この技術を分光推定技術と呼ぶ[10)]．FICE では，分光推定技術を用いて得られた分光反射率を元に，さまざまな波長の画像を合成することで，画像強調を得る（図 20）．対象領域の（推定）分光反射率の強度の差が大きくなる波長成分を抽出し，それぞれ R，G，B 成分に割り当て，再構築することでコントラストの強い画像を作り上げることができる．分光画像は 400～700 nm を 5nm 間隔で抽出することができるため，FICE の波長の組み合わせはほぼ無限に選択できる．内視鏡システムには，内視鏡観察で見るべき領域を強調させる波長と，その波長を用いた際に内

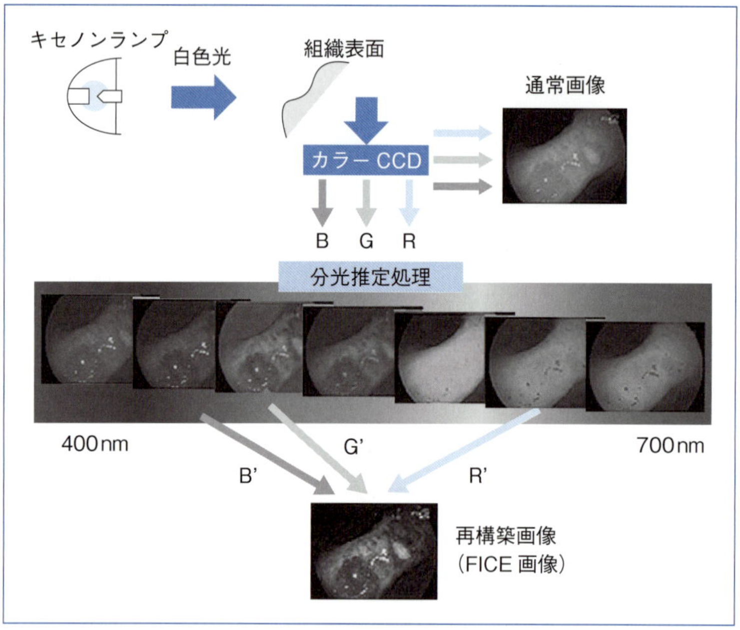

図 20 分光画像の推定法（富士フイルム社より提供）⇒巻頭グラビア参照

視鏡観察の臨床上の利便性を考慮したモードがプリセットで複数登録されており，状況に応じて使い分けて使用するが，独自の波長の追加設定も可能である[10]．ユーザーサイドで任意の波長を選べるというメリットがある反面，画像処理によって得られる強調画像のため NBI に比べると解像度が劣るという欠点があったが，開発母体である富士フイルム社が短波長レーザー光の照射により高コントラスト信号を得る技術を消化管内視鏡で商品化しており，鼻咽喉内視鏡での商品化が待たれるところである．

(3) i-Scan，OE (optical enhancement)

i-Scan は，FICE と同様に，白色光照射によって得られた画像データの RGB 成分を分解した後に各成分のトーンを変更し，画像を再構築することで病変の色調変化を強調する技術であり，PENTAX 社により開発された．エッジの認識により構造強調を行う SE（surfadce enhance mode），低輝度領域を強調させる CE（contract enhance mode），画像ごとの RGB 成分の組み合わせを変更することで画像強調を行う TE（tone enhancement）のモードがある．白色光を照明光として用いるため，明るさを保ちながら微小血管や微細構造に対するコントラストを上げることができるのがその利点であり，腫瘍性病変の評価だけでなく，良性病変の評価にも有用である（図 21，22）．その後，NBI と同様に，狭帯域光を照射して画像を得る OE（optical enhancement）機能（図 23）が商品化されている．OE Mode1 では光学フィルタ（OE フィルタ）によって 415 nm と 540 nm の光を照射し，OE Mode 2 では Mode 1 で照射する 2 波長に加えて長波長（赤）光もフィルタを透過させることで，より自然な白色光に近い画像を作り出している．

（楯谷一郎）

2 喉頭ストロボスコピー

1）概要

喉頭ストロボスコピーとは，喉頭に内視鏡経由でストロボ光を照射し，高速で振動する声帯振動をスローモーションで幻視することで，発声時の声帯を観察する検査である．高速で振動する

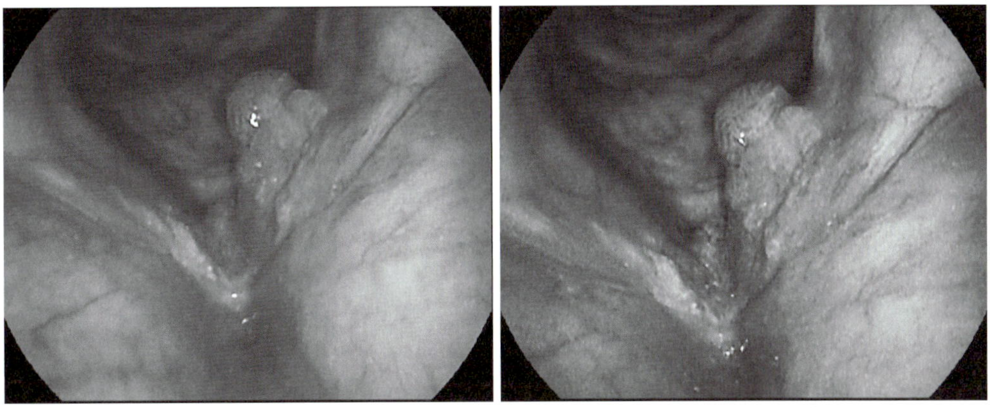

白色光　　　　　　　　　　　　i-Scan TE モード

図 21　声門下癌 T2 の内視鏡画像（PENTAX 社「VNL11-J10」「EPK-3000」を使用）⇒巻頭グラビア参照

左声門下を主座とした隆起性病変を認める．i-Scan TE モードで観察すると，病変は左声門部ならびに前交連，右声帯の一部に進展していることが認識できる

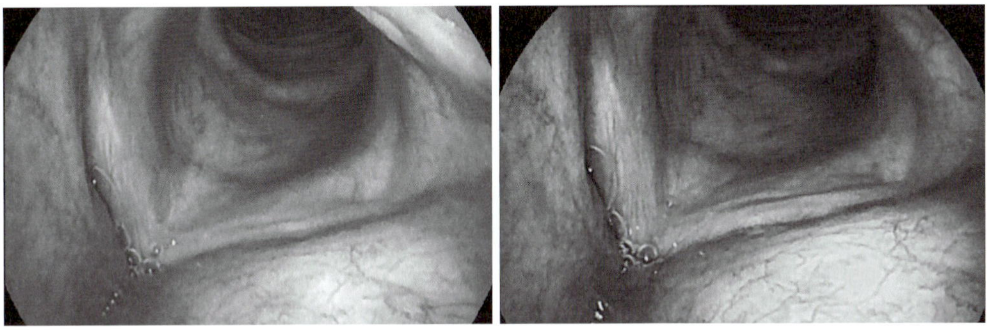

白色光　　　　　　　　　　　　i-Scan TE モード

図 22　左声帯溝症の内視鏡画像（PENTAX 社「VNL11-J10」「EPK-3000」を使用）⇒巻頭グラビア参照

i-Scan TE モードで観察すると，左声帯の溝をより明瞭に認識できる

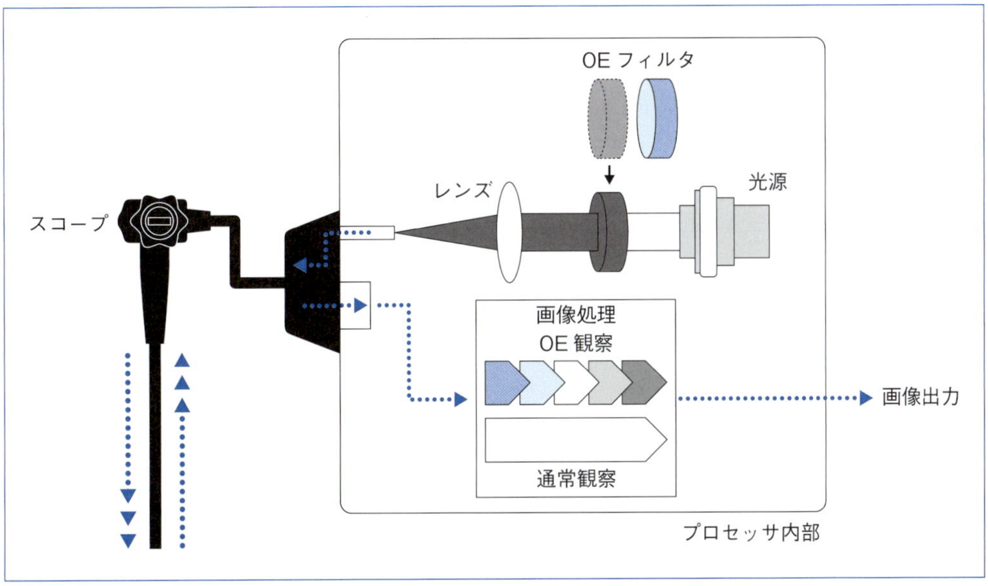

図 23　OE システムの基本構造（PENTAX 社より提供）

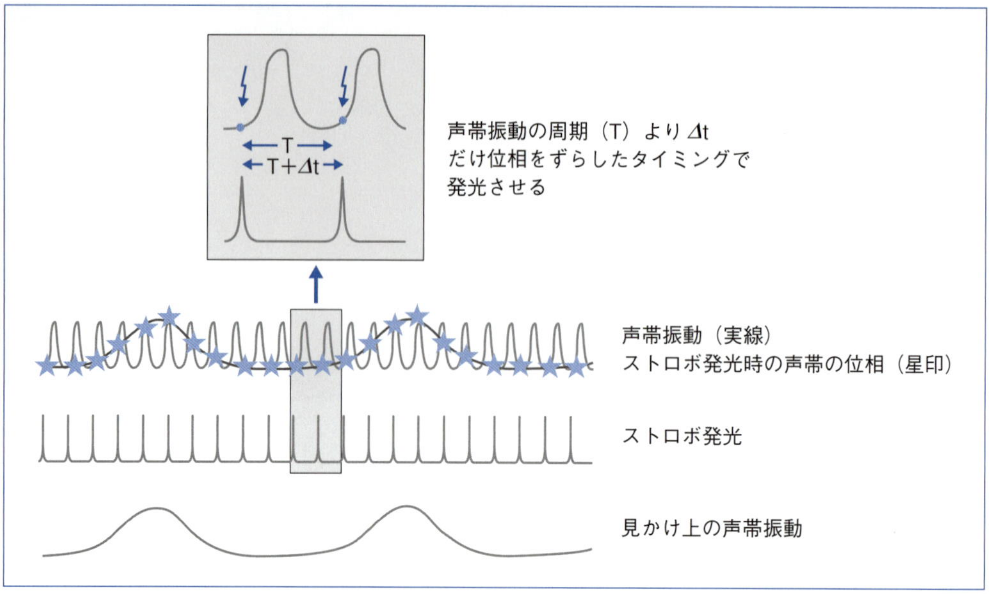

図24　ストロボスコピーの発光の概念

声帯振動をスローモーションで観察したい場合，ハイスピードカメラによる方法と，ストロボスコピーによる方法がある．ハイスピードカメラの場合，1秒間に数千コマ以上の画像を撮影し，撮影画像の再生スピードを調節することで真のスローモーション画像を映し出すのに対し，ストロボスコピーの場合，明滅する光に映し出された瞬間々々の声帯の位置をリアルタイムに映し出すことで，結果的にスローに見える，という点が異なる．

ストロボ光とは，発光装置が音声の基本周波数を検知し，声帯振動とわずかに位相をずらして発光する光である（図24）．したがって，声帯振動の振幅が左右で異なったとしても，同じタイミングで閉鎖と開大を繰り返している状態であれば，声帯振動を幻視できる．その一方で，基本周波数が不安定な音声障害患者を診察する場合には，幻視が困難となる．ただし，たとえば左右の声帯振動数の位相が180°違う場合には幻視が可能で，一方の声帯が内方へ向かう際，他方の声帯は外方へ向かうように見える．

なお，ストロボスコピーで観察する場合，音声の聴取と同時に声帯運動をスローモーションで幻視できるため，どのような音声のときに，声帯がどのように振動しているのか，同時に検討することができる．これは，録音・録画した画像を詳細に検討する場合など，臨床的にきわめて有用である．一方ハイスピードカメラによる観察の場合，ストロボスコピーと異なり，音声の基本周波数の規則性によらず声帯振動が観察可能である反面，短時間の録画画像をスローで再生するというコンセプトの解析であるため，画像に音声はリンクしない．

2）検査機器

喉頭ストロボスコピーを行うためには，光源としてのストロボ光の発光装置，内視鏡，被検者の音声を拾うマイク，そしてそれをモニターに可視化するシステムが必要となる（図25）．

圧倒的な明るさと，解像度の高さから，硬性鏡（前方斜視型喉頭鏡）と併用されることが多いが，これにはCCDカメラとビデオプロセッサが必要となる．被検者の咽頭反射が強い場合や小児が対象の場合には，軟性鏡でストロボスコピーを行うこともできる．この場合には，軟性鏡としてファイバースコープを用いるのであれば，前述の硬性鏡同様のシステムを用いることとなる．また，近年用いられることの多い電子内視鏡（ビデオスコープ）を用いる場合，白色光での観察

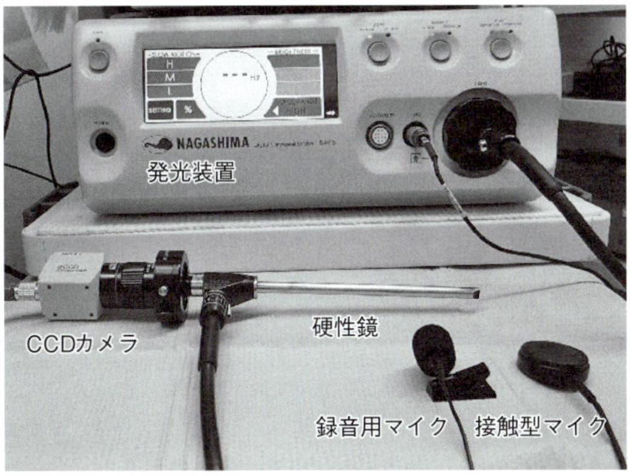

図 25 ストロボスコピーの標準的な撮影機器
発光装置，硬性鏡を装着したCCDカメラ，そして声帯振動を拾うための接触型マイクと，録音用マイクからなる

時に使用するビデオプロセッサを転用することができる．ただし，機械によってはストロボ光での観察に対応するため，使用時にはビデオプロセッサの電子シャッターを切るなどの操作が必要となる場合がある．さらに，硬性鏡と比較して軟性鏡の場合には，発光装置のストロボ光を細径の軟性鏡を経由して声帯に照射するため，結果的に光量が少なく，得られる画像は硬性鏡と比較して暗く，解像度も硬性鏡に劣る．

また，ストロボ光の周波数を判断するためのマイクには，接触型のマイク（コンタクトマイク）と非接触型のマイクがある．接触型のマイクは，被検者の頸部に当てたマイクが検査に必要な音声を拾うよう，映し出された画像や発光装置に掲示される周波数を確認して，マイクを押し当てる位置を調節する必要がある．接触型のマイクの場合，起声時から即時に発光装置が基本周波数を検知して声帯運動のスローモーションでの幻視が可能なのに対し，非接触型の場合，起声から声帯運動のスローモーションでの幻視までに時差がある．なお，患者説明や詳細な解析のためには，録音・録画を行うシステムがあるとよい．

3）臨床的な有用性

音声障害患者の診察時にストロボスコピーを行う場合には，①声門閉鎖，②声帯振動の規則性，③声帯振動の振幅や位相の対称性，④声帯振動の振幅，⑤粘膜波動といった評価項目を意識して観察する．

先にも述べたが，ストロボスコピーでは，発声時の声帯振動を音声と同時にスローモーション動画で確認できるため，声帯のどのような病変がどのように声に影響しているのかという病態を確認できる．患者は，高音が出ない，あるいは小さな声が出しにくいなど，病的な症状が出現する発声条件を自覚している場合も多く，詳細な病状の聴取を行ってから患者が異常を訴える発声条件を漏らさずに検査を行う．また，患者の訴えによらず，声の高さや大きさを変えるなど，いくつかタスクを課した際の声帯振動の様子を観察するのも重要である（図 26，27）．

なお，硬性鏡での観察時には，座位の被検者に，上半身を前傾して顎を上げた体勢をとらせたうえで，観察する医師は被検者の舌を前方に牽引して硬性鏡を挿入して発声させる必要がある（図 28）．このような体勢の検査中に，上述の接触型のマイクであれば，頸部の適切な場所にマイクを当てる必要があるが，被検者にマイクの位置を調節する余裕がない場合には，助手が補助する．軟性鏡を用いる場合，舌の牽引は不必要で，被検者にとって比較的自然な体位での観察ができる．ただし，喉頭ストロボスコピーでは声帯振動の所見をとらえる必要があることから，喉頭蓋が前

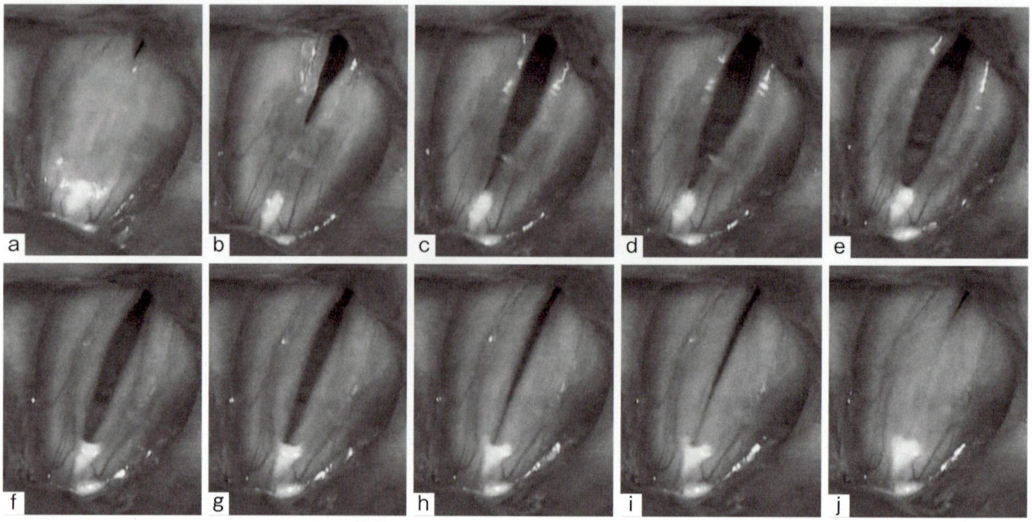

図 26　正常の声帯振動（無関位，地声）

声帯振動の 1 周期を示す．声帯は，閉鎖期（a）から徐々に開大し（b-d），開大期（e）から徐々に閉鎖し（f-i），再び閉鎖期に戻る（j）

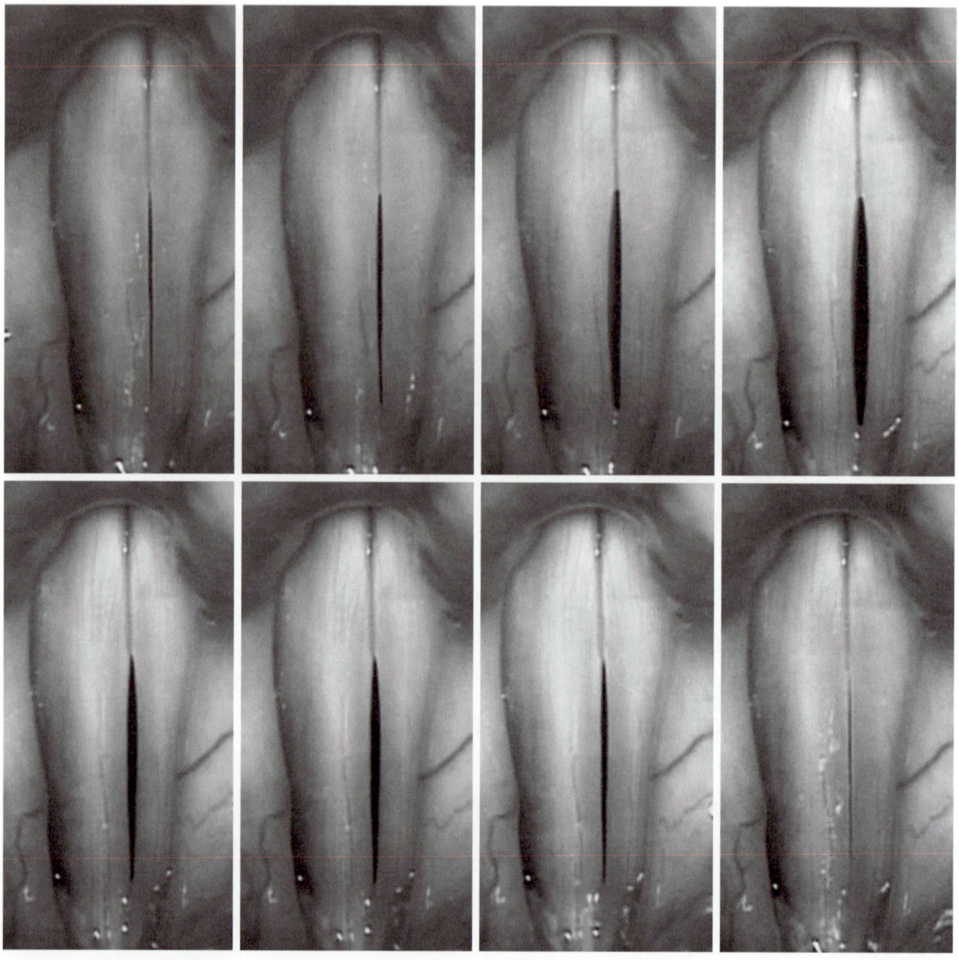

図 27　正常の声帯振動（うら声）

前筋により伸張された声帯は，スリット状の間隙のある閉鎖期（a）から徐々に開大し（b-c），開大期（d）から徐々に閉鎖し（e-g），再び閉鎖期に戻る（h）．地声での無関位発声時（図 26）と異なり，声帯振動は遊離縁に限局している

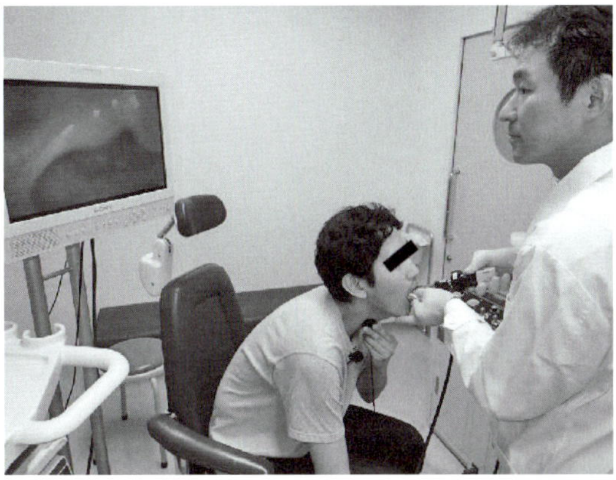

図28　ストロボスコピーの撮影風景
被検者は前傾姿勢で頸部を伸展させ，接触型マイクを頸部に当てる．医師は舌を牽引しながら，硬性鏡で声帯を視野にとらえる

方に倒れて声帯振動が観察しやすい /i:/ 発声など，的確な条件を選んで観察を行う．幻視される声帯運動が実際の振動数の 0.25，0.5，1％に，あるいは 0.5，1，2 Hz に固定した振動数になるよう選択して声帯振動を観察可能な発光装置もあり，高音のときの振動を緩やかに幻視したい場合や，低音から高音まで同じ振動数で観察したい場合など，観察の目的により調節するとよい．

内視鏡検査で異常を認めるような音声障害に対して，音声改善目的になんらかの治療を行った場合には，病的な所見の消失や軽快といった治療効果の判断材料の一つとして喉頭ストロボスコピーは有効である．ただし，喉頭ストロボスコピーによる内視鏡所見だけではなく，空気力学的検査や音響分析などの別の客観的な音声評価に加え，自覚的な評価とも組み合わせて治療効果を総合的に判断する必要がある．特に悪性疾患が疑わしい場合など，全身麻酔下での切除生検などによる病理組織学的な診断なしには，確定診断とはならない．言い換えれば，総合的な評価をして初めて，医療従事者側の病態把握だけでなく，患者への説明に際しても，病態や回復状況をわかりやすく提示可能となる．

以下に，喉頭ストロボスコピーの実際の臨床現場での利用について，検査を行う目的別に述べる．

(1) 微細な病変の確認

日常臨床の現場では，患者が音声障害を訴えるものの，白色光での観察では，病変の視認や病態の確認が困難な場合がある．このような際に，ストロボスコピーを用いて，発声時の声帯振動をスローモーションで幻視することにより，発声時の声帯振動・声門閉鎖に影響している微細な病態・病変を検知し，病態を把握できることがある．

(2) 声門閉鎖不全の診断

気息性嗄声を呈する，片側性の声帯麻痺や，声帯萎縮，声帯溝症といった疾患の場合，発声時の声門閉鎖不全の程度の評価に喉頭ストロボスコピーが有用である．発声時声門間隙が軽度であれば，左右の声帯振動は同期しているものの閉鎖期が短縮，といった異常所見を認める場合や，強い声での発声時には声門閉鎖不全の所見が消失する，といった所見を認める．一方，発声時声門間隙が高度の場合，声の強さや高さによらず，声門の閉鎖は認めない．

片側性の声帯麻痺の場合，詳細な病態把握のため，発声時の後部声門の閉鎖，あるいは発声時の声帯の頭尾方向のレベル差にも注目する．輪状甲状筋の運動が障害されていない反回神経麻痺

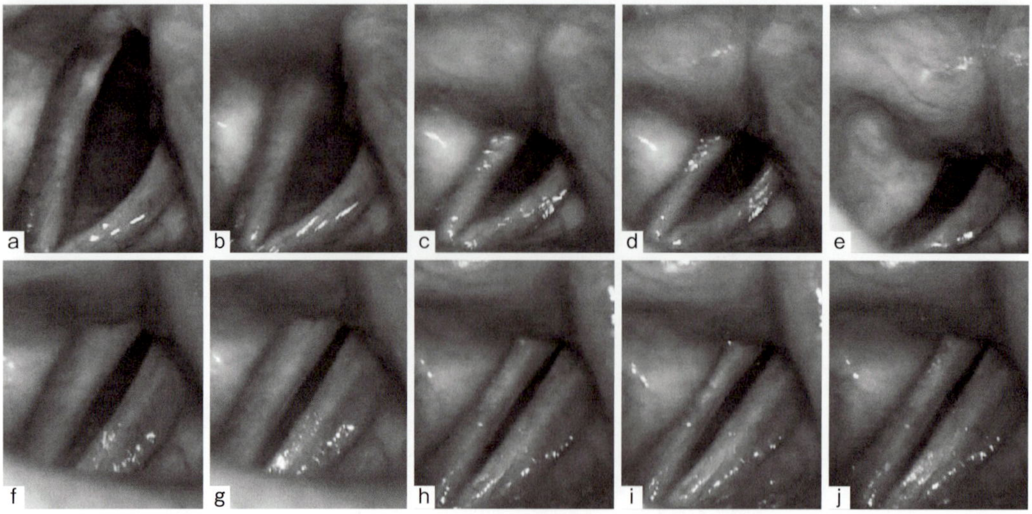

図 29　反回神経麻痺症例におけるストロボスコピー所見
左反回神経麻痺症例．吸気時にも，左声帯の弓状変化が視認できる（a）．無関位発声時に右声帯が内方移動し（b-d），右声門上組織の過内転を認めるが（e），いずれの時点でも声門閉鎖は得られず，有響性の音声を発声できないため，ストロボ光に声帯振動は同期しない．一方，うら声発声時には，左側も前筋は働くため，左喉頭室の拡大は残るが左声帯も伸張し（f-g），ストロボ光に同期した声帯振動を観察できる（h-j）

と，同筋も障害された迷走神経麻痺を比較すると，無関位発声ではいずれも発声時の声門閉鎖不全を認め，左右の声帯振動は非対称で，ストロボ光に同期しない，あるいは位相差を認める．その一方，高音の発声を課すと，前者ではうら声発声が可能で，うら声発声時には両側の声帯遊離縁に振動が限局した，ほぼ対称な声帯振動を認めるのに対し，後者ではうら声発声が不可能で，高音発声を試みても，発声時の左右の声帯振動は振幅や位相が非対称となる．したがって，片側性声帯麻痺に対して喉頭ストロボスコピーを行う際には，うら声発声のタスクを課すことも忘れずに確認しておくとよい（図 29）．

声帯溝症の場合，声帯振動をスローモーションで観察することで，発声時の声門閉鎖不全だけでなく，粘膜固有層浅層が非薄化～消失している溝の範囲も確認することが可能となる．なお，溝症では，発声時に声帯下唇から travelling wave として声帯遊離縁を経て上面に移動する粘膜波動が，溝の部分で消失する所見が特徴的である（図 30）．

繰り返しとなるが，これらいずれの疾患の場合にも，高さや強さを変えた発声条件ごとに所見を記録しておくことが，病態把握には重要である．

(3) 声帯膜様部に存在する病変による音声障害の病態把握

前述のように，喉頭ストロボスコピーは，音声と同時に声帯振動をスローモーションで観察することができるため，声帯膜様部に存在する病変が音声障害に関与している病態を把握するには絶好のツールである．

声帯ポリープや声帯結節などの隆起性病変の場合，声門閉鎖や声帯振動の異常が常時存在する場合もあれば，高音発声時のみ存在する場合もあり，患者の訴えとあわせて喉頭ストロボスコピーで観察することにより，病態が把握できる．声帯結節の保育士の患者が，歌を歌うときに困ると訴え，喉頭ストロボスコピーにおいて，低音から無関位では声門閉鎖や声帯振動は異常を認めないものの，高音からうら声発声では病変の前後に砂時計状の発声時声門閉鎖不全を認める場合などが典型的である．

また，音声を酷使する患者や喉頭乳頭腫の場合など，声帯に複数の病変が存在することがある．

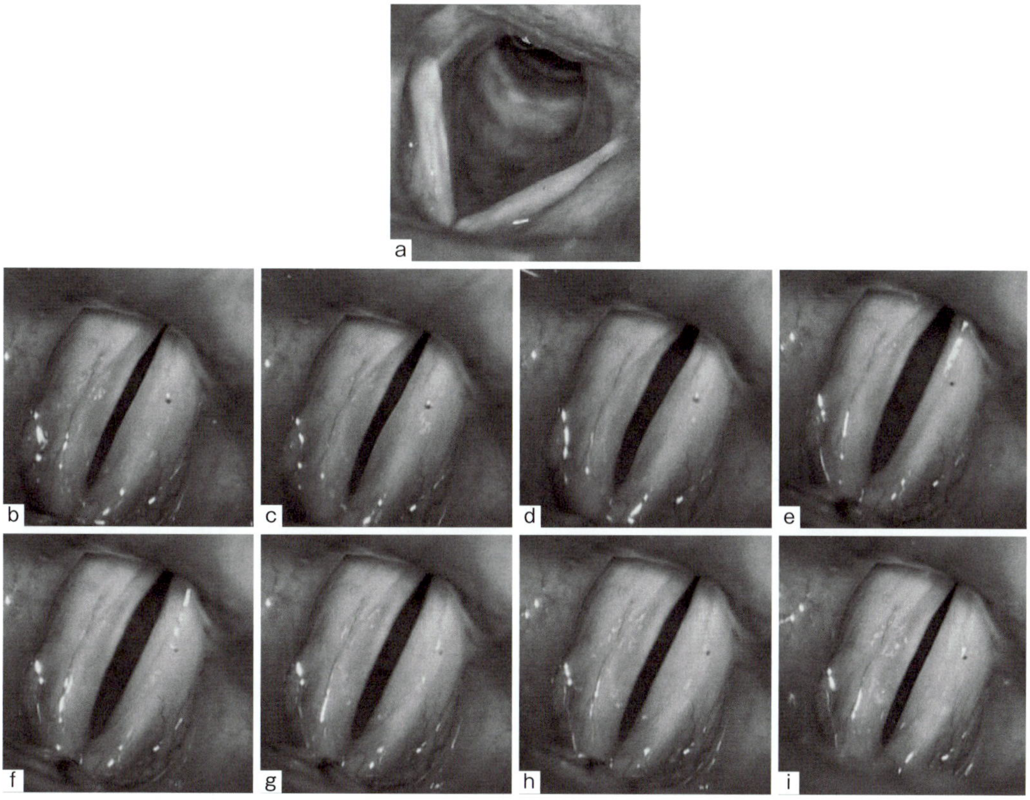

図 30　声帯溝症におけるストロボスコピー所見
吸気時にも，特に右声帯の溝がはっきりと視認できる（a）．溝症のため，発声時にも声帯膜様部は完全閉鎖が得られず，紡錘形の声門間隙を認める（b）．声帯振動の 1 周期をみると，声帯が振動して（c-d）開大期に達し（e），徐々に閉鎖して（f-h）再び閉鎖期に戻る（i）．いずれの時点でも，溝部分は振動しておらず，粘膜波動が病変部分で消失している病態が視認できる

このような場合，音声に影響している病変を診断するために，喉頭ストロボスコピーは有用である．

さらに，声帯瘢痕の場合には，音声障害の原因となっている声帯の非振動～振動低下部位を見極めるためには，喉頭ストロボスコピーは不可欠といえる．

なお，喉頭ストロボスコピーの原理上，声帯振動が不規則な場合には病変の観察が困難であるが，声の高さや強さといった発声条件を変えることで，同一の患者でもストロボスコピーで病変・病態の視認・把握が可能になるケースは日常臨床では数多い．コンタクトマイクの位置の調整などと組み合わせ，慎重な観察により診断精度を上げる態度が重要である．

(4) 疾患の予測

喉頭ストロボスコピーは，上述のように，あくまで声帯を中心とした病変やその周囲の形状・動きを観察する検査で，最終的な診断には病理組織学的な診断を要する．とはいえ，喉頭ストロボスコピー所見が，術前の疾患の予測，そして施術時の手技の選択に有用な場合がある．

声帯の白色病変では，病変が粘膜上皮内にとどまる場合（炎症，異形成，上皮内癌）と比較し，粘膜固有層浅層～深層に浸潤するような場合（浸潤癌）に，病変部分で粘膜波動が低下～消失する．このような疾患に対して喉頭微細手術を行う場合，術前診断で粘膜波動が保たれていれば，粘膜上皮下注射を行い，病変を顕微鏡下に切除することで，最終的な病理組織学的診断が良性～CIS にとどまる場合であれば一度の手術で治療となり得ることから，術前の見極めは重要である．

さらに，表面が平滑な声帯の隆起性病変で，病変部分で明らかに粘膜波動が減弱～消失してい

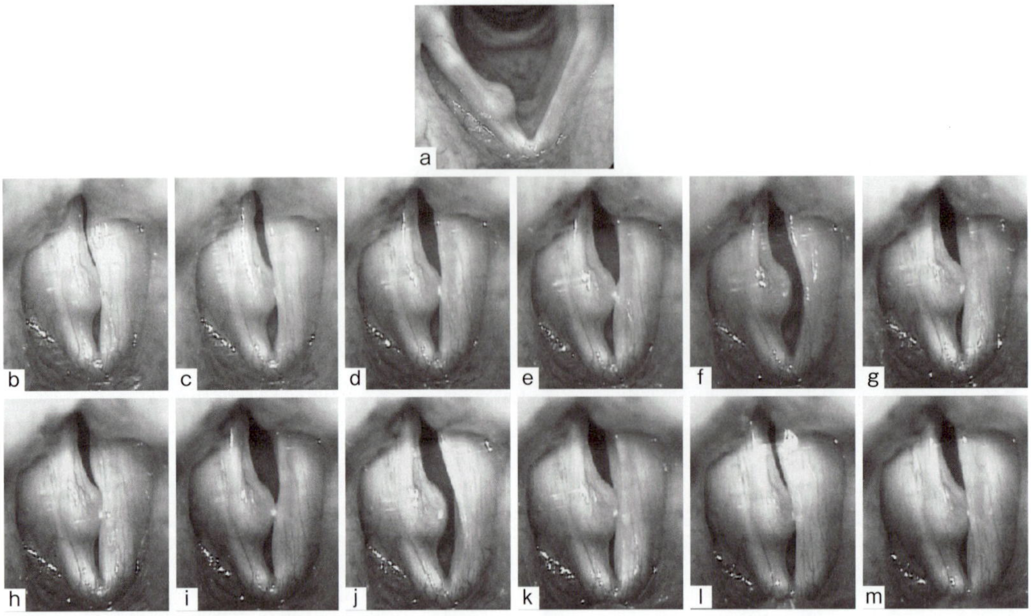

図31　声帯嚢胞におけるストロボスコピー所見

吸気時に，右声帯膜様部の嚢胞病変が明らかである（a）．声帯振動を観察する一連のストロボスコピー所見において，右声帯嚢胞部分のみならず，比較的サイズの大きな嚢胞の影響で，右声帯粘膜全体の振動が消失しているうえ，声帯粘膜全体の振幅も左声帯に比べて小さくなっている（b–m）．本症例の声帯振動を詳細に観察すると，b–h に示す振動周期では，閉鎖期から開大期にかけて，右声帯病変と接触する部分を挟んで，左声帯後方の声帯振動・粘膜波動が前方よりもやや進行している．すなわち，後方は e で開大位となり，f–g で振動は内方へ向かっている．しかしながら，左声帯前方は後方に遅れて f で開大位となり，g で振動が内方へ向かい，h で前後とも閉鎖位となっている．続く h–m の振動周期では，左声帯後方は i で開大位となり，j–k で振動は内方へ向かい，l で閉鎖位となる．一方，左声帯前方は後方に遅れて j で開大位となり，k–l で振動は内方へ向かい，左声帯後方の振動がすでに外方へ向かっている m で前方は閉鎖位となっている．このように，本症例では，右声帯の嚢胞を中心とした声帯振動・粘膜波動の低下～消失だけでなく，右声帯病変と接触する部分を挟んで左声帯の前後で振動・粘膜波動に位相差を認めている

る場合，声帯嚢胞を疑う（図31）．声帯嚢胞の場合，粘膜固有層浅層に病変が存在することから，喉頭微細手術ではマイクロフラップ手技の良い適応となる．したがって，喉頭ストロボスコピーによる術前診断時に，声帯嚢胞を予想することで，術式に即した手術機器を準備したうえでの円滑な手術操作が可能となる．

（齋藤康一郎）

3　画像の録画と保存

1）はじめに

近年，内視鏡機器の目覚ましい進歩があり，発声や発語の診察において，喉頭内視鏡検査（硬性斜視鏡，経鼻軟性ファイバースコープ）で優れた画像（静止画，動画）を得ることが可能となっている．画像は，安全かつ大切に保存することが必要となる．

その利点としては，

①必要なときにいつでも，何度でも，繰り返し再生することができる

・患者に画像を見せながら診療説明することができる

・治療に携わる医師，言語聴覚士，コメディカルスタッフで情報共有できる

②病状の経過中の変化について比較することができる

③研究，学会発表，論文発表に用いることができる

などをあげることができる．

近年は電子ファイバースコープを備える医療機関が増えており，旧来のアナログ出力（standard

definition：SD）の解像度を超える HD（high definition）出力画像で，録画および保存が可能となっている．画像は静止画と動画があるが，喉頭および声帯の動的記録と同時に音声記録が行われた動画で，録画および保存を行うことが当然好ましい．録画データはデジタルデータとして扱われる機会が大多数であり，低劣化性や使用性が高まっている．

2）当施設の録画およびデータ保存システム

診療を行う病院や診療所によって，構築することができる喉頭内視鏡診療システムは，金銭的，人的，時間的な制限を受けるものと考える．当施設においては，比較的多くの民生用機器を用いて喉頭内視鏡画像の取り込み環境を構築しているので，一例として紹介する．

（1）映像機材

内視鏡ユニットは各社から医療機器として発売されている一般的な鼻咽喉用ビデオファイバースコープシステムを使用している．内視鏡ユニット，光源ユニット，LCD モニターに加えて，画像録画デバイスやストロボスコープデバイス，プリンタデバイスにより構成される．

（2）録画機器およびモニターとの接続の種類

映像信号には古くからあるアナログ形式と，コンピュータの登場とともに広がってきたデジタル形式がある．また，画像の表示方式として走査線を上から下まで順番に表示するプログレッシブ方式と，偶数列と奇数列を交互に表示するインターレース方式があり，かつてのモニターは画像表示速度が十分でなかったためインターレース方式と残像効果を用いて動画を表示していた．近年では，モニターの画像表示速度が向上してきていることから，プログレッシブ方式での画像表示が可能になってきている．

接続には，出力側およびケーブルおよび入力側の信号の種類が，デジタルかアナログかで一致している必要がある[*1]．一見端子が同じように見えても，異なる端子間の接続では，アナログ・デジタル変換器，あるいはデジタル・アナログ変換器が必要になる．元の撮像データはデジタル信号になるため，デジタル信号で録画する場合，間にデジタル→アナログ→デジタルの変換が介

[*1] 一般的に用いられる画像信号を接続端子別に説明する．有効解像度が高いほど画質が精細であり，同じ有効解像度であればインターレース方式よりプログレッシブ方式で画質が良いとされる（画質の表記の例：480i＝垂直有効解像度 480 のインターレース方式）．

①**コンポーネント映像端子：**アナログ信号；Y（輝度・同期信号）/B-Y（色差信号）/R-Y（色差信号）を 3 つの端子で接続．D 端子と電気的に互換性がある．480i～1080i まで，多くのデジタルハイビジョン放送が対応している画質である．

②**コンポジット端子：**アナログ信号；Y（輝度信号）/C（色信号）および同期信号が 1 本のケーブルで転送される．480i，画角 4：3，かつてのアナログテレビや VHS ビデオに対応している．使い勝手は良いが，HD 画質には対応していない．

③**セパレート映像端子：**アナログ信号；一般に S 端子と呼ばれる．コンポーネント映像端子の Y/C 信号は混合して伝送されるが，画質の劣化防止のために Y/C を分離したものである．

④**D 端子：**アナログ信号；コンポーネント端子を 1 種類の端子にまとめたもの．標準画質 480i-フルハイビジョン画質 1080p まで対応している．

⑤**HDMI 端子：**デジタル信号；1 本のケーブルで送受信を行う．規格のバージョンアップにより，4320p（いわゆる 8k 画質）に対応している．

⑥**VGA 端子**（アナログ RGB 端子）**：**アナログ信号；パソコンとモニターの接続に用いられている規格．現在は HDMI や DisplayPort などのデジタル接続に置き換わりつつある．フル HD 画質までの転送が可能であるが，パソコンからの出力時にデジタル・アナログ変換をしたものを，モニター側でアナログ・デジタル変換をするため，歪みの発生や精細さが低下するとされる．

⑦**DVI-D および DVI-I 端子：**デジタル信号；DVI-I ではアナログ信号も同時に出力されている．代表的な画角である 16：9 や 4：3 以外の多くの画角と有効解像度のパターンをラインナップする．3840×2400@33Hz まで対応する．8k 画質（4320p，つまり 7680×4320）には対応しない．

⑧**SDI 端子**（シリアルデジタルインターフェース端子）**：**主に業務用映像機器のデジタル信号の転送に使われる．標準画質の非圧縮デジタル映像信号とデジタル音声信号をそれぞれ 1 本の同軸ケーブルで伝送できる．

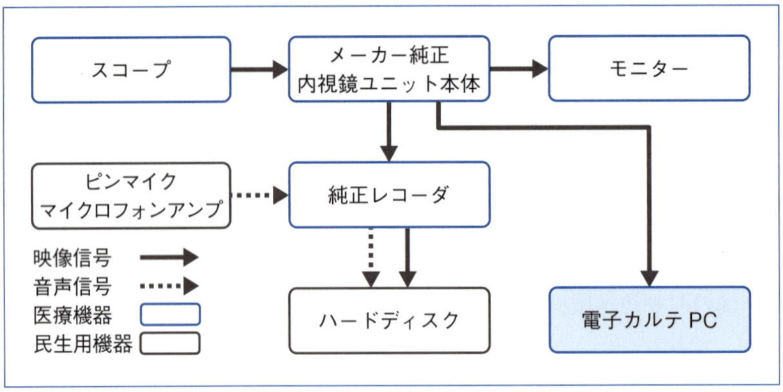

図 32　実例 1：電子カルテ出力まで一貫して医療機器メーカー純正品で構成した事例

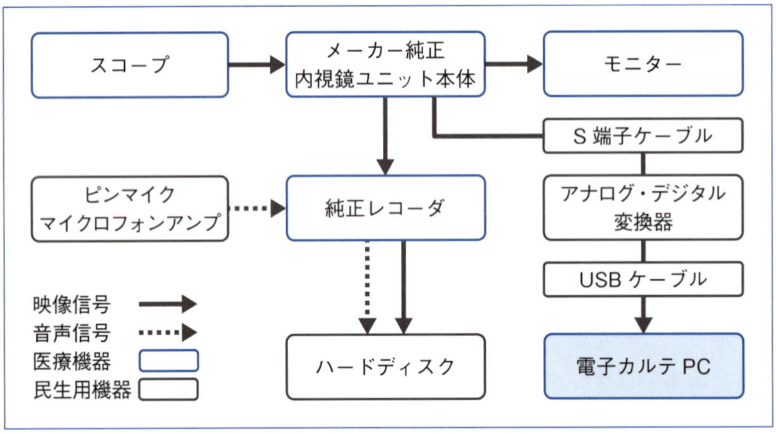

図 33　実例 2：電子カルテ出力部分を民生用機器で構成した事例

在されると信号の劣化の可能性を免れない．また，同じデジタル規格の中でも対応するデータの転送レートや規格の制限で録画に失敗する可能性があるが，2019 年現在の一般的な内視鏡機器は有効垂直解像度 1080p を超えるものではないため，録画機器側が HDMI 対応機器であれば録画が可能である．

実例 1：電子カルテ出力まで一貫して医療機器メーカー純正品で構成（図 32）

医療機器メーカーから録画やパソコンへの画像送信に関するサポートが受けられるが，音声の保存には電子カルテ側の対応が必要である．当施設では電子カルテサーバーへの保存容量の制限から，実例②および実例③を採用している．

実例 2：電子カルテ出力部分を民生用機器で構成（図 33）

電子カルテへの送信に際して医療機器メーカー純正品の対応ができないが，アナログ・デジタル変換器に入れられる画像信号であれば，喉頭内視鏡画像だけでなく，たとえばエコー画像や通常のカメラ画像など多くの種類の画像入力が可能である．

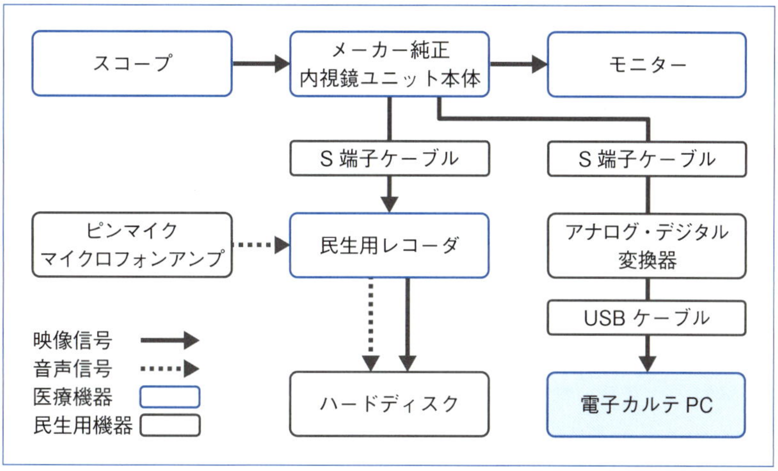

図 34　実例 3：録画および電子カルテ出力部分を民生用機器で構成した事例

実例 3：録画および電子カルテ出力部分を民生用機器で構成（図 34）

当施設では，アナログ出力からアナログ・デジタル変換器とパソコン用の USB アナログ画像キャプチャを用いて，電子カルテに静止画および動画データを取り込むことができる．動画データは，録画停止をしない場合は 20 秒で自動停止される設定になっている．これは電子カルテ側の対応で実現している．

実例 3 では，録画データの利便性の面で，内視鏡ユニット本体から S ビデオ出力で民生用レコーダに出力して録画している．後で手作業でのリネームが必要になるが，医療機器メーカーの録画機器を購入することに比べて非常に安価にシステムを構築できる．一方で，録画に対する医療機器メーカーのサポートが受けられず，画質もアナログ信号を介するため，ノイズが混入する可能性があるが，学会発表や症例検討会では大きな不都合は生じていない．なお，使用している録画機器での録画フォーマットは XGA サイズの mpeg4 ファイルである．

(3) 録画ファイルおよび録画媒体の種類

当施設では使用している録画デバイスの特性上，mpeg4 形式を用いている[*2]．パソコン上での標準的なフォーマットであるため，そのままパワーポイントに埋め込むことも可能である．mpeg2 に比べて同一画質での単位時間あたりの容量が小さくて済み，つまり圧縮率が高いという利点がある反面，同じ mpeg4 でもエンコードアルゴリズム（圧縮するための手法）が複数存在し，互いに完全な互換が図られていないため，パソコン上でデータを編集する際には同じエンコードアルゴリズムを使用するのが無難と考えられる．また，当施設での静止画の出力は，標準的な写真のデータフォーマットとして広く使用されている jpeg 形式のみとなっている．

デジタルデータ保存の媒体は光学ディスク，フラッシュメモリ，ハードディスクなどが存在するが，当施設では部局内の同一ハードディスクに保存している．その利点としては次の点があげられる．

[*2] 他にも，Windows Media Video（WMV）形式，QuickTime 形式（.mov ファイル），mpeg2 形式などがある．動画ファイルには，ファイルの保存形式としての「コンテナ」という概念とファイルの圧縮方法としての「エンコード形式」という概念がある．たとえば，「○○ .mp4」というファイルであれば，コンテナとしては mp4 であり，エンコード形式としては mpeg4 や H.264 などのさまざまな圧縮の方法が存在する．

①**データの集中管理のしやすさ**：保存しているハードディスク内の動画ファイルに，たとえば「日付ID」などのファイル名を用いることで，ファイル検索によって同一患者の複数データを一瞬で閲覧可能にできる．

②**データ編集の使用性の高さ**：カンファレンスや学会発表に使用する際，データを適切な長さに編集する必要がある．デジタルデータの場合，パソコンのソフトウェア上で編集できる．特に動画ファイルの場合は，優れた民生用の編集ソフトが多く有用である．

③**データ保存の省スペース性**：1 TB≒1,000 GB として，DVD の標準画質（4.7 GB/2 時間）で約 212 枚分（424 時間）のデータが保存できる．Blu-ray ディスクの標準画質の場合（25 GB/2 時間）は約 40 枚分（80 時間）となるが，H.264 方式で圧縮する場合，おおよそ DVD と同様のデータ量（時間）となるため，1 TB では約 400 時間程度は保存できると考えられる．ハードディスクの場合，2019 年現在，据え置きの外付けハードディスクの標準的なモデルは 3〜4 TB，ポータブルモデルでも 2〜3 TB となっている．

3）デジタルデータ保存の特徴

画像デジタルデータの保存は，低劣化性や効率の良い使用性といった利点があるが，以下に留意する必要もある．

①**データの喪失が起きた場合の被害が大きくなるリスク**：光学ディスク（BD-R，DVD-R）は永久的な保存ではない．温度・湿度条件や紫外線による影響などにより記録面の光化学色素は変化し，そのためにデータの劣化が起こるとされる．また，ある報告によれば，ハードディスクの故障頻度は 1〜2% / 年とされる．

②**不慣れな使用者がデータを消してしまうリスク**：データの使用性が高い反面，誤削除されてしまうことによる喪失には備える必要がある．そのためにバックアップソフトを使って定期的なフォルダのバックアップをとる必要がある．

（1）録画データの保存

①光学ディスクへの保存

現在では DVD-R や BD-R が一般的である．HD-DVD や DVD-R for authoring や DVD＋R や DVD-RAM なども存在する．基本的には感光性色素の記録面に対して赤色ないしは青色レーザーにより記録が行われ，数十年単位での保持が可能といわれている．かつて CD-R（容量 480 MB）が DVD-R（容量 4.7 GB）に代わり，BD-R（容量 25 GB）に代わっていったように，近年は BD-QL（Quadratic Layer，容量 96 GB）が市場に出てきており，データの集積率は年々高まっている[*3]．

②ハードディスクへの保存

2019 年現在の容量の主流は 2〜4 TB になっており，当施設では容量 2 TB のハードディスクを運用している．音声障害患者の診察時は内視鏡下にストロボスコピーや発声のタスクも含めた数分の観察を行っているが，mpeg4 形式での圧縮だと 1 患者あたり数十 MB になる．仮に 1 患者 100 MB として，1 カ月 200 件ほどとしても，1 カ月で 20 GB，1 年で 240 GB でしかない．そのため 2 TB でも 8 年程度は容量がもつと思われるが，ハードディスクの耐用年数も考えると

[*3] 記録方式の規格には以下のようなものがある．

① **BDMV 方式：**Blu-ray ディスクの一般的な録画方式．mpeg2，H.264，mpeg4 AVC，VC-1 の映像録画方式が存在する．

② **DVD-VR**（DVD Video Recording format）**方式：**DVD に追記しつつ書き込むための録画方式．標準画質 2 時間でおよそ 4.7 GB のデータ容量がある．

③ **DVR-Video 方式：**DVD に追記せずに書き込む方式．DVD-VR よりも再生機器での互換性の高さを重視している．標準画質 2 時間でおよそ 4.7 GB のデータ容量がある．

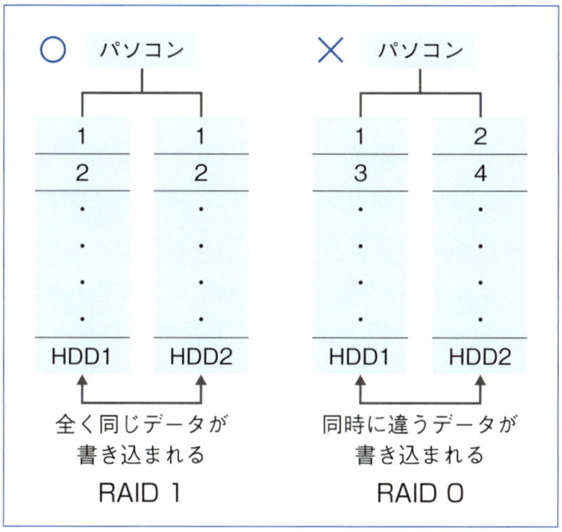

図 35　RAID 1 と RAID 0 のハードディスクへの保存方法の違い

4〜5 年でデータを移しつつ交換していくのが妥当であろう．ハードディスクは一定の率で破損する消耗品であることに留意して扱う必要がある．データの安全を担保するために，当施設ではハードディスクに RAID（redundant arrays of inexpensive disks）を組むことでデータを二重化して保存しつつ，さらに別のハードディスクにもバックアップを作成している．RAID の種類はいくつかあるが，ここでは 2 台のハードディスクで構成が可能な代表的な RAID 1 および RAID 0 について説明する（図 35）．

① **RAID 1**：ミラーリング．2 台に同じデータを同時に書き込む．片方のハードディスクが故障した場合，もう一方のハードディスクに保存されているため，故障したハードディスクを交換することで環境を再建できる．

② **RAID 0**：ストライピング．速度重視で，安全性は 1 台のみの運用時よりも低下する．データの安全な保存には全く適さない．

③ **RAID 0+1**：RAID 0 と同等のアクセス速度がある．データ喪失のリスクをミラーリングすることで補っている．4 台のハードディスクが必要．

4）おわりに

動画データは個人データであり，本来は電子カルテ内で管理するのが好ましい．医療分野において取り扱う個人情報としてのデジタルデータは，紙の媒体やフィルムなどに比べてその動きが一般の人にわかりにくい，漏洩などの事態が生じた場合に一瞬で大量の情報が漏洩する可能性が高い，医療従事者が情報の取り扱いの専門家とは限らずその安全な保護に慣れていない，といった特殊性をもっている．ゆえにデジタルデータとして管理する場合は，インターネットに接続しない，1 つの HDD で管理する，暗号化する，画像内に日付や氏名が写らないようにするなどの工夫をする必要がある．

「個人情報の保護に関する法律についてのガイドライン（通則編）」（平成 28 年個人情報保護委員会告示第 6 号）を踏まえ，医療・介護分野における個人情報の取り扱いに係る具体的な留意点や事例などが「医療・介護関係事業者における個人情報の適切な取扱いのためのガイダンス」（個人情報保護委員会，厚生労働省；平成 29 年 4 月 14 日）において示されている．所属するそれぞれの施設，病院，診療所の基準に合わせた個人データ管理方式が必要となる．

（渡邊健一，太田　淳）

4 その他

1）高速度デジタル画像撮影法（high-speed digital imaging：HSDI）

声帯振動を観察する方法としては喉頭ストロボスコピーが臨床の場で最も普及しているが，短所もある．すなわち，得られる像は複数の周期にわたる声帯振動から集められた虚像であり，真の声帯振動ではない．このため定量的な解析を行ったとしても，その精度は低くなる．さらに観察可能なタスクは母音の発声など声帯が周期的に振動しうるものに限られるが，そのようなタスクであっても振動が周期的とならない例，またたとえ周期的であっても音声に雑音成分が多い，複数の音源があるなどで一定の基本周波数を抽出できない例では，連続性のある振動の像として観察することができない．臨床の場では，このような理由のためにストロボスコピーを用いても声帯振動を詳細に観察できない音声障害例が少なからず存在する．

喉頭高速度デジタル画像撮影法（HSDI）（図36，表）[14]は，高速度で振動する声帯を，それよりもさらに高速な2,000～10,000フレーム/秒（fps）またはそれ以上で撮影し，声帯が振動する様子を画像として直接観察するものである．その一番の長所は，真の声帯振動を周期ごとに観察できることにある．すなわち，非周期的な振動でも，また起声や終声，咳など過渡的な現象でも観察ができる．このため評価可能な症例やタスクが多くなり，また実像に基づく信頼性の高い定量的解析が可能となる．このように，HSDIは声帯振動についてより詳細な情報を得られるという点では現在最も優れた検査法といえ，臨床・研究のいずれにおいても有用と考えられている．

しかし一方で，ストロボスコピーと異なり撮影と同時に評価することはできず，再生，解析，画像処理などに時間を要することは短所といえる．すなわち，撮影された画像は一時的に揮発性メモリに格納され，それをハードディスクなどに保存する必要があるが，メモリ内の多量の画像データを保存するには一定の時間を要する．また，たとえば4,000 fpsで撮影して10 fpsで再生

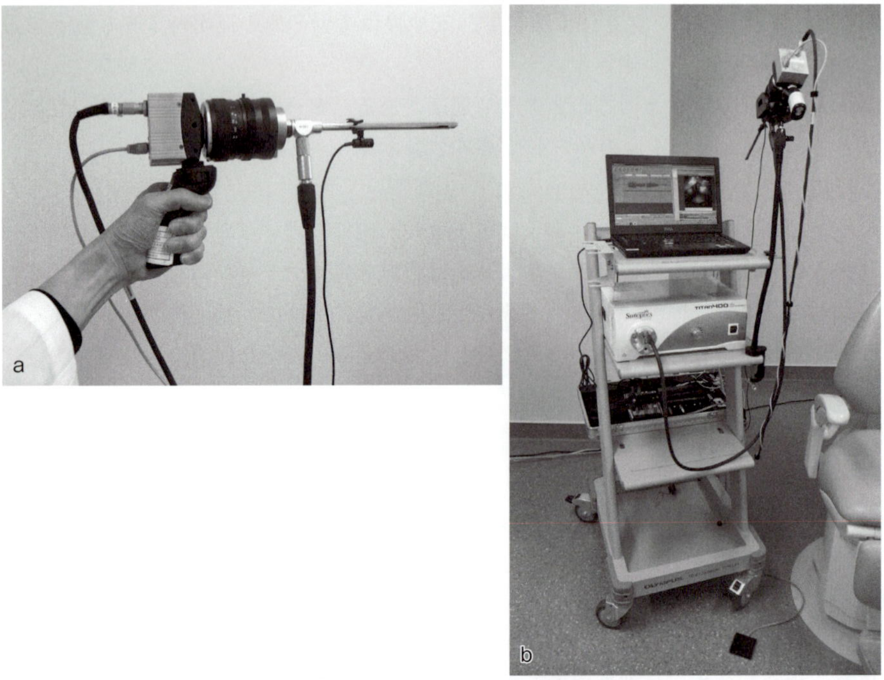

図36　高速度デジタル画像撮影法（HSDI）における機器の一例[14]
(a) 高速度デジタルカメラ，硬性鏡，レンズ，マイクなど．(b) 全体像

表　喉頭高速度デジタル画像撮影法で使用できる撮影システム

システム	KayPENTAX Model 9710	Richard Wolf HreS Endocam 5562	長崎大学病院システム[14]
デジタルカメラ	FASTCAM MC2 Model 10K［Photoron］	HreS Endocam 5562	HiSpec1［Fastec Imaging］
光源	Model 7152A（300W キセノン光）	LP5132（300W キセノン光）	Titan 400（400W キセノン光）［Sunoptic Technologies］
硬性鏡	Model 9106（70°）など	8454.002（90°），8454.003（70°）	STF-1（70°）［永島医科器械］
撮影速度（解像度，録画時間）	2,000fps（512×512 pixels，4秒） 3,000fps（512×352 pixels，4秒） 4,000fps（512×256 pixels，4秒）	2,000fps（256×256 pixels，4秒） 4,000fps（256×256 pixels，2秒）	3,000fps（384×422 pixels，4.4秒） 4,000fps（256×396 pixels，5.3秒） 5,000fps（176×372 pixels，6.9秒） ※2GB メモリ搭載時
メモリサイズ	2GB	256MB	2GB（4GBまで増設可）
階調	8ビット	10ビット	10ビット
カラー／白黒	いずれかのカメラを選択	いずれかのカメラを選択	いずれかのカメラを選択
カメラ部分重量	90g	490g（ケーブル含む）	280g
音声記録	可能	可能	可能
その他	専用カメラコントローラー・パソコンが必要	専用カメラコントローラー・専用パソコンが必要	パソコンが必要

すると，1秒の撮影につき6分40秒の再生時間を要し，後述する詳細な解析にはさらに時間が必要となる．したがって，現時点では，臨床の場で音声障害の全例にHSDIを行うことは現実的ではなく，ストロボスコピーで声帯振動の観察が困難な例（二重声例など），ストロボ光に同期して見えても声の異常を説明できない例，起声時を観察したいとき（過緊張性発声障害や痙攣性発声障害例など）などが良い適応と考えられる．

HSDIによる定性的評価項目はおおむねストロボスコピーに準じるが，振動数の左右差，軸の偏倚，前後の位相差，数周期レベルでの振動数や振幅の変化など，ストロボスコピーでは観察できない項目も評価することができる．また前述のとおり，より信頼性の高い定量的解析が可能である．評価・解析には，最も基本的なスローモーション動画としての再生（図37）のほか，キモグラフィ（図38），喉頭トポグラフィ，声門面積解析などがあり，標準的な評価方法は確立していないが，Yamauchiらはこれらを組み合わせた評価法の有用性を報告している[15]．

キモグラフィは，声帯を横断する直線における声帯縁の位置の経時的変化を画像として表したものである．これにより左右の対称性，粘膜波動がわかりやすくなり，また複数箇所のキモグラムを比較することにより前後の位相差も検出しやすくなる．

ところで，HSDIの撮影と同時に音声を記録し，後に同期させた状態で評価できるようにしておくことはきわめて重要である．発声の仕方により容易に声帯の振動，すなわち音声は変化する．どのような音声のときにその声帯振動になったのかに常に注意し，後からでも再確認できるようにしておく必要がある．また，後述の電気声門図もしばしば同時に記録される．

HSDIにおいては高速度の撮影のためシャッター速度が非常に速い一方で，喉頭腔内という光のない空間を撮影するため，良好な画質を得るには明るい視野を得られる光学系機器（光源，レンズ，内視鏡）や高感度のカメラの組み合わせが必要となる．この条件を満たすために，HSDIの撮影では硬性内視鏡が用いられることが多い．硬性内視鏡下の撮影に伴う欠点としては，反射が強い，または咽喉頭が狭いなどにより観察できない被検者がいること，タスクが母音の発声な

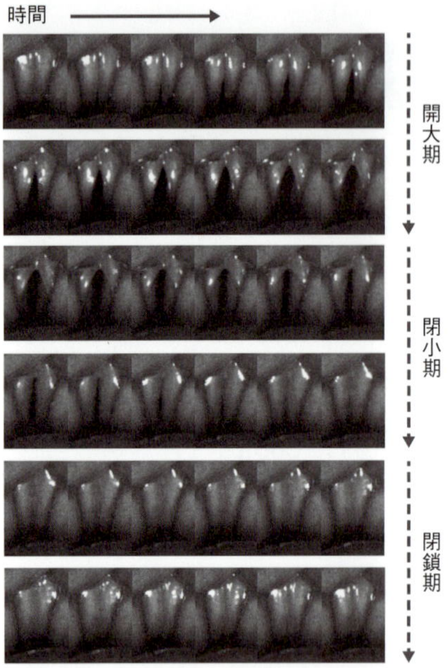

図 37-(a)　HSDI で得られた連続画像①
健常者（49 歳，男性，3,000 fps）における声帯振動 1 周期分の画像

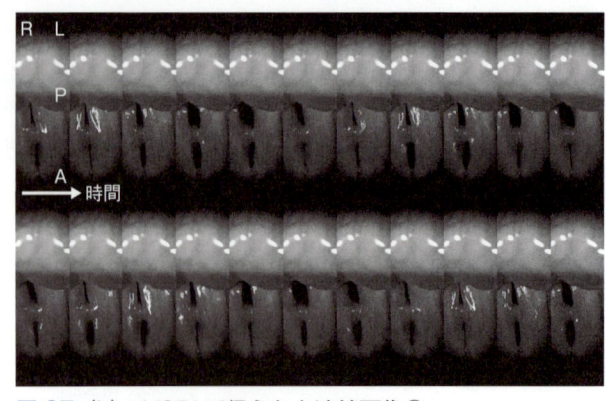

図 37-(b)　HSDI で得られた連続画像②
二重声を呈する右声帯囊胞例（52 歳，女性，1,200 fps）．右声帯膜様部中央付近にある腫瘤の前後で振動数が異なり（それぞれ 270 Hz，210 Hz），この図では前部は約 4 周期分，後部は約 3 周期分の振動が示されている．ストロボ光には，後部のみが一時的に同期した

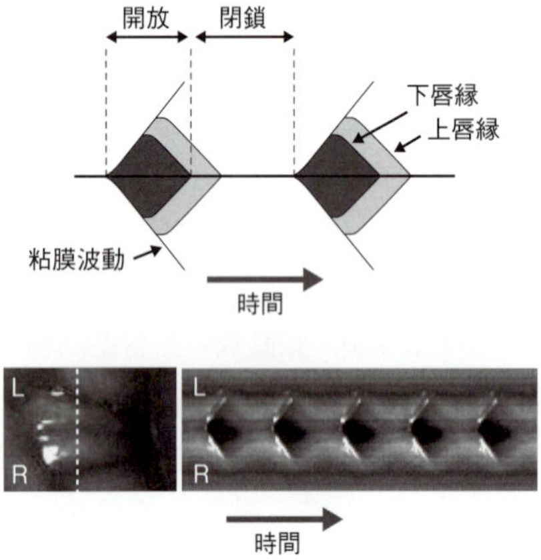

図 38-(a)　キモグラフィ
上：模式図，下：健常者（57 歳，男性）の声帯を横断する点線部分におけるキモグラフ（4,000 fps）

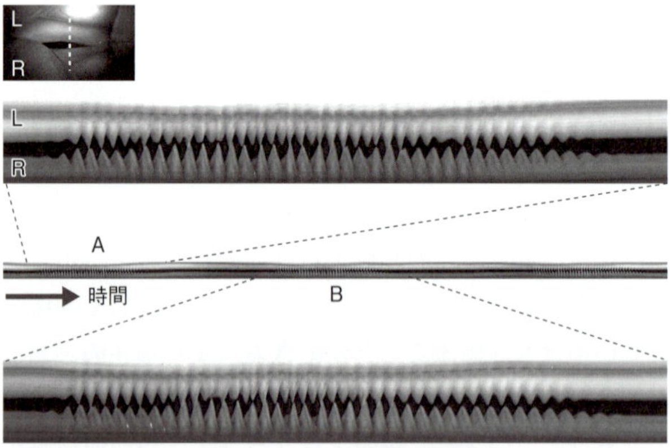

図 38-(b)　キモグラフィで得られた画像
二重声を呈する両声帯麻痺例（73 歳，女性）の声帯を横断する点線部分におけるキモグラフ（4,000 fps）．非対称，非周期的で，振動数や振幅が一定ではない．左右で振動数が異なり，声門は閉鎖しないか，または不規則なタイミングで短時間閉鎖する．また，発声ごとに（A と B で）振動パターンが異なる．これらの評価は，単に画像をスローモーション動画として再生したときよりも容易となる

どに限られることなどがある．一方，軟性内視鏡（ファイバースコープ）による撮影では，文章の発声などタスクの自由度が格段に広がるものの，解像度は低く，暗い画像となりがちで，良質な画質を得ることは一般的に困難であり，ほとんどが研究用に用いられる．

撮影速度（fps）は，1 周期分の粘膜波動を詳細に観察するのに 16 フレームを要するとした場合，基本周波数の 16 倍となる．つまり，基本周波数が 125Hz の場合は 2,000 fps が，250 Hz の場合は 4,000 fps が必要である．このように，基本周波数が高い女性や，高音発声時の観察を行う場合は，より速い撮影速度が必要となる．

高速度デジタルカメラにはカラーとモノクロの2種類があり，カラーカメラでは入った光はベイヤーフィルタによりRGBの3種類の成分に分けられ，各撮像素子に達する．カラーでの観察は色調差による病変の検出が容易などの利点はあるが，一方でモノクロカメラよりも感度や解像度が低いため，良質な画像は得にくくなる．またRGBそれぞれのデータを記録する必要があり，画像データ容量は3倍となる．色の情報が不要な場合は，より高画質で撮影でき，データ容量が小さいモノクロカメラを使用するほうが有利である．ただしベイヤーフィルタは着脱が不可能なため，将来カラー画像を取得する必要があるなら，システムはカラーカメラで構築しておく必要がある．

現時点で喉頭用のHSDIシステムは市販されておらず，工業用高速度デジタルカメラを用いてみずからシステムを構築するしかない．参考までに，過去に海外で市販されていた2種類の専用システムの性能を表に示す．なお，多量の画像を保存する揮発性メモリの容量制限のため従来は数秒程度の短時間しか記録できなかったが，これはメモリの大容量化，低価格化により克服されつつある．また従来，高価，大型であった工業用高速度デジタルカメラも低価格化，小型化，高性能化の傾向にある．現状ではHSDIを臨床に応用する施設は限られるが，機器や解析・評価法の今後の一層の発展が期待される．

なお，HSDIはヒトや動物の摘出喉頭を用いた啼鳴実験における声帯振動観察にも用いられるが，この場合は照明などに関してより撮影に適した環境を整えることができ，生体における観察よりも良質な画像を得やすくなる．

2）電気声門図（electroglottography：EGG）

声帯振動を間接的に観察する方法として電気声門図（electroglottography：EGG）[16,17]があるが，これは60年以上の歴史をもち，ストロボスコピーやHSDIと比較して非侵襲的で安価である．測定機器の本体を図39-(a)に示す．左右の甲状軟骨板上の頸部皮膚にそれぞれ表面電極を置き（図39-(b)），その間に微弱な高周波数の交流電流を流すことによって，発声時に左右の声帯が接する範囲の変化を電気的アドミタンスの時間的変化として記録する方法である．すなわち，アドミタンスは声門が閉鎖した際の接触面積が広いほど上昇し，逆に声門が開いているときは低下する（図39-(c)）．ただし，このアドミタンスは声帯振動における前後の位相差などさまざまな要因の影響を受けるため，最終的に得られた波形の詳細な解釈については今なお議論されている．なお，古い文献では声帯の離開（インピーダンス）をy軸の正方向として図示しているもの

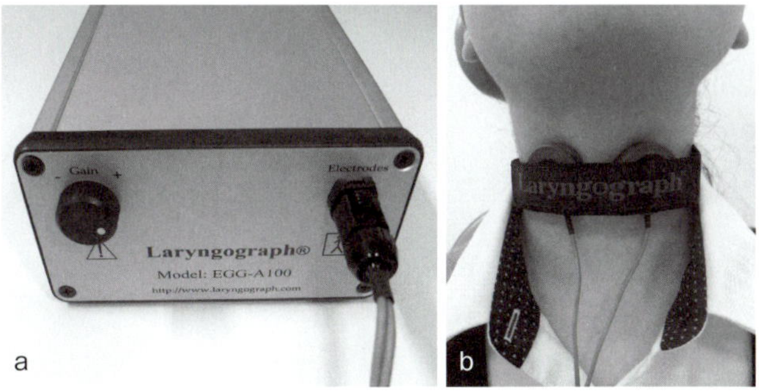

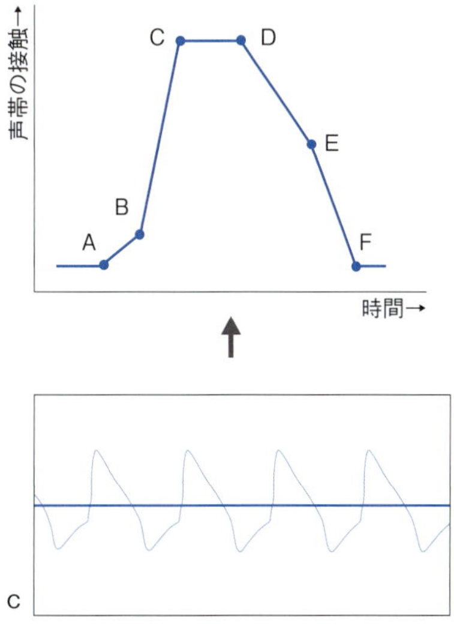

図39　電気声門図
(a) 本体（「Laryngograph EGG-A100」）．(b) 前頸部に装着した電極．(c) 電気声門図の波形（文献[16]より一部改変）；A：声帯の下唇縁が接触を開始したとき，B：声帯の上唇縁が接触を開始したとき，C：左右の声帯が最も接触したとき，D：声帯の下唇縁が離れ始めたとき（開放期の始まり），E：声帯の上唇縁が離れ始めたとき，F：声門が開いたとき

があるため，注意を要する．

EGGの用途としては，波形が音声のそれよりもはるかに単純であるため基本周波数の抽出が容易であり，Jitterの検出にも適している．また，波形から閉鎖期が占める割合（EGG contact quotient：CQ_{EGG}）を推定可能であり，さまざまな手法が報告されている[17]．ストロボスコピーやHSDIと同期した記録も可能である．

EGGの測定機器は国内でも入手可能であるが，医療機器としての薬事承認を受けていないため，これも臨床での使用は一般的には困難な状況である．（金子賢一）

[引用文献]

1）山下公一：診断—視診—．CLIENT21 No.21 喉頭，中山書店，2001，pp116-124.
2）塩谷彰浩：硬性鏡．新編 声の検査法（日本音声言語医学会編），医歯薬出版，2009，pp73-75.
3）磯貝　豊：喉頭内視鏡取り扱いのコツ．*JOHNS* **22**(5)：695-698, 2006.
4）Sawashima M, Hirose H：A new laryngoscopic technique by use of fiber optics. *J Acoust Soc Am* **43**：168-169, 1968.
5）楠山敏行：軟性鏡．新編 声の検査法（日本音声言語医学会編），医歯薬出版，2009，pp75-77.
6）中村哲也，生沼健司，増山仁徳：消化器内視鏡とレーザー診断・治療—胃がんに対するPDDとPDTを中心に．日レ医誌 **35**：87-93，2014.
7）川井田政弘：電子内視鏡システムを用いた咽喉頭の観察．耳鼻臨床 **96**：475-485, 2003.
8）中村一成：内視鏡システムにおける先端光学技術．光学 **35**：500-507, 2006.
9）Sano Y, Kobayashi M, Kozu T, et al：Development and clinical application of a narrow band imaging（NBI）system with built-in narrow-band RGB filters. *Stomach and Intestine 2001* **36**：1283-1287, 2001.
10）小田島慎也，藤城光弘，小池和彦：画像強調イメージングの特徴— NBI，FICE，i-scan．日本消化器内視鏡学会会誌 **52**：2665-2677, 2010.
11）堅田親利，正来　隆，中山明仁・他：表在癌診断に向けた内視鏡の進歩 オリンパスNBI. *JOHNS* **25**：171-178，2009.
12）楯谷一郎：咽頭・喉頭の内視鏡検査と評価法．日耳鼻会報 **121**：1518-1522, 2018.
13）Miyake Y, Kouzu T, Takeuchi S, et al：Development of new electronic endoscopes using the spectral images of an internal organs. *The 13th Color Imaging Conference*（*CIC13*）：261-263, 2005.
14）Kaneko K, et al：A novel high-speed digital imaging system for assessing vocal fold vibration. *Acta Med Nagasaki* **59**：37-40, 2014.
15）Yamauchi A, Yokonishi H, Imagawa H, et al：Quantification of Vocal Fold Vibration in Various Laryngeal Disorders Using High-Speed Digital Imaging. *J Voice* **30**：205-214, 2016.
16）Baken RJ：Electroglottography. *J Voice* **6**：98-110, 1992.
17）Herbst CT：Electroglottography；An Update. *J Voice* **34**：503-526, 2020.

4 直達喉頭顕微鏡検査

1）はじめに

手術用顕微鏡を用いて喉頭のポリープを切除した報告は，1960 年の Scalco ら[1)] に始まるといわれている．本邦においては，1977 年に斉藤[2)] が先端照明を用いた現在の方法を報告した．つまり，喉頭というダイナミックな臓器において，静的な検査である直達喉頭顕微鏡検査の重要性は，成人でも 1 cm 前後しかない声帯における，音声に影響する微小あるいは複雑な病変に対して，顕微鏡下に拡大した良好な視野を得ることにより，過不足ない音声外科手術を可能にすることである．したがって，原則は，気管内挿管による全身麻酔下での直達喉頭顕微鏡検査であり，音声改善を目的とする音声外科手術の原則は，病変部分を過不足なく切除し，良好な創傷治癒を目指すということに尽きる．

2）検査器具の選択

（1）顕微鏡

一般に使用される手術用顕微鏡を用いる．喉頭鏡と顕微鏡の間に鉗子などを操作する空間が必要なので，焦点距離 300～400 mm の対物レンズを使用する．

（2）喉頭鏡

現在の直達喉頭鏡の形は，Jackson[3)] に始まり，Pilling[4)] によって改良された．市販されている喉頭鏡は，開口部の径により，大・中・小・極小がある．顕微鏡下に局所が両眼視できることや，開口部からの鉗子操作を考慮すると開口部の左右径は大きなものの方が使いやすいが，径の小さいものの方が喉頭の展開は容易である．筆者は，両眼視できる細小と思われる，開口部の左右径が 16 mm の極小の喉頭鏡を多用している（図 1-(a)）．しかし，病変の種類や占拠部位により，両手操作が必要な場合は，側方開放の極小型も有用である（図 1-(b)）．また，喉頭肉芽腫などの後連合付近の病変では，挿管チューブを喉頭鏡の先端で挙上して視野を確保できるものも便利である（図 1-(c)）．そのほか，前連合部の視野を十分にとれるように工夫されているもの（図 1-(d)）や先端が広がり声門上部構造の視野を広く確保することのできるもの（図 1-(e)）もあるので，目的に応じて使用するとよい．

3）喉頭鏡の挿入

喉頭展開は，直達喉頭顕微鏡検査で最も重要な手技と考えられる．筆者は後頸部に枕を置いた頸部伸展位で施行している．口唇を巻き込まないように注意して，経口的に喉頭鏡を挿入する．その際の歯牙の損傷を防ぐためには，挿入の方向は正中である必要はなく，側方から入り，喉頭蓋が確認できたら，喉頭蓋の喉頭面と挿管チューブの間に喉頭鏡の先端を徐々に進めていく．喉頭の後半分が観察できるような位置で，喉頭鏡を正中に移動させ，固定器の脚を伸ばして固定する．その後，固定器のハンドルを回し，前連合まで視野に入る状態に展開する（図 2）．

これら一連の操作中，門歯に損傷を起こす危険を回避するため，筆者は手術前にプロテクターを作製している（図 3）．特に，歯槽膿漏や齲歯や差し歯など，過重な圧力に耐えられないこと

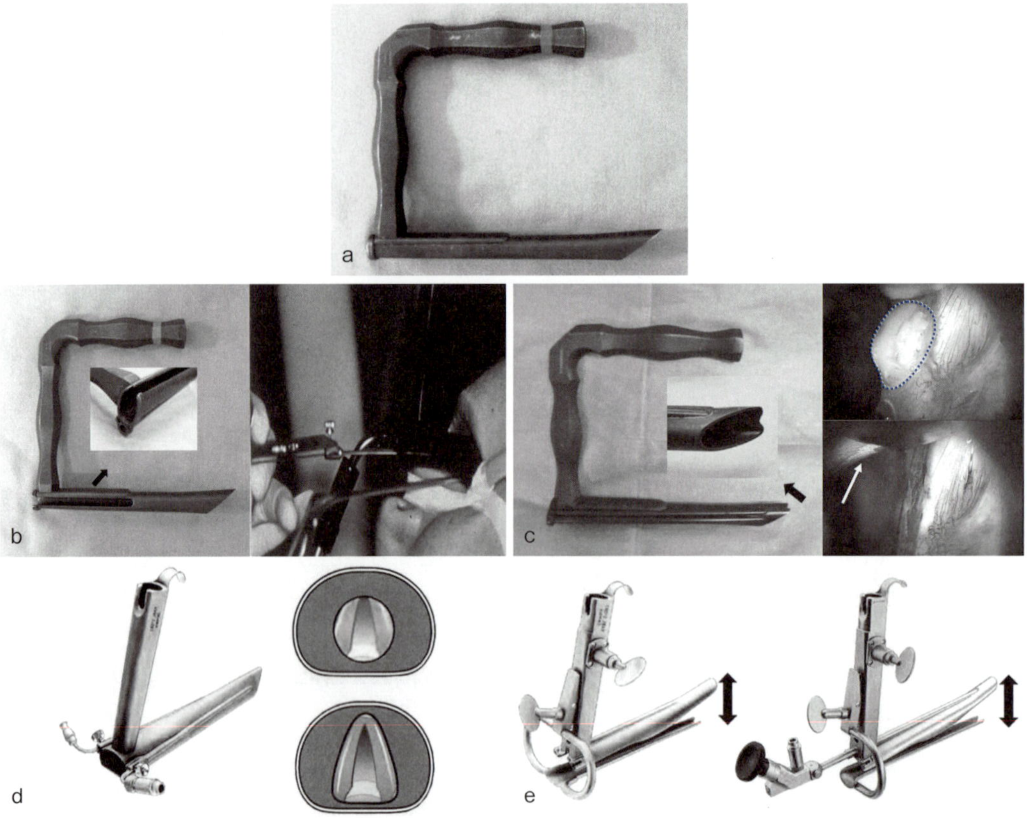

図1 喉頭鏡のあれこれ

(a) 筆者が通常使用している極小型の喉頭鏡：喉頭展開がしやすい．(b) 側方開放型の喉頭鏡：両手操作に便利で絞断器と鉗子を同時に把持できる．(c) 先端が凹んでいる後連合部観察用の喉頭鏡：挿管チューブ（白矢印）を先端で挙上し，肉芽腫を鉗除する．(d) 前連合の視野に優れる喉頭鏡（右上：従来型の喉頭鏡の視野，右下：前連合型の視野）（KARL STORZ 社のカタログより）．(e) 先端が拡張し喉頭前庭の視野も得られる喉頭鏡（左：喉頭鏡のみ，右：ビデオ喉頭鏡）（KARL STORZ 社のカタログより）

(a)～(c) 斎藤式：永島医科器械製，(d) RUDERT 型：KARL STORZ 社製，(e) WEERDA 型：KARL STORZ 社製

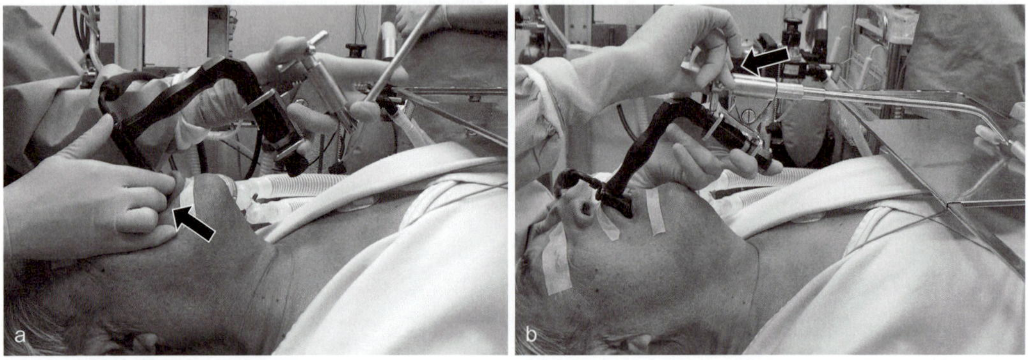

図2 喉頭鏡の挿入

(a) できるだけ門歯付近に負荷がかからないように注意しながら（矢印），固定器を付けた喉頭鏡をやや側方より挿入する．(b) 固定器の脚を伸展し，支持台に固定した後，固定器のハンドル（矢印）を回して喉頭を展開する

もあり，事前に歯列の状態を確認しておくことが肝要である．

多くの症例では，筋弛緩剤の使用によって，喉頭鏡の適切な挿入が可能であるが，声帯前半部が観察できない例では，甲状軟骨を外部からテープなどで圧迫することにより前方の視野を得る

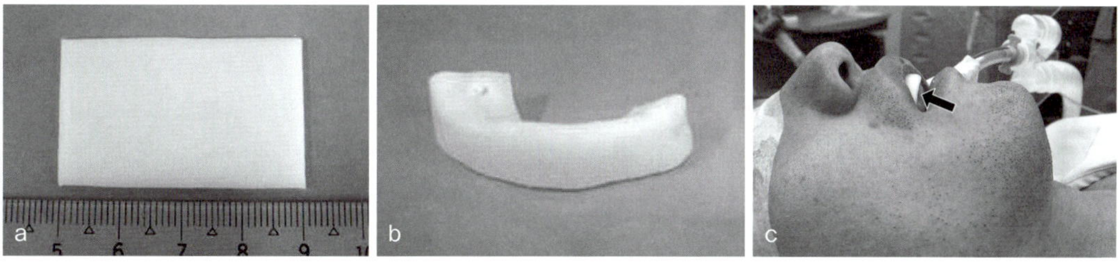

図３　歯牙保護用のプロテクター
(a) シート状の低温熱可塑性プラスチックを適当な大きさに切り，(b) お湯で軟化させ，上歯列に合わせてプロテクターを作成する（「アクアプラストT」®）．(c) プロテクターを装着した状態

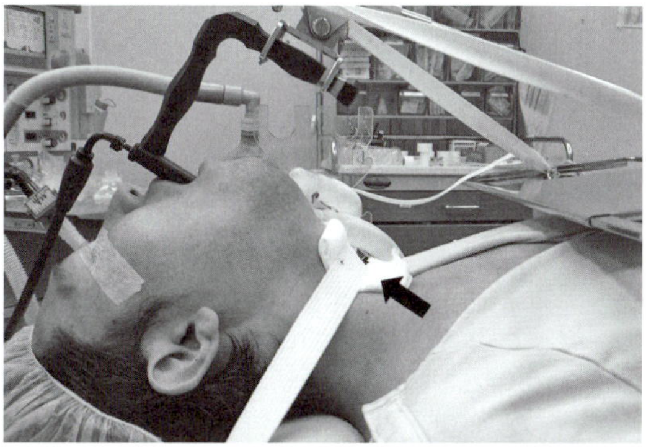

図４　前連合部の視野を改善するために前頸部を圧迫した状態

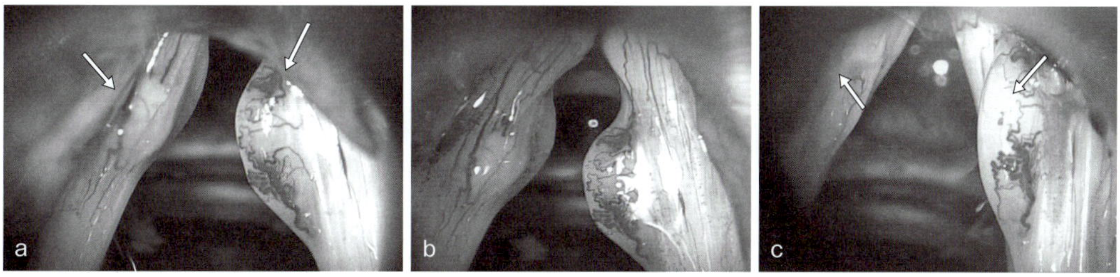

図５　喉頭鏡の位置の違いによる視野の差異
(a) 喉頭鏡が浅いため，喉頭蓋の基部が視野に入り，前連合部の視野が不十分（白矢印）である．(b) 適正な視野．(c) 深く入り過ぎて，病変が翻転している（白矢印）

ことができる（図４）．なお，喉頭鏡による検査や手術が長引く場合には，舌の圧迫による術後の味覚障害や違和感の予防として，途中で展開を緩めるなども考慮する．

4）視野の確保

喉頭鏡の挿入角度や深さ，展開の程度により，視野が大きく変化し（図５），診断やその後の手術操作に大きく影響する．挿入が正中からでない場合は，病変を斜めから観察することになり，鉗除する病変の深さや範囲を誤ることがある．また，挿入の深さによって，病変の位置や形態が変化する．さらに，過度な展開によって，小さな声帯結節などは伸展してしまい病変部位が判別しにくくなってしまうこともある．必要があれば目的の部位を観察・操作しやすいように，手術中に喉頭鏡の方向や深さの変更を考慮することも重要である．すなわち，疾患に応じた適切な喉頭展開が可能であれば，直達喉頭鏡検査の手技や手術を半分終了したといっても過言ではない．

5）鉗子類

直達喉頭顕微鏡下手術の際に，筆者が使用する鉗子などの基本的器具を図6に示す．必要に応じて，喉頭用の絞断器や把持鉗子，メス，剝離子，はさみ，またはレーザー機器なども使用する．

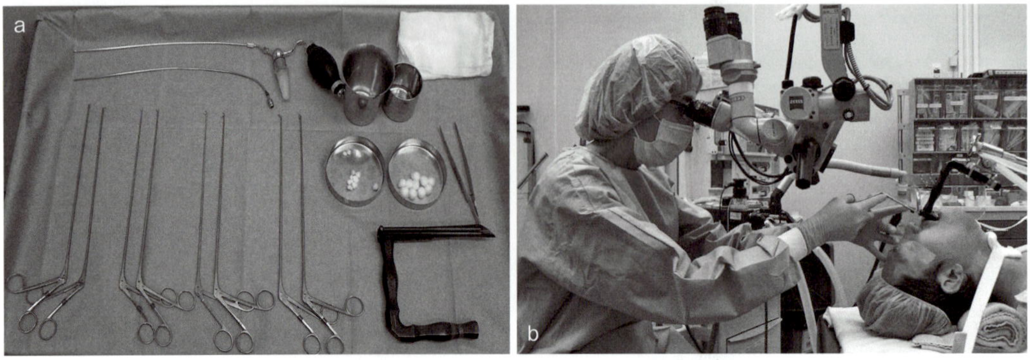

図6　頻用する鉗子類

(a)基本セット：鉗子類以外に使用する物品としては，吸引管，術後に術野に散布する4%リドカイン用のスプレー，綿球大・小，3,000倍希釈エピネフリン液，生理食塩水などである．鉗子は，斎藤式の右開き鉗子の大・小，左開き鉗子の大・小，上向き鉗子以外に綿球把持用の直の鉗子などで，手術用の鉗子で綿球を把持しないことなどはいうまでもない．(b) 全身麻酔下喉頭顕微鏡検査の全景：鉗子の先端が安定するように手台を使用する方法もあるが，肘が手台で固定されてしまうため，鉗子操作の自由度が制限されてしまう．したがって，鉗子は，喉頭鏡の縁と把持していない手を患者の顔に副えるようにすれば，確実で安定した鉗子操作が可能である

ちょっと一息

声の共鳴

日本語は子音の後に必ず母音を発音する．英語でstressは子音の「s」で終わるが，日本語のストレスは最後のsuの「う」を発声する．これはすべてのモーラで声帯を振動させることを意味し，日本人がいわゆる「喉声」となる要因の1つだと考えられる．声の大きさは声門抵抗と呼気流の積であるエネルギーの大きさだが，日本人は前者を強くすることで大きな声を出そうとするため，声帯に負担をかけやすい．さらに力を入れると外喉頭筋にも強い収縮が起こる．私はこれが痙攣性発声障害や過緊張性発声障害の大きな原因の1つだと考えている（ちなみに筆者はこの2つの疾患を区別せず「喉詰め発声症候群」と呼んでおり，過緊張性発声障害は外喉頭筋のジストニアと考えている）．患者の頸部を触診すると，喉頭マッサージを行う甲状舌骨間の筋のみならず，すべての舌骨上筋群や甲状咽頭筋にまで強い収縮がみられ，発声時に喉頭は挙上する．これらの筋をほぐし，用手的に喉頭下降させると，多くの患者で喉詰めが瞬時に改善する．これは舌根が前に出て咽頭腔が開き，かつ胸腔への共鳴が出やすくなるためである．前述の理屈からは，「喉声」改善のためには声帯を強く閉めず呼気流量を上げて声のボリュームを出せばよいことになるが，大きく通る声を出すには喉頭原音を共鳴腔を使ってさらに増幅させる必要がある．私の知る限り，「喉詰め発声症候群」に対して共鳴（特に胸部）の重要性を考えて治療している医師や言語聴覚士はきわめて少ない．また音声治療の先達である西洋諸国の言語は基本的に胸腔共鳴があるため，その重要性については教科書にもあまり書かれていない．現在，共鳴を客観的に評価しうる声の検査はホルマント分析と思われ，わが国で用いられているほとんどの音響分析装置で測定可能であるが，本書を含め音声関連の成書を見てもこれに対する解説はほとんどない．この場を借りてその必要性を強調したい．「共鳴」というテーマにはさまざまな音声障害の病因解明と治療のヒントがまだまだたくさんあると思われる．

（渡嘉敷亮二）

6）内視鏡下喉頭微細手術からロボット手術へ

直達喉頭顕微鏡検査は，喉頭腔を頭側から直視かつ拡大できるので，声帯ポリープや声帯結節などの病変に対するアプローチとしては十分である．しかし，喉頭癌や乳頭腫など，喉頭室や声門下への広がりを考慮する必要のある病変では，これらの部位は死角になるため，顕微鏡を用いた直視ではなく，硬性の内視鏡などの導入により多角的な観察，処置が必要となる．川井田ら[5]は，泌尿器科領域で用いられている硬性内視鏡を従来の喉頭鏡の光源用側管から挿入し，多角的な視野を得る方法をビデオアシスト内視鏡下喉頭手術として報告した．さらに，原ら[6]は，硬性内視鏡下に行う喉頭微細手術として，喉頭用の内視鏡を用いた喉頭微細手術を報告した．さらに，最近では，ロボット手術を喉頭疾患に応用する報告がなされるようになってきた[7]（図7～9）．ロボット手術では，もはや直達鏡は用いられなくなり，喉頭展開，喉頭鏡の位置などについての配慮は不要になるわけであるが，実際の臨床に広く普及するまでには，手術器具の価格や鉗子類の整備など多くの課題が残っている．さらに，創傷治癒の概念や治療法も変化してくることが予想される．

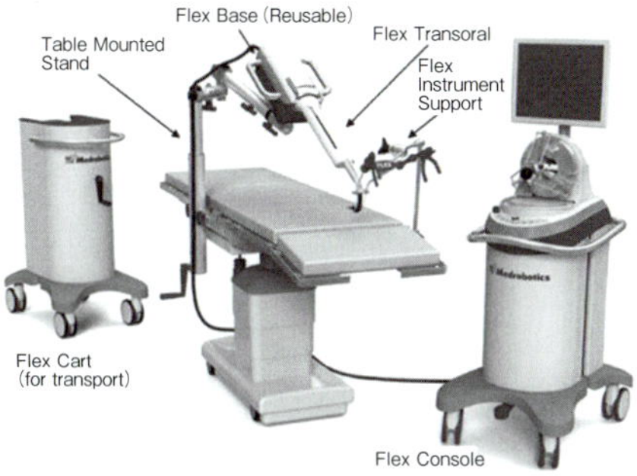

図7 「Flex Robotic System」(Medrobotics社製)（同社HPより）

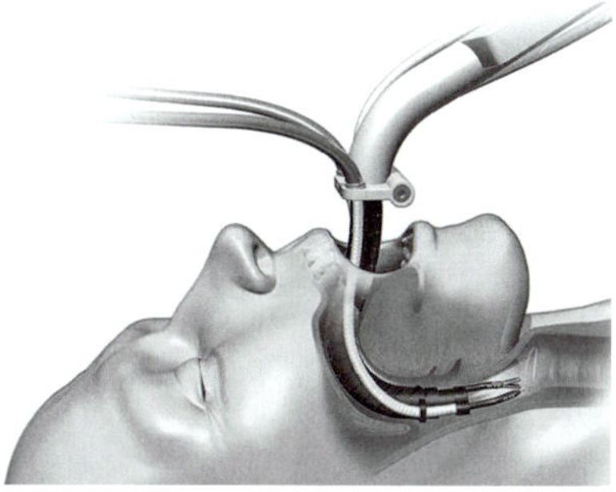

図8 手術模式図（Medrobotics社HPより）

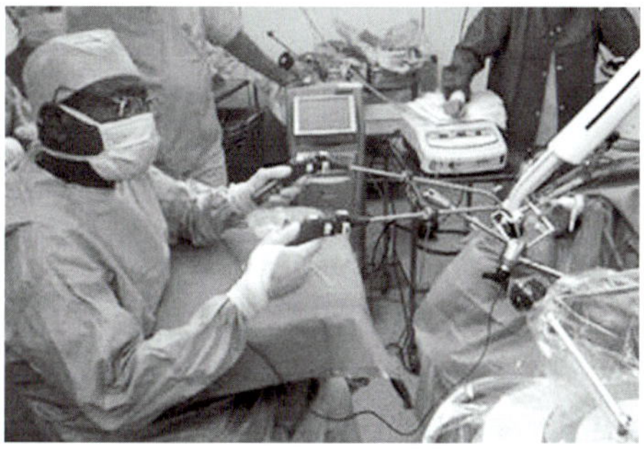

図9 手術風景（文献[7]より引用）

（田村悦代）

［引用文献］

1）Scalco AN, Shipman WF, Tabb HG：Microscopic suspension laryngoscopy. *Ann Otol Rhinol Laryngol* **69**：1134-1138, 1960.
2）斉藤成司：発声機構の基礎的研究および喉頭内腔への臨床的アプローチ，宿題報告．耳鼻 **23**(補冊 1)：256-268, 1977.
3）Jackson C：Tracheobronchoscopy, Esophagoscopy and Gastroscopy. Laryngoscope Co, 1907.
4）Pilling：Eye, Ear, Nose Throat and Bronchoscopic Instruments and Equipment. Philadelphia, 1941.
5）川井田政弘，福田宏之，甲能直幸：直達喉頭鏡における喉頭腔の多方向内視鏡観察．音声言語医学 **38**：190-195, 1997.
6）原 浩貴，端本陽子，村上直子・他：硬性内視鏡下に行う喉頭微細手術．日気食会報 **52**：431-437, 2001.
7）Remacle M, Prasad VMN, Lawson G, et al：Transoral robotic surgery with the Medrobotics Flex System：first surgical application on humans. *Eur Arch Otolaryngol* **272**：1451-1455, 2015.

5 まとめ

本章では発声・発語に必要な喉頭，口腔，咽頭の運動や形態を評価する画像検査法，ならびに喉頭の内視鏡検査について解説した．さらにTopicsとして喉頭の三次元CT観察や，発声・発語にかかわる中枢の画像評価について紹介した．

(1) 舌，口蓋等の構造と運動の評価

(1) 超音波断層法は，リアルタイムで舌運動を評価することが可能であり，発声・発語時の舌運動を可視化し，診断ならびに治療時の患者へのフィードバックに有用である．

(2) エレクトロパラトグラフィは，歯茎から軟口蓋前部における舌と口蓋の接触状況を評価する．構音の状況を把握するとともに訓練・治療の際に用いられる．

(3) CT，MRIにより発語時の構音器官の形状を三次元的に評価することが可能である．近年ではリアルタイムの撮影も試みられている．

(2) 喉頭の内視鏡検査法

(1) 喉頭内視鏡検査は声帯ならびに声帯運動の評価に適している．経口的に挿入する硬性鏡と経鼻的に挿入する軟性鏡があり，近年では軟性鏡の先端にカメラを配した電子スコープが広く用いられ，静止画や動画の記録が行われる．

(2) NBI（narrow band imaging，狭帯域光観察），FICE（flexible spectral imaging color enhancement），i-Scanといった近年の画像強調技術は，生体組織に固有光学特性を利用して，癌や良性疾患など声帯病変の検出を向上する．

(3) 喉頭ストロボスコピーは，内視鏡を経由して喉頭にストロボ光を照射することで，高速の声帯振動をスローモーションで観察するもので，微細な声帯病変の確認に加えて，発声時の声門閉鎖不全の状況，声帯病変の発声に与える影響の評価に適している．

(4) 高速度デジタル画像撮影法（High-speed digital imaging：HSDI）は，声帯の振動より高速のフレームで記録する．真の声帯振動を観察できる長所がある一方，撮像した画像の解析に時間を要する，観察と同時の評価が難しい．

(3) 直接喉頭顕微鏡検査

直接喉頭顕微鏡検査は，気管内挿管による全身麻酔下に行われ，声帯病変の切除など手術治療に先立ち詳細な病変の観察が可能である．

（香取幸夫）

Topics

磁気共鳴画像法（MRI）

磁気共鳴画像法（Magnetic Resonance Imaging：MRI）とは，強い磁気内において体内の水や脂肪に含まれる水素原子内の陽子（プロトン）を利用して，体内の断面を画像化するものである．発声検査のためのMRI撮像は被検者への負担や撮像時間を考えると手軽に行えるものではないが，音声生成の基礎研究に多く用いられている．MRI撮像は一般に放射線技師や専門の研究者など，十分に経験を積んだ人が操作を行うことが多く，発声検査に興味をもった者が直接操作することはない．しかし，音声研究者自身もMRIの仕組みや特徴を知ったうえで利用することにより，データの理解や撮像法の改善を進めることができる[1)など]．

ここでは音声研究者にとって考えるべき撮像の仕上がりの面から，MRIについて解説を試みる．通常，静止画か動画かの選択について，はじめに解説を行うMRIの解説書は少ないと思うが，撮像をし終わってから「しまった」というシーンがあまりに多く，そのような構成とする．

1）静止画と動画

基本的には静止画も動画も，ほぼ同じ原理で画像を作成するが，最終的な仕上がりが全く異なっている．発話における構え（静止画）を撮像したいのか，発話運動を画像化したいのかなど，どのような現象を可視化したいかを実験前に十分打ち合わせする必要がある．

静止画とは，写真のように止まった状態の画像を得ることである．少ない枚数や複数の2D画像や3D画像を得ることができるが，写真のように一瞬でデータを収集できるわけではなく，5秒程度～3分程度をかけて撮影を行う．発話の場合，たとえば「あー」という発声を5～15秒程度行うことは可能であろう．また歌などのように，声の高さをそろえることにより，確固としたデータを得やすい．呼吸などの動きにより，画像にノイズが生じる可能性があるが，止まっている時間が長ければノイズも抑えられるので，バランスが重要である．

動画は，ビデオのように動きをとらえることができる．以前は繰り返し（128回，256回）によるデータ収集（シネMRI撮像）が主であったが，1回の発話で撮影（リアルタイムMRI撮像）も可能である．ただし仕上がる画像は，撮影時間が短いとノイズや分解能が下がる．したがって，喉頭などの狭い領域や子音などの速い運動（30フレーム/秒以上）を観察したい場合は，繰り返し撮像を選択することも考慮に入れるとよい．

MRIシネ撮像は従来，心臓の動態のために開発されたものであり，筋電信号のトリガーに合わせてMRI信号を収集する．大雑把にいえば，たとえば1秒間に1スライス断面につき30枚の撮像を行うならば，33.3 msごとに1枚ずつ計30枚の異なる画像の元データについて，1行分のデータを埋める．256×256マトリックスの元データを作成するならば，256行分のデータ収集すなわち256回の繰り返しを行い，30枚のシネ画像を完成させる．撮像可能な繰り返し時間はおおよそ1～2秒程度である．タグを付加し，筋組織の内部変形を観察することも可能である．近年ではマルチスライスシネ，3Dシネ，リアルタイムシネへの拡張が進んでいる．

発話器官の場合は，被検者へのガイドトーンとそれに合わせた繰り返しの外部トリガー（心臓拍動に相当する信号）を利用することが多い[2]．ただし外部トリガーの入力にはハードウェア的な調整が必要であり，MRIのメーカーに確認をとる必要がある．国内には外部トリガーを用いたシネ撮像について，外部利用が可能な施設も存在する．

近年，リアルタイムMRI撮像もさかんに行われるようになってきている．リアルタイムの撮像は繰り返しの必要がないため，被検者の負担が大幅に軽減される．その分，画質の劣化が生じる可能性があるので，留意されたい．MRIの特性上，口腔と横隔膜などの広い範囲を撮像する場合などには全体像が見えやすい一方，喉頭などの詳細な部分は見えにくい．また時間分解能を上げることにより動きを詳細に観察できる可能性もあるが，その一方で信号対雑音比（SNR）の低下による画像劣化も著しい．また装置のメモリ容量により，撮像時間も限られている．すなわち，空間分解能,時間分解能のバランス,時間長など,自身が明らかにしたい運動は何かを詳細に打ち合わせしてほしい．

2）撮像パラメータに関する用語

MRIの撮像条件には多くのパラメータがあり，その理解は容易ではない．ここでは，一般的な画像を扱う際の用語と，MRIにおいて特徴的な画像として対象を区別するためのパラメータに分けて説明する．各種のパラメータを組み合わせながら，撮影時間を考慮し，目的に合わせてバランス良く調節することが重要である．

（1）画像に関する用語

①コントラスト

一般に画像の明暗の比を意味するが，MRIでは医療画像として，撮像者が目的とした対象を区別できることを指しており，後に述べる撮像パラメータと深い関連がある．MRIでは，脂肪と水の違い，発話器官の場合は，声道を画像化するにあたっては空気とそれ以外の違いがわかることを指すこともある．

情報処理的な画像処理や芸術的な映像などの分野では，それぞれの感覚に合った各種の定義があるが，それらとは若干異なっている場合もある．

②撮像範囲（field of view：FOV）と画像解像度

音声にかかわるMRI撮像では，肺を含めた広い範囲，喉頭以上のおおよそ鼻腔を含む範囲，喉頭などの声帯など，どの程度の部位を見たいのかによって，技師がその撮像範囲（field of view：FOV）を手動で設定する．またその画像を構成するピクセル数を設定することによって,自動的に画像解像度が決まる．たとえば狭い範囲を多くのピクセル数で設定すると，画像解像度は高くなる．すなわち，元の物体に対してより多くのピクセルによって画像が作られる．ただし，解像度は高くても，次に述べる信号対雑音比（SNR）が低くなるので，技師のアドバイスや実際の撮影で確かめる必要がある．またMRIは断面を撮像するのではなく，ある一定の厚みを設定する必要があるので，画素（ピクセル）をボクセルサイズと呼ぶ（図1）．

③信号対雑音比（signal to noise ratio：SNR）

一般にどのような信号でも，データには残念ながらノイズが含まれている．MRIでは身体から得られるべき情報を「信号」，ランダムに生じてしまうものを「ノイズ」とし，信号が強くノイズが低いほどSNRが高くなる．おおよそSNRが高い方が，信号が強いという意味で見えやすいと考えられることもあるが，コントラスト，解像度などとともに目的にあったパラメータ設定が望まれる．

MRIではこのボクセル内の信号源（プロトン数）が増大すればSNRは増大する．マトリックス数を減らせばピクセルサイズが大きくなるのでSNRは上昇する．またスライスの厚みを増せばボクセルの奥行き方向に対するプロトン数も増すのでSNRが向上する．この場合，パーシャルボリューム効果により組織間コントラストが低下する．

（2）MRI特有の撮像パラメータ

①撮像時間に直接関係するパラメータ

加算回数：撮像の加算回数を増やすことに

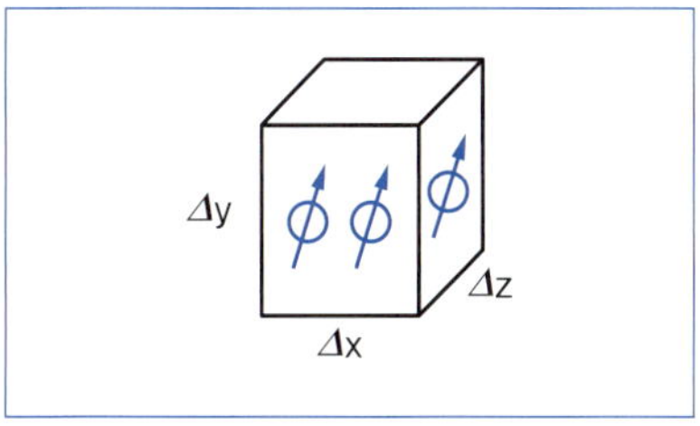

図1　厚みを考慮した画素（ボクセル）

より，ランダム成分がキャンセルされSNRの改善が得られる．ただし撮像時間が延長し，動きのアーチファクトが増加する場合もある．

位相方向のピクセル数，繰り返し時間（TR），撮像枚数を減らすことにより撮像時間を短縮できる．しかし前二者は画質が劣化する傾向がある．そこで，高速度撮像法や補間などにより撮像時間を短縮しても劣化を抑える工夫が各種提供されている．

位相方向のピクセル数：画像を作るための元データに必要となる配列が小さければ，撮像時間は短くなる．たとえば512×512画像を特殊な方法を使わずに得るには，一般に512回の繰り返しが必要となる．これを256回の繰り返し回数にすることができれば，撮像時間は半分になる．

繰り返し時間（TR）：TR（repetition time）とは画像内の信号収集の繰り返し時間である．たとえば画像を作るための元データの配列の縦方向のピクセル数に関連し，256行必要ならば256回の繰り返し回数が必要である．1回の繰り返しにつき，10 msを選択するか100 msを選択するかにより撮像時間としては純粋に10倍の撮像時間になる．ただしTRによる画質への影響は多大であり，延長によりSNR向上にもつながるので，短ければ良いというわけではない．

高速度撮像：基本的には高速スピンエコー法とフィールドエコー法（グラジエントエコー法）が主である．通常どちらかを利用していることが多い．メーカーによって名称や方法が異なる場合もある．

補間および信号収集打ち切り：その他さまざまな補間により，撮像時間を減らしても比較的良好にMR画像を再構成する方法が各種提供されている（zero-fill interpolation，half scan，rectangular FOVなど）．

②画像コントラストにのみ関係する撮像パラメータ

さらにこの他にもコントラストをつける方法，脂肪や水や流れを強調したり抑制したりする方法などがある．呼吸運動によりアーチファクトが生じやすいが，呼吸同期撮像法，外部トリガーを利用した発声同期撮像法などの利用により，ある程度は抑制可能である．また歯の詰め物や取りつけたマイクなどに含まれる磁性体（鉄など）により，画像にアーチファクトが生じ極端に信号が落ち込んだり，ノイズとなって現れたりすることがある．

3）ハードウェア

MRIでは水素原子の原子核を構成する粒子の一つであるプロトンの振る舞いを信号として受信することにより，2Dもしくは3Dの画像として体内の断層画像を再構成する．強磁場やRF波を利用して場所的にプロトン運動の周波数や位相に違いをもたせることにより体内の断面図を再構成する．またプロトンの運動の緩和時間の長短の違いや，照射するRF波によって画像のコントラストをつけることができるという強みがある．

①システム構成

MRI撮像装置自体は静磁場を作る磁石本体，傾斜磁場を作るコイル，RF電磁波の送信を行うコイル，体内からの信号を受信するRFアンテナコイルからなる．撮像前には静磁場を一定にするための調整を行うシムコイルを利用している．RF電磁波の送信コイルは通常マグネット本体内部に取りつけられており，おおよそ静磁場全体が励起される．受信コイルは撮像時に操作者が撮像位置に取りつける．得られた信号は付属のコンピュータによって処理され，最終的にDICOMデータとして保存される（図2）．

② RF-受信コイルの選択

プロトンの運動を直接検知するのがRF-受信コイルであり，得られる画像に大きな違

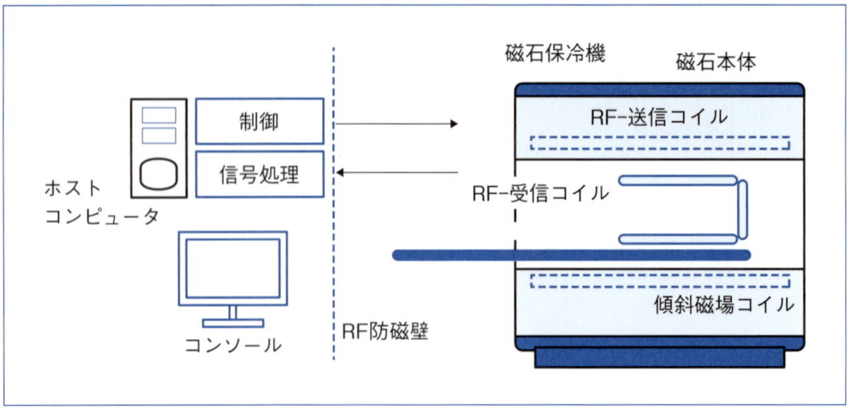

図2 MRIのシステム構成概要

いを与えるので重要である．一般に大きいコイルほど均一性が高くなり（ヘッドコイル，ボディコイルなど），小さいコイルほど注目領域内で高い信号が得られる（サーフェイスコイルなど）．また撮像物体がコイルに近いほど信号が強くなり，コイルのチャネル数が多いほど多くの信号を得ることができる．

4）実験の注意点その他

①実験計画と実施

打ち合わせ：実験計画者は事前にMRI操作者（通常は放射線技師）や必要があれば責任者とともに必要書類，実験計画，被験者の確保を含めて打ち合わせを行っておく．MRIは他の医療画像装置に比べて撮像パラメータが多く，また撮像時間も長いため，綿密な計画が必要である．画像は撮れているが分析に適していない場合も散見される．

どの部位を撮像対象とするのか，撮像時間の長短，強調画像の有無などを伝える．決まった希望があれば以前の撮像条件と画像サンプルがわかると良い．また音声録音の有無，データ受け渡し，被験者への指示，謝礼の有無などについても確認を行っておく．当日はMRI操作者が作業に集中できるように，実験者は準備を万端に整えておく．

実験実施：実験者もしくは代理人は実験に立ち会い，被験者から実験承認を得る．特にMRI室に入室する場合は必ず操作者の指示に従う．音声録音が必要な場合は，磁性体を内部に含まない光マイクなどを利用し[3]，画像への影響および雑音の混入を防ぐためにも録音装置はMRI室外に設置する．

実験終了後は速やかに被験者の実験後アンケートをとり，実験終了確認後，操作者から得られたデータを受け取る．被験者の個人データが含まれているので，取り扱いには十分注意する．パラメータなどの情報はDICOMデータに記述されているが，直接操作者に尋ねる場合は論文へのMRIパラメータの記載（後述）などについて，その場で明らかにしておくことが望ましい．

②画像の利用および撮像条件の記載

画像は通常，DICOM（Digital Imaging and Communications in Medicine）という形式で出力される．読み方は「ダイコム」である．この形式は，入力した患者の氏名や撮像日時や各種の撮像条件と画像データを含むことがあるので扱いには注意されたい．この画像を閲覧するには，専用の端末やフリーあるいは有料の各種のビューアーソフトを利用する．

コンピュータなどのうえでの画像表示は，見やすいように自動で調節されていたり，マウスなどで輝度値（WW-WL）を調節するのが一般的である．通常の画像データ（たとえばjpgやpngなど）では，RGBの各輝度値が8ビット（0～255）であるが，DICOMの場合，白黒値で16(15)ビット(0～32767)の範囲で保存されており，これは通常一般に利用されている画像データに比べて桁数が大きく，モニターやプリントで適切に見えるように調整する．したがって複数画像の比較をする際には，調整を一定にする，一定のアルゴリズムを使うなど統一性には留意する．

③論文への撮像条件の記載

論文や学会，その他への画像利用は本人の承諾のうえ，個人を特定できないような状態で掲載する．論文への記載時には下記の事項を記述することが望ましい．

・MRI のメーカーと製品名，磁場強度がわかるような表記
・撮像法（スピンエコー系，グラジエントエコー系）および撮像次元（2D，マルチスライス 2D，3D）．高速度撮像のスピンエコー系はエコー数を明記する．具体的なシーケンス名はメーカーによる呼称を記述してもよい．
・TR［ms］，TE［ms］，FA［degree］
・スライス方向（矢状面＝sagittal 面，冠状面＝coronal 面，水平面＝transverse 面など）
・FOV（撮像範囲）［mm×mm］，スライス厚［mm］，スライス枚数，マトリックス数などの記述により，必ずピクセルサイズ，ボクセルサイズがわかるように列記する．また補間を行った場合には，それらを明記する．
・シネ撮像の場合は，繰り返し時間［ms］，フレームレート［frame /s もしくは fps］，フレーム数（機種によっては phase 数），トリガーからの delay 時間［ms］を明記する．
・タギング撮像の場合は，タグの方向と種類（線，格子など），タグの間隔［mm］を併記する．
・その他必要があれば，撮像時間，同期撮像の有無（呼吸同期，外部トリガー同期），コイルの特徴，コイルの補正，スライスギャップ（一般に 0 mm ならば記述しないことが多い），バンド幅を記述する．

5）MRI の危険要因とそれにより生じる傷害

MRI では強静磁場，変動磁場，RF 電磁波の 3 つの危険要因（risk）が存在するが，使い方をきちんと理解したうえで使用すればこれらによって生じる傷害（hazard）は最小限に抑えることができる．実験に際しては，通常 MRI 利用における倫理委員会および安全委員会の承認を受けておくことが望まれる．

強静磁場：現在のところ，強静磁場が 10T 程度以下であれば，細胞および身体への影響は知られていない．ただし，薬事法での認可範囲は 3T であり，研究開発その他特殊な例を除いてはこの範囲での利用が望ましい．

MRI の強静磁場は鉄を容易に引き寄せるために，ナイフやはさみなどは殺傷力をもつ凶器となる．心臓ペースメーカーおよび脳クリップ利用者の入室は禁止されている．被験者はコンタクトレンズを外すことが近年義務付けられた．またクレジットカードや磁気をもつカード，ネジ式の時計，電化製品などは，強磁場により破壊される．MRI 室に立ち入る際には操作者の指示に従い，持ち物やピアスなど入念にチェックする．

変動磁場：変動磁場は神経活動に影響を与えることが知られているが，通常の MRI 利用範囲で問題が生じたという報告はこれまでにない．変動磁場を作るためのコイルが瞬間的なローレンツ力を受けることにより，大きな音が生じるので，必ず耳栓もしくは防音用ヘッドセットを装着する．

RF 波：この電波はマイクロウェーブ効果によって長時間の照射により熱を生じることが知られている．MRI では通常決められた範囲での照射であり，一定以上の RF 照射があると，ソフトウェア的に警告が出されることになっている．高磁場装置では火傷の報告もまれにみられるため，操作者の指示に従って，適切な利用を心がける．　（高野佐代子）

［引用文献］

1）レイハシェミ・他：MRI の基本パワーテキスト（荒木　力監訳）．メディカル・サイエンス・インターナショナル社，2004．
2）Masaki S, et al：MRI-based speech production study using a synchronized sampling method. *J Acoust Soc Jpn*（E）**20**：375-379, 1999.
3）北村達也・他：光マイクロホンを用いた MRI 撮像時の騒音測定．日本音響学会誌 **62**(5)：379-382, 2006.

Topics 脳機能画像による声帯に器質的異常のない音声障害の責任病巣の探求

1）はじめに

音声障害には声帯に器質的異常のある疾患と器質的異常のない疾患がある．声帯に器質的異常のある声帯ポリープや声帯結節などは，声帯の構造的・物理的性質が変化し声帯振動に異常が起こるため音声障害が起こることは理解しやすい．一方，声帯に器質的異常のない機能性発声障害や痙攣性発声障害などでは，その病態に関していまだ不明な点が多い．喉頭内視鏡検査（あるいは喉頭ストロボスコピー検査）にて声帯に器質的異常がない場合，発声に影響を与える因子は声門の閉鎖度，声帯の緊張度，声門下圧である[1]．これらの因子をコントロールしているのは中枢神経系（脳）の活動である．脳機能異常の観点から，声帯に器質的異常のない音声障害の責任病巣を探求する必要がある．近年ヒトの脳活動を非侵襲的に観察することが可能となり，新しい知見が得られるようになってきた．現在までに得られた知見について概説する．

2）機能的 MRI

機能的 MRI は神経活動に伴う脳活動部位を客観的に描出する検査である．実際は神経活動に関連した血流動態反応を視覚化する検査であり，神経活動の亢進によって生じる血管内血液の酸素化状態のわずかな信号増強をとらえている．機能的 MRI は非侵襲的で空間分解能に優れ，放射線被曝がないため，広く用いられるようになってきた．撮像時の騒音や発声時の顔の動きによる影響などデメリットが考えられたが，われわれは Sparse sampling 法を用いて発声と発声の間で撮像することでこれらの影響をなくすことができた[2]．また，発声タスクによる脳活動の違いが若干みられたため，発声タスクのない安静時脳活動・機能的結合についても検討した．これは課題負荷を行っていない状態でも脳活動は行われており，統計学的に安静時と課題関連時の機能的 MRI の結果は有意なオーバーラップがあるとされていることによる[3]．脳活動の考え方として，近年機能局在説（機能と脳領域が 1 対 1 の関係）ではなく，脳内をネットワークとしてとらえる説が有力であり[4]，安静時脳活動・機能的結合はこれらのネットワークも解析できることから有用な方法である．

3）発声時の脳活動

健常人の発声時には，一次運動野，高次運動野（運動前野，補足運動野），一次・二次体性感覚野，前帯状皮質，運動性言語野，一次聴覚野，聴覚関連野，島，楔前部，小脳，大脳基底核（尾状核，被殻，淡蒼球，扁桃体），視床などで脳活動を認めた[5]（図 1）．一次運動野，一次感覚野においては Penfield の脳地図の外側下方の顔や首の領域で活動を認めた[6]．発声時の神経ネットワークをまとめると図 2 のように表される[7]．反射的な発声としては下位の中脳水道灰白質の部分から生じ，それより高次の情緒的な発声制御は前帯状皮質から，さらに高次になると獲得発声の制御をつかさどる皮質の一次運動野，下前頭回から指令が起こる．これらには聴覚，体性感覚からのフィードバックが関連している．さらに一次運動野をコントロールするものとしては小脳や大脳基底核，視床，補足運動野，運動前野がある．

4）声帯に器質的異常のない発声障害の脳活動

痙攣性発声障害は声の詰まり，震え，途切れを来す疾患であり，声帯には器質的異常を

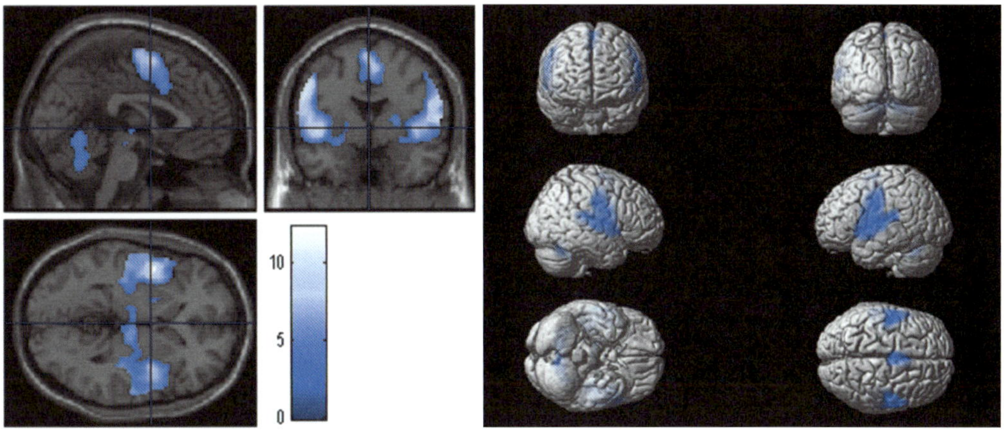

図 1　健常人の発声時の脳活動[5] ⇒巻頭グラビア参照
持続母音 /i:/ による発声時の脳活動を表す（左：2D 画像，右：3D 画像）

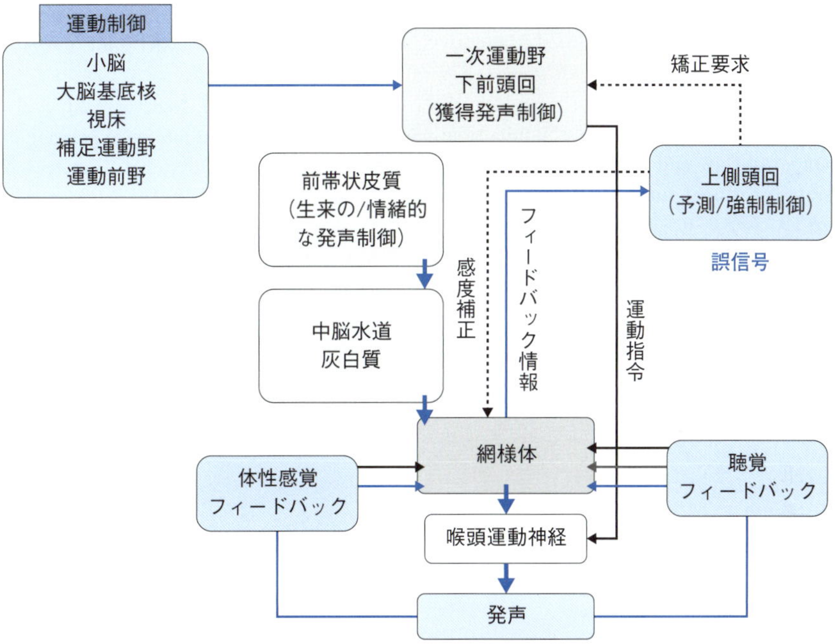

図 2　発声時の神経ネットワーク（文献[7] を一部改変）
段階的な中枢制御があり，聴覚，体性感覚からのフィードバックが関与する．また，小脳や大脳基底核，視床，補足運動野，運動前野による一次運動制御がある

認めない．これまでの報告[8-10] から発声課題時に健常人と比較して，一次感覚運動皮質，高次運動野，大脳基底核，視床，小脳といった領域に異常を認めており，われわれの報告でも同様の領域で異常を認めた[2]．これは過去の他の局所ジストニアの報告[11] とも類似しており，痙攣性発声障害が局所ジストニアであるということを裏付ける結果と考えられた．また，さらにわれわれの研究で，安静時脳活動・機能的結合において視床と大脳基底核（尾状核）で有意に高い機能的結合を認め，聴覚印象 Grade とも正の相関を認めており，基底核ネットワークの異常が責任病巣として考えられた．

筋緊張性発声障害は過剰な喉頭閉鎖に起因する音声障害を認める機能性音声障害を指すが，聴覚や体性感覚からのフィードバックが減弱し喉頭の過活動による発声状態を修正することが困難な状態と考えられている[12]．

本態性音声振戦症は喉頭をはじめとする発

声器官の諸筋に起こる振戦症で，小脳－視床－皮質経路の異常であり，特に小脳，視床の関与が考えられている[12]．

代表的な症例を示したが，声帯に器質的異常のない音声障害において脳活動の観点からみることは，病態生理を理解するだけではなく，患者へのインフォームドコンセント，今後の音声訓練や治療法の開発にも寄与できる可能性がある．（喜友名朝則）

［引用文献］

1）一色信彦：聴覚・音声・言語障害の取り扱い Part2 音声障害．金原出版，2001，pp26-28.
2）Kiyuna A, Kise N, Hiratsuka M, et al：Brain Activity in Patients With Adductor Spasmodic Dysphonia Detected by Functional Magnetic Resonance Imaging. *J Voice* **31**：379 e371-379 e311, 2017.
3）Biswal BB, Van Kylen J, Hyde JS：Simultaneous assessment of flow and BOLD signals in resting-state functional connectivity maps. *NMR Biomed* **10**：165-170, 1997.
4）酒井雄希，成本 迅，中前 貴・他：安静時 fMRI —精神科臨床研究への応用．精神科 **22**：370-374, 2013.
5）喜友名朝則，鈴木幹男：健常人の発声時における脳活動— functional MRI を用いた検討．喉頭 **23**：8-11, 2011.
6）Penfield W：Mechanisms of voluntary movement. *Brain* **77**：1-17, 1954.
7）Kryshtopava M, Van Lierde K, Meerschman I, et al：Brain Activity During Phonation in Women With Muscle Tension Dysphonia；An fMRI Study. *J Voice* **31**：675-690, 2017.
8）Hirano S, Kojima H, Naito Y, et al：Cortical dysfunction of the supplementary motor area in a spasmodic dysphonia patient. *Am J Otolaryngol* **22**：219-222, 2001.
9）Haslinger B, Erhard P, Dresel C, et al：" Silent event-related" fMRI reveals reduced sensorimotor activation in laryngeal dystonia. *Neurology* **65**：1562-1569, 2005.
10）Simonyan K, Ludlow CL：Abnormal activation of the primary somatosensory cortex in spasmodic dysphonia；an FMRI study. *Cereb Cortex* **20**：2749-2759, 2010.
11）Zoons E, Booij J, Nederveen AJ, et al：Structural, functional and molecular imaging of the brain in primary focal dystonia；a review. *Neuroimage* **56**：1011-1020, 2011.
12）Sharifi S, Nederveen AJ, Booij J, et al：Neuroimaging essentials in essential tremor；a systematic review. *Neuroimage Clin* **5**：217-231, 2014.

Topics

ポジトロン断層法（PET）による脳活動研究

1）はじめに

ポジトロン断層法（Positron Emission Tomography：PET）は陽電子検出を利用したコンピュータ断層撮影技術であり，現在では癌の診断に欠かせない技術となっている．癌の診断には18F-fluorodeoxy glucoseを用いてグルコース代謝量が測定されるが，^{15}OでラベルしたH_2Oを使用すれば脳血流量を測定することができ，機能的MRIや脳磁図とともにヒトの脳活動を非侵襲的に観察する手法として用いられてきた．本稿ではその原理を簡単に説明するとともに，痙攣性発声障害の脳活動についてPETを用いて得られた知見を概説する．

2）PETによる脳活動解析の原理

PETでは，陽電子（ポジトロン）が崩壊してγ線を放出する放射性同位元素を利用し，これを化学物質と結合させ，トレーサーと呼ばれる追跡物質として体内に注入する．体内に入ったトレーサー中の核種は崩壊して，陽電子を放出するが，この陽電子が消失する際に正反対方向に投射される2本のγ線を検出することで，発生源を同定することができる．脳内での神経活動が高まると，その部位の代謝量や脳血流量が増加する結果，γ線のより密な分布として画像化できる．^{15}Oは半減期が約2分と短く，短時間に繰り返し検査することができ，解像度に優れるため，^{15}Oでラベルした水（$H_2{}^{15}O$）が脳活動研究ではトレーサーとして頻用されている．検査にあたっては，ある刺激や課題を被検者に与え，そのときの脳血流量と安静時のそれを比較することで，脳活動の上昇部位が同定される[1]．

3）PETによる痙攣性発声障害の脳活動研究

痙攣性発声障害は局所ジストニアに分類されるが，その本態は不明である．書痙など他の局所ジストニア患者での脳機能研究では大脳基底核の異常が関連していることが示唆されており，大脳基底核，視床，補足運動野（SMA）の活動異常が報告されている[2,3]．痙攣性発声障害患者においても大脳基底核の関与が指摘されている[4]．

痙攣性発声障害の脳活動に関しては，Hiranoら[5]が痙攣性発声障害患者のPETを用いて初めて報告している．発話時と安静時の脳賦活を比較することで，健常例では発話時に補足運動野の有意な活動を認めたのに対し，痙攣性発声障害患者では補足運動野の活動を認めなかったと報告している（図1）．補足運動野は運動のプログラミングに関与することが知られており，痙攣性発声障害の病態に運動のプログラミングの異常がかかわっていることが推察される．

筆者らは内転型痙攣性発声障害患者3名に対し甲状軟骨形成術Ⅱ型を施行し，術前・術後の発話時の脳活動の変化をPETを用いて観察した[6]．その結果，術前には両側聴覚連合野，Broca野，両側体性感覚野，視覚野，補足運動野，小脳，右視床，左被殻に有意な活動を認めたのに対し，術後は術前と比べて両側聴覚連合野，背側SMA，右視床，左被殻の活動が有意に低下し，他方で前補足運動野の有意な活動を認めた（図2）．前補足運動野と補足運動野は異なる活動に関与していることが知られており，前者は学習済みの運動を開始するときに活動し[7]，後者は外部からの入力に応じた運動をする際に活動するとされている[8]．健常者が発話するときには学

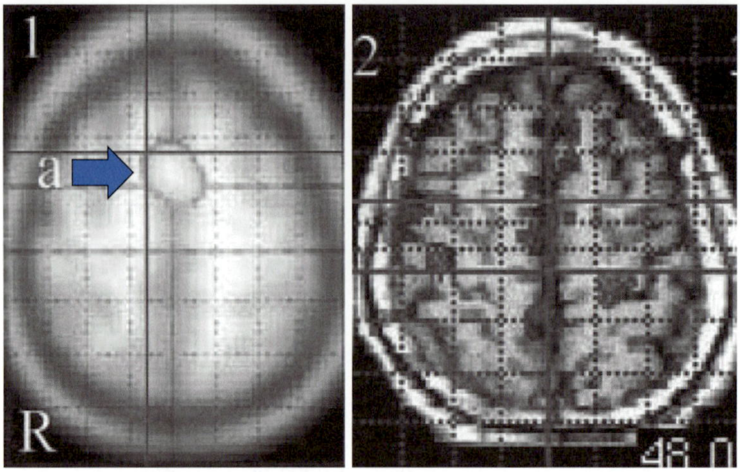

図 1　健常例と痙攣性発声障害患者の脳活動[5] ⇒巻頭グラビア参照

健常例（左）では発話時に補足運動野（➡）の活動を認める．痙攣性発声障害患者（右）では同部の活動を認めない

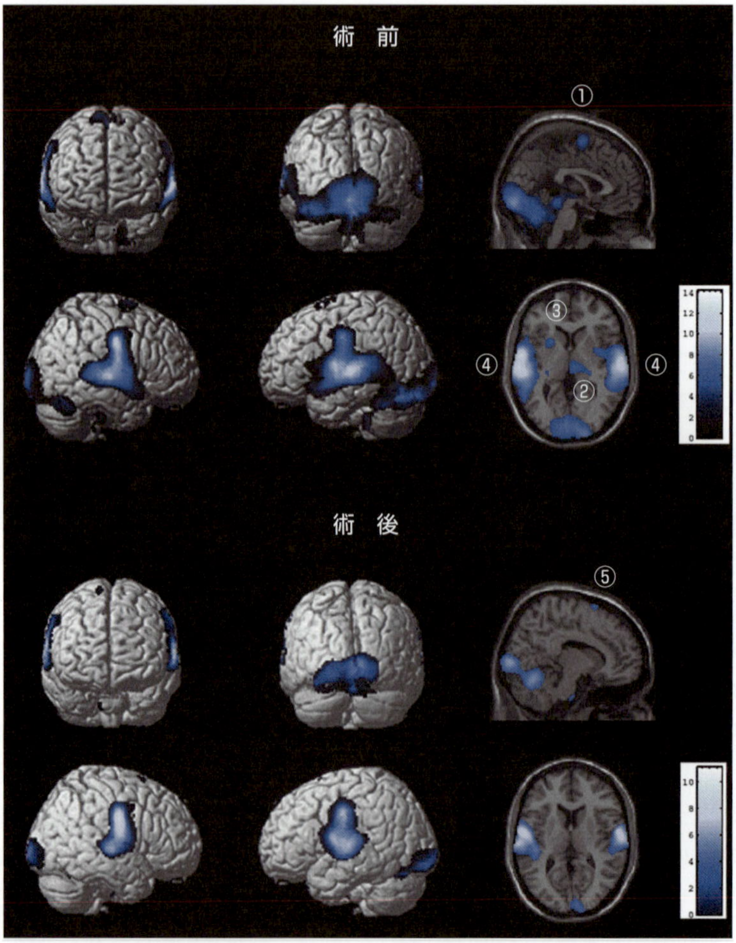

図 2　痙攣性発声障害患者に対して甲状軟骨形成術Ⅱ型を行った際の術前と術後の脳活動[6] ⇒巻頭グラビア参照

術前は補足運動野（①），右視床（②），左被殻（③），両側聴覚連合野（④），Broca野，両側体性感覚野に有意な活動を認めるのに対し，術後は前補足運動野（⑤）が活動した一方，両側聴覚連合野の賦活範囲が低下し，右視床，左被殻の賦活は認めない

習済みの運動であるため，前補足運動野が活動することが知られている．痙攣性発声障害患者が発話する際には運動のプログラミングに沿って発話するのではなく，みずから発する音声からフィードバックを受けながら発話するため補足運動野が活動するが，手術によって症状が緩和されると，音声フィードバックの必要がなくなるため健常者と同様に前補足運動野が活動するようになったと考えられる．

一方，Ali ら[9] はボツリヌス毒素治療前後の脳活動を解析し，治療前はわれわれの結果と同様に，発話時に補足運動野の活動低下を認めたものの，ボツリヌス毒素治療による補足運動野の活動変化はなかったと報告している．筆者らはボツリヌス毒素の効果が限定的であったことが関係しているのではないかと推察している．

以上の研究はすべて $H_2{}^{15}O$ を用いて中枢全体の賦活を解析したものであるが，Simonyan ら[10] は大脳基底核に注目し，ドパミン D2/3 受容体に結合する放射性薬剤である $[^{11}C]$ raclopride（RAC）を用いて痙攣性発声障害患者での線条体におけるドーパミン作動性の神経伝達を解析した．痙攣性発声障害患者と健常者に対して安静時，有症候の発話時，指のタッピング時の 3 条件での線条体における RAC 集積を PET により解析したところ，痙攣性発声障害患者では健常者と比較して両側の線条体で RAC 結合能が低下していた．有症候の発話時には左線条体でのドーパミン作動性伝達が平均 10.2％減少しており，タッピング時には両側線条体のドーパミン作動性伝達が平均 10.1％上昇していた（図 3）．また Voice break の多い患者，すなわち症状の強い患者では，線条体における

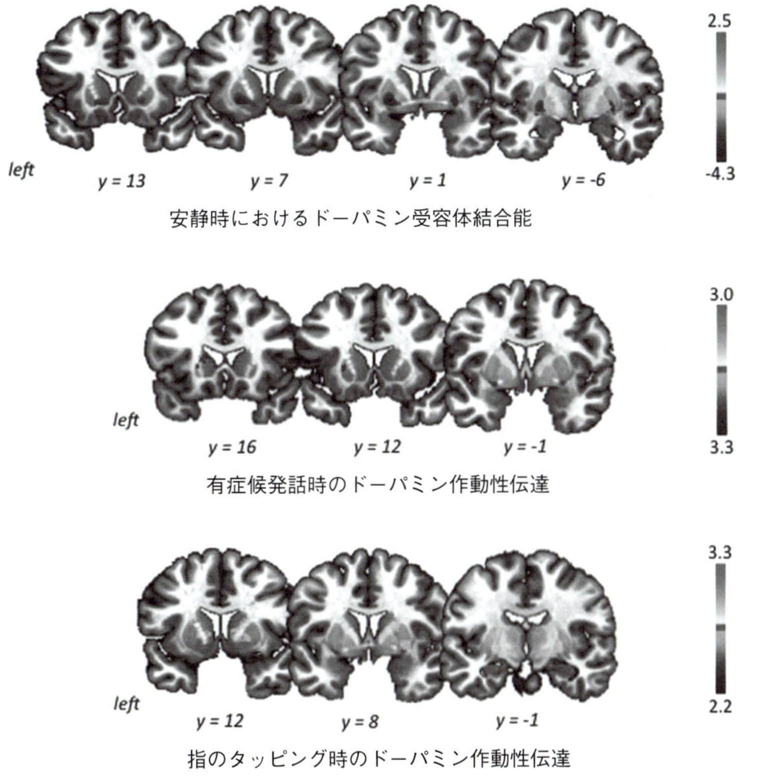

図 3　痙攣性発声障害患者におけるドーパミン受容体結合能とドーパミン作動性伝達[10] ⇒巻頭グラビア参照

安静時には健常者と比較して両側線条体のドーパミン受容体結合能が低下（青色）している．患者が有症候発話をしている際には左線条体でのドーパミン作動性伝達が低下（青色）しており，指のタッピングをしている際には両側線条体のドーパミン作動性伝達が上昇（黄色）している

ドーパミン作動性伝達が上昇する傾向にあり，これらの大脳基底核の異常が痙攣性発声障害の本態にかかわっている可能性を指摘している．

4）おわりに

痙攣性発声障害の非侵襲的な脳活動研究はPET研究によってスタートし，補足運動野の活動異常があること，治療により補足運動野の異常活動は改善されうること，大脳基底核が本疾患の本態にかかわっている可能性などが明らかとなった．一方，PETは機能的MRIに比べ，被曝，核種製造のための施設と費用，空間分解能と時間分解能が劣る，などの問題があり，PETによる脳活動研究は限定的になってきている．今後は機能的MRIが臨床的な脳活動研究の中心となり，痙攣性発声障害の病態解明がさらに進むことが期待される．

（楯谷一郎）

［引用文献］

1）楯谷一郎：トピックス PET．新編 声の検査法（日本音声言語医学会編），医歯薬出版，2009，pp114-117.

2）Ceballos-Baumann AO, Passingham RE, Warner T, et al：Overactive prefrontal and underactive motor cortical areas in idiopathic dystonia. *Ann Neurol* **37**(3)：363-372, 1995.

3）Ibanez V, Sadato N, Karp B, et al：Deficient activation of the motor cortical network in patients with writer' s cramp. *Neurology* **53**(1)：96-105, 1999.

4）Walter U, Blitzer A, Benece R, et al：Sonographic Detection of Basal Ganglia Abnormalities in Spasmodic Dysphonia. *Eur J Neurol* **21**(2)：349-352, 2014.

5）Hirano S, Kojima H, Naito Y, et al：Cortical dysfunction of the supplementary motor area in a spasmodic dysphonia patient. *Am J Otolaryngol* **22**(3)：219-222, 2001.

6）Tateya I, Omori K, Kojima H, et al：Type II Thyroplasty Changes Cortical Activation in Patients With Spasmodic Dysphonia. *Auris Nasus Larynx* **42**(2)：139-144, 2015.

7）Tanji J, Shima K：Role for supplementary motor area cells in planning several movements ahead. *Nature* **371**(6496)：413-416, 1994.

8）Matsuzaka Y, Aizawa H, Tanji J：A motor area rostral to the supplementary motor area（presupplementary motor area）in the monkey；neuronal activity during a learned motor task. *J Neurophysiol* **68**(3)：653-662, 1992.

9）Ali SO, Thomassen M, Schulz GM, et al：Alterations in CNS activity induced by botulinum toxin treatment in spasmodic dysphonia；an H215O PET study. *J Speech Lang Hear Res* **49**(5)：1127-1146, 2006.

10）Simonyan K, Berman BD, Herscovitch P, et al：Abnormal Striatal Dopaminergic Neurotransmission During Rest and Task Production in Spasmodic Dysphonia. *J Neurosci* **33**(37)：14705-14714, 2013.

Topics

一側声帯麻痺における喉頭内腔の形態評価 —三次元 CT 内視法の応用—

一側声帯麻痺による嗄声に対する手術法として，発声時声帯間にレベル差があるとき，発声時後部声門間隙が存在するときには披裂軟骨内転術（以下，「内転術」と略）を行うのがよいとされている．多くの場合，声帯筋の麻痺のために麻痺側声帯が菲薄になっており，内転術に甲状軟骨形成術Ⅰ型（以下，「Ⅰ型」と略）あるいは声帯内注入術（以下，「注入術」と略）を併用することが多い．一方，レベル差や後部声門間隙がないときはⅠ型あるいは注入術が単独で用いられる．

では，読者の皆さんは，発声時の声帯間のレベル差，麻痺側声帯の厚み，後部声門間隙の有無をどのように判定しているのだろうか．もちろん，ストロボスコピーが最も大事な方法である．後部声門間隙の有無はストロボスコピーで判定できる．しかし，私たちが声帯を観察するのは口腔側からだけであり，また，単眼視なので，声帯上面における声門間隙は評価できるが，発声時声帯のレベル差と声帯下面における両側声帯間の間隙については評価できない．また，声帯の厚みについても正確な評価は不可能である．さらに，発声時に声門上が狭窄して声帯を観察できないこともまれではない．

私たちは三次元 CT 内視法（以下，「3DCT」と略）を用いて，ストロボスコピーでは得られないこれらの情報を評価してきた．

1）三次元 CT 内視像の作成

3DCT 内視像の撮影と作成方法の詳細は文献[1]を参照されたい．被検者には母音 /a:/ の持続発声と持続吸気をしてもらう．CT スキャン自体は 1.8 秒以下（機種や設定によって異なる）であるが，声帯麻痺の患者では発声持続時間が短縮しているので小さな声で 5 秒間声を出すように指示する．吸気も通常 1 秒以下で終わるので 5 秒かけてゆっくりと息を吸ってもらう．実際のスキャン時間よりも長く発声あるいは吸気をしてもらうことで，スキャンと患者タスク開始のタイミングがずれても目的とする画像を得ることができる．CT 撮影室に行く前に十分練習しておくとほとんどの例で良い画像を得ることができる．DICOM データから 100 Hounsfield Unit を閾値として粘膜表面を検出し，内腔表面を 2 ピクセル厚として，口腔側から見た像，気管側から見た像と，左右の半切喉頭を正中から見た像を作成する．また，画像を再構成して 1〜2 mm 厚の冠状断像も作成する．斜位喉頭で声門軸が正中にない例では声門軸に合わせて冠状断像を作成する．気管側から見た声帯下面の像はバーチャルな像であって，気管切開口から観察できる場合を除いて実際の患者では観察不可能な像である．

図 1 に声帯運動正常者の吸気時および発声時の喉頭 3DCT 像を示す．声帯運動，発声時両側声帯の厚みが等しいこととレベル差のないことが描出されている．

2）三次元 CT 内視像は実際のストロボスコピー像を反映しているか？

図 2 に 4 症例の発声時ストロボスコピー像と 3DCT 像を示す．症例 1 は声門上絞扼のために発声時声帯をストロボスコピーでは観察できなかった例である．このような例でも 3DCT 像では麻痺側声帯が菲薄で健側よりも高位にあること，健側声帯が過内転していること，後部声門間隙のあることがよくわかる．症例 2 では声帯のレベル差が軽度なこと，健側声帯が過内転していること，後部声門間隙がないことなど両者の所見が一致す

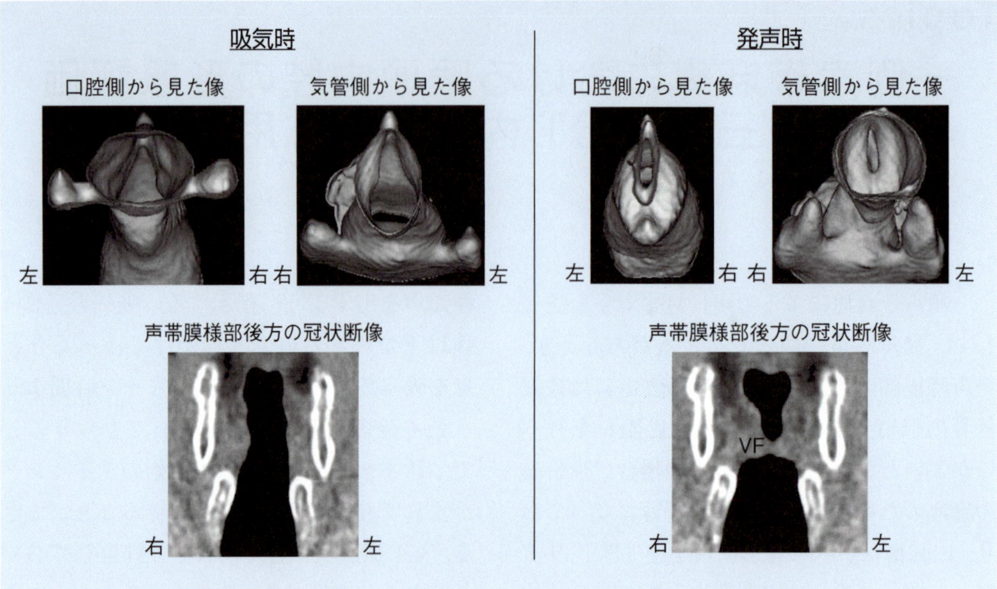

図1 声帯運動正常者（55歳，男性，声帯萎縮症）の喉頭三次元CT内視像
VF：声帯

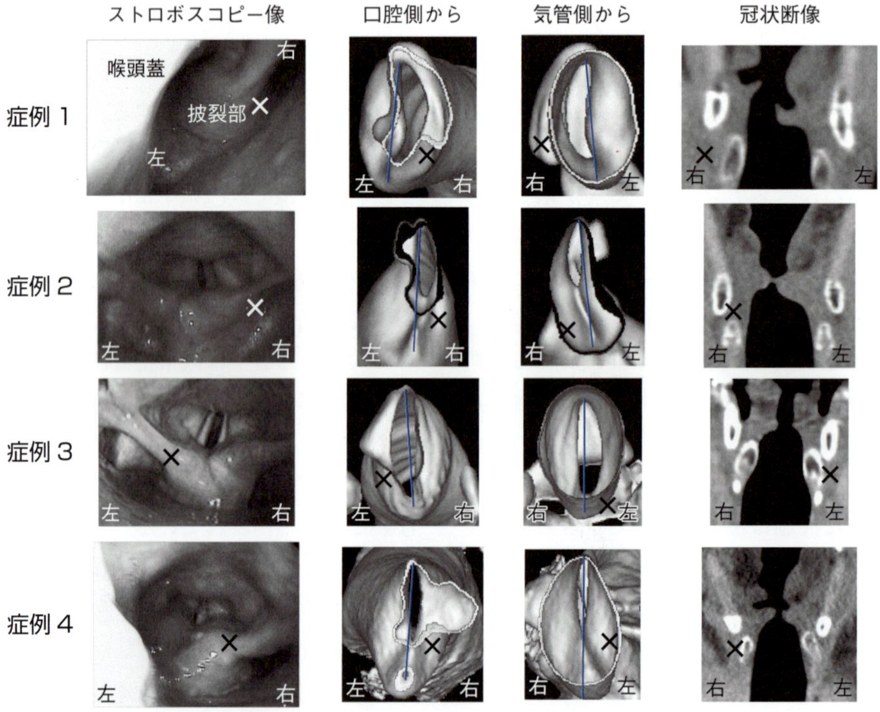

図2 4症例の発声時ストロボコピー像と三次元CT内視像の対比
×：麻痺側，縦線：声門軸画像の対比

る．症例3，4についても両者の所見が同じであることがわかる．もちろん，ストロボスコピーで得られる粘膜波動のような時間分解能の高い情報は3DCT内視像では得られない．

3）一側声帯麻痺患者にみられる喉頭内腔の形態

図3に正常喉頭の吸気時および発声時の内腔形態（左上）と3DCT像から分類した一側声帯麻痺時の3つの典型的な喉頭内腔形

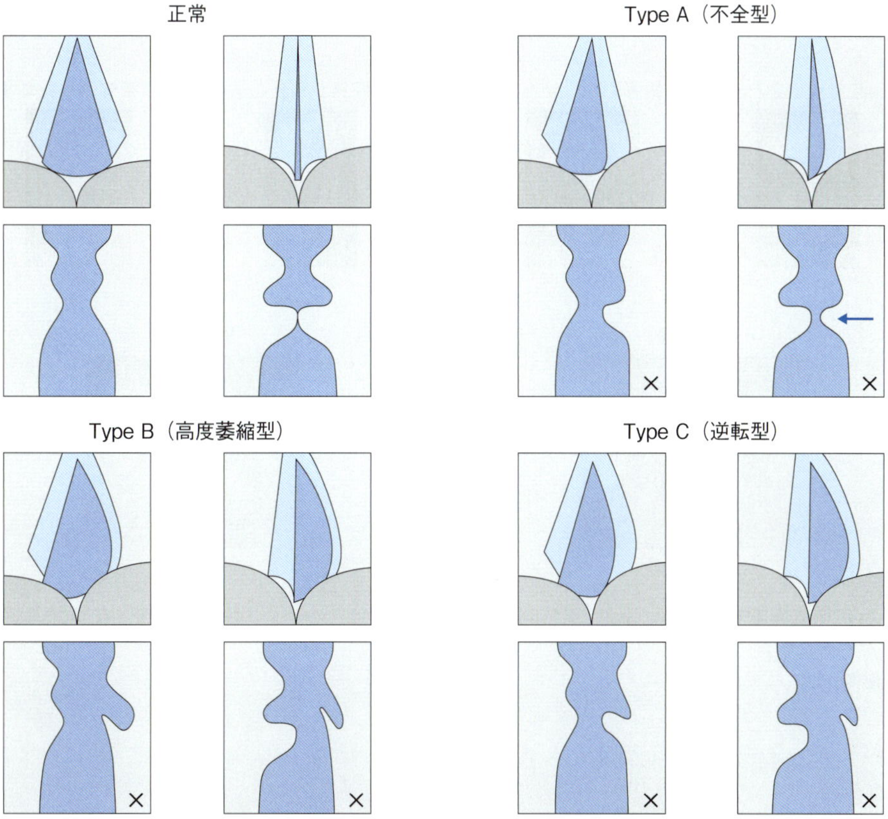

図3　正常者と一側声帯麻痺患者の三次元CT内視像の分類（模式図）
それぞれ，左が吸気時，右が発声時で，上に口腔側から見た像，下に冠状断像を示す
×：麻痺側，→：本文参照

態を示す[2)]．Type A（不全型，図3右上）では発声時麻痺側声帯が健側よりも薄いがレベル差はほとんどないかあっても軽度である（図3右上，→）．吸気時にも麻痺側声帯はある程度の厚みを保ったままで外転しない．発声時麻痺側声帯の厚みがどの程度かによって発声機能障害は軽度から高度の場合までさまざまである．発声時麻痺側声帯が薄いままの喉頭内腔形態を次の2つに区別した．両型とも発声時麻痺側声帯は高位にあり，発声機能は高度に障害される．Type B（高度萎縮型，図3左下）では吸気時にも麻痺側声帯の形態は菲薄なままである．Type C（逆転型，図3右下）は吸気時に麻痺側声帯が内転あるいは厚みが増す型である．本来外転筋を支配する神経線維が内転筋群を再支配した場合と考えられる．音声改善手術では発声時に麻痺側声帯の厚みが十分で声帯間のレベル差をなくす，すなわち，麻痺側声帯の厚みが十分なType A（不全型）の喉頭内腔形態を目指すことになる．

図4〜6に上記3つの典型的な喉頭内腔の3DCT像を示す．図4は甲状腺癌術後の右麻痺で発症後6カ月時の3DCT像である．この例はType A（不全型）に分類される．発声時麻痺側声帯がわずかに高位にある．後部声門はほぼ閉鎖し，声帯の厚みの差はあまりみられないが，気管側からの観察で声帯縁の弛緩していることがわかる．最長発声持続時間9.1秒，発声時平均呼気流率523 ml/秒であった．吸気時麻痺側声帯の形態は発声時とほとんど変わらない．内転筋優位の神経再支配が起こったと想像される．図5は食道癌術後の右麻痺で発症後11カ月時の3DCT像である．この例はType B（高度萎縮型）に分類される．発声時に麻痺側声帯が菲薄で高位にあり，後部声門間隙が大きい．麻痺側声帯は吸気時・発声時とも菲薄で上内方に向

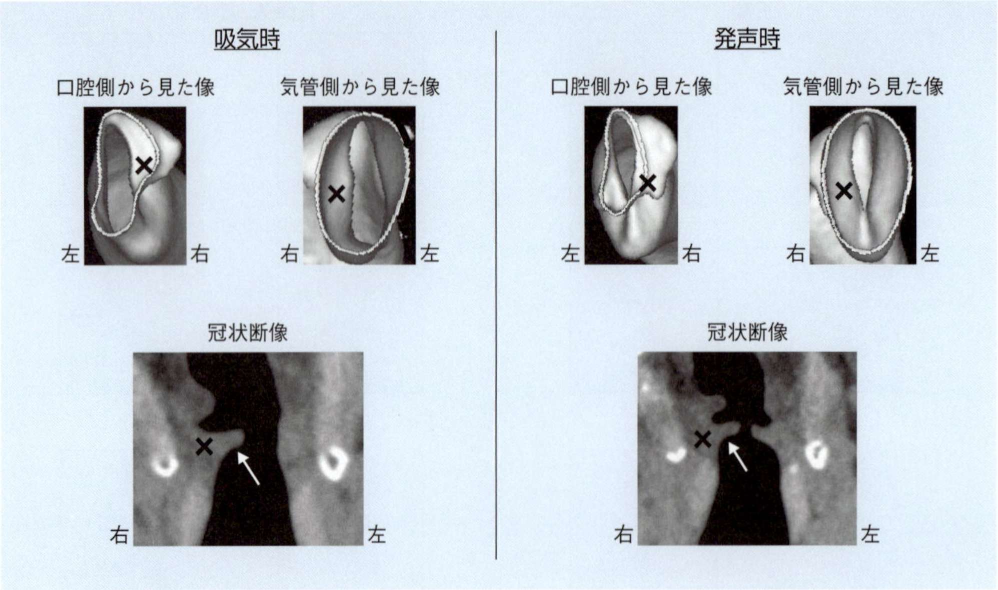

図4　右声帯麻痺患者（66歳，女性，甲状腺癌術後，麻痺発症6カ月）の喉頭三次元CT内視像（Type A，不全型）
×：麻痺側

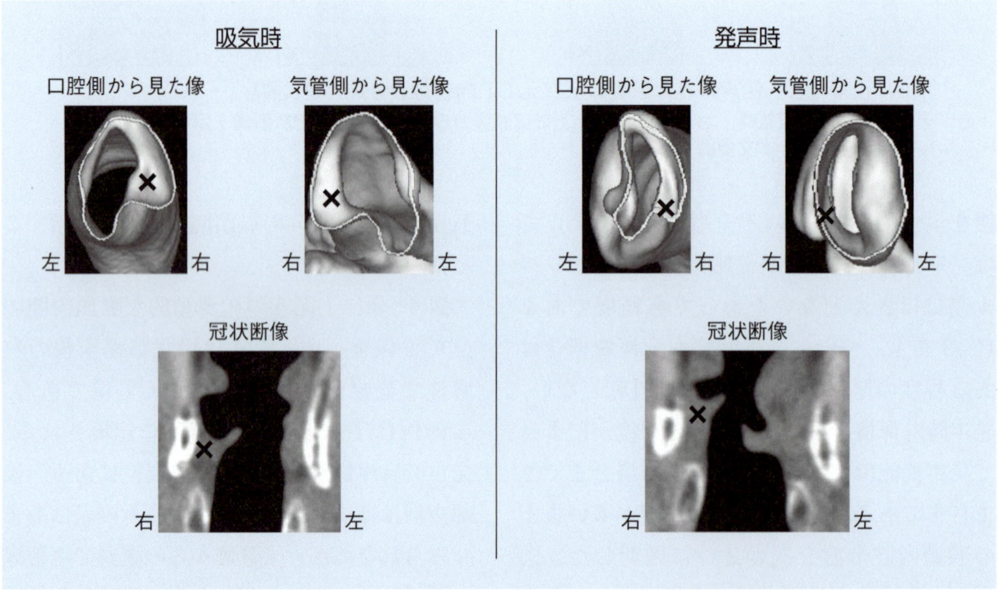

図5　右声帯麻痺患者（68歳，男性，食道癌術後，麻痺発症11カ月）の喉頭三次元CT内視像（Type B，高度萎縮型）
×：麻痺側

いている．最長発声持続時間3.2秒，発声時平均呼気流率1,700 ml/秒と高度の気息性嗄声であった．図6は甲状腺癌術後の左麻痺で発症後12カ月時の3DCT像である．この例はType C（逆転型）に分類される．麻痺側声帯は発声時に外転し，吸気時に内転していた．そのため，発声時の冠状断像で麻痺側声帯を同定できない．逆に，吸気時に麻痺側声帯の内転が明らかである．この例でも発声時に後部声門間隙がみられる．最長発声持続時間1.6秒，発声時平均呼気流率1,000 ml/秒と高度の気息性嗄声であった．

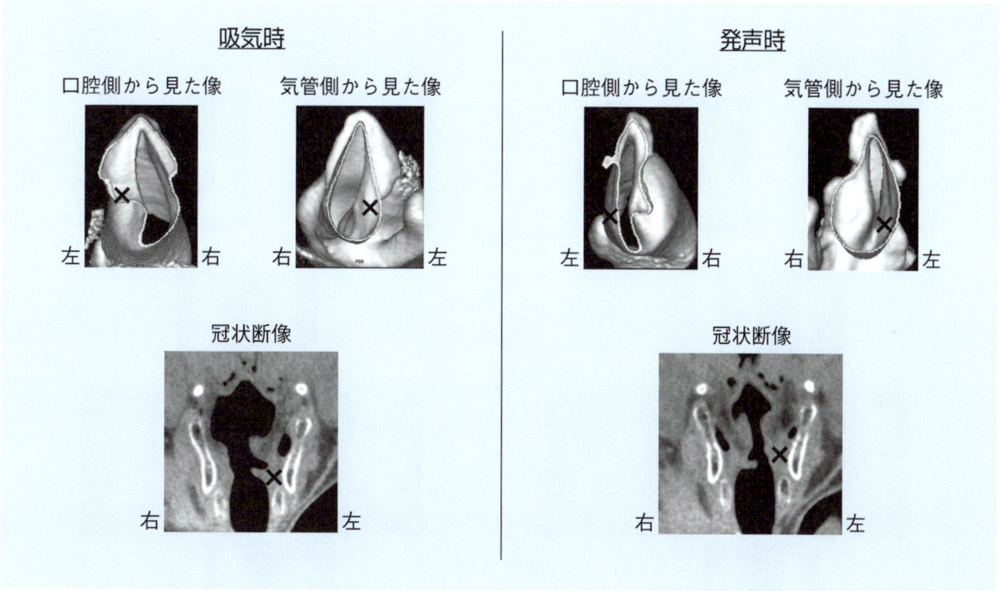

図６　左声帯麻痺患者（66 歳, 男性, 甲状腺癌術後, 麻痺発症 12 カ月）の喉頭三次元 CT 内視像（Type C，逆転型）

×：麻痺側

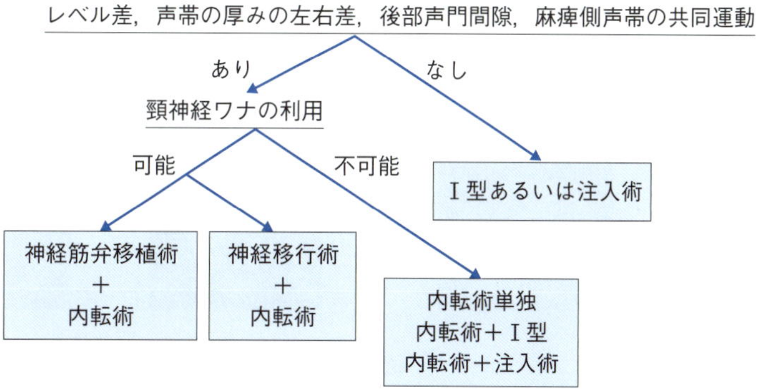

図７　陳旧性一側声帯麻痺による嗄声に対する筆者の手術法選択基準

内転術：披裂軟骨内転術，Ⅰ型：甲状軟骨形成術Ⅰ型，注入術：声帯内注入術

4）手術効果の評価

図７に一側声帯麻痺による嗄声に対する私の手術法選択基準を示す．気息性嗄声が高度なときは内転術と神経筋弁移植術[3] あるいは神経移行術（反回神経末梢端と頸神経ワナを縫合する術式）[4] を併用することが多い．また，反回神経に浸潤した甲状腺癌の手術時には一期的に神経再建術を行うことにしている[5]．

図８に甲状腺癌の反回神経浸潤による２カ月前からの左声帯麻痺で腫瘍摘出と同時に神経移植術を行った例の 3DCT 像を示す．術前発声時，麻痺側声帯は厚みが不十分で側方に変位し，大きな後部声門間隙がみられた．しかし，神経再建術後，麻痺側声帯は健側と等しい厚みがあり，レベル差もない．後部声門間隙も消失した．術前・術後とも吸気時の麻痺側声帯は発声時と同じ形態を示している．術前の弱々しい声が術後は張りのある声に回復した．図９に１年前からの右声帯麻痺で内転術と神経移行術を行った例の 3DCT 像を示す．術前の後部声門間隙が消失し，麻痺側声帯の厚みが健側声帯のそれに近づいた．術後音声は正常声に改善した．図

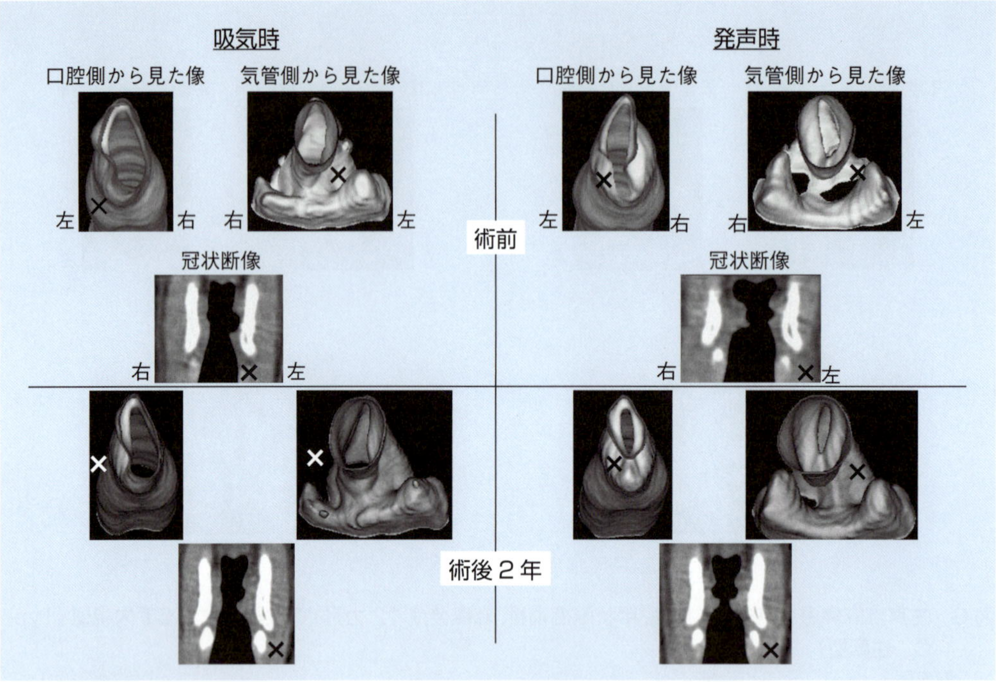

図８　左声帯麻痺患者（39 歳，女性，甲状腺癌の反回神経浸潤による麻痺）喉頭三次元 CT 内視像
上：術前，下：術後２年．左：吸気時，右：発声時．×：麻痺側

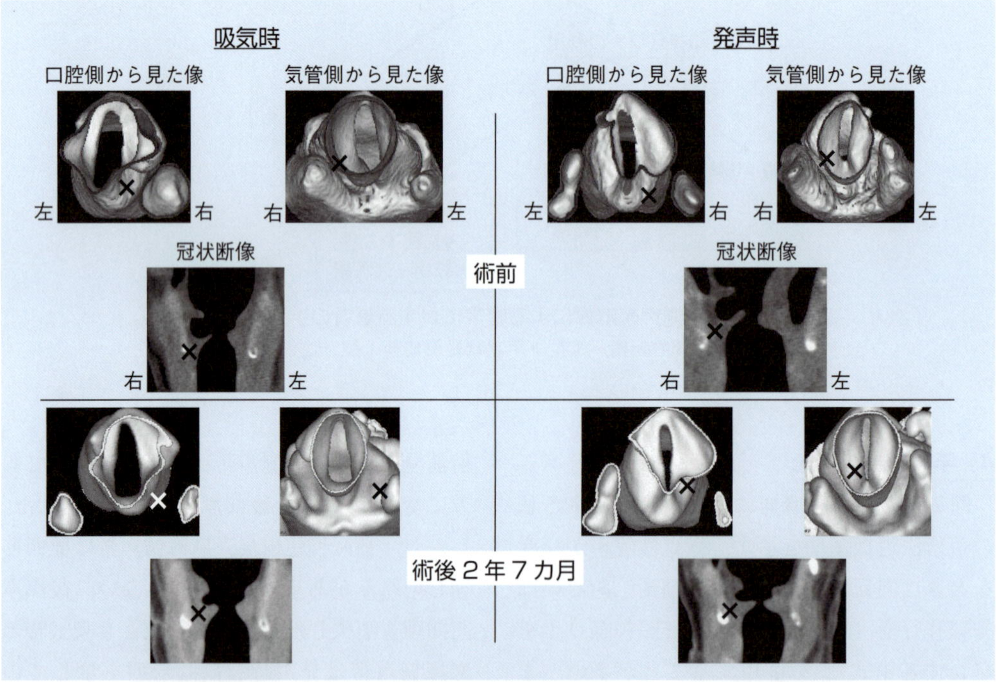

図９　右声帯麻痺患者（48 歳，女性，縦隔迷走神経鞘腫術後の右麻痺）の喉頭三次元 CT 内視像
上：術前，下：術後２年７カ月．左：呼気時，右：発声時．×：麻痺側

10 に肺癌術後 11 カ月時の左声帯麻痺に対して内転術と神経筋弁移植術を行った例の 3DCT 像を示す．菲薄化した左声帯の厚みが術後２年経過するとかなり回復していることがわかる．音声も著明に改善した．表に図８〜10 に示した３症例の音声改善手術前

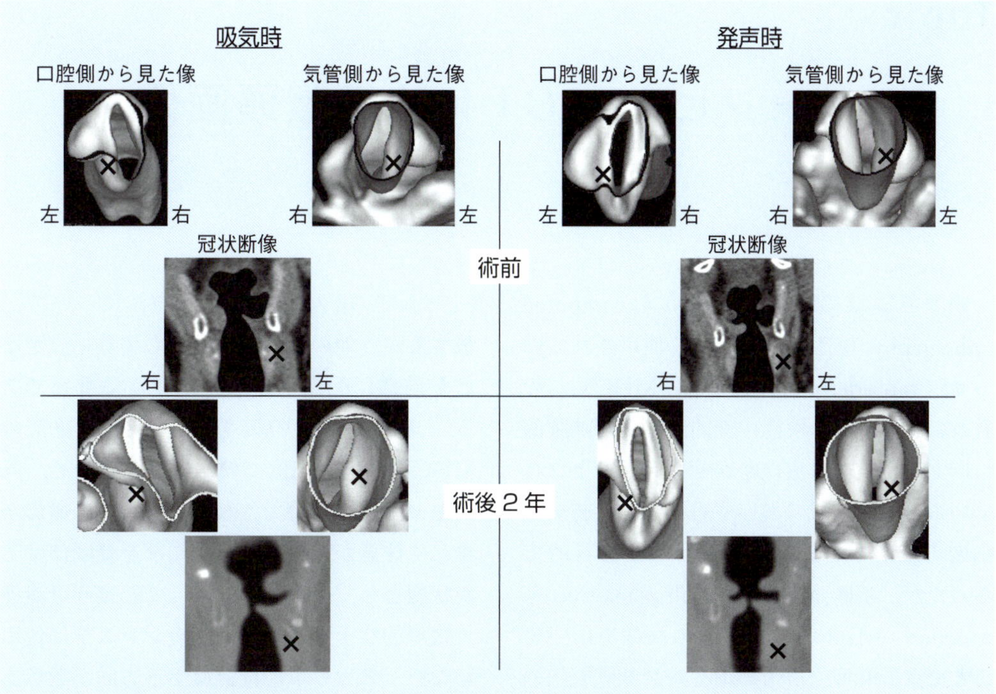

図 10　左声帯麻痺患者（59 歳，女性，肺癌術後の左麻痺）喉頭三次元 CT 内視像
上：術前，下：術後２年２カ月．左：呼気時，右：発声時．×：麻痺側

表　図 8～10 に示した３症例の手術前後の発声機能

		最長発声持続時間（秒）	平均呼気流率（ml/ 秒）
図８の症例	術前	8.9	184
	術後２年	20.3	71
図９の症例	術前	8.0	254
	術後２年	13.2	123
図 10 の症例	術前	3.6	501
	術後２年	21.2	116

後の発声機能を示す．

これまで述べてきたように，三次元 CT 内視法は一側声帯麻痺の有用な評価法であるが，放射線を被曝するという欠点があるので適応をよく考えたうえで利用することが望まれる．

（湯本英二）

［引用文献］

1）Yumoto E, Oyamada Y, Nakano K, et al：Three-dimensional Characteristics of the Larynx with Immobile Vocal Fold. *Arch Otolaryngol Head Neck Surg* **130**：967-974, 2004.

2）Yumoto E, Sanuki T, Minoda R, et al：Glottal configuration in unilaterally paralyzed larynx and vocal function. *Acta Otolaryngol* **133**：187-193, 2013.

3）Yumoto E, Sanuki T, Toya Y, et al：Nerve-muscle pedicle flap implantation combined with arytenoid adduction. *Arch Otolaryngol Head Neck Surg* **136**：965-969, 2010.

4）Hassan MM, Yumoto E, Kumai Y, et al：Vocal outcome after arytenoid adduction and ansa cervicalis transfer. *Arch Otolaryngol Head Neck Surg* **138**：60-65, 2012.

5）Yumoto E, Sanuki T, Kumai Y：Immediate recurrent laryngeal nerve reconstruction and vocal outcome. *Laryngoscope* **116**：1657-1661, 2006.

Topics

コーンビーム CT による喉頭画像

頭頸部領域の画像検査のうち computed tomography（CT）は古くより使用されているが，multidetector-row CT（MDCT）の普及により時間分解能・空間分解能が飛躍的に向上し現在は診療にかかせないものとなっている．喉頭領域において当初は悪性腫瘍の病変の広がりを評価することが主な目的であったが，多断面再構成（multiplanar reconstruction：MPR）や 3DCT の画像を用いることで声帯麻痺，声帯萎縮や披裂軟骨脱臼の評価や音声外科手術前後の評価にも有用であることが報告されてきた[1,2]．一方，MDCT に比べて限定された撮影領域の画像を得ることに優れたコーンビーム CT（cone-beam CT：CBCT）が，被曝線量が少ないことや装置が安価で設置スペースが小さいということから診療所でも普及してきている．高い空間分解能を有し，骨組織の描出に優れていることから，側頭骨・鼻副鼻腔領域において症例によっては従来の MDCT よりも鮮明な画像を得ることも可能となっている．しかしながら喉頭領域においてはコントラスト分解能が低く軟部組織の描出に劣ること，時間分解能が低く十数秒程度の撮影時間を要するため呼吸・発声・嚥下などの影響を受けやすいということから一概に MDCT より優れているとはいえない．ただし金属によるアーチファクトの影響を受けにくく，低被曝線量であるため音声外科手術前後など経時的評価を短い間隔で行う際などには有用な症例もあり，CBCT の欠点を含めた特徴を理解したうえで撮影を行うのであれば臨床検査の 1 つとして使用することが可能である．

以下，当院で使用しているモリタ製作所の頭部用 X 線 CT 装置「3D Accuitomo タイプ F17S」での喉頭領域の撮影方法について記載するが，他の機種であっても姿勢や設定などを同様に配慮することが非常に重要である．まず撮影中の姿勢については通常の MDCT と違い座位での撮影となるため，乳幼児や座位を保持できない高齢者では撮影が難しく注意が必要である．頸部を軽度伸ばした状態とし，撮影範囲に入ってしまう可能性と物理的な干渉予防のためチンレストは使用しない．スカウトの位置は上下方向が喉仏あたり，前後方向は首の中央，左右方向は正中としている（図 1）．撮影部位に空気層および椎体が入るとアーチファクトが出やすいため撮影範囲は小さい方がよいが，位置決めが厳格になってしまうので直径 100 mm × 高さ 100 mm の範囲とすることが多い（図 2）．管電圧は 70 kv，管電流は最大値である 10 mA としている．撮影時間を少しでも短縮し喉頭の動きを防ぐためには，360°のフルスキャンではなく 180°のハーフスキャンを選択すると，17.5 秒の撮影時間を 9 秒に減ら

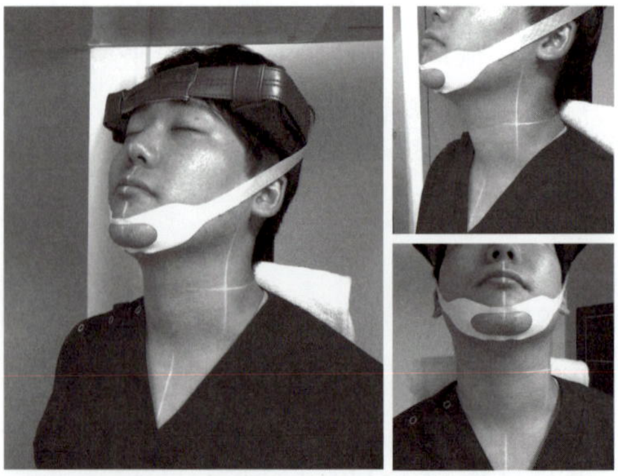

図 1　撮影時の姿勢
頸部は軽度伸ばした状態とし頭部を付属のバンドで固定する．あごは GE ヘルスケアの CT 用アクセサリー「あご固定帯」で固定する．上下方向を調整する際に頭頂部が装置と接触しないように注意する

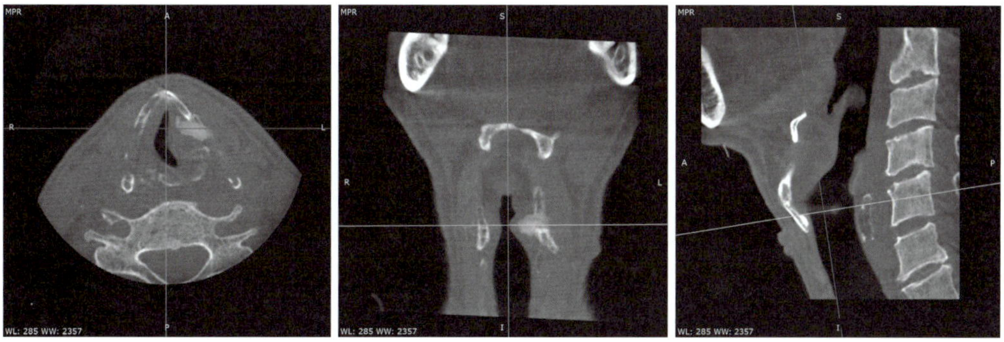

図2　直径100 mm×高さ100 mmでの撮影範囲（甲状軟骨形成術Ⅰ型および披裂軟骨内転術術後）
甲状軟骨は声帯レベルで開窓され，PTFEテープが挿入されている．披裂軟骨が前方への牽引により内転しているのが確認できる

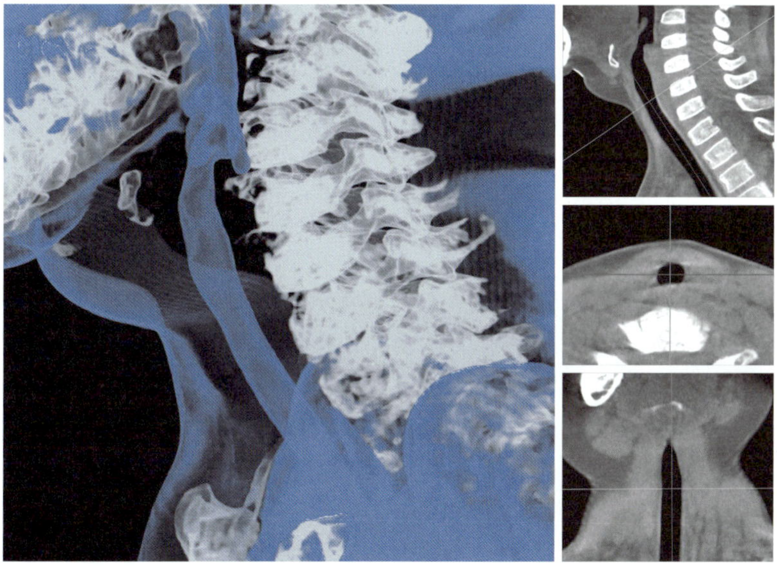

図3　小児（3歳）の撮像例⇒巻頭グラビア参照
クループ症候群疑いで撮像．声門下に著明な狭窄はない．喉頭の軟骨は描写されない

すことが可能である．360°のフルスキャンで撮影したうえで，問題なければそのまま，もし体動によるアーチファクトがある場合は任意の180°分で再構築が可能なので体動がなかった180°分の再構築画像を使用することもできる．CBCTでは少なくとも10秒程度は撮影時間が必要であり，声帯麻痺患者など最長発声持続時間の短い症例などでは持続発声時の画像を撮ることは難しい．体動を減らす方法としては息止め時に撮影をする方法があるが，力を入れて息を止めることに集中すると震えや嚥下など逆に体動が出てしまうことがあり，息止めではなくリラックスした状態で鼻呼吸をしてもらうことで口腔・咽喉頭の動きが出ないようにしている．ただし呼吸機能に問題がない患者でも撮影前に一度練習をしたうえで撮影に望むほうがよい．他の注意点として甲状軟骨の骨化には年齢差・性差の影響が大きいことが知られており，骨化のほとんどない小児・若年者症例においてCBCTによる軟骨の状態の評価は難しい．粘膜浮腫などによる声門下狭窄例などで適応があると思われ，MDCTに比べ低被曝線量という点で利点がある（図3）．

CBCTを用いて喉頭領域を評価することは十分に可能であるが（図2，4，5），撮影方法に工夫が必要であり，現状では有用な症例は限られる．モリタ製作所にはアーム型X

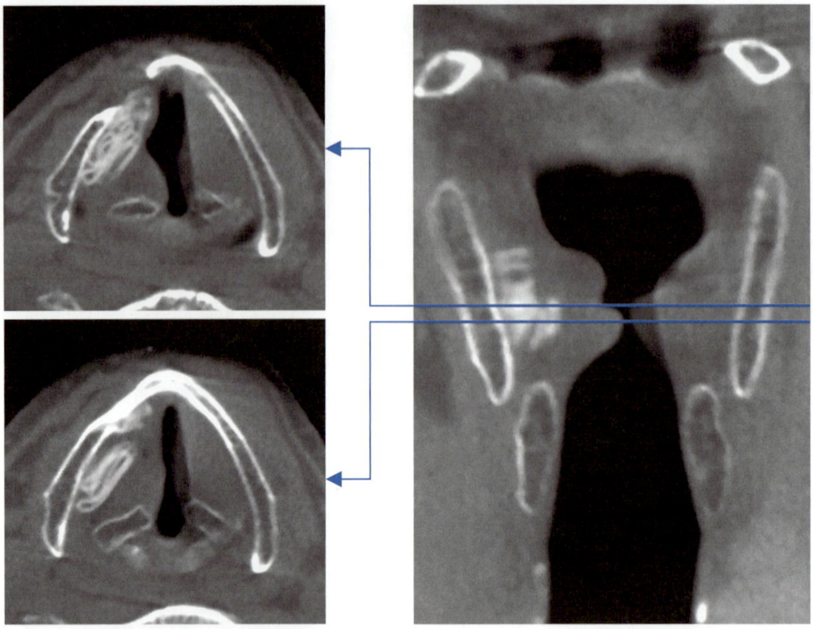

図4　甲状軟骨形成術Ⅰ型術後
PTFEテープにより声帯が内側に変位している．PTFEテープを後方へ挿入することにより披裂軟骨が軽度内転する

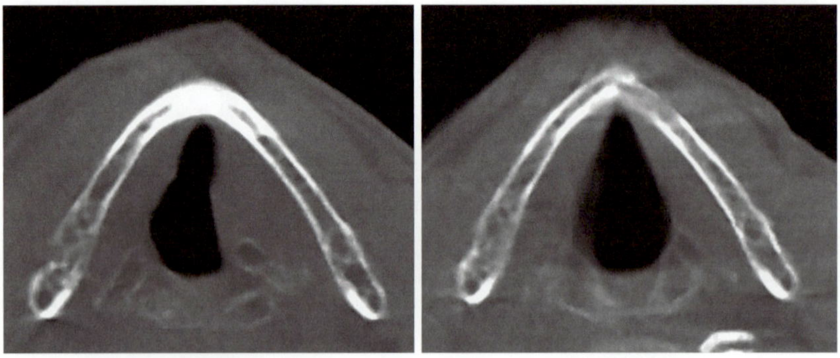

図5　挿管性左披裂軟骨脱臼
脱臼直後は左披裂軟骨の変位が認められたが，自然軽快し改善した

線CT診断装置「3D Accuitomo M」という手術中に自由に移動し，撮影を行うことのできるCBCT装置があり，甲状軟骨形成術や披裂軟骨内転術の術中に挿入した人工材料や披裂軟骨の位置をその場で確認することができ，うまく使用すれば手術成績をさらに改善するのに役立つ可能性がある．今後，撮影時間の短縮化や，装置の小型化などさらなる装置の性能の向上とともにCBCTの適応が広がり，より有用となる可能性を秘めている．

（堀　龍介・児嶋　剛）

［引用文献］

1）Yumoto E, Sanuki T, HyodoM, et al：Three-dimensional endoscopic mode for observation of laryngeal structures by helical computed tomography. *Laryngoscope* **107**：1530-1537, 1997.
2）Hiramatsu H, Tokashiki R, Suzuki M：Usefulness of three-dimensional computed tomography of the larynx for evaluation of unilateral vocal fold paralysis before and after treatment；Technique and clinical applications. *Eur Arch Oto-Rhino-Laryngology* **265**：725-730, 2008.

第4章 空気力学的検査

1 はじめに

「声」ということばは，声帯が振動して産生される「声」，すなわち有声音と，声帯振動によらないで産生される音，無声音の両方を示す．子音の大部分は無声音である．声帯振動によって産生されるのは母音と有声子音である．「声が嗄れる」というときの「声」は有声音を指し，声が嗄れることは声帯振動が正常に起こらないことに原因がある．

有声音が産生されるには，まず両側声帯がほぼ正中まで内転する．そこに肺，下気道を経て声門下から呼気流が送られると，声門下圧，声帯の粘弾性，ベルヌーイ効果が働いて声帯が受動的に振動を繰り返す．声門を通過する呼気流はこの開閉によって規則的に断続して，呼気流のもつエネルギーの一部が音のエネルギー（音響エネルギー）に変換される．この音は喉頭原音と呼ばれる．喉頭原音は咽頭，口腔，鼻腔を通過する際に種々の共鳴を受け，さらに子音と組み合わされて口腔あるいは鼻腔から放射され，意味のある「声」，すなわち「ことば」となってわれわれの耳に到達する（第1章「発声の基礎」参照）．

したがって，「声」が産生されるには，①声帯振動を惹起するのに必要な呼気流，②呼気流のもつエネルギーを音響エネルギーに変換する喉頭調節，③共鳴腔としての咽頭，口腔，鼻腔の調節，というそれぞれが正常に機能しなければならない．本章ではこれらの要素のうち，気流に関連した検査について解説する．「空気力学的検査」という名称はやや難解な印象を与えるが，音の生成される仕組みにおける気流の重要性を考慮すれば納得できる名称である．また，声帯振動に必要なエネルギーを供給する肺・下気道の機能を評価するために呼吸機能検査も本章に含めて解説することとした．喉頭調節によって生成された声の空気力学的な評価として，最長発声持続時間（MPT）と発声時平均呼気流率（MFR）を取り上げた．この2つのパラメータは正常範囲が広いという欠点があるが，臨床の現場で手軽に測定できるという大きな利点があり，古くから汎用されている検査である．さらに，発声時の声門下圧，声門上圧を測定し，これらをもとに喉頭効率や声門抵抗を算出すれば，発声機構の病態を一層正確に知ることができる．ただ，測定法が煩雑でいまだ一般には用いられていない．しかし，声門下圧測定のために気流阻止法による臨床応用可能な機器が開発されている．

（湯本英二）

2 呼吸機能検査

声は，肺から送り出される呼気流が声帯を開閉させることにより発生する，空気の粗密波である．すなわち，肺は声のエネルギー源であり，呼気は声の材料ということになる．したがって，肺機能あるいは呼気流の異常は声の障害につながる．呼吸機能検査はこのような肺機能あるいは呼気流の異常を客観的にとらえるうえで重要な検査である．

1 測定の実際と注意事項

肺機能を評価する指標として肺気量がある．肺気量は肺に含まれるガスの量を指し，次の4つの呼吸レベルに分けられる．①自然に息を吸い込んだ安静吸気位，②楽に息を吐いた安静呼気位，③できるだけたくさん息を吸い込んだ最大吸気位，④できるだけ息を吐き出した最大呼気位である（図1）．これらの呼吸レベルはスパイロメータにより計測する．

検査時の体位は座位または立位とする．着衣の襟やネクタイは緩めて，リラックスした姿勢をとらせる．マウスピースを口にくわえ，鼻孔からの空気漏れを防ぐためノーズクリップをつけてから検査を開始する．高齢者や顔面麻痺のある被検者では口角から空気が漏れることがあるため，口角を指で押さえたり，つば付きのシリコン製マウスピースを用いたりするなどの工夫が必要である．呼吸機能検査結果は被検者の努力に依存するため，被検者の理解と協力が必要である．う

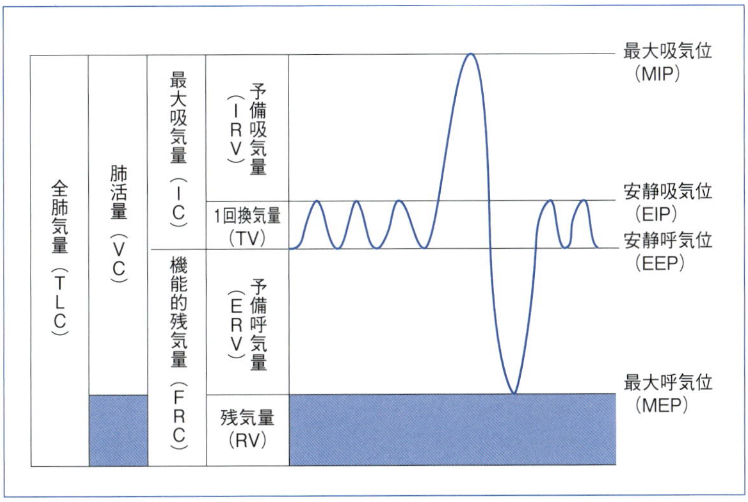

図1　スパイログラムと肺気量

TLC：total lung capacity，VC：vital capacity，IC：inspiratory capacity，FRC：functional residual capacity，IRV：inspiratory reserve volume，TV：tidal volume，ERV：expiratory reserve volume，RV：residual volume，MIP：maximal inspiratory position，EIP：end inspiratory position，EEP：end expiratory position，MEP：maximal expiratory position

まくデータがとれるまで，何度か繰り返すことが必要な場合もある．

2 肺気量

肺気量分画の構成を図1に示す．スパイロメトリーは横軸に時間をとり，縦軸に肺気量の変化を記録するもので，この記録曲線をスパイログラム（図2）と呼ぶ．以下にその分画と解釈について述べる．

(1) 肺活量（vital capacity：VC）

最大吸気位からゆっくりと可能な限り吐ききった最大呼気位までの呼気量である．健常成人の実測肺活量は，男性が 3,500〜4,500 m*l*，女性が 2,500〜3,500 m*l* であるが，その結果は，性別や年齢，身長などによって決められた予測肺活量に対する比率（% VC）によって判定される．予測肺活量の計算式としては，過去には Baldwin の肺活量予測式が一般に用いられてきた．しかし，測定方法が仰臥位であることや，80 歳以上の高齢者が含まれないことなどから，日本人を対象とした予測式を日本呼吸器学会肺生理専門委員会が提唱した（表）[1]．2014 年には最近の日本人の体格の変化や基準値計算法の見直しにより新基準値が示されたが[2]，基準値算出には数値表を参照する必要がある．% VC は「実測肺活量／予測肺活量×100（%）」で求められ，80% 以上を正常とする．肺活量が低下すると，発声持続時間が短縮し，“声が長続きしない” ことになる．

(2) 1回換気量（tidal volume：TV）

安静呼吸時の吸気位と呼気位の気量差．成人では約 500 m*l* である．

(3) 予備吸気量（inspiratory reserve volume：IRV）

安静吸気位から，さらに最大吸気によって得られる吸気量．

(4) 予備呼気量（expiratory reserve volume：ERV）

安静呼気位から，最大呼出によって得られる呼気量．

(5) 肺活量に影響を及ぼす因子

生理的な因子としては，肺活量は予測式が示すように性別，年齢，身長の影響を受ける．また，肥満者では予備呼気量が減少するため，肺活量が減少する．

肺活量は最大吸気位の気量（全肺気量）と最大呼気位の気量（残気量）との差である．したがって，肺活量の低下を来す病的因子としては，全肺気量の減少または残気量の増加がある．

①全肺気量の減少を来す因子

肺内の異常としては，肺弾性力の増大（肺線維症），肺コンプライアンスの低下（肺水腫），肺容量の減少（胸郭成形手術や肺切除術後）などがあげられる．一方，肺外の異常としては，胸水貯留や胸膜肥厚などによる肺の拡張障害，漏斗胸や脊椎側彎症などによる胸郭の変形，腹部膨満や高度の肥満，神経筋疾患による呼吸筋の筋力低下などがある．

②残気量の増加を来す因子

肺内の異常としては，末梢気道の狭窄〔慢性閉塞性肺疾患（COPD），閉塞性細気管支炎，びまん性汎細気管支炎〕や気道攣縮（気管支喘息）などがあげられる．進行した COPD では全肺気量は増加するが，残気量の増大のほうが上回るため，結果として肺活量は減少する．肺外の異常としては，神経筋疾患による呼吸筋の筋力低下も残気量の増加を来す．

3 努力呼気曲線（Tiffeneau 曲線）

(1) 努力肺活量（forced vital capacity：FVC）

肺活量は息をゆっくりと呼出して測定するのに対し，最大吸気位からできる限り速く呼出させ

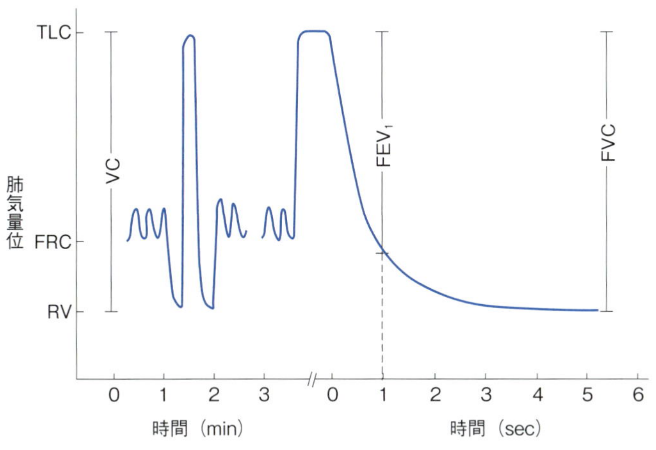

図 2　スパイログラム
右は努力呼気曲線を示す．TLC：全肺気量位，FRC：機能的残気量位，RV：残気量位，VC：肺活量，FEV_1：1 秒量，FVC：努力肺活量

表　日本人の正常予測式（文献[1]より引用）

男性	VC（*l*）＝0.045×身長（cm）－0.023×年齢－2.258 FVC（*l*）＝0.042×身長（cm）－0.024×年齢－1.785 FEV_1（*l*）＝0.036×身長（cm）－0.028×年齢－1.178
女性	VC（*l*）＝0.032×身長（cm）－0.018×年齢－1.178 FVC（*l*）＝0.031×身長（cm）－0.019×年齢－1.105 FEV_1（*l*）＝0.022×身長（cm）－0.022×年齢－0.005

たときのスパイログラムを努力呼気曲線（Tiffeneau 曲線）と呼ぶ（図 2）．この曲線の最大吸気位から最大呼気位までの気量が努力肺活量（FVC）である．努力肺活量にも，身長や年齢を加味した予測値の計算式がある（表）．健常者では肺活量と努力肺活量はほぼ一致するが，閉塞性換気障害があればエアートラッピングのために努力肺活量の測定値のほうが小さくなる．

(2) 1 秒量（1 second forced expiratory volume：FEV_1），1 秒率（1 second forced expiratory volume rate：FEV_1%）

努力呼気曲線で最初の 1 秒間に呼出された気量を 1 秒量（FEV_1）という．また，1 秒量の努力肺活量に対する割合を 1 秒率（FEV_1%）といい，「1 秒量／努力肺活量×100（%）」で表す．1 秒率は性別や年齢に関係なく 70%を正常限界とし，この低下は気道狭窄による呼気流の制限を意味する．

(3) 最大中間呼気速度（maximal midexpiratory flow rate：MMF）

縦軸に肺気量，横軸に時間をとった強制呼出曲線で，呼気の開始点から 25%および 75%呼出した 2 点間の平均呼気速度である（図 3）．被検者の努力に左右されやすい強制呼出曲線のはじめの部分を含まないので，閉塞性障害をよりよく反映する指標になる．特に FVC や FEV_1 などが正常であるにもかかわらず，MMF が低下している場合には，比較的初期の末梢気道障害を示唆する．

以上のスパイログラムの結果，%VC と 1 秒率の関係により換気状態を 4 つに分類する（図 4）．%VC が 80%未満の場合を拘束性換気障害，1 秒率が 70%未満の場合を閉塞性換気障害，両者ともに低下している場合を混合性換気障害と判定する．

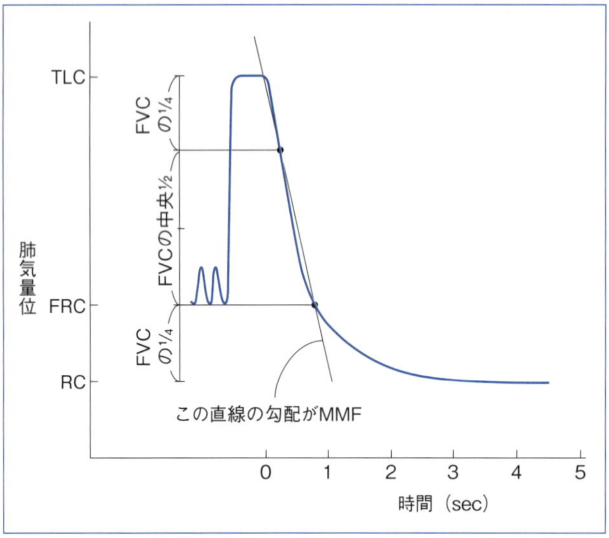

図3　最大中間呼気速度（MMF）

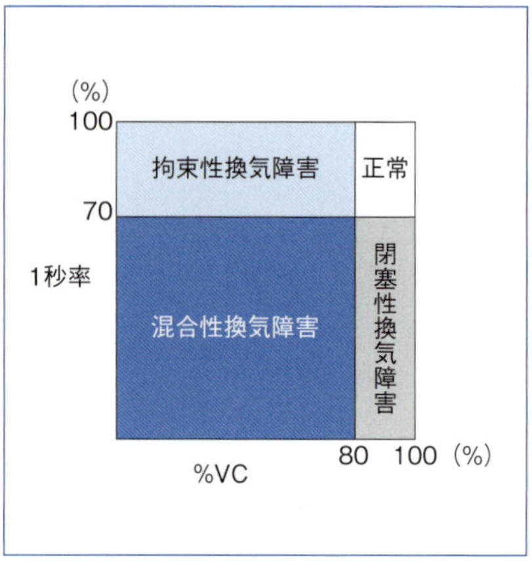

図4　換気障害の分類
%VC が 80%未満の場合を拘束性換気障害，1 秒率が 70%未満の場合を閉塞性換気障害とし，両者ともに低下している場合を混合性換気障害とする

(4) 1 秒量と 1 秒率に影響を及ぼす因子

1 秒量は肺活量により規定されるため，肺活量同様に性別，年齢，身長の影響を受け，たとえば高齢者などで肺活量が低下する場合には 1 秒量が低下する．一方，1 秒率は 1 秒量を努力肺活量で割るため，これらの影響は少なく，肺機能の状態をより直接的に反映する．

1 秒量に影響を及ぼす病的因子としては，先に述べた肺気量の異常と気道閉塞がある．一方，1 秒率は肺気量の影響が除かれているため気道の閉塞性障害の程度をよく反映する．気道の閉塞性障害は，言い換えれば気道径の減少である．気道径の減少を来す疾患としては，①腫瘍，瘢痕形成，異物などによる気道の器質的狭窄，②気管支平滑筋の攣縮や肥大（気管支喘息），③気道内の分泌物貯留（慢性気管支炎，気管支喘息），④肺弾性力の低下による末梢気道の虚脱（肺気腫）などがある．

4 フローボリューム曲線（Flow-Volume 曲線）

気流速度と肺気量の関係を図示したものがフローボリューム曲線であるが，一般には最大吸気位から最大努力呼気を行ったときのフローボリューム曲線（Maximum Expiratory Flow-Volume Curve）（図 5）を指す．最大努力呼気時の時間－気量曲線がスパイログラムで，気流－気量曲線がフローボリューム曲線である．気流は気量の時間に対する微分値であるので，時間－気量曲線において各肺気量における傾き（$\Delta V/\Delta t$）を求めたものがフローボリューム曲線に相当する（図 6）．

フローボリューム曲線の測定には，被検者が最大努力呼気をすることが大前提であり，数回の測定を行って，その中からすばやい呼気開始，高いピーク，ピークに達するまでの呼気量が少ないことなどを目安にベストカーブを決定し，それを検査結果として採用する．臨床的にはフローボリューム曲線から以下のパラメータを計測して呼吸機能の評価に用いる．

(1) 最大呼気流量（peak expiratory flow：PEF）

フローボリューム曲線において，初期に出現する呼気流量（Y 値）の最大値（図 5）である．PEF の低下は気道抵抗の増加，呼気筋の筋力低下，肺気量の減少などを反映する．特に気道閉塞性疾患では PEF が低下する．

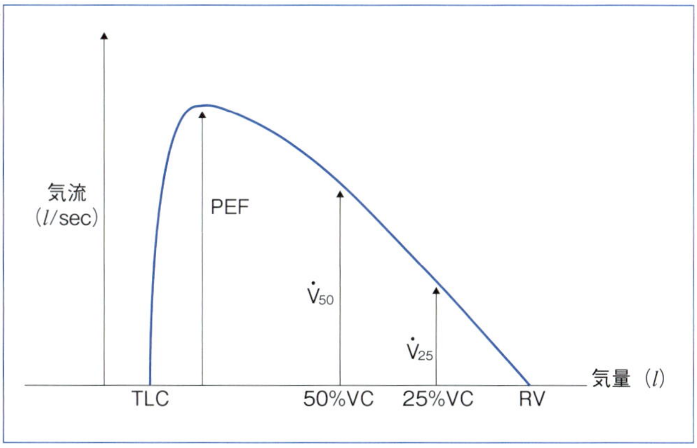

図5　フローボリューム曲線

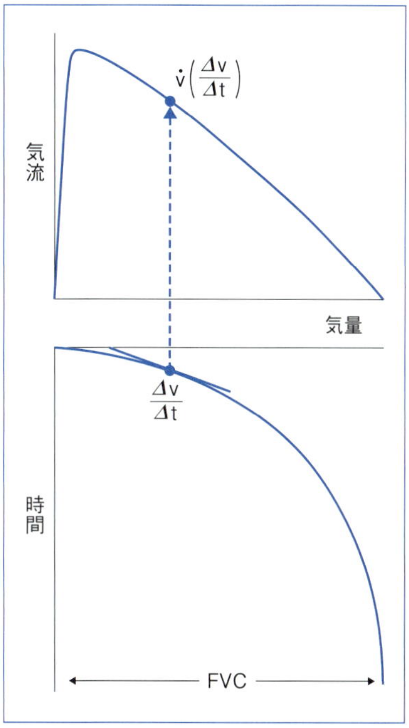

図6　フローボリューム曲線と努力呼気曲線の関係

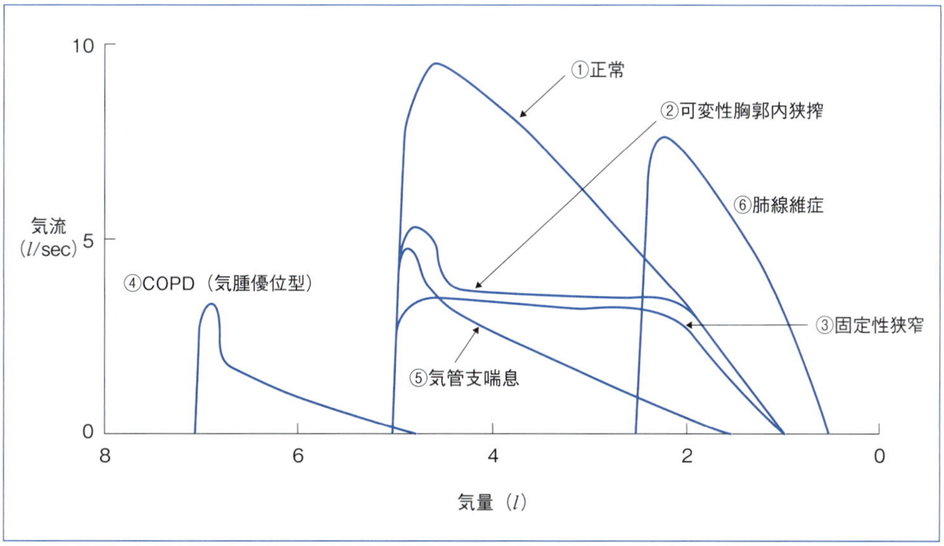

図7　フローボリューム曲線の正常および異常パターン（文献[1]を一部改変）

(2) $\dot{V}_{50}$，$\dot{V}_{25}$，$\dot{V}_{50}$／$\dot{V}_{25}$

FVCの最大吸気位を100％（TLC），最大呼気位を0％（RV）としたときの50％肺気量位の呼気流量を$\dot{V}_{50}$，25％肺気量位の呼気流量を$\dot{V}_{25}$，およびその比を$\dot{V}_{50}$／$\dot{V}_{25}$で表す（図5）．

(3) フローボリューム曲線の正常および異常パターン（図7）

健常者では努力呼気開始後，速やかに呼気流量がピークになり，その後はほぼ直線的に減少する．腫瘍や瘢痕形成などによる上気道閉塞ではPEFが低下するが，狭窄部位と硬さによりフローボリューム曲線の形状がやや異なる．狭窄部が胸郭内で軟らかい場合には呼気前～中半部にプラト一形成を認め，その後は正常となる．狭窄部が硬く高度の場合には気流は平坦化する．気腫優位型のCOPDでは肺気量は増加するが，気流は肺気量全域にわたって低下する．気管支喘息では気道平滑筋収縮，気道粘膜浮腫，粘液分泌増加などにより気流は肺気量全域において直線的に低下する．肺線維症では拘束性障害のために努力肺活量は低下するが，気道障害を伴わないので気流の低下はない．　**（兵頭政光）**

［引用文献］

1）日本呼吸器学会肺生理専門委員会：スパイロメトリーとフローボリューム曲線．呼吸機能検査ガイドライン―スパイロメトリー，フローボリューム曲線，肺拡散能力，メジカルビュー社，2004，pp1-23.

2）Kubota M, Kobayashi H, Quanjer PH, et al：Reference values for spirometry, including vital capacity, in Japanese adults calculated with the LMS method and compared with previous values. *Respir Investig* **52**：242-250, 2014.

ちょっと一息

声帯は楽器！

声帯は楽器にたとえられる．ヒトは一本（一対）の振動体を振動させて多種多様の音声を発し会話をしたり歌ったりできる．楽器では高い音域のヴァイオリンには細く短い弦が，低い音域のチェロには太く長い弦が張られている．太さの異なった複数の弦を指で押さえ弦の長さを変えて音を出す．粘弾性をもったヒト声帯粘膜はみずからが太さ（厚さ）と長さを変化させて高い音から低い音までを出す．

楽器は振動体を定期的に取り替えないと古くなり振動しにくくなる．しかし人間は声帯を取り替えなくてもその物性を保ち，何十年も声帯を振動させ発声することができる．この理由は声帯みずからが声帯粘膜の物性（粘弾性）を維持するために必要な細胞外マトリックスの代謝を行い，振動体（声帯粘膜）をみずから新しくしているからである．この機能を担っている器官は声帯膜様部の前端と後端に存在する黄斑である．最近の研究ではヒト声帯の黄斑内には組織の修復・維持に関与する組織幹細胞が存在し，黄斑は組織幹細胞を維持している微小環境（幹細胞ニッチ）であることが明らかになってきている．

声楽家に聞いた話だが，肌が美しい声楽家はきれいな声帯をもっていると音楽家の間でいわれているそうである．皮膚がみずみずしい人は，その細胞外マトリックスが新鮮であり，同じ身体の声帯粘膜もみずみずしいであろうことは医学的にみても想像にかたくない．

ヒトの声は老化する．ヒトの声を聞いて年齢を予測できるのは，経験的に年齢相応の声をヒトは記憶しているからである．以前のような高く艶のある声が出しにくくなったと年輩のソプラノ声楽家が最近外来で訴えた．高く艶のある声を出すには，細くてしなやかに振動する振動体（声帯）が必要である．彼女の声帯は加齢により細胞外マトリックスの代謝が低下し，声帯粘膜を構成する細胞外マトリックスの物性が変化し，声帯粘膜が細く（薄く）なりにくく振動しにくくなっているのである．しかし，ヒトの声帯は古くなっても交換できない．

将来，ヒト声帯黄斑内の組織幹細胞あるいは組織幹細胞を維持している微小環境（幹細胞ニッチ）を人為的にコントロールできれば，年輩になっても高く艶のある声が出せ，ソプラノ声楽家としての寿命を延ばせる日が来るかもしれない．　**（佐藤公則）**

3 最長発声持続時間（MPT）

最長発声持続時間（maximum phonation time：MPT）の測定は，発声能力を空気力学的な観点から簡便に，ある程度定量的に知る方法として広く用いられている検査である．その方法の基本は被検者に最大吸気をさせた後，一定の高さと強さで可能な限り長く持続発声を行わせ，その持続時間を測定するものである．これは特別な器具を用いなくても測定が可能で，呼吸・喉頭調節を含めた持続発声の最大能力を知る方法であり，日常生活に必要な発声能力の空気力学的な障害があるか否かを知る1つの目安になる．したがって，発声障害の治療効果を客観的に判断するのに役立つ．また，声門において呼気がどの程度効率良く声の音源に変換されるかをある程度定量的に推定するのに役立つと考えられている．

1 測定の実際と注意事項

最長発声持続時間の測定法は被検者の努力が要求される一種の負荷試験であり，被検者がいかに忠実に頑張るか，また呼吸調節の巧拙や喉頭調節の仕方など，測定結果に影響する要因は複雑で，かつ規定しがたい面があることは否めない事実である．しかし，その中のいくつかの条件について検討され，その結果が報告されており[1]，現在ではそれに従った測定が一般に行われている．

以下，一般的な最長発声持続時間の測定方法を記す．

①発声時の母音は /a/ とする．

②測定は3回続けて行い，その最大値を採用する．（成人の場合）持続時間が40秒以上の場合は各測定の間に休止時間をおき，数回深呼吸させてから次の測定を行う．40秒以下の場合は特に休止時間をおく必要はない．

③声の高さは被検者の自然な話声位とする．

④声の強さは被検者にとって自然な中程度とし，ことさら弱い声や強い声は避ける．

⑤被検者の体位は立位でも座位（椅子に腰かける）でもどちらでもよい．

⑥持続発声の高さを記録しておくことが望ましい．

なお，発声持続時間はその検査に対する被検者の慣れや努力によっても変動し，また，発声の仕方（声門を強く閉じるか否かなど）によっても左右される．したがって，検査にあたっては，あらかじめ，よく説明し，深呼吸や持続発声などの練習を行った後に測定する必要がある．また，途中で発声を止めずに最後まで発声する努力を続けるよう指示することも大切である．時間の測定にはストップウォッチを用い，0.5秒単位の値をとる．さらに，測定値の評価には生理的変動幅を考慮に入れる必要がある．

最長発声持続時間の測定にはストップウォッチを用いても十分に検査は可能であるが，他の空気力学的検査と同時に検査記録を残す測定方法として，発声機能検査装置「PS-3000」（永島医科器械）を用いて検査する場合が多い．その際にはマウスピースを使用し，両側鼻翼はノーズクリップ，あるいは自身の指などで押さえることで鼻腔からの呼気漏れを防止しておく必要がある．したがって，発声機能検査装置「PS-3000」で得られる最長発声持続時間は，検出部に取り付けたマウスピースをくわえて発声している（声帯に負荷がかかっている）状態であるため，対象とした被検者にとっては，何でもない状態で測定した時間と比べて短くなることがあるので注意が必要となる．

特に，超高齢者や，口腔疾患などでマウスピースをくわえられない被検者，声が出せない被検者では検査が困難である．

2 正常例と代表的な異常例

1）正常例

澤島[1]が測定した健常成人の最長発声持続時間の平均値は，男性約30秒，女性約20秒であった．発声障害で問題になるのは，最長発声持続時間の延長よりもその異常な短縮である．したがって，異常値と正常値の境界として正常値の分布の棄却限界の下限をとると，上記の測定結果から，男性では14秒，女性では9秒以下が異常であると澤島[1]は報告している．通常，最長発声持続時間が約10秒あれば，日常会話の持続という点では支障がない．なお，最長発声持続時間の正常値の分布は正規分布を示さないので，統計処理を行うには，正規分布が得られるように実測値の平方根または対数変換を行うなどの処理が必要である．

最長発声持続時間の正常値およびその限界については，その他にも報告がある．重森[2]は棄却限界の下限に男女差はほとんど認めなかったため，成人については男女差なく，最長発声持続時間は10秒以下が異常値としている．

正常値の分布とは別に，経験的には最長発声持続時間が10秒を切ると日常生活で声の持続に問題が起こり，「声を出すと息が足りなくなり，会話などで頻回の息継ぎが必要になる」，あるいは「努力して声を出し続けると過呼吸になる」という訴えが生じることが多い．成人について報告された最長発声持続時間の正常値に関する文献をまとめた重森の表[2]に重森[2]，吉岡ら[3]の報告した値を加えて表1に示す[1,4-10]．

小児における正常値の報告は成人に比べると少ないが，学童および中学生における測定結果が報告されている[2,11,12]．学童における最長発声持続時間は学年とともに長くなり，成人の値に近づいてくる．小児について報告された最長発声持続時間を表2にまとめた[2,11,12]．前川ら[11]は成長とともに増加する肺活量と同様に最長発声持続時間が長くなることを示し，重森[2]は学童においては各学年間で有意差を認めたが，成人と中学1年の間には有意差を認めなかったという．また，性差について前川ら[11]，重森[2]の報告でも共通して男子のほうが平均値は大きく，重森は中学1年および成人においては男子のほうが有意に大きいが，その他の年齢では有意差がなかったと報告している．

高齢者における最長発声持続時間についての報告も少ない．萩尾[13]は喉頭疾患のない51歳から89歳の148名（男性74名，女性74名）を対象とし，50歳代（男性13名，女性10名），60歳代（男性28名，女性28名），70歳以上（男性33名，女性36名）の3群に分類して報告している．萩尾の報告した高齢者男女世代別の平均値±SD，t検定の結果と重森[2]が報告した成人の基準値を表3に示す．その結果，最長発声持続時間は50歳代の男性で大きく，70歳以上の女性に小さい傾向がみられたが，男女とも世代間で有意差はなかった．また，萩尾[13]は過去の基準値報告との比較では，男女ともに低下していたと報告している．もちろん，高齢者ではマウスピースの適正な使用には負担が大きい場合があること[14]や，難聴者では声が大きい場合があり，検査上の問題が存在することは否定できない．しかし，高齢者において最長発声持続時間が短く

表 1　発声持続時間の成人正常値（重森がまとめた表[2]に文献[2,3]を追加）

棄却限界の下線（下線の値）以下は異常

報告者	測定法 母音	回数	採択値	ピッチ	大きさ	マスクチューブ使用の有無	対象	年齢	平均値	平均値±標準偏差	範囲	棄却限界	正規変換
林[4]（1939）	「ア」 「イ」			} E_3		（−）	} 男 20		22 25				
西川[5]（1962）	「ア」		最大値	楽	楽（音量は指示騒音計で計る）	（−）	声楽家 } 男 5 女 5 男 10 女 10	21～42 20～64 21～62			19-38 16-29 12-21		
Ptacek and Sander[6]（1963）	/a/	1		楽	楽	（−）	男 40 女 40	17～41（平均 24.6） 18～40（平均 21.9）	Ⅰ．24.7 Ⅱ．25.7 Ⅲ．24.9 Ⅰ．16.8 Ⅱ．16.7 Ⅲ．17.9	±6.07 ±7.86 ±9.46 ±5.13 ±4.64 ±6.37	13.6-41.7 14.3-48.0 12.3-59.0 9.3-34.0 9.2-29.8 8.4-39.7		
鈴木[7]（1944）	「a」	3	最大値	CC_3 $C'C_4$	中	（−）	男 21 女 19	16～54 19～57	24.8 17.4		15-37 10-24		
澤島[1]（1966）	「a」	3	最大値	（話声位）楽	楽	（−）	男 70 女 78		29.7 20.3	21.2-39.7 14.2-27.6		13.9-51.4 9.0-36.2	平方根
Yanagihara, *et al*[8]（1966）	/a/	3		楽	楽	（＋）	男 11 女 11	30～43（平均 26） 21～40（平均 28）	30.2 22.5	±9.7 ±6.1	20.4-50.7 16.4-32.7		
Hirano, *et al*[9]（1968）	/a/	2～3	最大値	楽	楽	（＋）	男 25 女 25		34.6 25.7	23.2-46.7 19.2-33.2		15.0-62.3 14.3-40.4	平方根
Isshiki, *et al*[10]（1967）	/a/ /a/			楽 楽	楽 楽	（＋） （＋）	男 5 女 5 男 5 女 5	} 20～30	32 18 31 17	±7.5 ±7.7 ±8.4 ±8.2	24-46 11-36 22-51 9-36		
重森[2]（1977）	/a/	3	最大値	楽	楽	（−）	男 25 女 25		30.1 17.0	20.5-41.5 12.9-21.7	15.8-66.6 9.4-26.2	12.0-56.2 9.0-27.5	平方根
吉岡・他[3]（1977）	/ア/	3	最大値	（話声位）楽	楽	（−）	男 25 女 25	} 20～60	31.7 22.0	23.0-41.7 15.2-29.9			平方根

表2 発声持続時間の小児正常値（重森がまとめた表[2]に文献[11]を追加）

報告者	測定法					対象		平均値	信頼限界（95%）	棄却限界（95%）	平均±標準偏差	範囲
	母音	回数	採択値	ピッチ	大きさ							
渡辺・他[12]（1975）重森[2]（1977）	「ア」	3	最大値	楽	楽	小学1年	男25 女25 全50	14.2 13.1 13.6	12.7-15.7 11.8-14.4 12.6-14.6	7.6-22.7 7.2-20.6 7.6-21.4	10.8-17.9 10.1-16.4 10.4-17.2	9.6-22.0 9.0-20.6 9.0-22.0
						小学3年	男25 女25 全50	16.2 15.2 15.7	14.9-17.5 13.9-16.6 14.8-16.7	10.2-23.6 9.1-23.0 9.8-23.1	13.2-19.5 12.1-18.7 12.6-19.1	10.0-21.2 9.2-20.6 9.2-21.2
						小学5年	男25 女25 全50	19.2 16.3 17.7	17.4-21.1 14.4-18.3 16.4-19.1	10.8-29.9 7.9-27.7 9.2-28.9	14.9-24.0 11.9-21.4 13.2-22.9	13.0-32.8 9.4-26.0 9.4-32.8
						中学1年	男25 女25 全50	23.7 19.8 21.7	20.3-27.4 17.7-22.2 19.7-23.9	9.0-45.5 10.0-33.0 9.4-39.2	15.8-33.2 14.8-25.7 15.0-29.7	10.8-46.5 13.6-34.8 10.8-46.5
						成人	男25 女25 全50	30.1 17.0 23.1	25.9-34.5 15.2-18.9 20.3-26.0	12.0-56.2 9.0-27.5 7.3-47.6	20.5-41.5 12.9-21.7 3.8-34.0	15.8-66.6 9.4-26.2 9.4-66.6
前川・他[11]（1975）	〔a：〕	3	値の大きい2つの平均	楽	中	小学1年 男 女	1075	10.73 9.64			10.73±3.44 9.64±2.68	
						小学2年 男 女		12.43 11.44			12.43±3.35 11.44±2.99	
						小学3年 男 女		14.02 12.59			14.02±4.14 12.59±4.47	
						小学4年 男 女		14.87 13.20			14.87±4.27 13.20±4.07	
						小学5年 男 女		16.14 14.75			16.14±5.09 14.75±3.79	
						小学6年 男 女		17.71 16.23			17.71±5.41 16.23±3.91	
						中学1年 男 女		18.83 17.57			18.83±5.33 17.57±5.86	
						中学2年 男 女		20.72 17.53			20.72±6.46 17.53±4.24	

表3　高齢者男女世代別のMPT平均値（平均値±1SD），t検定の結果と成人の基準値[13)]

		男性			女性			対応のないt検定	p値	
		平均−1SD	平均	平均＋1SD	平均−1SD	平均	平均＋1SD		男性	女性
MPT (sec)	50歳代	12.5	19.5	30.4	14.2	16.8	19.8	50歳代：60歳代	0.1246	0.9304
	60歳代	11.2	15.6	21.7	12.3	16.9	23.1	60歳代：70歳以上	0.9265	0.2731
	70歳以上	10.6	15.7	23.4	11.1	15.4	21.5	50歳代：70歳以上	0.1462	0.2855
	成人の基準値[2)]	20.5	30.1	41.5	12.9	17.0	21.7			

表4　音声障害患者における発声持続時間[2)]

疾患 / MPT(sec)	反回神経麻痺 片側	反回神経麻痺 両側	声帯溝症	喉頭炎	ポリープ（含結節）	ポリープ様声帯	良性腫瘤	上皮肥厚性疾患	癌	計
0.1～5	37	2	2	3	2	2	0	0	0	48
5.1～10	36	3	6	7	42	9	5	0	6	114
10.1～15	24	2	7	11	49	7	9	3	13	125
15.1～20	9	2	2	19	45	5	10	4	6	102
20.1～25	3		3	7	23	3	2	2	2	45
25.1～30	2		1	8	14	6	0	2	2	35
30.1～	2		5	4	7	4	2	3	5	32
計	113	9	26	59	182	36	28	14	34	501
0.1～10	73 (65%)	5 (56%)	8 (29%)	10 (17%)	44 (24%)	11 (31%)	5 (18%)	0 (0%)	6 (18%)	162 (32%)
10.1～	40	4	18	49	138	25	23	14	28	339
最低	1.9	2.4	3.8	4.0	1.7	4.0	7.0	10.2	5.4	1.7
最高	42.0	20.0	42.0	38.0	48.8	38.8	39.6	49.2	41.8	49.2

なる大きな要因は呼吸器系の変化であると考えられている．特に，肺胞周囲の弾性組織の減少，肋骨や脊椎の脱灰に伴う胸郭前後径の拡大，呼吸筋力の低下などによって胸郭全体としての復元力が低下し，肺活量が低下すること[15)]が要因であると考えられている[16)]．

2）代表的な異常例

最長発声持続時間の異常，すなわち最長発声持続時間が短縮する疾患には，①喉頭の組織異常，②喉頭の外傷，③呼吸器疾患，④心理的・精神疾患，⑤神経疾患があげられる．日常臨床で患者が最長発声持続時間の短縮を主訴に受診する病態は①や⑤に起因する声門閉鎖不全が多い．

（1）疾患症例

重森[2)]は喉頭の疾患別に音声障害例における最長発声持続時間を報告しており，表4に示す．結果として，反回神経麻痺では15秒以下の例が圧倒的に多い．声帯溝症では分布が広いが，5.1～15秒の例が半数を占める．喉頭炎においても分布が広く，10.1～20秒の例が最も多いが，20秒以上の例も少なくない．ポリープ・ポリープ様声帯でも分布は広いが，5.1～20秒の例が多い．良性腫瘤では10.1～20秒の例が最も多い．上皮肥厚性疾患では10.1秒以上に広く分布している．癌では5.1～20秒の例が多いが，それ以上の例も多くみられる．臨床的に10秒以下を異常とすると，反回神経麻痺では122例中78例の64%（両側麻痺：9例中5例の56%，片側麻痺：113例中73例の65%），声帯溝症では26例中8例の29%，喉頭炎では59例中10例の17%，ポリープでは182例中44例の24%，ポリープ様声帯では36例中11例の31%，良性腫瘤では28例中5例の18%，喉頭癌では34例中6例の18%において最長発声持続時間は短縮している．一方で，上皮肥厚性疾患では14例すべて正常範囲であった．

表5 術前・術後のMPT平均値（平均値±1SD）と対応のあるt検定の結果（文献[18]を一部改変）

		術前	術後	p値
声帯内脂肪注入術	平均	4.73	12.33	<0.0001
	95%信頼区間	4.16-5.38	11.8-13.61	
甲状軟骨形成術Ⅰ型	平均	4.07	8.48	<0.0001
	95%信頼区間	3.46-4.80	7.20-9.99	

また，藤浦ら[17]は喉頭癌417例に対しT分類別に発声持続時間の変化を報告している．声門癌において，症例の7〜8割以上は正常範囲内を示すが，声門癌T4で異常値の占める割合が42%で，T1〜T3で異常値の占める割合より大きかったと報告している．

(2) 治療症例

Umenoら[18]は片側声帯麻痺例に対して，声帯内脂肪注入術を施行した73例と甲状軟骨形成術Ⅰ型を施行した41例の術前と術後長期経過例における発声機能について報告しており，MPTの結果を表5に示す．両術式とも，術前と比べて術後は有意なMPTの延長がみられる．声帯内脂肪注入術に比べ甲状軟骨形成術Ⅰ型のMPTが低い傾向を示したが，Ⅰ型を施行した症例の多くに肺癌手術後例があり，肺機能低下が影響を与えた可能性を述べている．また，Tokashikiら[19]は一側声帯麻痺患者39例に対して披裂軟骨内転術と甲状軟骨形成術Ⅰ型を同時に施行し，MPTの平均±SDが術前2.8±1.2秒から術後19.1±5.8秒に改善したことを報告している．

（梅野博仁）

[引用文献]

1) 澤島政行：発声持続時間の測定．音声言語医学 **7**：23-28, 1966.
2) 重森優子：発声時の呼気使用に関連した検査―臨床的研究．耳鼻 **23**：138-166, 1977.
3) 吉岡博英，澤島政行，廣瀬　肇・他：スパイロメーターによる発声時呼気流率の測定．音声言語医学 **18**：87-93, 1977.
4) 林　義雄：音声言語医学（其の七）．耳鼻臨床 **34**：210-214, 1939.
5) 西川泰次：声帯像と音声に関する研究．日耳鼻 **6**：545, 1962.
6) Ptacek PH, Sander EK：Maximum duration of phonation. *J Speech Hear Disord* **28**：171-182, 1963.
7) 鈴木篤郎：発声時呼気量の研究．正常者の発声時呼気量．東北医誌 **34**：93, 1944.
8) Yanagihara N, Koike Y, von Leden H：Phonation and respiration. *Folia phoniat* **18**：323-340, 1966.
9) Hirano M, Koike Y, von Leden H：Maximum phonation time and air usage during phonation. *Folia phoniat* **20**：185-201, 1968.
10) Isshiki N, Okamura H, Morimoto M：Maximunm phonation time and air flow rate during phonation. simple clinical tests for vocal function. *Ann Otol* **76**：998-1007, 1967.
11) 前川彦右衛門，北島　暁，伊藤督雄・他：小・中学生におけるPhonation Quotientおよび呼気乱費係数について．音声言語医学 **16**：63-75, 1975.
12) 渡辺陽子，平野　実，松下英明・他：学童における発声時呼気使用について．音声言語医学 **16**：1-5, 1975.
13) 萩尾良文：高齢者の音声機能検査の基準値の検討．喉頭 **16**：111-121, 2004.
14) 城本貞子，城本　修：発声機能検査におけるマウスピースの影響．喉頭 **3**：25-28, 1991.
15) Mueller PB, Sweeney RJ, Baribaeu LJ：Senescence of voice；Morphology of excised male larynges. *Folia Phoniat* **37**：134-138, 1985.
16) 森　一功，児嶋久剛，土師知行：老人の音声の音響学的特徴．耳鼻臨床 **81**：737-745, 1988.
17) 藤浦仁美，森　一功，平野　実：喉頭癌におけるTステージと音声の関係．喉頭 **8**：142-150, 1996.
18) Umeno H, Chitose S, Sato K, et al：Long-term postoperative vocal function after thyroplasty type I and fat injection laryngoplasty. *Ann Otol Rhinol Laryngol* **121**：185-191, 2012.
19) Tokashiki R, Hiramatsu H, Shinada E, et al：Analysis of pitch range after arytenoid adduction by fenestration approach combined with type I thyroplasty for unilateral vocal Fold Paralysis. *J Voice* **26**：792-796, 2012.

4 発声時平均呼気流率（MFR）

発声は呼気流のもつ運動エネルギーが喉頭で音響エネルギーに変換されることで可能となる[1]．発声時平均呼気流率（mean air flow rate：MFR）は母音の持続発声で測定し，持続発声時の呼気総量を発声持続時間で除した値を示す．呼気流率は声門の状態あるいは声門抵抗を推測する目安になる．声門閉鎖不全例では高値，過緊張性発声では低値を示すなど，疾患特性や重症度の評価に加えて，治療前後の効果判定に有用である．

1 測定の実際と注意事項

肺活量や予備吸気量，1回換気量，予備換気量などはスパイロメータによって測定しえる．スパイロメータは水槽内に浮かべたドラム内の水を呼気によって置き換え，置き換えられた水量から呼気量を測定する装置であって，これによって得られる記録をスパイログラムと呼ぶ．スパイロメータは基本的な換気機能検査装置として長く用いられていた．しかし，水を使うことに伴う煩わしさや呼気抵抗がやや大きいことから，次第に使われなくなった．

その後，コンピュータを内蔵し，各種指標値の計算を自動的に行って表示する，いわゆる電子スパイロメータが使用されるようになった．発声中に使用される呼気総量は肺活量に依存すると考えられるので，発声持続時間に加えて肺活量を測定すれば，発声時の呼気流率を実測しなくてもそれに対応する値を間接的に求めることができる．ただし，換気量を検出するためのセンサーとして異なる原理を利用したものがあり，電子スパイロメータによる指標値の解釈にあたってはセンサーの特性を考慮に含める必要がある．近年では，フローセンサー（熱線式気流変換器）が装備された発声機能検査装置「PS-3000」（永島医科器械）を用いて測定する方法が普及している．

発声時の呼気流率の測定法については「日本音声言語医学会編：声の検査法 第2版．医歯薬出版，1982」の記述に準ずるのがよい．その要点は次のごとくである[2]．

①最も自然な高さと大きさの声で，2〜5秒間母音 /a/ を発声する（マスク使用の場合）．肺機能検査用のマウスピースを用いて測定するときは，マウスピースを歯の少し奥までくわえて，マウスピースに密着するように口唇を閉じた状態で発声する．

②測定は3回行い，中間値を採用する．

③測定は発声期間の中央安定部について行う．症例によっては発声の初期あるいは終期について測ることもある．

④呼気流率の変動が顕著な場合にも，一応平均的な値を測定する．ただし，「変動大」と付記しておく．

⑤測定装置としては，スパイロメータ，ニューモタコグラフ，定温型熱線流量計のいずれかを用いる．いずれを用いたか記載しておく．

⑥測定に際しては，測定装置に接続するマイクに口と鼻を覆って発声するか，装置に接続するマウスピース（パイプ）をくわえて発声する．後者では，鼻をつまんで，鼻からの呼気の漏

れを防止する.

マウスピースをくわえたり，マスクをあてたりすると，声が自然な高さや大きさから外れることがしばしばある．まず器具をつけずに「アー」，あるいは「こんにちはぁー」などと言わせ，それと同じ高さと大きさで器具をつけて発声させるように導くとよい．検査では発声の安定した部分を基準とするため，起声時，止声時の呼気量の変化は評価されていない．また，マウスピースを経由することでマウスピース内の共鳴により流率の出力が左右されていることを考慮しなければならない[3]．

2 正常例と代表的な異常例

1）正常例

成人について報告された平均呼気流率の正常値に関する文献をまとめた重森の表[4-7]に重森[8]，吉岡ら[9]，寺澤ら[10]，岩田[11]が報告した値を加えて表1に示す．棄却限界から考慮すると，成人の楽な発声における平均呼気流率の異常値は250 ml/sec以上と考えられる．

小児における正常値の報告は渡辺ら[12]と重森[8]の報告があり，学童および中学生における測定結果が示されている．各学童および成人における平均呼気流率，信頼限界，標準偏差，棄却限界，範囲を表2に示す[8,12]．重森[8]は，平均呼気流率はほぼ年齢とともに上昇する傾向を呈し，学童においては小学1年と3年，小学5年と中学1年との間に有意差を認めるが，その他の学年間では有意差を認めず，成人と学童との間では，成人と小学5年の間以外では有意差を認めたという．また，男女間の平均値の差については，小学5年および中学1年においては有意差を認めたが，その他の年齢では有意差を認めなかったと報告している．Makiyamaら[13]は音声障害のない20～79歳の男性142名と女性144名に対して施行した気流阻止法によるMFR測定では，男女ともに，20歳代から70歳代までの各年代で，有意差は認めなかったことを報告している．

高齢者における平均呼気流率についての報告も少ない．萩尾[14]は喉頭疾患のない51～89歳の148名（男性74名，女性74名）を対象とし，50歳代（男性13名，女性10名），60歳代（男性28名，女性28名），70歳以上（男性33名，女性36名）の3群に分類して楽な発声時の平均呼気流率を報告している．萩尾の報告した高齢者男女世代別の平均値±SD，t検定の結果に平野ら[15]が報告した成人の基準値を加えた結果を表3に示す．萩尾[14]は年代間に特に一定の傾向は認められなかったが，過去の基準値との比較において，男性では女性と比較して各年代で加齢とともに高値を示したと報告している．

2）代表的な異常例

平均呼気流率の値が異常に高くなる場合の代表的事例は発声時における声門閉鎖不全であり，その典型的なものが一側反回神経麻痺である．重森[8]は喉頭の疾患別に音声障害患者における楽な発声時の平均呼気流率を報告しており，表4に示す．

その結果，反回神経麻痺では平均呼気流率の分布は広いが，高値を示す例が多く，401 ml/sec以上の例が122例中34例の28%に認められた．声帯溝症では広い分布を示し，喉頭炎でも分布は広いが，101～200 ml/secの例が多かった．ポリープでは101～250 ml/secの例が多く，ポリープ様声帯は広い分布を示すが，151～300 ml/secの例が多かった．また，良性腫瘤では101～150 ml/secにピークがあるが，広く分布しており，上皮肥厚性疾患では250 ml/sec以下で全例が正常であり，癌では350ml/sec以下で広い分布を呈していた．Umenoら[16]は片側声帯麻痺症例に対して，甲状軟骨形成術I型を施行した41例と声帯内脂肪注入術を施行した73例の術前と術後長期経過例の発声機能について報告しており（表5），いずれの術式でも術後有意な呼気

表 1　平均呼気流率の成人正常値（重森がまとめた表[4-7]に文献[8-11]を追加）

報告者	測定法							対象	年齢	平均値	信頼限界	平均値 ± 標準偏差	範囲	棄却限界	正規変換
	母音	回数	採択値	ピッチ	大きさ	発声の長さ	機械								
Isshiki, *et al*[4] (1964)	/a/			楽	楽	楽な持続時間	pneumo tachograph	男 女 } 36		141 119		±22.5 ±25.0	109-182 76-172		
Isshiki, *et al*[5] (1967)	/a/ /a/	3 3		楽 楽	楽 楽	最長持続発声	spirometer pneumo tachograph	男 5 女 5 男 5 女 5	} 20～37 } 20～37	123.1 133.0 126.2 135.9		±19.5 ±23.0 ±21.1 ±36.4	94.7-153.0 68.7-162.0 104.7-164.3 69.0-171.0		
Yanagihara, *et al*[6] (1966)	/a/			楽	楽	最長持続発声	pneumo tachograph	男 11 女 11	30～43 (平均 26) 21～40 (平均 28)	112.0 100.0		±30.4 ±22.8	70-164 61-130		
Hirano, *et al*[7] (1968)	/a/			楽	楽	最長持続発声	pneumo tachograph	男 25 女 25		101 92	86-117 79-107	69-146 64-132		46-222 43-197	対数変換
重森[8] (1977)	「ア」	3	中間値	楽	楽	楽な持続時間	spirometer	男 25 女 25		140 133	118-166 118-149	93-212 100-176	80-305 85-200	59-336 73-240	対数変換
吉岡・他[9] (1977)	/ア/	3	最大値 中間値	(話声位) 楽 (話声位) 楽	楽 楽	最長持続発声 楽な持続時間	spirometer	男 25 女 25 男 25 女 25	} 20～60 } 20～60	96 97 112 89		±23.7 ±39.1 ±23.0 ±23.7		44.9-147 13.0-181 66.5-162 37.6-140	
寺澤・他[10] (1984)	/a/	3	中間値	楽	楽	楽な持続時間（数秒間）	発声機能検査装置（PS-77）	男 30 女 30	22～39 19～31	156 158		±34.7 ±44.4		99-246 96-260	対数変換
岩田[11] (1999)		数回 3	最大値 中間値	楽 楽	楽 楽	最長持続発声 楽な持続時間	発声機能検査装置（PS-77）	男 121 女 57 男 121 女 57		154 141 197 155		±56 ±59 ±99 ±56			

表２　各学童および成人における平均呼気流率の測定方法と平均呼気流率，信頼限界，棄却限界，標準偏差，範囲[8,12]

報告者	測定法							対象		平均	信頼限界（95%）	棄却限界（95%）	平均±標準偏差	範囲
	母音	回数	採択値	ピッチ	大きさ	発声の長さ	機械							
渡辺・他[12]（1975）重森[8]（1977）	「ア」	3	中間値	楽	楽	楽な持続時間	spirometer	小学１年	男 25	93	84-104	54-162	72-121	60-155
									女 25	95	84-109	49-185	70-131	55-175
									全 50	94	87-102	53-169	71-126	55-175
								小学３年	男 25	119	106-133	66-212	90-156	65-185
									女 25	105	94-117	59-187	80-138	60-180
									全 50	111	103-121	63-197	84-148	60-185
								小学５年	男 25	110	97-124	59-202	82-147	70-200
									女 25	135	123-149	83-220	108-171	80-190
									全 50	119	110-130	65-218	89-160	70-200
								中学１年	男 25	147	132-163	85-253	113-190	80-210
									女 25	101	90-113	55-184	76-134	60-180
									全 50	122	111-134	62-239	87-169	60-210
								成人	男 25	140	118-166	59-336	93-212	80-305
									女 25	133	118-149	73-240	100-176	85-200
									全 50	136	123-151	67-280	96-194	80-305

表3　高齢者男女世代別の MFR 平均値（平均値±1SD），t 検定の結果と成人の基準値[14)]

		男性			女性			対応のない t 検定	p 値	
		平均−1SD	平均	平均＋1SD	平均−1SD	平均	平均＋1SD		男性	女性
MFR（ml/s）	50 歳代	113	172	262	99	131	173	50 歳代：60 歳代	0.9420	0.2804
	60 歳代	128	174	236	74	115	178	60 歳代：70 歳以上	0.5118	0.3805
	70 歳以上	117	164	231	91	125	172	50 歳代：70 歳以上	0.7345	0.6616
	成人の基準値[15)]	79.0	120.0	161.0	66.0	102.0	138.0			

表4　音声障害患者における平均呼気流率[8)]

疾患 / MFR(ml/s)	反回神経麻痺 片側	反回神経麻痺 両側	声帯溝症	喉頭炎	ポリープ（含結節）	ポリープ様声帯	良性腫瘤	上皮肥厚性疾患	癌	計
1～100	4	3	1	7	9	4	1	3	5	37
101～150	9	1	6	16	34	4	10	3	7	90
151～200	16	0	7	13	38	8	2	7	6	95
201～250	9	1	5	7	40	7	4	1	6	80
251～300	15	2	1	7	18	6	5	0	4	58
301～350	16	1	2	3	8	1	2	0	6	39
351～400	11	0	2	1	13	2	0	0	0	29
401～	33	1	2	5	24	4	4	0	0	73
計	113	9	26	59	182	36	28	14	34	501
1～300	53	7	20	50	137	29	22	14	28	360
301～	60（53%）	2（22%）	6（23%）	9（15%）	45（25%）	7（19%）	6（21%）	0（0%）	6（18%）	141（25%）
最低	85	35	50	35	70	75	30	33	75	30
最高	957	590	723	559	740	697	703	220	350	957

表5　術前・術後の MPT・MFR 平均値（平均値±1SD）と対応のある t 検定の結果（文献[16)]を一部改変）

		術前	術後	p 値
声帯内脂肪注入術		MPT（s）		
	相乗平均	4.73	12.33	<0.0001
	95%信頼区間	4.16-5.38	11.8-13.61	
		MFR（ml/s）		
	相乗平均	369.35	186.54	<0.0001
	95%信頼区間	335.37-406.77	170.52-204.08	
甲状軟骨形成術Ⅰ型		MPT（s）		
	相乗平均	4.07	8.48	<0.0001
	95%信頼区間	3.46-4.80	7.20-9.99	
		MFR（ml/s）		
	相乗平均	410.78	235.19	<0.0001
	95%信頼区間	355.93-474.09	202.09-273.72	

流率の減少がみられたと報告している．また，Tokashiki ら[17)]は一側声帯麻痺患者 39 例に対して披裂軟骨内転術と甲状軟骨形成術Ⅰ型を同時に施行し，術前 922.2±338.1 ml/sec から術後 153.0±33.3 ml/sec へと，有意な呼気流率の減少を報告している．

3 PQ（phonation quotient）

最長発声持続時間（MPT）の他に肺活量（vital capacity：VC）を測定し，その値を最長発声持続時間で割った値がPQである．すなわちPQ＝VC／MPTということになる．

発声持続時間の測定時の呼気量（phonation volume：PV）が肺活量に等しければ，PQは発声持続時間測定時の平均呼気流率（1秒あたりの呼気流量）と等しくなる．肺活量の測定はスパイロメータを用いて行うが，通常は3回測定し，その最大値を採用する．

PQの正常平均値は男女とも約140 m*l*/secである．発声障害で問題になるのはPQの異常な増加であり，正常分布の棄却限界上限から220 m*l*/sec以上が異常値である[18]．しかし，重森[8]によれば成人についてのPQは300 m*l*/sec以上が異常値であり，報告者によって多少の差はある．

重森の報告[8]をもとに吉岡らの報告[9]を追加した成人の正常値を表6[7-9,18-21]に示す．小児における正常値の報告は成人に比べると少ないが，学童および中学生における測定結果が報告されている．渡辺ら[12]，重森[8]の報告をもとに前川ら[22]の報告を追加した小児の正常値を表7にまとめた．

最長発声持続時間およびPQの測定は，臨床で簡便に行うことができる点で実用性が高い．しかし，この測定を臨床検査として用いる場合には，次の2点を考慮しておく必要がある．第1は，この検査は発声時の平均呼気流率あるいは使用呼気量を実測していないことであり，第2は，この検査は最大吸気の最長持続発声という日常の発声条件とかけ離れた被検者の努力を要求する検

表7 PQの小児正常値（単位：m*l*/s）[8,12,22]

報告者	対象		平均値	信頼限界（95%）	棄却限界（95%）	平均値±標準偏差	範囲
渡辺・他[12]（1975）重森[8]（1977）	小学1年	男25	93	84-104	54-162	72-121	60-155
		女25	95	84-109	49-185	70-131	55-175
		全50	94	87-102	53-169	71-126	55-175
	小学3年	男25	119	106-133	66-212	90-156	65-185
		女25	105	94-117	59-187	80-138	60-180
		全50	111	103-121	63-197	84-148	60-185
	小学5年	男25	110	97-124	59-202	82-147	70-200
		女25	135	123-149	83-220	108-171	80-190
		全50	119	110-130	65-218	89-160	70-200
	中学1年	男25	147	132-163	85-253	113-190	80-210
		女25	101	90-113	55-184	76-134	60-180
		全50	122	111-134	62-239	87-169	60-210
前川・他[22]（1975）	小学1年	男73	108.5			±31.6	
		女75	109.6			±34.8	
	小学2年	男64	121.5			±31.0	
		女74	115.9			±32.7	
	小学3年	男65	126.9			±40.2	
		女73	127.6			±39.6	
	小学4年	男56	132.1			±32.8	
		女71	130.5			±37.7	
	小学5年	男64	143.4			±38.9	
		女74	136.1			±30.8	
	小学6年	男71	147.2			±43.1	
		女71	136.4			±33.2	
	中学1年	男60	157.9			±45.8	
		女59	152.2			±39.9	
	中学2年	男65	162			±52.9	
		女60	154.5			±33.2	

表 6　PQ の成人正常値（単位：ml/s）（重森がまとめた表[8]に文献[9]を追加）

報告者	測定法						対象	年齢	平均値	信頼限界	平均値±標準偏差	範囲	棄却限界	正規変換
	母音	回数	採択値	ピッチ	大きさ	マスクチューブ使用の有無								
林[18] （1940）	「ア」 「イ」			} E_3		MPT：（－）	} 男 20		150 130					
鈴木[19] （1944）	「a」	3	PT 最大値 VC 最大値	C C'	中 中	MPT：（－）	男 21 女 19	16～54 19～57	144 144			88-225 140-327		
西川[20] （1962）	「ア」	3	PT 最大値 VC 最大値	楽	楽（音量は指示騒音計で計る）	MPT：（－）	男 10 女 10 声楽家（男 5 女10）	20～64 21～62 21～42	159.0 155.4 140.5					
澤島[21] （1966）	「a」	3 3	PT 最大値 VC 最大値	PT 楽	楽	MPT：（－）	男 50 女 30		139 144		98-180 107-181		56-222 66-222	正規分布
Hirano, *et al*[7] （1968）	/a/	2～3	PT 最大値 VC 最大値	楽	楽	MPT：（＋）	男 25 女 25		145 137	123-168 123-153			69-307 78-241	対数
重森[8] （1977）	/a/	3	PT 最大値 VC 最大値	楽	楽	MPT：（－）	男 25 女 25		145 170	125-169 150-193	100-209 126-231	72-328 112-349	67-314 90-322	対数
吉岡・他[9] （1977）	/ア/	3	PT 最大値 VC 最大値	楽	楽	MPT：（－）	} 男 25 女 25	20～60	130 126		95.4-164.6 78.1-173.9		55.8-208 23.1-230	

査であることである．

一般に最長持続発声で使用する呼気量は肺活量に依存はするが，肺活量と同じではなく，肺活量より少ないことが知られている．その結果，PQは最長持続発声時の平均呼気流率の実測値と同一ではなく，それより大きい値となる．このように，PQは実測値と値は一致しないが，両者の間には高い正の相関があり，また，最長発声持続時間は最長持続発声時の平均呼気流率（実測値）とは負の相関を示す．すなわち，最長発声持続時間およびPQは，最長持続発声に関しては発声時の呼気使用の状態をある程度忠実に反映するものと考えてよい．

最長持続発声に対して，日常の発声条件に近い，いわゆる「楽な発声」で測定された平均呼気流率とPQ間の相関は一般に低いといわれている[10,11]．したがって最長発声持続時間およびPQは，日常の発声条件に近い発声における呼気使用の状態を反映するものとしては，最長持続発声という発声条件に比べて信頼性が劣ると考えられる．寺澤[23]は発声時の呼気使用に関連する発声機能のうち，最長発声持続時間（MPT），最長発声時の平均呼気流率（MFRm），楽な発声時の平均呼気流率（MFR），phonatin quotient（PQ）の４つのパラメータの臨床的意義と日常臨床における有用性を検討している．その結果，音声障害の患者に対してはMPTを必ず測定し，反回神経麻痺など声門閉鎖不全を主病態とする疾患ではMFRの測定が有用であり，PQ，MFRmはMPTと相関が高いので必ずしも必要な検査ではないと報告している．　**（梅野博仁）**

[引用文献]

1）廣瀬　肇：音声障害の臨床．インテルナ出版，1998，p2．
2）平野　実，斎藤成司，澤島政行・他：発声機能検査試行上，ガイドラインについて．音声言語医学 **23**：164-167, 1982.
3）小池靖夫，宇高二良，石田達也・他：喉頭の発声機能検査法の問題点．喉頭 **1**：1-5, 1989.
4）Isshiki N：Remark on mechanism for vocal intensity variation. *J Speech Res* **12**：669, 1964.
5）Isshiki N, Okamura H, Morimoto M：Maximum phonation time and air flow rate during phonation ; Simple clinical tests for vocal function. *Ann Otol* **76**：998-1007, 1967.
6）Yanagihara N, von Leden H：Phonation and respiration. *Folia phoniat* **18**：323-340, 1966.
7）Hirano M, Koike Y, H Von Leden：Maximum phonation time and air usage during phonation. *Folia phoniat* **20**：185-201, 1968.
8）重森優子：発声時の呼気使用に関連した検査—臨床的研究．耳鼻 **23**：138-166, 1977.
9）吉岡博英，澤島政行，廣瀬　肇・他：スパイロメーターによる発声時呼気流率の測定．音声言語医学 **18**：87-93, 1977.
10）寺澤るり子，垣田有紀，平野　実：平均呼気流率，声の基本周波数および声の強さの同時測定—正常成人男女各30名の成績．音声言語医学 **25**：187-207, 1984.
11）岩田義弘：空気力学的検査—各パラメーターの臨床評価．音声言語医学 **40**：249-259, 1999.
12）渡辺陽子，平野　実，松下英明・他：学童における発声時呼気使用について．音声言語医学 **16**：1-5, 1975.
13）Makiyama K, Yoshihashi H, Park R, et al：Assessment of phonatory function by the airway interruption method ; age-related changes. *Otolaryngol Head Neck Surg* **134**：407-412, 2006.
14）萩尾良文：高齢者の音声機能検査の基準値の検討．喉頭 **16**：111-121, 2004.
15）平野　実，岩田重信，澤島政行・他：Ⅳ 空気力学的検査．声の検査法 第2版 臨床編（日本音声言語医学会編），医歯薬出版，1995，pp84-88．
16）Umeno H, Chitose S, Sato K, et al：Long-term postoperative vocal function after thyroplasty typeI and fat injection laryngoplasty. *Ann Otol Rhinol Laryngol* **121**：185-191, 2012.
17）Tokashiki R, Hiramatsu H, Shinada E, et al：Analysis of pitch range after arytenoid adduction by fenestration approach combined with type I thyroplasty for unilateral vocal Fold Paralysis. *J Voice* **26**：792-796, 2012.
18）林　義雄：音声言語医学（其の七）．耳鼻臨床 **34**：210-214, 1940.
19）鈴木篤郎：発声時呼気量の研究．正常者の発声時呼気量．東北医誌 **34**：93, 1944.
20）西川泰次：声帯像と音声に関する研究．日耳鼻 **6**：544-575, 1962.
21）澤島政行：発声障害の臨床．音声言語医学 **9**：9-14, 1968.
22）前川彦右衛門，北畠　暁，伊藤督雄・他：小・中学生におけるPhonation Quotientおよび呼気乱費係数について．音声言語医学 **16**：63-75, 1975.
23）寺澤るり子：呼気使用に関連する発声機能検査．喉頭 **1**：122-131, 1989.

5 声門下圧

声帯振動の駆動力である声門下圧の測定は，発声の生理・病態を理解するにあたり重要である．発声時の腹圧・胸腔内圧の上昇に伴い，肺・気道内圧が上昇し，喉頭に向かう気管内の気流が生じる．声門が閉じることにより，声門抵抗が増加し，声門抵抗に拮抗するように声門下の気圧が高まる．

この声門抵抗は，声帯の緊張や質量，粘性などの物性や，声門閉鎖程度に影響を受ける．測定される圧は，気道内壁や声帯などから押し返される静的圧力と，呼気流の流れがもつ運動エネルギーを含んだ動的圧力の総和である．したがって，声門下圧は発声の駆動力，声帯の性質とともに，気管内の気流の速度にも左右される．

反回神経麻痺中間位固定例などの呼気流率がきわめて高い場合などは，この動的成分の影響を受けることを理解しておく必要がある．

測定された声門下圧は，声の高さ・強さ，呼気流率とともに，一次パラメータとして分類される．この一次パラメータから二次パラメータである喉頭の気流抵抗（喉頭抵抗）や声門下パワー，声門下パワーと口唇前音声のパワーの比である喉頭効率や気流－音響変換効率などを求めることができる．

ヒト声門下圧の測定はいろいろな方法が提案されているが，完璧な方法はなく，それぞれの特徴と長所，短所をもっている．声門下圧の測定には各測定法の特徴をわきまえて，測定目的に最も適した方法を選択する必要がある．

1 声門下圧測定の実際と注意事項

声門下圧の測定は，直接声門下に測定装置を挿入して直接測定する方法と，間接的に測定する方法がある．実施にあたっては，それぞれの検査方法の特徴を理解したうえで実施する．

1）直接法を行うときの注意

(1) 被測定者に対する安全確保・説明と同意

直接法は圧センサーを声門下まで導き直接測定する方法である．センサーを経鼻・経喉頭に声門下に挿入することは非生理的であり，被検者に不快感を強いる検査である．被検者に検査の目的および必要性を十分に説明するとともに安全性を確保し，また局所麻酔剤など使用薬剤のアレルギーなど問診を行ったうえで行う．不幸にしてショックなど起こした場合は速やかな救命処置が行えるよう，周囲への教育と手順の確認や救命用の機器を準備しておく必要がある．

これらの利点・欠点を踏まえ，被測定者に説明を行い，文書で同意を得ておく必要があると考える．

(2) 咽喉頭麻酔

咽喉頭麻酔は十分行うことにより，被検者のストレスを軽減し，より音域の広い発声を導き出すことになるため，十分な効果が得られるように行う．声門下にも表面麻酔薬の効果が及ぶため，咳反射が抑制される．表面麻酔薬が刺激にならないよう鼻腔などの吸入麻酔から始め，声門下には喉頭注入器などを用い徐々に麻酔を効かせて反射の抑制に努める．

なお，間接的声門下圧測定の気流阻止法では麻酔の必要はない．

(3) 声門下に挿入する圧センサー

センサーが呼気や声帯振動に影響しないことが望まれる．測定の目的に合わせ，静圧の測定に適した圧センサー，または周波数特性に優れたセンサーを選択し，それぞれの特徴を理解したうえで計測・記録を行う．センサーは周囲の環境により影響を受けやすい．測定ごとにキャリブレーションを行い，その過程を記録する．

2) 間接法（気流阻止法）を行うときの注意

間接法（気流阻止法）では，呼気量測定中にバルブを瞬間的に閉じ，このときの咽頭内圧とつながった声門下までが同じ圧力であると仮定して測定が行われる．呼気流量測定が正確に行われるよう口唇や鼻腔の閉鎖がしっかりなされていることが重要である．ある程度の時間（5秒程度）安定した発声ができること，発声中シャッターが閉じても呼気が漏れないよう被検者がマウスピースから口を離さないことが必要である．被検者に負担の少ない検査なので，複数回実施し測定法に慣れてもらい，安定した値の平均値を採用する．

3) 結果の保存と解析

(1) 保存

圧測定の結果は，声の高さ・強さ，呼気流率など他の測定結果と同時に総合的に記録する．記録は解析目的に合わせ測定時定数を考慮して行う必要がある．たとえば，発声全体の流れや変化を検討する場合は，時定数は1 kHz前後でも支障はないと思われるが，cycle to cycleなど微細な検討を行う場合は基本周波数の高い女性の音声では測定時定数が10 kHzでも不十分なこともある．

デジタルで保存すると同時に，平行してアナログのデータレコーダなどに保存しておくと，なおよいと思われる．

(2) 解析

近年コンピュータ技術の進歩により，測定情報を一元的に測定・管理可能な汎用システムが市販されるようになっている〔「PS-3000」（永島医科器械）〕．これらのシステムを用いると，短時間に一次パラメータの経時的な表示と二次パラメータの自動算出，パラメータ相互の関係をグラフ表示することが可能である．これらの自動計算は瞬時に行うことができるが，計算は一次パラメータが状況に即しているか事前に確認した後，実施することが望ましい．

2 直接的に声門下圧を測定する方法

1) 小型圧センサー挿入法

ごく小さな圧測定素子を経鼻的に声門を経て声門下腔に挿入，記録する方法が，経声門圧変換装置挿入法（transglottal pressure transducer insertion）[1,2]である．

十分な鼻腔・咽喉頭・声門下気管粘膜の表面麻酔を行った後，ファイバースコープで観察しながら経鼻的に導入し，センサーを声門下に挿入し，センサーケーブルを声帯突起後方に留置するようにする．この位置に挿入されれば発声および音声の質に及ぼす影響は少ない．

半導体センサーによる違い，圧の急激な変化を読み取れる周波数特性に優れた直流bridge型の圧センサー（Millar社製など）や，ゆっくりとした変化を安定して測定できる交流bridge型の圧センサー（Goeltec社製など）があり，測定目的に応じて利用する．

交流bridge型圧センサー回路を用いた測定システムでは，記録できる信号周波数帯が比較的

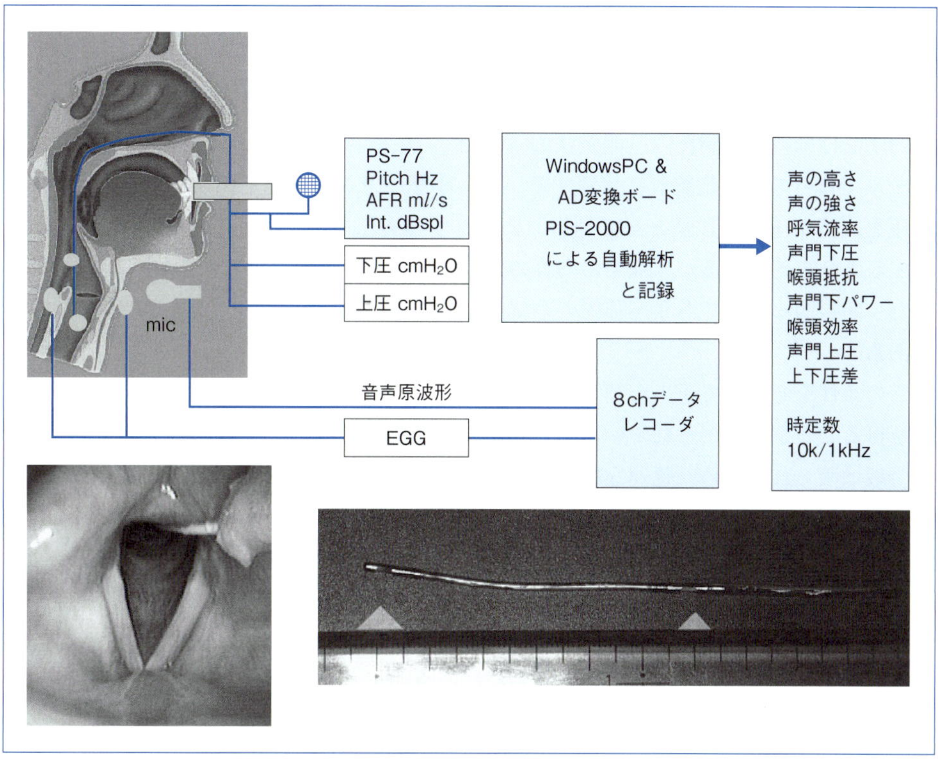

図 1　十分な鼻・咽喉頭・声門下の表面麻酔後に，経鼻的に圧センサーを声門下 3 cm を目標に挿入し，声帯後方間隙に安定させる

限られているが，出力が大きく安定している．したがって，比較的低周波数成分の検討に適している．発声機能検査のうち，喉頭抵抗，声門下パワーや喉頭効率など，力学的な検討のためにはこの型のものが適していると考えられる．

直流 bridge 型圧センサー回路を用いたシステムは，きわめて広い周波数帯域をもつものの，やや安定性に欠ける．特に温度変化に伴って基線の動揺がみられることがある．この型は，声帯振動に由来する急速な圧変動の精密な変動の測定に適している．センサー回路を 2 系統用意し，声門下と声門直上に挿入することにより，声門上下圧差（transglottal pressure：Ptg）を直接高精度に記録することが可能である．

近年コンピュータ技術の進歩により，測定情報を一元的に管理可能な汎用システムが声門下圧測定を含む発声機能検査に応用され，筆者の施設でも利用している[3]（図 1）．

2）気管穿刺法

気管穿刺法は，輪状甲状間膜または気管壁を貫いて注射針を声門下腔に穿刺し，注射針の内腔を介して声門下圧を測定する方法である．針の内径が細いと測定できる信号の周波数帯域が制限されてしまうため，可能な限り太いものを選択することになる．しかしながら穿刺に伴う出血や皮下気腫などの副損傷を考慮すると，これらの障害以上に有益な情報が得られるか十分に検討する必要がある．特に音声の研究を目的とした場合，倫理的に問題を含んでいると考える．

注射針に導圧チューブを連結し，その先に圧測定装置を接続する．チューブの内径や長さにより記録される信号の周波数帯域が制限されてくる．理想的には針とチューブは太く，短いものを使用することが望まれる．穿刺により皮膚や気管を損傷するため，この方法が用いられるのは喉頭狭窄の評価など特殊な場合に限られる．

3 間接的に声門下圧を測定する方法

1）食道内圧法（intraesophageal pressure measurement）

食道内圧法は肺機能・胸腔内圧測定法の１つで[4]，被検者の食道内に小さな風船を挿入し細いカテーテルで体外の圧測定装置に接続する[5]か，小型圧センサーをその風船の中に入れておく．胸腔内圧を声門下圧の近似値として利用しようとする方法である[6-8]．操作は声門下にセンサーを挿入するより容易であるが，風船の内容の気体の量をどの程度にするかなど技術的な問題がある．また，間接的な方法であり，肺内の空気量や肺の弾性などいろいろな要素の影響を考慮する必要がある．

これらの条件を考慮して適当な補正ができれば，韻律的特徴の研究に役立つような声門下圧の近似値を得ることが可能とされている．しかし，このような補正を行っても，記録できる信号の周波数帯域は限られるため，急速な圧変動をとらえることは期待できない．

2）気流阻止法（airflow interruption method）

気流阻止法は，安定した発声中に瞬間的に呼気流を特殊な回転弁で短時間閉鎖することにより，口腔内圧と肺内圧とを平衡させ，回路内の呼気圧を測定し簡便に声門下圧の近似値を得ようとする方法である[9]．もともと肺・気管の気道抵抗を知るために考案された方法であるが，音声研究に応用することが試みられ[10]，いろいろな技術的改良が加えられ現在に至っている[9]．

安定した発声を行うことにより，瞬間の声の強さ，呼気流と呼気圧が拮抗している状況を観察することができる検査法であると考える．測定に際しては，被検者にマウスピースをくわえた状態で持続発声を行わせ，シャッターを作動させる．市販の測定装置では閉鎖時間が 400 msec に設定されている．この時間は口腔内圧と回路内圧と肺内圧が平衡に達するのに十分であるとされる（図２）．この測定装置では閉鎖直前の呼気流率，声の高さ・強さなど他のパラメータと閉鎖時間内の口腔回路内圧が記録される．

シャッターが閉鎖した瞬間に測定される呼気圧は，下気道抵抗と流率の積が声門下圧に加わったものに等しいとされる[11]．この方法では呼気流量を正確に測定できることが前提であり，このため測定対象となる発声の種類は制限される．また呼気流率が大きい場合や気道抵抗が大きい場合，測定呼気圧に含まれる動圧成分の比率が大きくなり，測定結果の解釈を難しくする．

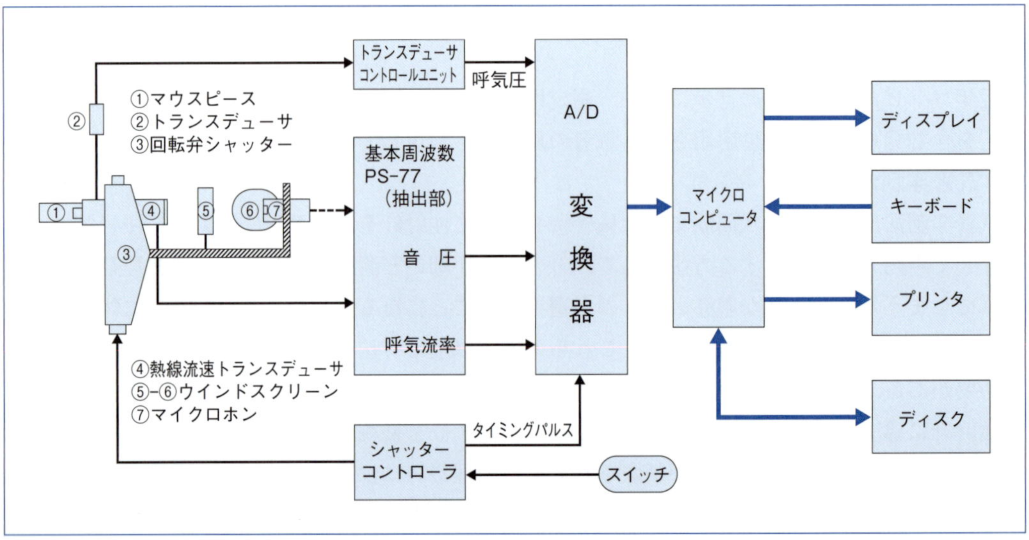

図２　気流阻止法の装置ブロック図[9]

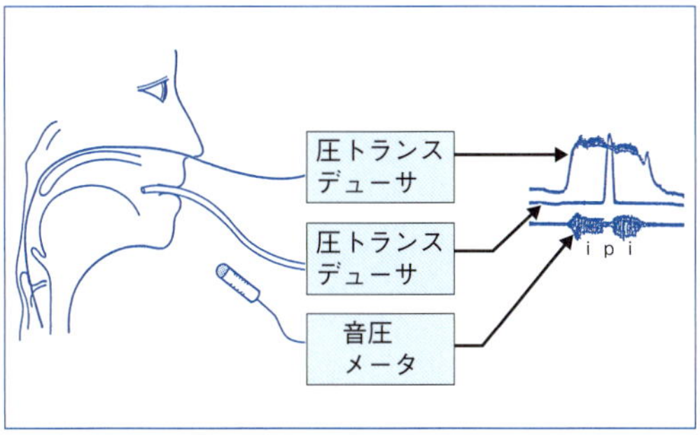

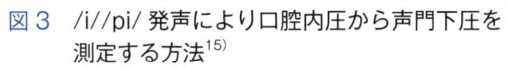

図3　/i//pi/ 発声により口腔内圧から声門下圧を測定する方法[15]

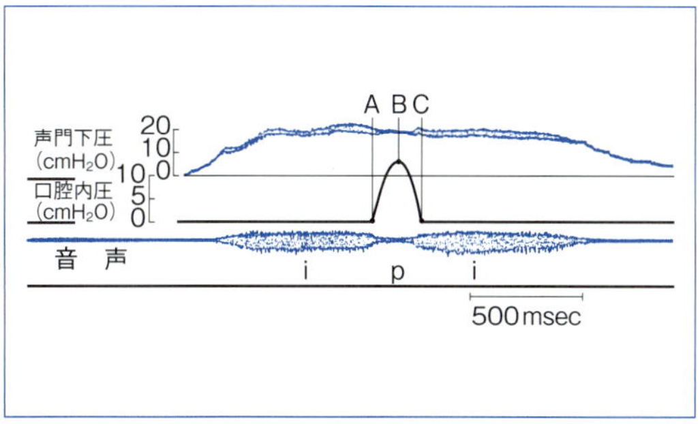

図4　/i//pi/ 発声時の口腔内圧，声門下圧，音声波の同時記録[15]

この測定法は持続発声中のある短時間の声門下圧を推定する方法であり，連続的な声門下圧の測定ではない．しかしながら，測定が簡便であること，非侵襲的検査法であり簡便に声門下圧の平均的な近似値を知りうることから，臨床現場において訓練や治療評価を目的に，喉頭を含む気道抵抗や発声効率の経時的変化を同一症例にについて繰り返し観察するには適していると考えられる．

3）口腔内圧測定法（/i//pi/ 発声による声門下圧測定）

発声中の口腔内圧を測定し，声門下圧を推定することができれば，被検者にも負担が少なく有効な方法になると考える．

持続母音から声帯振動を伴わない子音発声を行い，また元の持続母音発声を行えば，声門下から咽頭，口腔まで圧の均衡する状況を生じると考え，この状況を利用し声門下圧を推定する方法が示されている[12-14]．具体的には口角から口腔内に内径 3 mm のポリエチレンチューブを口腔内に留置し，圧を測定し口腔内圧とし，被検者には /i//pi/ と発声させその変化を測定する[15]（図3，4）．子音 /p/ のときに声門は開き，喉頭抵抗がほぼゼロになると考える．また声門下から口唇までの声道の圧が同じになるとの考え方から，このときの口腔内圧をもって声門下圧を推測する方法である[16]．

発話の頻度が口腔内圧に影響することや，声門下圧が 20 cmH_2O を超えるような高い値では口腔内圧との差が大きくなるため正確に声門下圧を推測しにくくなる．/i//pi/ など測定のための発声サンプルが限られるが，被検者に負担が少なく，また再現性の高い測定が可能である．

4　正常例と代表的な異常例

話声や歌唱など発声方法により声門下圧は大きく変化する．その変化は個人差があることが指摘されている[17]．本項では筆者らの施設で測定された結果を中心に述べる．

1）圧トランスデューサによる声門下圧直接測定

起声から終声まで連続して声門下圧の変化をとらえることができる有用な方法である．

（1）正常の楽な発声と声門下圧

筆者らの施設では，経鼻的に挿入したカテーテル型圧トランスデューサと，発声機能検査装置「PS-77」（図5），発声機能検査装置「PI-100」[3]，およびこれら発展させた「PIS-2000」[18]（図6）を用いて，自動的に同時記録し，これらの記録情報から喉頭抵抗，声門下パワー，喉頭効率を求めた．

男性 12 名，女性 13 名の正常声帯における楽な発声の測定結果を表1 に示す[18]．

楽な発声における声門下圧（平均 t 標準偏差）は男性で平均 10.3 ± 2.5，女性で 6.0 ± 1.8，全

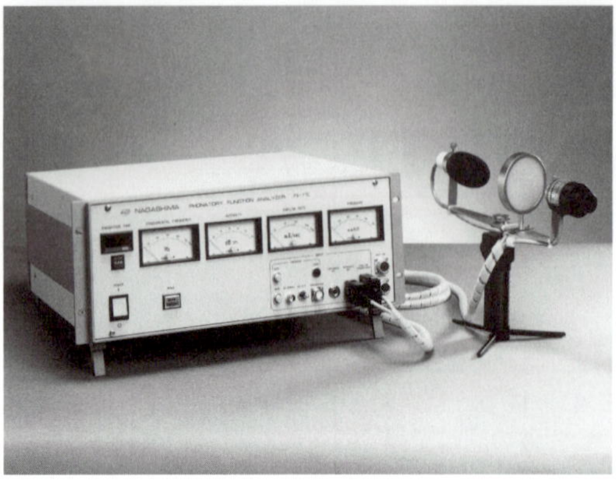

図5 発声機能検査装置「PS-77」(永島医科器械社製)

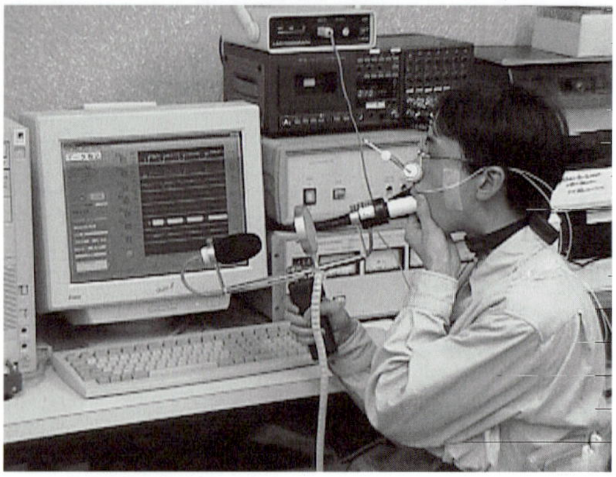

図6 「PIS-2000」を用いた声門下圧測定を含む発声機能検査の風景

十分な咽喉頭麻酔のうえ，経鼻的に小型圧センサーを挿入した．事前に検査で行う発声条件を伝え，実際に行ってもらった後に測定を行う．測定と同時に結果が自動計算され記録される

表1 正常者・楽な発声

男性12人 女性13人 全体25人	声の高さ (Hz)	声の強さ (dB)	呼気流率 (ml/sec)	声門下圧 (cmH_2O)	声門上圧 (cmH_2O)	喉頭抵抗 ($cmH_2O/l/s$)	声門下パワー ($\times 10^6$erg/sec)	喉頭効率 ($\times 10^{-4}$)
男性平均	166.6	79.3	255	10.3	2.4	40.3	2.6	2.54
標準偏差	30.1	7.3	44	2.5	0.7	3.3	0.9	1.77
女性平均	250.2	72.4	177	6.0	1.1	35.7	1.1	1.71
標準偏差	46.1	8.0	42.9	1.8	0.6	10.9	0.4	1.93
全体平均	199.6	76.7	235	5.7	1.9	38.7	2.0	2.23
標準偏差	54.2	8.2	77	2.5	1.1	11.1	1.0	1.85

検査，研究に同意を得られた若年男性12名（平均年齢：24.4±5.8歳），若年女性13名（平均年齢：22.0±4.6歳）の楽な発声における結果

体で 8.1 ± 2.7 cmH_2O であった．一般的な楽な発声や話声では 6 cmH_2O とされている[19]．代表例として 22 歳女性の楽な発声の結果を図7に示す．

(2) 声の強さと声門下圧

胸声発声と頭声発声の同じ強さ 75 dB における声門下圧は，胸声区で 4.0 cmH_2O，頭声区で 10.0 cmH_2O と約 2 倍以上の差異を示した．声の高さを一定にして声の強さを漸増させた場合，胸声においても，声門下圧は直線的に増加を示す[3]．これは男女とも同様な傾向を示す．代表例として図8，9を示す．

(3) 声の高さと声門下圧

胸声区と頭声区，そして声区の変換点では，それぞれ声門下圧の挙動は異なっている．音圧を一定に保つよう指示された発声では，胸声区の中で高さの上昇とともに声門下圧は上昇を続けるが，声区の変換点でやや低下し，頭声区に入るとさらに急な増加を示す．歌唱の訓練を受けた被検者では，この変換点付近の変化が少なくなる傾向にあった．上昇音階を一音ずつ上げていった 26 歳男性の測定結果（図10）とこのときの声の高さと声門下圧の関係（図11）を示す．また，連続的に声の高さを上昇させたときの声の高さと声門下圧の関係を示す（図12）．

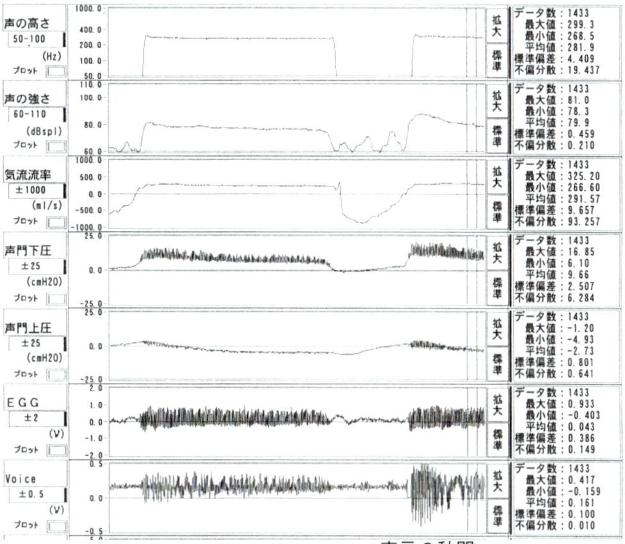

表示 6 秒間

図 7 「PIS-2000」による測定結果表示

正常喉頭，22 歳女性．楽な発声の結果．画面右端の 2 本のカーソル間の平均値が表示されている．声の高さ 281 Hz，声の強さ 79.9 dB，呼気流率 291 ml/sec，声門下圧 9.66 cmH_2O．時定数は 1 kHz，表示は 6 秒間

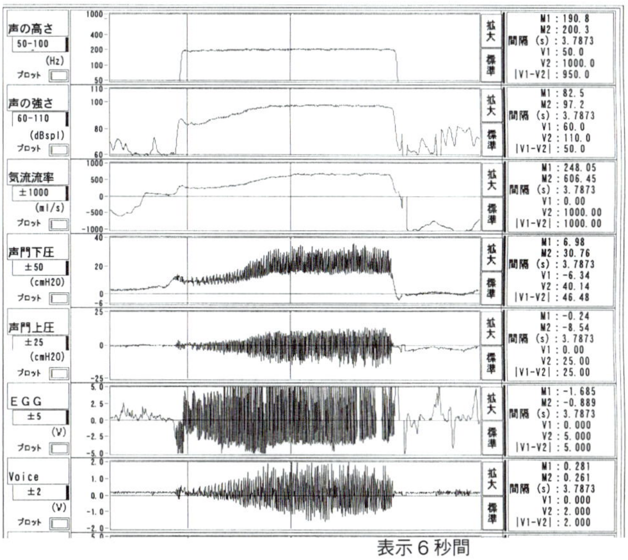

表示 6 秒間

図 8　正常の強さ変化に伴う一次パラメータの変化

正常喉頭，23 歳男性．連続して音声を大きくした結果．カーソルの区間で 82.5 dB から 97 dB に変化をしている．声の高さは 200 Hz に安定している

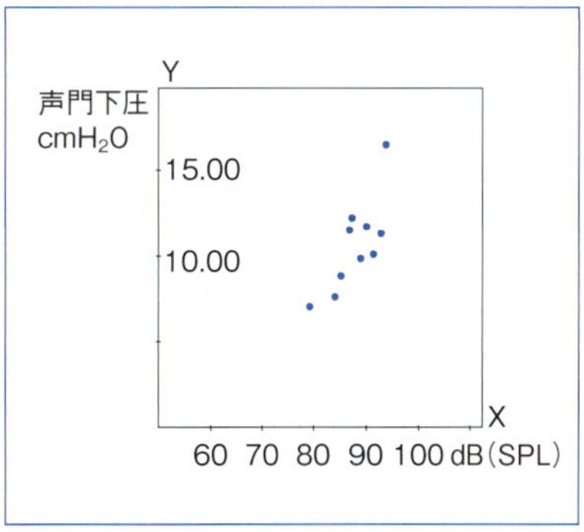

図 9　正常の強さ変化に伴う声門下圧の変化

正常喉頭，26 歳男性．79 dB から 95 dB まで連続的に大きく発声．音圧の上昇と声門下圧の上昇は相関する傾向がある

(4) 反回神経麻痺

反回神経麻痺に伴う音声障害は，声帯筋の緊張低下と声帯内転筋群の運動低下に伴う声門閉鎖不全が原因で，発声時の呼気流量の著しい増加に伴う努力性発声と発声持続時間の短縮を来すのが特徴である．

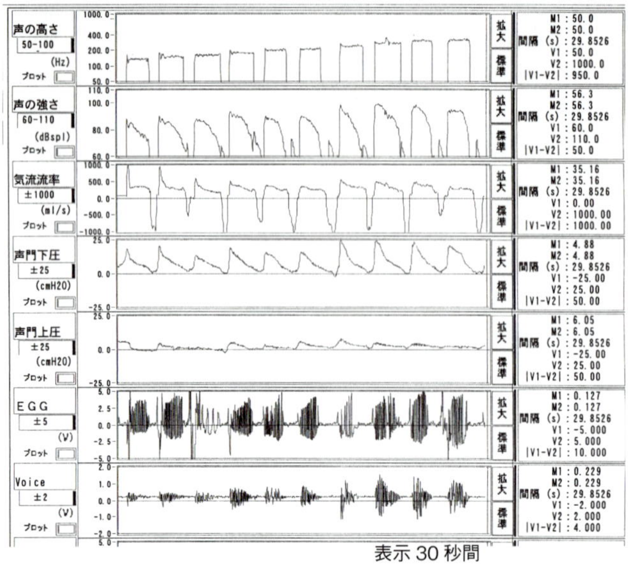

図10 正常の高さ変化に伴う一次パラメータの変化

正常喉頭，26歳男性．1音ずつ，徐々に声の高さを高くして，一次パラメータ全体の変化を示した

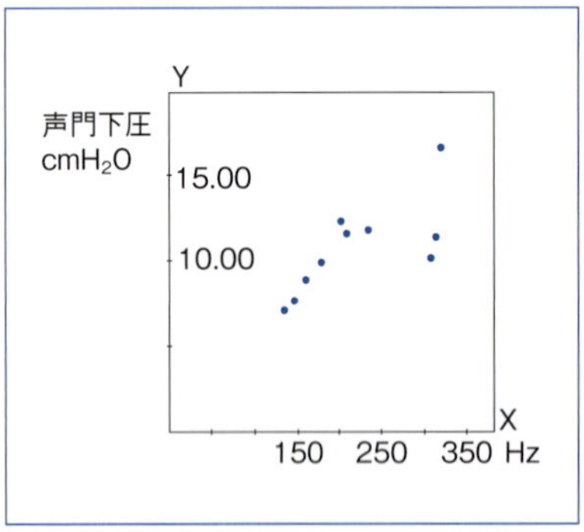

図11 正常の高さ変化に伴う声門下圧の変化①

正常喉頭，26歳男性．大きさが変わらないように，一音ずつ，高さを変えて発声．270 Hz前後に胸声区と頭声区の変換点があり，それを前後して声門下圧の上昇の程度が異なる

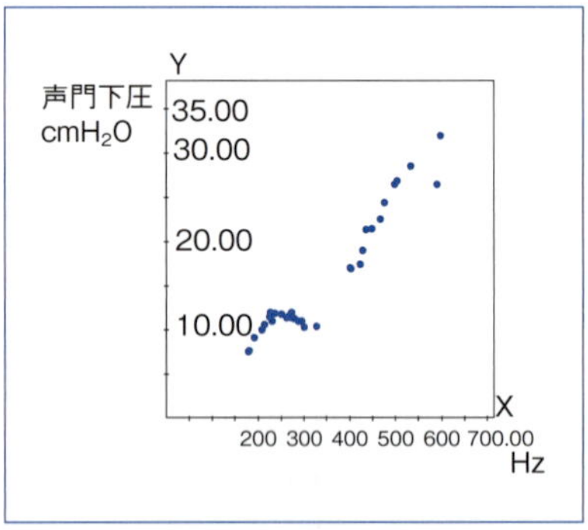

図12 正常の高さ変化に伴う声門下圧の変化②

正常喉頭，26歳男性．連続的に声の高さを上げ，声門下圧との関係を示した．270 Hz前後に胸声区と頭声区の変換点があり，それと前後して声門下圧の上昇の程度が異なる

(5) 反回神経麻痺の楽な発声

最も楽な発声における結果を正中位固定14例，副正中位固定17例，中間位固定14例についてそれぞれ表2～4に示す．

固定位置にかかわらず声門下圧は若年正常の平均より高い値を示し，正中位，副正中位，中間位固定でそれぞれ11.7±5.7，13.4±3.5，16.7±11.4 cmH_2O となった．代表例として副正中位固定例の結果を図13に示す．

(6) 声帯ポリープ

声帯ポリープは，片側または両側に非腫瘍性腫瘤性病変が形成され声帯物性や質量を変え，声帯粘膜波動を制限する．またポリープの大きさ・形態，声門閉鎖の状態により多彩な結果を示す．

表 2　反回神経麻痺・正中位固定・楽な発声

男性 6 人 女性 8 人 全体 14 人	声の高さ (Hz)	声の強さ (dB)	呼気流率 (ml/sec)	声門下圧 (cmH_2O)	声門上圧 (cmH_2O)	喉頭抵抗 ($cmH_2O/l/s$)	声門下パワー ($\times 10^6 erg/sec$)	喉頭効率 ($\times 10^{-4}$)
全体平均	226	79.7	314	11.7	1.1	38.8	4.0	1.79
標準偏差	88	4.4	143	5.7	2.8	11.2	3.7	1.61

平均年齢：51.2（±7.3）歳

表 3　反回神経麻痺・副正中位固定・楽な発声

男性 9 人 女性 8 人 全体 17 人	声の高さ (Hz)	声の強さ (dB)	呼気流率 (ml/sec)	声門下圧 (cmH_2O)	声門上圧 (cmH_2O)	喉頭抵抗 ($cmH_2O/l/s$)	声門下パワー ($\times 10^6 erg/sec$)	喉頭効率 ($\times 10^{-4}$)
全体平均	201	72.4	568	13.4	0.1	26.2	7.2	0.09
標準偏差	60	1.4	140	3.5	2.3	11.7	2.0	0.01

平均年齢：50.2（±16.6）歳

表 4　反回神経麻痺・中間位固定・楽な発声

男性 9 人 女性 5 人 全体 14 人	声の高さ (Hz)	声の強さ (dB)	呼気流率 (ml/sec)	声門下圧 (cmH_2O)	声門上圧 (cmH_2O)	喉頭抵抗 ($cmH_2O/l/s$)	声門下パワー ($\times 10^6 erg/sec$)	喉頭効率 ($\times 10^{-4}$)
全体平均	165	70.2	806	16.7	4.9	15.5	9.4	0.06
標準偏差	56	4.8	276	11.4	1.0	5.0	5.1	0.04

平均年齢：50.4（±8.5）歳

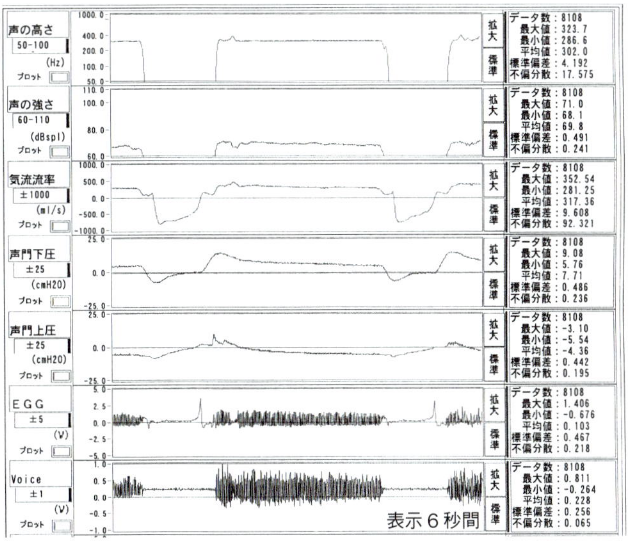

図 13　「PIS-2000」による測定結果表示
反回神経麻痺副正中位固定，36 歳女性．声の高さ 302 Hz，声の強さ 69.8 dB，呼気流率 317 ml/sec，声門下圧 7.71 cmH_2O

ある程度の音圧となるよう楽な発声を行っても，呼気流率は 354 ± 94 ml/sec と正常より大きく，また声門下圧も 24.3 ± 8.3 cmH_2O と高い値を示した（表 5）．代表例を示す（図 14）．

(7) 声門癌 TI，T2

徐々に嗄声が進行し，日内変動は少ない．声門下圧は声門癌 T1，T2 群でそれぞれ 24.2 ±

表5 声帯ポリープ・楽な発声

男性7人 女性6人 全体13人	声の高さ (Hz)	声の強さ (dB)	呼気流率 (m*l*/sec)	声門下圧 (cmH_2O)	声門上圧 (cmH_2O)	喉頭抵抗 (cmH_2O/*l*/s)	声門下パワー ($\times 10^6$erg/sec)	喉頭効率 ($\times 10^{-4}$)
全体平均	201	84.7	354	24.3	9.8	62.7	13.8	0.77
標準偏差	37	3.1	94.3	8.3	4.5	30.1	20.0	0.47

平均年齢：46.3（±12.7）歳

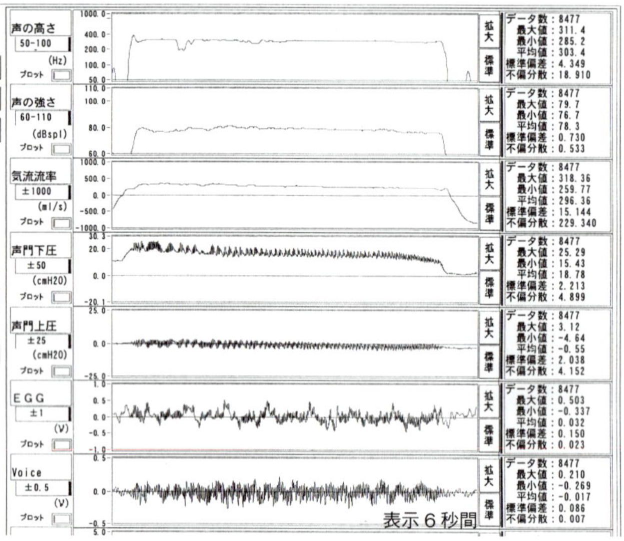

図14 「PIS-2000」による測定結果表示

左声帯ポリープ，59歳男性．声の高さ153 Hz，声の強さ80.3 dB，呼気流率283 m*l*/sec，声門下圧27.74 cmH_2O

表6 声門癌T1・楽な発声

男性6人 女性1人 全体7人	声の高さ (Hz)	声の強さ (dB)	呼気流率 (m*l*/sec)	声門下圧 (cmH_2O)	声門上圧 (cmH_2O)	喉頭抵抗 (cmH_2O/*l*/s)	声門下パワー ($\times 10^6$erg/sec)	喉頭効率 ($\times 10^{-4}$)
全体平均	197	78.4	422	24.2	8.8	67.2	9.2	1.30
標準偏差	32	1.5	272	15.8	4.5	5.5	5.3	0.47

平均年齢：64.2（±6.9）歳

表7 声門癌T2・楽な発声

男性4人 女性1人 全体5人	声の高さ (Hz)	声の強さ (dB)	呼気流率 (m*l*/sec)	声門下圧 (cmH_2O)	声門上圧 (cmH_2O)	喉頭抵抗 (cmH_2O/*l*/s)	声門下パワー ($\times 10^6$erg/sec)	喉頭効率 ($\times 10^{-4}$)
全体平均	237	78	412	22.2	7.3	69.2	7.9	0.41
標準偏差	21.0	3.8	170	7.4	7.3	45.3	1.1	0.39

平均年齢：67.8（±9.1）歳

15.8，22.2±7.4と正常より高い値を示した（表6，7）．T2症例の代表例を示す（図15）．

(8) 疾患声帯における声の強さと声門下圧

反回神経麻痺症例では，声の高さ・強さを十分に制御できないことが多い．正常例においても声の強さは声門下圧や呼気流を増減することで制御する傾向にあるが，反回神経麻痺症例ではよりその傾向が強くなる．

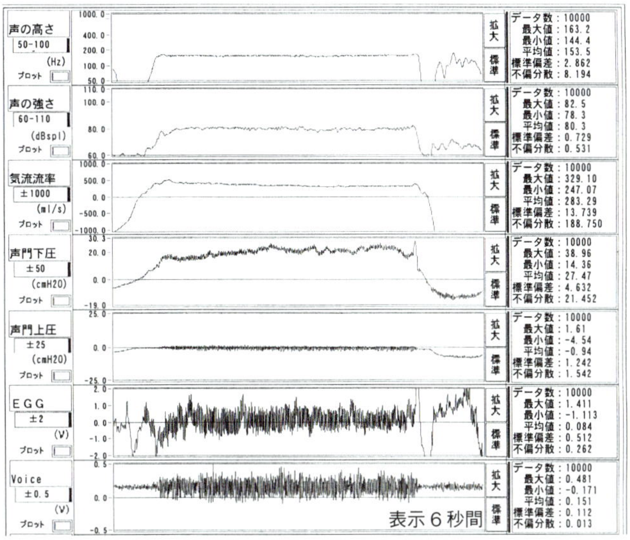

図 15　「PIS-2000」による測定結果表示

声門癌 T2，70 歳男性．声の高さ 153 Hz，声の強さ 80.3 dB，呼気流率 283 ml/sec，声門下圧 27.74 cmH_2O

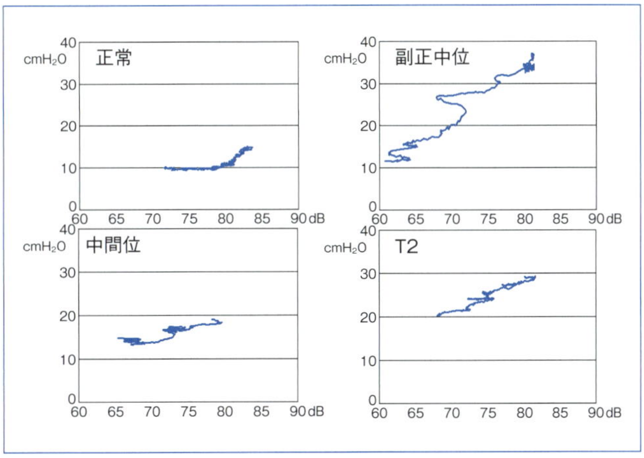

図 16　26 歳正常男性，36 歳女性副正中位固定例，42 歳女性中間位固定例，70 歳男性 T2 例

胸声区で連続して声を強く上昇させた場合の声門下圧の変化

声門癌では声帯粘膜が硬化し，また声門閉鎖が不十分になる傾向がある．話声の高さ・強さでは正常の声門下圧に比べ高い値を示し，高さ・強さとも音域は狭くなる傾向にある（図 16）．

(9) 声門下圧の微細変動

圧センサーが周波数特性に優れている場合，声帯振動による微細な圧変化をとらえることができる．正常例の変化を EGG（electro-glottogram）波形とともに図 17，18 に示す．音圧の上昇とともに声門下圧全体の上昇もみられるが，その振幅も音圧に比べて増加している．高さの上昇に伴い，声門下圧は大小の二峰性の波形の繰り返しであったものが声区の変換点を前後して一峰性の波形に変化している．胸声区では，声帯粘膜はスティフネスが低く辺縁で上唇，下唇を形成しながら声門が開閉している．頭声区となると，均等に緊張した声帯辺縁が薄くなり上唇，下唇が小さくなり，高速な振動をする状態を示しているものと思われた．

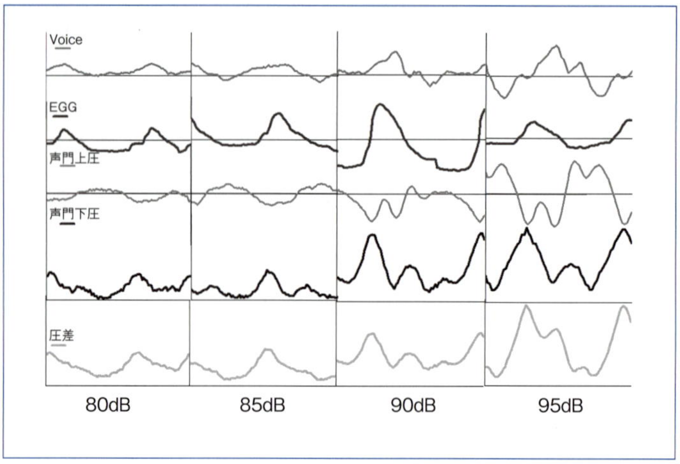

図17 32歳正常男性で上段より音声波形，EGG波形，声門上圧波形，声門下圧波形，上下圧差波形
胸声区で連続して声を強く上昇させた場合の波形の変化

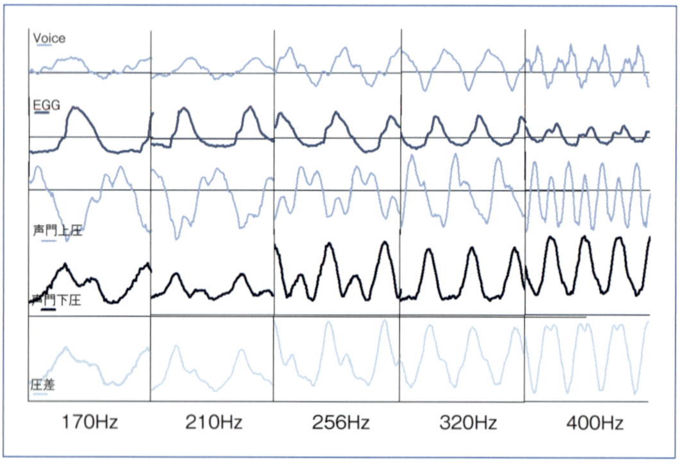

図18 32歳正常男性で上段より音声波形，EGG波形，声門上圧波形，声門下圧波形，上下圧差波形
同じ強さで連続して声を高く変化させた場合の波形の変化

2）気流阻止法による声門下圧測定

正常男性の声門下圧は30.0～107.0 mmH_2O，女性では19.0～77.0 mmH_2Oとされる．声帯ポリープ，ポリープ様声帯，反回神経麻痺群と男女疾患ごとに示されている．音圧が高くなると，声門下圧も高くなる傾向が示されている[20]（図19，20）．

5 声門下圧から求められる二次パラメータ

声の高さ・強さ，呼気流率とともに声門下圧は音声の一次パラメータとして分類される．この一次パラメータから二次パラメータである喉頭の気流抵抗（喉頭抵抗）や声門下パワー，声門下パワーと口唇前音声のパワーの比である喉頭効率や気流－音響変換効率などを求めることができる．

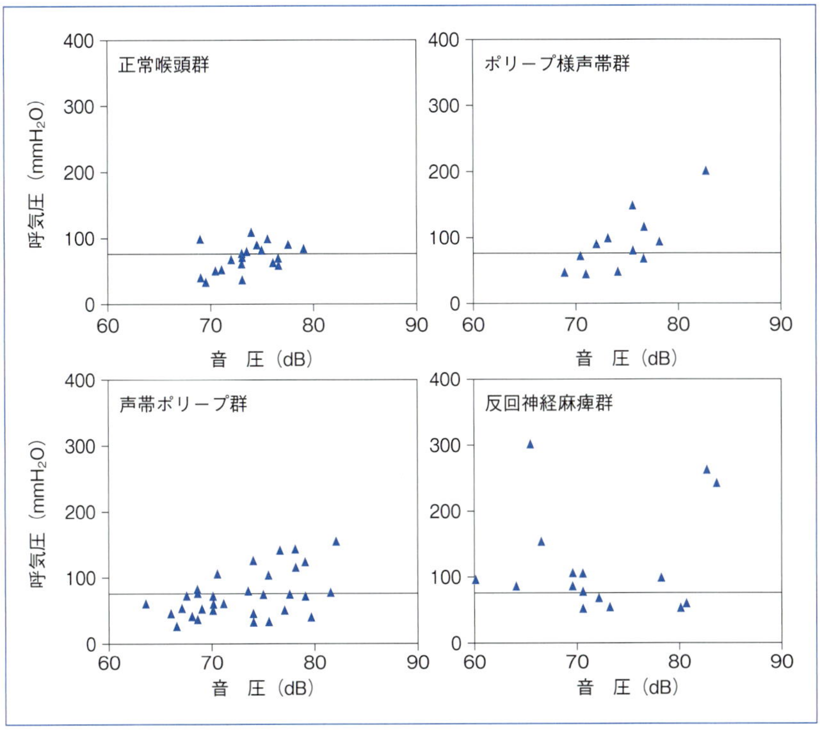

図 19　男性：正常，ポリープ様声帯，声帯ポリープ，反回神経麻痺における音圧と呼気圧の関係[21)]

実線は呼気圧の男性正常値を示す

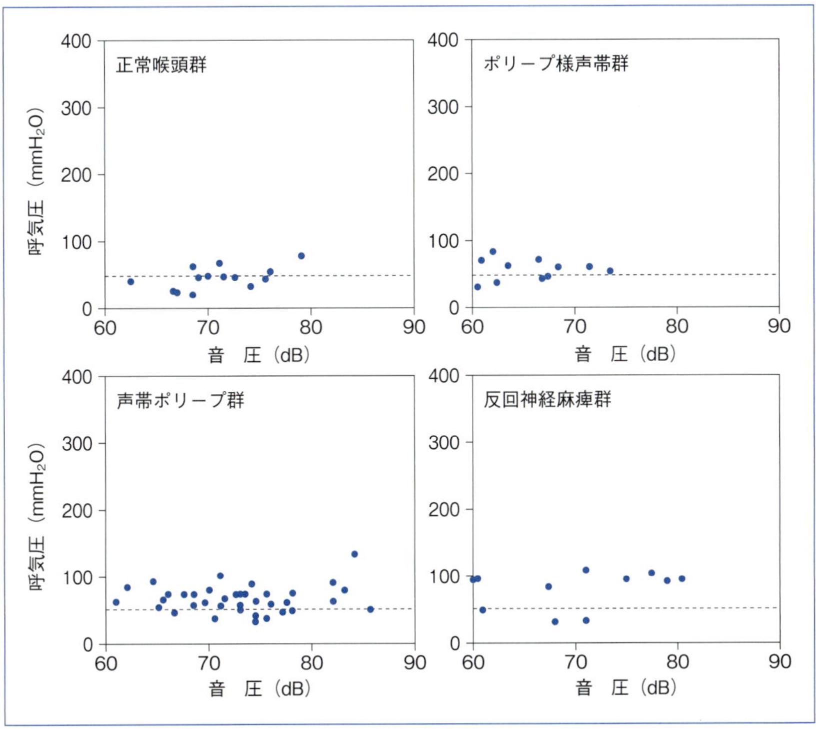

図 20　女性：正常，ポリープ様声帯，声帯ポリープ，反回神経麻痺における音圧と呼気圧の関係[21)]

破線は呼気圧の女性正常値を示す

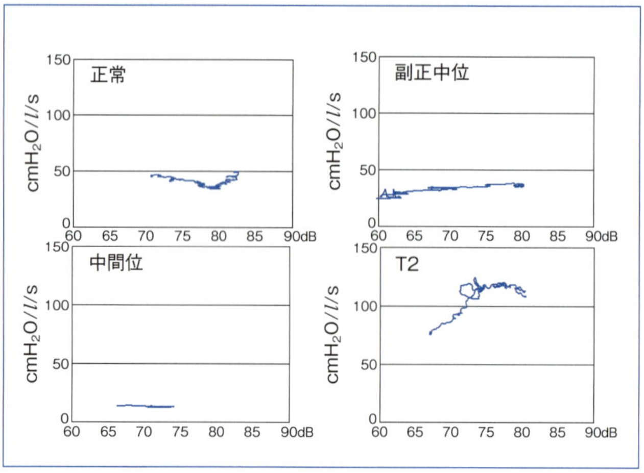

図21 26歳正常男性，36歳女性副正中位固定例，42歳女性中間位固定例，70歳男性T2例
胸声区で連続して声を強く上昇させた場合の喉頭抵抗の変化

1）喉頭抵抗

喉頭抵抗は声門を通過する気流に対する抵抗を示し，声門閉鎖の状態を知るパラメータとして重要である．これらは声帯疾患の状態や，正常喉頭でも発声方法によって異なる．

喉頭抵抗Rは圧（声門下圧）と流れ（呼気流率）が測定されれば計算できる．

R＝Psub/u
Psub：声門下圧　u：口唇前音の体積速度

楽な発声における正常男性12名，正常女性13名，計25名の結果を表1に示す．喉頭抵抗Rは男性では平均40.3±3.3 $cmH_2O/l/s$，女性では35.7±10.9 $cmH_2O/l/s$，全体では38.7±11.1 $cmH_2O/l/s$であった．

喉頭抵抗（$cmH_2O/l/s$）は声門閉鎖の程度に比例する．楽な発声で比較した場合，正常：38.7±11.1，反回神経麻痺正中位固定：38.8±11.2で両者は同等であったが，副正中位固定：26.2±11.7，中間位固定：15.5±5.1と声門閉鎖の程度が悪いほど少ない値となっている．

逆に声帯ポリープ：62.7±30.1，声門癌T1：67.2±5.5，声門癌T2：69.2±45.3 $cmH_2O/l/s$は正常の値より高い値を示している（図21）．

これらは声帯に増えた質量や粘膜の硬さなどの物性が影響しているものと考える．

2）声門下パワー

声門下パワーは発声のために準備された声門下のエネルギーの状態を示し，声の出しやすさと相関するとされる．

この声門下パワー（エネルギー）が口唇での音声パワー（エネルギー）にどの程度変換されたかを評価するパラメータが喉頭効率と定義される．

声門下パワー（Wg）は以下のように求めることができる．

Wg＝（Psub − Psup）・Ug
Psub：声門下圧　Psup：声門上圧　Ug：声門体積流

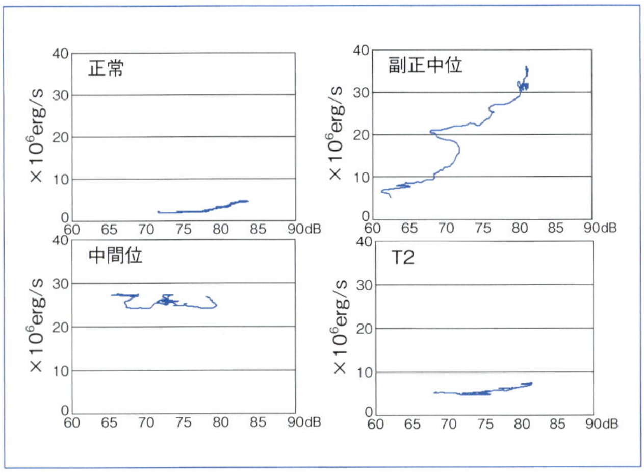

図 22　26 歳正常男性，36 歳女性副正中位固定例，42 歳女性中間位固定例，70 歳男性 T2 例
胸声区で連続して声を強く上昇させた場合の声門下パワーの変化

楽な発声における正常男女の結果を表 1 に示す．声門下パワーは男性では平均 2.6 ± 0.9 cm × 10^6 erg/sec，女性では 1.1 ± 0.4 cm × 10^6 erg/sec，全体では 2.0 ± 1.0 × 10^6 erg/sec であった．

楽な発声で比較した場合，正常：2.0 ± 1.0（× 10^6 erg/sec）に対し，声門癌 T1：9.2 ± 5.3，声門癌 T2：7.9 ± 1.1，声帯ポリープ：13.8 ± 20.0 と高い値を示した．

反回神経麻痺では正中位で正常に近い値：4.0 ± 3.7 を示し，副正中位固定：7.2 ± 2.0，中間位固定：9.4 ± 5.1 × 10^6 erg/sec とそれぞれ声門下に準備されるエネルギーが疾患により増加していることがわかる（図 22）．

（岩田義弘）

［引用文献］

1）Koike Y, Perkins WH：Application of a Miniaturized Presure Transducer for Experimental Speech Research. *Foria Phoniatr* **20**：360-368, 1968.
2）小池靖夫：声門下圧直接測定法とその応用．音声言語医学 **19**：212-216, 1978.
3）小島秀嗣：発声機能の自動解析システムの開発と臨床応用．藤田学園医学会誌 **10**：289-342, 1991.
4）関沢清久，飛田　渉，佐々木孝夫・他：食道内圧測定用バルーンの特徴と静肺圧曲線．呼と循 **28**：471-475, 1980.
5）van den Berg J：Direct and Indirect Determination of the Mean Subglottic Pressure. *Folia Phoniatr* **8**：1-24, 1956.
6）Ladefoged P：The Regulation of Sub-Glottal Pressure. *Folia Phoniatr* **12**：169-175, 1960.
7）Kunz L：Evaluation of Methids of Estimating Sub-Glottal Air Pressure. *J Speech Hear Res* **7**：151-164, 1964.
8）Lieberman P：Direct Comparison of Subglottal and Esophgeal Pressure during Speech. *J Acoust Soc Am* **43**：1157-1164, 1968.
9）澤島政行，本田清志，青木幸夫：気流阻止法を利用した発声時の空気力学的検査法．音声言語医学 **28**：257-264, 1987.
10）西田元昭，周防屋洋：発声時声門下圧測定法―食道内圧法と気流測定法．耳鼻 **10**：264-270, 1964.
11）Sawashima M, Honda K, Kiritani S, et al：Further Works on the Airway Interruption Method of Measuring Expiratory Air Pressure during Phonation. *Ann Bull RILP* **18**：19-26, 1984.
12）Netsell R：Subglottal pressure and intraoral pressure during the intervocalic contrast of /t/ and /d/. *phonetica* **20**：68-73, 1969.
13）Shipp T：Intraoral air pressure and lip occlusion in mid vocalic stop consonant production. *J Phon* **1**：167-170, 1973.
14）Simitheran JR, Hixon TJ：A clinical method for estimating laryngeal airway resistance during vowel prodction. *J Speech Hear Dis* **46**：138-146, 1981.
15）北嶋和智，藤田文香：破裂音／ぴ／の口腔内圧を利用した発声時声門下圧の推定法．喉頭科学 **2**(2)：120-

123, 1990.
16) 北嶋和智，藤田文香，田中和成：口腔内圧による発声時声門下圧の推定法．音声言語医学 **33**：186-191, 1992.
17) 小池靖夫，宇高二良，石田達也・他：喉頭の発声機能検査法の問題点．喉頭 **1**：1-5, 1989.
18) 堀部晴司：正常及び喉頭麻痺の声門上・下波形に関する研究．藤田学園医学会誌 **22**：585-618, 2003.
19) 岩田重信，竹内健二，岩田義弘・他：空気力学的にみた発声機序—声の強さの調節．音声言語医学 **36**：14-21, 1995.
20) 島崎菜保子，牧山　清：気流阻止法による発声機能検査の臨床的検討．耳鼻咽喉科臨床 補冊 **78**：39-52, 1995.

ちょっと一息

仮声帯発声

通常の発声は声帯の振動により生じているが，仮声帯を含む声門上部の振動により発声がされる場合がある．日常診療でも，気息性嗄声の原因として声帯麻痺や声帯萎縮による声門閉鎖不全がある場合，代償的に声門上部の絞扼を生じさせて発声する症例には多く遭遇する．2018年版の「音声障害診療ガイドライン」（日本音声言語医学会，日本喉頭科学会）では，大分類8000：音声障害（機能性発声障害を含む）の下に，中分類8300：仮声帯発声が示されている．

さて筆者は本コラムを依頼されたとき，思わずうなってしまった．それは以下のような自分史があったからである．筆者は就学前，テレビで見たアニメで流れていた低音の歌が気に入り，連日口ずさんでいた．コメディタッチの歌であったためどうしても同じ音程で歌いたかったが，幼児には無理な音域であり，四苦八苦していた．当然，医学的知識もなく，遊びの一環でさまざまな発声を試みていたが，あるとき不意に，顎を前突し強く息を吐きながらのどの奥を震わせると超低音歌唱ができることに気がついた．友達の前で披露したところ，奇妙な音声が面白がられて大人気となり，たびかさなるリクエストを受け，歌う羽目になった．機会が増えるにつれ徐々に声量も上げることができるようになり，調子に乗って歌っていたが，困ったことに，歌いすぎると，軟口蓋が痛くなり，しばらく咽頭違和感が続くようになった．幸い声帯を痛めることはなかったため，日常生活には何ら支障を来さなかったが，やたらと疲れた記憶が残っている．子どもの常で，超低音歌唱は2カ月もすると飽きられ，筆者もこれ幸いと歌唱をやめてしまった．その後，高校時代には歌謡番組が全盛だったこともあり，勉強そっちのけで，アコースティックギターにはまり，今でいう男性デュオを組み，文化祭で演奏するなどしたが，変声したおかげで，低音歌唱も無理なく可能であったため，あの超低音歌唱を試すこともなかった．遠い記憶の底に埋もれていたこの歌唱法であるが，大学進学後，思いがけず再会することになった．いわゆるデスボイスである．邦楽，洋楽を問わず聴きあさるうちに，あの幼少時に披露した歌唱法が，ヘビーメタル系のプロの歌唱に使われていることに気づいたのである．シャウトこそできていなかったが，グロウルやフライスクリームなど，かっこいい歌唱法を真似事程度ではあるが，幼少時にかじっていたことに感動したことを覚えている．さらに耳鼻咽喉科医師となり，音声を専門とするようになり，初めてこの歌唱法が声門上部を利用した発声法だとわかったときには，幼少の頃から，音声外科医になるべく，導かれてきたのだろうかと，不思議な気がしたものである．

今でもグロウルを使用することはあるが，家族には不評である．講義では一部の学生にはインパクトがあるようだ．しかし，患者への説明に役に立つことがある．また筆者の場合は，声門上発声でも披裂部の振動が主体であり正確には仮声帯発声はできていないと思っている．正しい（？）仮声帯発声はなかなか難しい．

（原　浩貴）

6 喉頭効率

1 声の効率

喉頭という効果器官に加えた空気力学的エネルギーがどの程度音響エネルギーに変換されたか，つまりどれくらい効率よく音声を生成できたかを物理量で評価することは，正常発声の理解や正常発声と異常発声の評価のために重要である．

声帯振動のエネルギー源は声門下に加えられた呼気流であり，その一部が音響エネルギーとなり口から放射される．この声門下のエネルギーがどの程度音声という音響エネルギーに変化したかが「声の効率（vocal efficiency）」として導き出される（図1）．「声の効率」を求めるには，空気力学的パラメータを測定し，それらをもとに計算する．

1）声の効率の計算方法の概念

現在までにさまざまな計算方法が示されている．

①喉頭効率（laryngeal efficiency）[1)]

②声門効率（efficiency of the glottis）[2)]

③ AC/DC 比（声の能率指数）（vocal efficiency index）[3)]

④ I/F 指数（intensity by now index）[4)]

⑤声門波－呼気流量指数（wave-now index）[5)]

このうち①～③についてその概念と計算式について説明する．

(1) 喉頭効率（laryngeal efficiency）

van den Berg and Tan[1)] により提唱された喉頭効率 *eg* は，次のように表される．

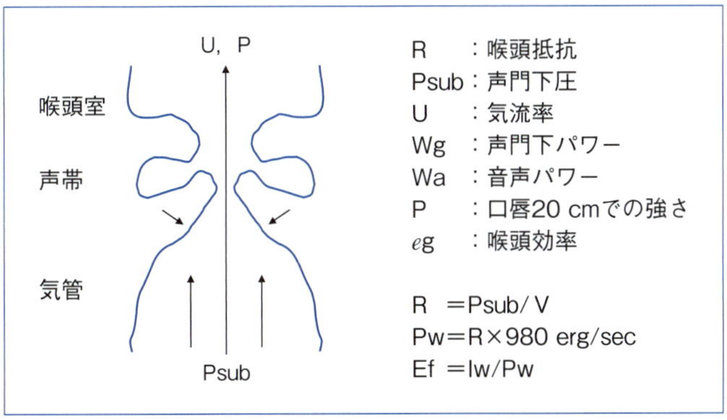

図1　van den Berg ら[1)] が提唱した「声の効率」の概念図

eg=Wa/Wg
Wa：口唇前音響エネルギー　Wg：声門下エネルギー

Wa，Wgは，以下のように求めることができる．

Wa=p・u
Wg=（Psub-Psup）・Ug
p：口唇前音圧　u：口唇前音の体積速度
Psup：声門上圧　Psub：声門下圧　Ug：声門体積流

(2) 声門効率（efficiency of the glottis）

van den Berg and Tan[1]により提唱された喉頭効率 eg は口唇前エネルギーを元に考えられている．この考え方を進め，声門下エネルギーの音声エネルギーへの変換を声門部上下で評価することを目的に，口腔前の音響エネルギーの代わりに声門上の音声エネルギーを用いる[6]．

el=W'a/Wg
el：喉頭効率　W'a：声門直上音響エネルギー　Wg：声門下エネルギー

(3) AC/DC比（声の能率指数）（vocal efficiency index）

発声に伴い音声体積流が生じる．流量を正確に測定すると，声門の開閉に伴って呼気流量が変動することが示される（Flanagan[7]）．

AC/DC比は気道を流れる空気流（体積速度）のうち，変動部の実効値（rms値，またはパワー）をAC成分と呼び，全体の平均値をDC成分と呼び，その比を計量して音声の評価に用いる．熱線流量計から求められた体積流の変動値と平均値を用い，lsshikiは「声の能率指数（vocal efficiency index）」として定義した[3]．

$$\text{声の能率指数} = \frac{\text{AC成分の実効値（m}l\text{/sec）}}{\text{DC成分（m}l\text{/sec）}}$$

実効値：交流成分における直流に相当する値．音声における呼気流が三角波で変化していると仮定すると，振幅の値の1/2に相当する．コンピュータシミュレーションからAC/DC比はvan den Bergの喉頭効率と正の相関を示すことが示されている[8]．

2 正常例と代表的な異常例における喉頭効率

1）正常者における喉頭効率

正常例における喉頭効率をvan den Berg[9]は $0.2〜2.5\times10^{-4}$，lsshiki[10]は $0.9〜4.0\times10^{-4}$ と報告している．岩田らによれば楽な発声における喉頭効率は，成人20歳代男性で $4.88\pm1.97\times10^{-4}$，成人20歳代女性で $5.16\pm4.73\times10^{-4}$ で，全体平均は $4.94\pm3.77\times10^{-4}$ と報告されている[11]．

発声法や声の強さ（音圧）により喉頭効率は大きく影響を受ける．そのため強さを76dBから79 dBで測定できた楽な発声の正常例の結果を表1に示す（以下，本項目中の表1〜7は前項「5 声門下圧」参照）．この場合，成人若年男性で $2.54\pm1.77\times10^{-4}$，成人若年女性で $1.71\pm1.93\times10^{-4}$ で，全体平均は $2.23\pm1.85\times10^{-4}$ となった．

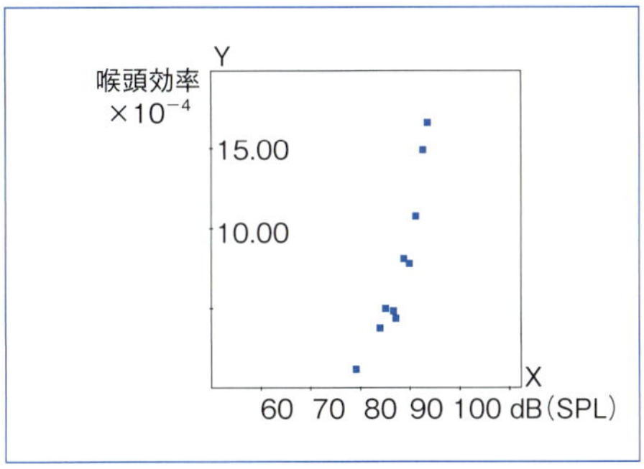

図2 正常の強さ変化に伴う喉頭効率の変化
正常喉頭，26歳男性．79 dBから95 dBまで連続的に大きく発声．このときの声門下圧の連続的な上昇に伴い，喉頭効率も強く上昇する

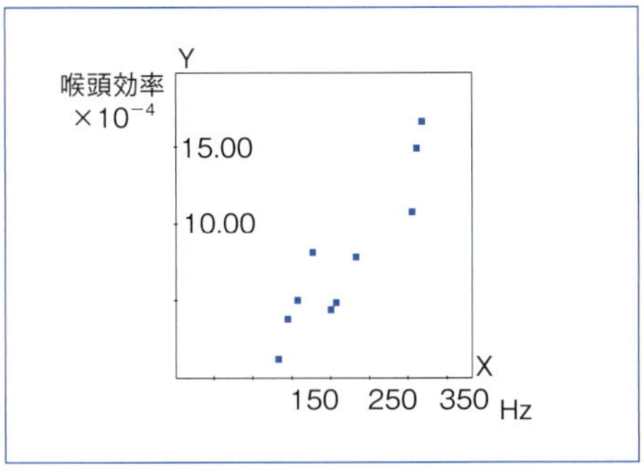

図3 正常の高さ変化に伴う喉頭効率の変化
正常喉頭，26歳男性．270 Hz前後に胸声区と頭声区の変換点があり，それと前後して喉頭効率の上昇の程度が異なる

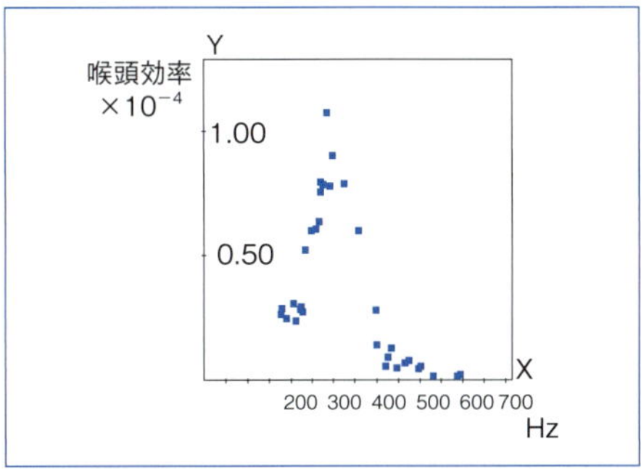

図4 正常の連続高さ変化に伴う喉頭効率の変化
正常喉頭，22歳女性．声の強さを75 dB前後でできるだけ変えないようにして高さを連続的に高く変化させながら発声．320 Hz前後に胸声区と頭声区の変換点があり，単音で上昇させるときと連続発声では異なってくる

(1) 声の強さと喉頭効率

声の高さを一定に保ち，声の強さを連続的に増加させたときの変化を図2に示す．声の高さを200 Hzの胸声区でほぼ一定に保ち，強さを79 dBから96 dBまで連続的に変化させると，喉頭効率は1.1×10^{-4}から16.6×10^{-4}へと直線的に変化した．このとき呼気流率はほぼ一定で，喉頭効率の変化は声門下圧の変化と比例した．したがって，胸声区では喉頭効率は声門下圧に影響されていると考えられる．

頭声区では声の強さを変化させた場合，呼気流率の増加と声門下圧の増加を同時に認めるが，胸声区より声門下圧の上昇は少なく，頭声区では呼気流量の変化が声の強さの制御により大きくかかわっていると考えられる[12]．

(2) 声の高さと喉頭効率

声の強さを一定に保ち，声の高さを増加させたときの変化を図3，4に示す．発声法は，1発声ずつ単音で声の高さを変化させた場合（図3）と，連続的に高さを増加させた場合（図4）を示す．

胸声区と頭声区に分けて比較を示す．単音（26歳男性）では，胸声区（120〜270 Hz）は1.11×10^{-4}から8.62×10^{-4}と直線的に変化した．頭声区（290〜342 Hz）では11.3×10^{-4}から16.9×10^{-4}とやはり直線的に変化を示した．連続発声（22歳女性）では，胸声区（178〜310

Hz）は 0.19×10^{-4} から 1.21×10^{-4} と右肩上がりの直線的関係を示した．頭声区（330〜500 Hz）になると，喉頭効率は逆に直線的に右肩下がりの関係を示した．声の高さを高い方から低い方へ連続的に変化させても同様な結果が示されている[12]．高さの変化に伴う効率の変化は男女でやや異なり，男性では 80〜100 Hz の低い高さにおいて一度上昇，200 Hz 前後で一度低下し，頭声区で急な上昇を示し，300 Hz を超えると急速に低下したと報告されている[13]．

胸声区では声帯粘膜は厚く，粘膜波動が大きくなり，高さ変化の際，声門閉鎖にかかわる力と外喉頭筋による声帯伸張などにより調節され，少ない声門下圧，声門下パワーで発声できたものと考えられる．

頭声区では声帯の前後緊張の増加に伴い薄く均質な構造となる．高さを上げていくためには声帯の緊張を強くする必要があり，それに拮抗する声門下圧と呼気流の増加が必要となる．音声パワーの上昇に比べて必要な声門下パワーが多くなるため，喉頭効率は低い値になると考えられる．

2）疾患声帯における喉頭効率

声帯疾患における喉頭効率測定の意義は，疾患の病態を理解する場合と個々の症例における発声障害の程度と原因を探る場合とがあると考える．

ここでは反回神経麻痺，両側声帯ポリープ，声門癌の測定結果を示す．

（1）反回神経麻痺

反回神経麻痺片側正中位，副正中位，中間位固定の例について測定結果を示す（表2〜4）．特に発声法を指示しない楽な発声において，喉頭効率は正中位固定群で 1.79 ± 1.61（$\times10^{-4}$），副正中位群で 0.09 ± 0.01（$\times10^{-4}$），中間位固定群では 0.06 ± 0.04（$\times10^{-4}$）であった．麻痺側声帯が正中位にあっても，麻痺声帯の緊張低下により正常発声より多くの声門下圧や声門下パワーが必要になっていることがわかる．さらに，麻痺声帯の固定位置が正中から外側に固定することにより発声に必要な呼気流量が増加し，より発声に必要なエネルギーが著しく増えていることが示されている．

（2）ポリープ様声帯

両側声帯ポリープ例では 0.77 ± 0.47（$\times10^{-4}$）の結果となった（表5）．声帯運動はあるがポリープがあるため声門閉鎖が不十分となり声帯振動のために呼気が正常より多く必要であり，声帯粘膜の病変により質量増加とスティフネスの変化にて粘膜波動が制限されるために，喉頭効率が悪化していると考えられる．

（3）声帯癌 TI，T2

声門癌における音声障害は，声帯の硬化性変化と腫瘤性変化で声帯粘膜の振動が強く制限されること，声門閉鎖も病変によっては障害されること，発声に要する呼気流量も多く必要になることが原因としてあげられる．声門癌では個々の症例により多彩な音声障害を呈する．声門癌 T1 群では 1.30 ± 0.47（$\times10^{-4}$），T2 群では 0.41 ± 0.39（$\times10^{-4}$）であった（表6，7）．

（4）声帯疾患における声の強さと喉頭効率（図5）

反回神経麻痺例では声門閉鎖が不十分である．結果，喉頭効率は低値となり，音声の調節は声門下圧と呼気流量の変化に依存する傾向が強くなる．声の強さの調節域も縮小し，喉頭効率が低下する．声門癌 T1 例では効率も強さの調節域も減少するが，反回神経麻痺ほど著しくない．比較的小さな声門癌では喉頭効率などのパラメータは正常と近似しており，音声の疲労を感じにくく，発声の異常を自覚しにくい可能性がある．

ここでは便宜上疾患群と喉頭効率の結果を示したが，声帯ポリープや声門癌など1つの疾患群の中においても個々の例により発声障害の原因が異なることがある．同じ声帯ポリープでも隆起が大きく，声門閉鎖不全が主体の場合と，隆起した組織による質量の増加が主体の場合などが

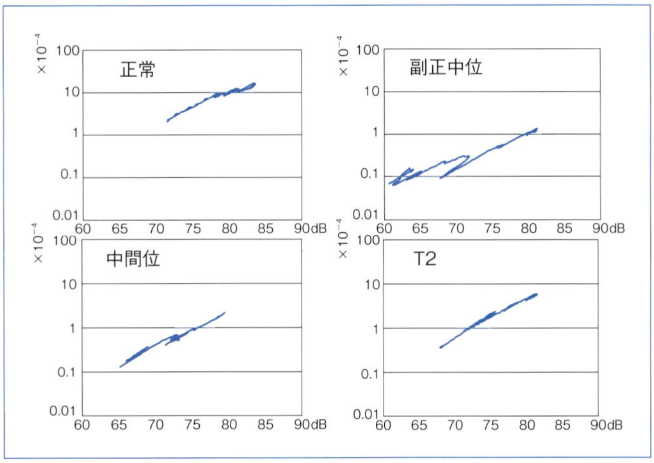

図5 26歳正常男性，36歳女性副正中位固定例，42歳女性中間位固定例，70歳男性T2例

胸声区で連続して声を強く上昇させた場合の喉頭効率の変化．縦軸に喉頭効率，横軸に声の強さを示している

あり，効率の評価は慎重に行う必要がある．また効率は同一例においても声の強さにより変動するため，測定結果の評価にはサンプルとする声の高さ，強さを同程度にそろえるようにする必要がある．

3 声の能率指数（AC/DC比）

どれだけの気流を使ってどれだけの強さの声を出したか，つまり体積速度平均値で体積速度の振幅（正確には交流成分の実効値）を割ったものを声の能率指数（AC/DC比）と定義する（図6）．

正常声帯で声門閉鎖期が長くなれば，体積速度の振幅は大きくなり，音圧は大きくなる．病的声帯で声門閉鎖が不良であれば，声門閉鎖期が短くなって，絶えず気流が流れることになり振幅は小さくなる[13]．すなわち音圧，AC/DC比は小さくなる．声門面積波形が三角波であると仮定した場合，AC/DC比の値が0.5以下であると，声門閉鎖不全があるといえる．

実際の測定はノーズクリップで前鼻孔を閉鎖，被検者は立位または座位で安静呼吸を続けた後，発声時の呼気を熱線流量計で測定する．発声は持続発声母音 /a/ または /u/ で行う．測定の際はマウスピースから呼気が漏れないようにする．発声の初期から終了まで，簡便に能率をとらえることができる．現在Windows® 上で操作可能な機器が市販されている〔「PA-1000」（ミナト医科）〕（図7）．また，測定可能な時間は6.5秒であり，発声の任意の部位の解析が可能となっている[14]（図8）．音声の同時記録がなされ，指定部位の周波数分析も行うことができる．

1）正常および疾患声帯のAC/DC比

実際の臨床使用の経験から，楽な発声における正常値は0.4〜0.5とされる[15]．声の強さによってAC/DC比は異なる．正常喉頭での声の強さの増加に伴い，AC/DC比も増加を示す（図9）．また声の高さにも影響されることが考えられる（図10）．したがってAC/DC比の評価は，声の高さや強さを同時に測定し，これらを考慮する必要がある．

声帯萎縮や反回神経麻痺など声門閉鎖不全症例では，DC成分が増加し，AC/DC比は減少する．結節や急性喉頭炎などもAC成分が低値となるため，AC/DC比は低下する．また，内転型痙攣性発声障害や過緊張性発声障害など声門過閉鎖症例は，DC成分が低下し，AC/DC比は正常より大きな値を示す[14]．疾患ごとの結果を図11，12に示す．

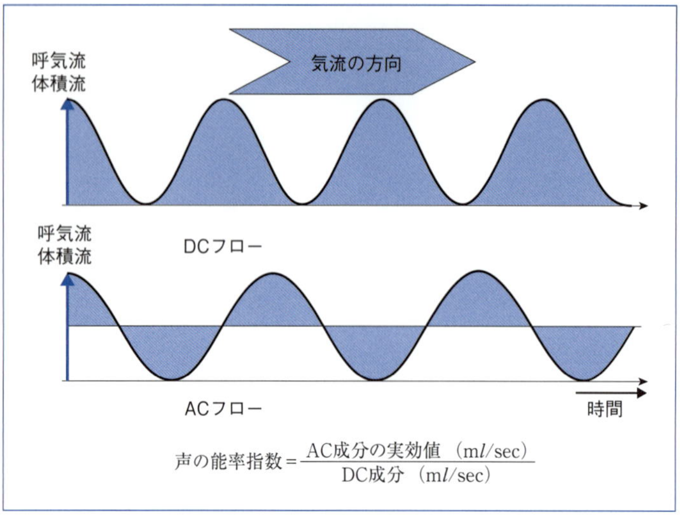

図6　DC 成分，AC 成分の計算方式図

rms：root mean square value，実効値
DC フローは計測される範囲のフローデータから平均して求める．AC フローは DC 成分を差分することで AC 成分を抜き出し，その実効値を計算し求める

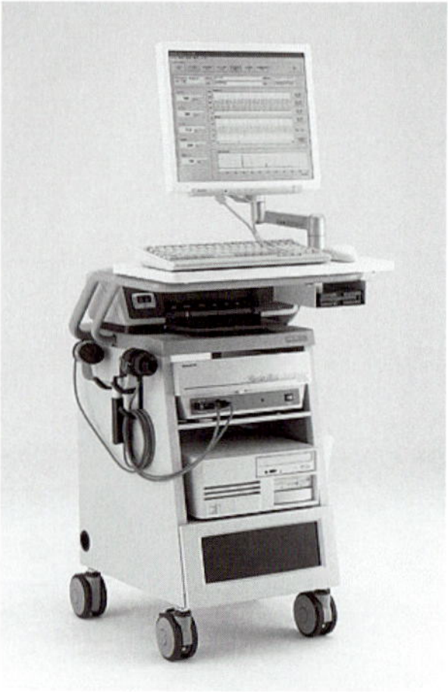

図7「PA-1000」の外観

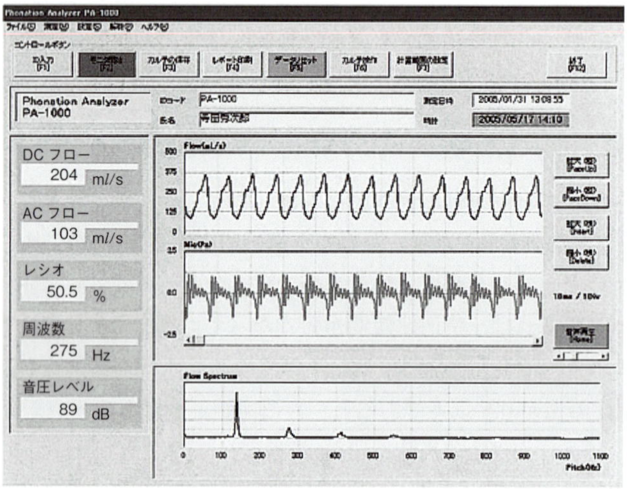

図8「PA-1000」の測定結果表示例

上段に DC フロー（呼気）の波形，中段に音声波形，下段に周波数分析が示されている

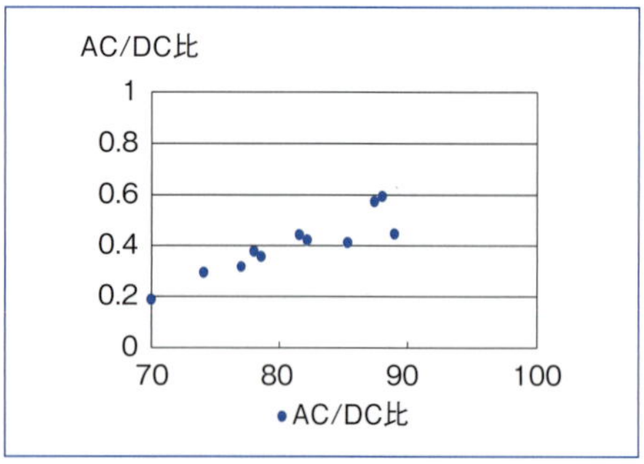

図9　声の強さと AC/DC 比の変化

正常喉頭，40 歳男性．声の高さは 150〜190 Hz．音圧の上昇とともに AC/DC 比は増加する

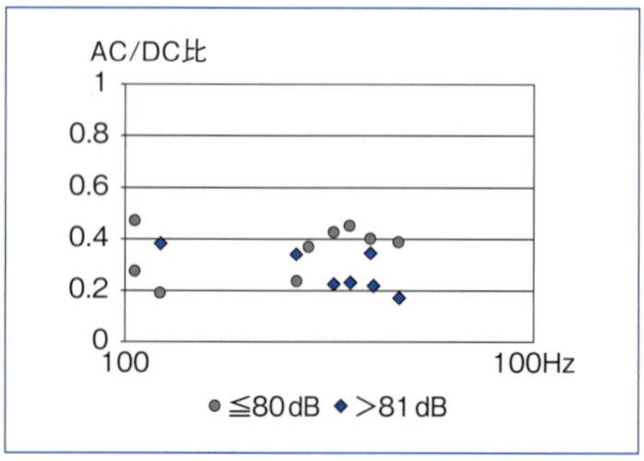

図10　声の高さと AC/DC 比の変化

正常喉頭，40 歳男性．声の高さは 150〜190 Hz．この例では高く大きい声では AC/DC 比は減少している

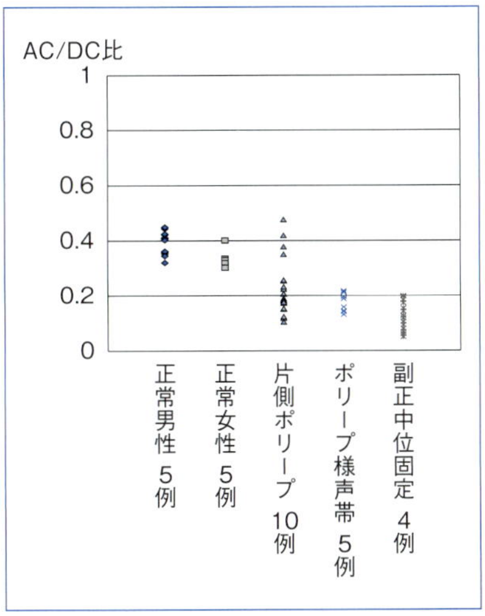

図 11　疾患別 AC/DC 比
楽な発声：中央安定部，音圧 70～80 dB，正常に比し疾患声帯で AC/DC 比は減少している

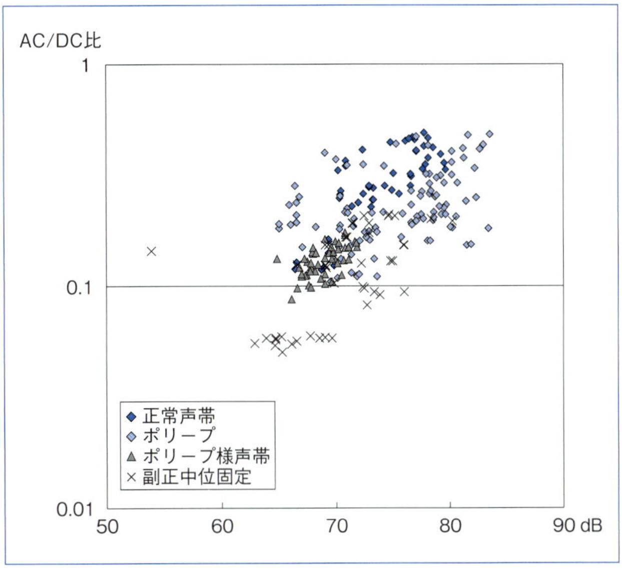

図 12　疾患別 AC/DC 比と声の強さ

発声時の声門閉鎖の状況を知ることは音声障害の病態を把握するのに重要である．また，簡便な方法にもかかわらず，声門の微細な変動もとらえることが可能であり，音声障害の原因追及に有用であると思われる．この測定方法は被検者に負担が少なく繰り返し行うことが容易である．口唇や咽頭機能に問題がなければ，呼気流の変動は声門の開閉運動に直接影響されるため，AC/DC 比を求めることは声門閉鎖の状態を評価するのに有用と考える．　（岩田義弘）

［引用文献］

1）van den Berg J, Tan TS：Results of experiments with human larynges. *Pract Oto-rhino-laryng* **21**：425-450, 1959.
2）平野　実：音声外科の基礎と臨床．耳鼻と臨床 **21**：239-440, 1975.
3）Issiki N：Vocal Efficiciency Index. Vocal Fold Physiology, Stevens KN, Hirano M（eds）, University of Tokyo Press, 1981, pp193-208.
4）福田宏之・他：強さ，基本周波数及び呼気流の同時測定による発声効率の検討．日本音響学会音声研究会資料，1982，pp S81-105.
5）垣田有紀：発声中の音声波—呼気流指数．日本耳鼻咽喉科学会報 **86**：958-965, 1983.
6）岩田重信，大津有二郎，小島秀嗣・他：発声機能自動解析システム（PI-100）について．音声言語医学 **32**：406-412, 1991.
7）Flanagan JL：Some propertices of the glottal sound source. *J Speech Hear Res* **1**：99-116, 1958.（republished in A coustic Phonetics, Fry DB（ed）, Cambridge University Press, 1976.）
8）深澤達也：音声能率の計算機シミュレーション．音声言語医学 **30**：5-10, 1985.
9）van den Berg J：Direc and indirect detyermic of the mean subglottic pressure. *Foria phoniatr*（*Basel*）**8**：1-14, 1956.
10）Issiki N：Reguatory mechanism of voice intensity variation. *J Speech Hear Res* **7**：7-16, 1964.
11）岩田重信，竹内健二，岩田義弘・他：空気力学的にみた発声機序—声の強さの調節．音声言語医学 **36**：14-21, 1995.
12）岩田重信，竹内健二，岩田義弘・他：空気力学的にみた発声機序—声の高さの調節．音声言語医学 **36**：338-349, 1995.
13）Kitajima K, Isshiki N, Tananbe M：Use of a Hot wive Flow meter in the Study of laryngeal function. *Studia Phonologica* **12**：139-144, 1978.
14）讃岐徹治，一色信彦：新型ホネーションアナライザー（PA-1000）— Preliminary report．喉頭 **18**：127-131, 2006.
15）一色信彦：喉頭機能外科—とくに経皮的アプローチ．京大耳鼻科，1977.

7 まとめ

有声音の生成に必要な呼気力の検査，喉頭調節を反映する簡便な検査として最長発声持続時間（MPT）と発声時平均呼気流率（MFR），さらに喉頭調節を空気力学的に詳細に検討する方法として声門上下圧の測定と喉頭効率について解説した．

(1) 呼吸機能検査

声の材料である呼気を供給する肺・下気道の機能を評価する検査である．種々の神経疾患をはじめ声帯だけでなく全身状態の冒される疾患でも，その初期には声の異常を主訴に病院を受診することがある．特に無力性（asthenic）の要素の強い音声障害では呼吸機能検査が必須である．

(2) 最長発声持続時間（MPT）と発声時平均呼気流率（MFR）

両方とも喉頭調節の結果を反映する検査である．最長発声持続時間が10秒を下回ると会話時に過呼吸になってしびれ感や息苦しさを訴え，日常生活に支障を来すようになる．反回神経麻痺患者の治療では最低でも10秒以上に改善することが望まれる．発声時平均呼気流率は測定条件によって変動するので，常に一定の条件下で測定する．正常値の設定は難しいが，1つの目安として200 m*l*/s以下を目標にする．

(3) 声門下圧と喉頭効率

両方ともまだ普及した検査ではない．声門下圧の測定に手軽な方法のないことが障害になっている．喉頭効率は声門上下圧，音圧，呼気流率の同時測定から算出されるので，やはり現時点では手軽に利用できるパラメータではない．しかし，発声の調節機構の研究には欠かせない検査である．臨床的には一色の提唱した声の能率指数（AC/DC比）が簡便に測定できる方法である．

（湯本英二）

Topics

空気力学的検査による嚥下機能評価

高齢者に対する嚥下障害への対策は超高齢化社会を迎えるにあたり大きな課題の1つである．呼吸機能と嚥下機能との間に密接な関係があるのは周知の事実であり，呼吸機能が低下する疾病に罹患した患者や高齢者では喀痰排出能力の低下による急性肺炎のリスクが増す．2012年にZhouら[1)]は虚血性の大脳半球脳梗塞患者70例を発症後2カ月観察し，最長発声持続時間（MPT）を発症から10日間計測した．嚥下障害の評価は発症後2日目と10日目に行い，肺機能は発症後10日目に評価した．Peak cough flowが160 *l*/min以下の咳嗽は有効な咳嗽ではないと定義し，Peak cough flowとMPTの関連を調査した．その結果，70例のうち6例が肺炎を発症し，32名の肺機能評価により咳嗽効果を明らかにしたと報告している．また，MPTはPeak cough flowと相関があり，10秒のカットオフ値を提唱している．47名は発症後2日目にはMPT測定が可能であり，10日目には49名の測定が可能となり，MPTが10秒以上の患者は10秒未満の患者より，発症後2日目と10日目の両日で誤嚥の頻度が有意差をもって少なかったことを報告している．2016年にKulnikら[2)]はカプサイシンを用いて咳嗽時の自発的なpeak cough flowの上昇が肺炎発症のリスクを軽減できることを報告し，咳嗽の強さの調整で脳卒中患者の誤嚥性肺炎発症リスクを減らせる可能性を述べている．

本邦では，2013年に柿本ら[3)]がMPTは嚥下時に必要な呼気機能を評価できるのではないかと考え，嚥下機能評価におけるMPTの有用性の予備的研究を報告している．脳梗塞7例，脳腫瘍3例，舌癌1例，頸髄損傷1例，消化器癌1例の計13例の患者のMPTを測定し，藤島の摂食・嚥下グレードを用いて経口摂取レベルの評価を行った．その結果，嚥下Lv. 7以上の経口摂取のみで代替栄養なしの10例中，MPT 10秒以上が7例，10秒未満は3例であった．また，嚥下Lv. 6以下の代替栄養が主体であった3例全例でMPTは10秒未満であったことを報告している．さらに，ST介入により，MPT 10秒以上の患者は全例が経口摂取可能となり，10秒未満は6例中3例で代替栄養が必要であったと報告している．この報告では対象症例が少なく，患者の嚥下障害に関する他の因子は考察されていない点は問題であるが，呼吸機能と深い関連のあるMPTと嚥下機能評価を結びつけた点では評価できる．

2018年に垣内[4)]は，咳嗽機能は嚥下障害の呼吸器合併症を予測する因子であり，咳嗽時最大呼気流速が自己排痰の可否を決める1つの指標であるとしながらも，より測定が簡便なMPTの咳嗽機能評価の有用性を報告している．対象は20歳以上で医師より脳血管疾患等リハビリテーションまたは摂食機能療法の指示があり，嚥下機能の評価方法であるFood Intake LEVEL Scale（FILS）[5)]が10未満の摂食嚥下に何らかの問題を抱えている患者とした．年齢，性別，身長，体重，Body Mass Index，FILS，日常生活動作の評価法であるBarthel Index，血清アルブミン値，入院の原因疾患を基本情報項目として，自己排痰の可否とMPTについて報告している．対象者の基本属性を表に，自己排痰可能群10名と不可能群10名におけるMPTの比較を図1に文献より引用して示す．自己排痰不可能群のMPTは3.3秒で，可能群の8.8秒

表 対象者の基本情報

	全体（n=20）	可能群（n=10）	不可能群（n=10）	p値
年齢（歳）	84.2（7.1）	85.1（7.4）	83.2（6.9）	N.S.
男性	10〈50%〉	4〈40%〉	6〈60%〉	N.S.
身長（cm）	153.0（12.2）	152.7（13.1）	153.4（11.9）	N.S.
体重（kg）	44.6（10.1）	45.0（9.7）	44.3（10.9）	N.S.
Body Mass Index（kg/m^2）	19.0（3.5）	19.3（3.3）	18.8（3.8）	N.S.
Barthel Index（点）	12.5（0-40）	35（18.8-58.8）	0（0-8.8）	<0.01
血清アルブミン値（g/d*l*）	2.9（0.4）	2.9（0.3）	2.8（0.4）	N.S.
入院時の主要疾患				
中枢神経疾患	8〈40%〉	4〈40%〉	4〈40%〉	N.S.
呼吸器疾患（肺炎）	7〈35%〉	3〈30%〉	4〈40%〉	N.S.
運動器疾患	3〈15%〉	2〈20%〉	1〈10%〉	N.S.
その他	2〈10%〉	1〈10%〉	1〈10%〉	N.S.

（ ）内は標準偏差，〈 〉内は割合を表す
N.S.：Not Significant，有意差なし

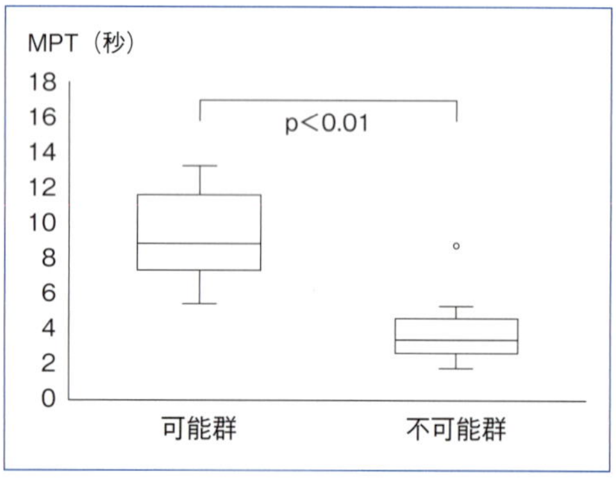

図1 自己排痰可能群と不可能群におけるMPTの比較

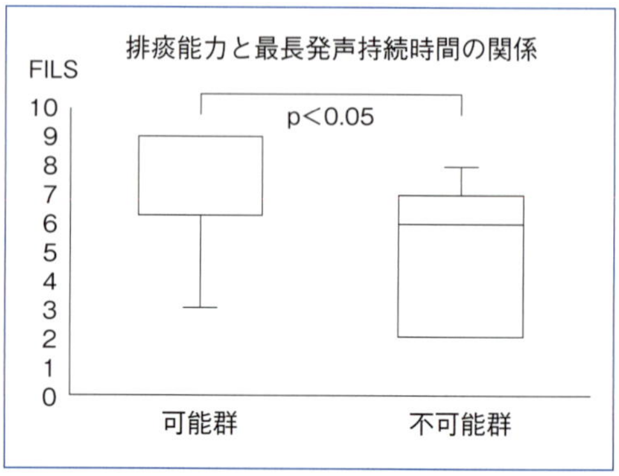

図2 自己排痰可能群と不可能群におけるFILSの比較

に比べて有意に低値であったと報告している．また，自己排痰不可能群のFILSは可能群に比べ，有意に低値であり（図2），MPTとFILSは正の相関関係にあった（図3）ことも報告している．しかし，著者は本研究のサンプルサイズが不十分であること，cough peak flow測定や肺機能，呼吸筋力の測定の欠如をみずから指摘しているが，MPTが呼吸機能を反映することは否めない．

MPTは時計やストップウォッチがあれば，誰でも何処でも簡単に測定が可能な検査である．もちろん嚥下障害は呼吸機能低下だけで生じるわけではない．嚥下障害の原因は呼吸器疾患のみならず，精神疾患，神経筋疾患，脳血管障害，頭頸部癌の治療など多岐にわたる．また，嚥下障害が生じるMPTの値自体は報告者によって異なるが，低値であるほど呼吸機能の低下が示唆される．呼吸機能が低下すると，十分な息こらえの時間を作ることが困難となる．その結果，呼気から嚥下後に呼気を生じるパターンができず，嚥下前や嚥下中に吸気を行うパターンが生じ，誤嚥の危険性が増すことになる．さらに，自己排

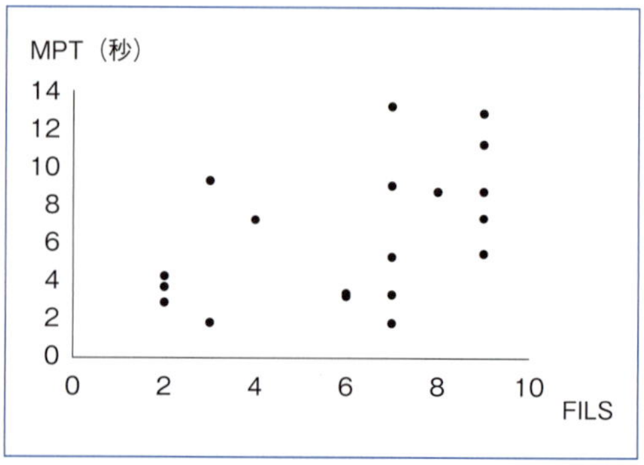

図3 MPTとFILSの散布図

痰能力も低下するので，嚥下性肺炎を誘発しやすくなることは容易に想像ができる．

（梅野博仁）

［引用文献］

1）Zhou Z, Vincent F, Salle JY, et al：Acute stroke phase voluntary cough and correlation with maximum phonation time. *Am J Phys Med Rehabil* **91**：494-500, 2012.

2）Kulnik ST, Birring SS, Hodsoll J, et al：Higher cough flow is associated with lower risk of pneumonia in acute stroke. *Thorax* **71**：474-475, 2016.

3）柿本知佳，斉藤綱樹，小林奈美子・他：嚥下機能評価における MPT の有用性についての予備的研究．第 34 回国立大学リハビリテーション療法士学術大会誌，2013，pp20-23.

4）垣内優芳：排痰能力と最長発声持続時間の関係．日本呼吸ケア・リハビリテーション学会誌 **27**：206-209, 2018.

5）Kunieda K, Ohno T, Fujishima I, et al：Reliability and validity of a tool to measure the severity of dysphagia；the Food Intake LEVEL Scale. *J Pain Symptom Manage* **46**：201-206, 2013.

ちょっと一息

声と甲状腺手術

内科，外科，整形外科，眼科，耳鼻咽喉科など診療科ごとに診療を行う領域は異なる．しかし，ある領域では異なる診療科が 1 つの疾患をそれぞれの立場から診療することがある．たとえば，流涙や眼脂が増加する鼻涙管狭窄（閉鎖）症は眼科でも耳鼻咽喉科でも手術治療を行う．眼科では内眼角の皮膚を小切開して涙嚢と鼻腔を吻合する．耳鼻咽喉科では皮膚を切らずに鼻腔から涙嚢と鼻腔を吻合する．鼻内に病変がある場合でも同時に処置できるという利点がある．

甲状腺の疾患でも外科と耳鼻咽喉科の両方で手術が行われる．耳鼻咽喉科はもともと咽頭・喉頭疾患が専門領域であり，頸部の手術を行うので，甲状腺とその周辺の解剖や嗄声の取り扱いには慣れている．甲状腺のすぐ後ろを反回神経が，甲状腺上極近くを上喉頭神経外枝が走行している．甲状腺手術に際して，これらの神経が傷害されると，術後に気息性嗄声を来して患者の日常生活の質が大きく低下する．

私が愛媛大学，熊本大学で経験したいわゆる「反回神経麻痺」（およそ 1,500 名）の約 1/4 が甲状腺癌の反回神経浸潤や甲状腺手術後の麻痺であった．前者では甲状腺癌摘出時の即時反回神経再建術を，後者では主に披裂軟骨内転術と神経筋弁移植術を行ってきた．声帯筋の再神経支配を促すことで，手術後の音声が，患者自身の麻痺発症前の音声に限りなく近づくことを学会で報告してきた．

この音声改善手術の成果は日本甲状腺外科学会（主に外科の医師から構成されており，2019 年に日本内分泌外科学会と合併）から注目され，同学会の役員に推挙された．おかげで同学会に参加するようになって多くの外科医の知己を得ることができた．外科医は縦隔に進展した甲状腺癌摘出に技量を発揮し，耳鼻咽喉科医は反回神経，喉頭，下咽頭頸部食道に浸潤した甲状腺癌の手術や術後の高度嗄声に対する音声改善手術を得手としている．それぞれの立場から協力して患者のために自分たちの得意な技術を提供していくことが大事である．

（湯本英二）

第5章 声の高さと強さの検査

1 はじめに

声の性質は高さ，強さ，音質（音色）によって規定される．また，持続して声を出せることも声の性質を構成する要素の1つである．高さは1秒あたりの振動数として物理的に定義され，Hzで表示される．声の高さについては，持続発声母音，話し声，歌声などのどれを対象に，どのような方法で測定するのが病的音声の診断と評価に有用であるのか議論がある．強さについては音圧レベル（sound pressure level：SPL）で物理的に定義され，騒音計で測定できる．音の高さによって強さに対する聴覚的な感度が異なるため，一般に騒音はA特性（聴覚的な音の大きさをよく表すために低音域の感度が低い）で測定する（図1）．声の強さの測定では広い周波数域でより平坦な感度特性のC特性を用いる．音質は音声波形の形，言い換えれば声が含む周波数成分の特徴に依存する．しかし，聴覚的な音質の印象と周波数成分の特徴は必ずしも対応しない．

声は肺からの空気の流れ（呼気流）が喉頭で空気の疎密波に変換されて生じる．このことから喉頭は一種のエネルギー変換器と考えることができる．呼気流に影響する因子として，全身状態，呼吸機能，呼吸筋などがあげられる．また，呼気流の音への変換に影響する因子として声帯の組織学的構造（層構造），長さ・厚さ・質量，緊張，粘膜の移動性，内喉頭筋の活動などがある（図2）．したがって，これらの異常は声の高さや強さの異常として反映されることになる．

河村らは，喉頭および肺疾患の既往のない正常成人男性38名（23～33歳）と女性22名（20～31歳）について検討し，無関位で母音/a/を持続発声したときの声の高さは，男性で平均136 Hz（95%信頼区間：129～143 Hz），女性で平均243 Hz（95%信頼区間：230～256 Hz）と報告した．同様に，声の強さは男性で平均74.8 dBSPL（95%信頼区間：74～76 dB），女性で平均74.3 dBSPL（95%信頼区間：73～76 dB）と報告した（表）[1]．一側反回神経麻痺，声帯溝症，ポリープ様声帯，男性化音声などで異常がみられる．しかし，個人差が大きく，正常値を厳密には

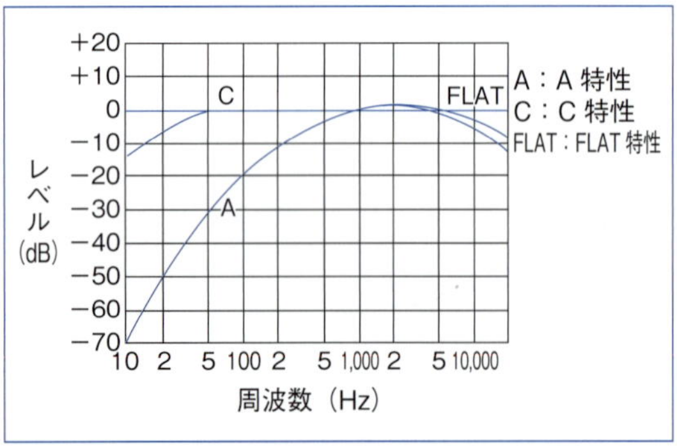

図1　騒音計の周波数重み付け特性

（リオン（株）HPより）

A特性はヒトの聴覚印象に合うように低音域の感度が低い．C特性は比較的平坦な感度で，声の強さの検査で用いられる．FLAT特性は完全に平坦な周波数特性である

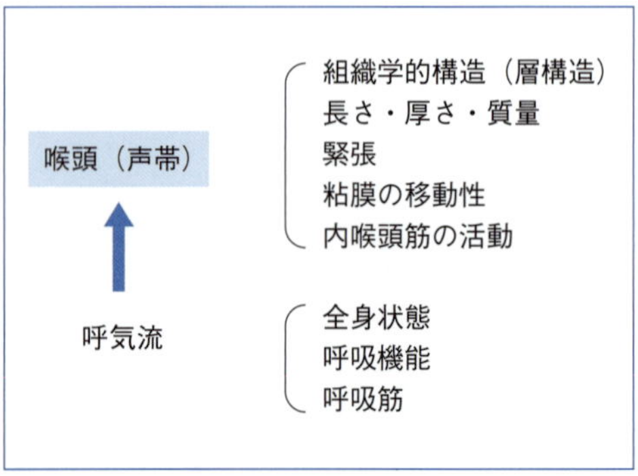

図2　声に影響する因子

表　正常者における無関位持続発声時の声の高さと強さ

	高さ (Hz) 平均 〔母平均の 95%信頼区間〕	強さ (dBSPL) 平均 〔母平均の 95%信頼区間〕
男性	136 129～143	74.8 74～76
女性	243 230～256	74.3 73～76

設定しがたく，高さや強さに異常のみられない疾患も少なくない．発声時平均呼気流率や最長発声持続時間についても同様でそれぞれのパラメータ単独では異常のみられない場合がある[2]．

高さの調節機構として声帯の緊張度と声門下圧・呼気流率があげられる．輪状甲状筋（前筋）の収縮は声帯を引き伸ばしてカバーとボディの両方を緊張させて声を高くする．呼気流率あるいは声門下圧の増加は声を高くする．通常の高さの声の範囲（おもて声，胸声区）では甲状披裂筋内側部（声帯筋）の影響も大きいとされる．高い声区（うら声，いわゆるファルセット）では主に前筋によって高さが調節される．声帯筋の収縮はボディを緊張させてカバーを弛緩させるので，声は低くなると予想される．しかし，実際の発声では声帯筋，前筋の収縮と声門下圧，呼気流量が協同して調節され，きわめて複雑である．

声の強さは，胸声区では主に声門抵抗によって，ファルセットでは主に呼気流率によって調節される．また，声が高くなるにつれて呼気流率の関与が大きくなってくることが指摘されている．声門抵抗は一般に声帯筋の収縮で調節されるが，外側輪状披裂筋（側筋）の活動は内転力を増大して声門間隙を狭くし，後輪状披裂筋（後筋）の収縮は披裂軟骨の位置を後方で支えることによって前筋や声帯筋と協同するとも考えられている．

日本音声言語医学会音声委員会は，発声機能測定には呼気流率と声の高さ，強さを同時に測定することを必須条件とした．上述のように，これらのパラメータは相互に強い相関が存在するからである．Damste，Titze，小宮山は，声の高さと強さを同時に測定し二次元散布図を描画して phonetogram[3,4]，あるいは phonogram[5] として報告した．両者の分布図は被検者ごとに異なるがある特定の個人では比較的変動の少ないことが知られている．そのため，発声障害を呈する特定の患者について経過観察や治療前後の比較には非常に有用である．さらに，小宮山らは，種々の高さと強さで被検者に発声させて声の高さ，強さと発声時呼気流率を同時に測定し，声の高さと強さ，高さと呼気流率，強さと呼気流率の関連を評価するボイスプロファイル検査を考案してその有用性を報告した[6-8]．

（湯本英二）

［引用文献］

1）河村裕二，丘村　熙，湯本英二：レーダーチャート方式による発声機能表示法の試み．日耳鼻 **89**：448-454, 1986.
2）湯本英二：声帯微小病変の手術．音声言語医学 **41**：213-221, 2000.
3）Damste PH：The phonetogram. *Pract Otorhinolaryngol*（*Basel*）**32**：185-187, 1970.
4）Titze IR：Acoustic interpretation of the voice range profile（phonetogram）. *J Speech Hear Res* **35**：21-34, 1992.
5）小宮山荘太郎：声の強さに関する検査．声の検査法 第2版 臨床編（日本音声言語医学会編），医歯薬出版，1994，pp59-65.
6）渡辺　宏，小宮山荘太郎，金苗修一郎・他：Phonometer SK-80を用いた音声検査法．音声言語医学 **23**：193-201, 1982.
7）小宮山荘太郎：音声検査の新しい方法（voice profile）―フォノグラムのコンピュータ解析．音声言語医学 **31**：326-330, 1990.
8）真子弘子，小宮山荘太郎：音声検査法としての発声時最小呼気流率．喉頭 **1**：132-134, 1989.

2 声の高さ

声の高さは，声帯の振動数（fundamental frequency）によって決まり，基本的には声帯の長さと厚さにより規定される．声の高さはHzで表示する．

1 測定項目

測定する項目は，

①日常会話における声の高さ（話声位）

②低音から高音までの，被検者が出せる高さの範囲（生理的声域）

③喉頭調節によって低・中音域（おもて声，地声）と高音域（うら声）を出し分ける能力，すなわち声区の変換点

などがその対象となる．

(1) 話声位（speaking fundamental frequency：SFF）

日常会話において，一般に幼小児や女性の声は高く，成人男性は低い声となっている．また加齢により声の高さは変化する[1]．個人差もあり，正常範囲を設定することは困難である．また，同一個人における会話においても比較的大きなpitch変動がみられ，報告者により種々異なった測定方法がとられ，異なった成績の報告をみることが現状である．

(2) 声域（range of voice）

被検者が出し得る最も低い声から最も高い声の範囲を，生理的声域（physiological range）と呼ぶ．図1に示されたソプラノ，テノールなどの声域は，音楽的声域である．音楽的声域は生理的声域より狭く，生理的声域の範囲にある．一般に臨床検査に用いる声域は，生理的声域である．

(3) 声区（registers）

発声に際して，低音域と高音域は呼気圧の強弱と内喉頭筋の調節を変えて使い分けている．声区とは[2]，喉頭調節が同一の様式で発声され，同じ声の音質をもつ音域を意味する．低音域から上昇音階で発声していくと，力強く，声量に富んだ，胸に響くような感じのある声（胸声区，chest register）が，ある点（範囲）より，きれいな，弱い，頭に響くような感じの声（頭声区，head voice）に変わっていくことに気付く．また，この胸声区から頭声区への変換部を中声区（middle voice）と呼ぶことがある．

2 測定の実際と注意事項

1）声の高さの測定

声の高さの測定にあたっては，臨床的には従来楽器音を与え，これに合わせて発声させた声を検者が聴覚的に判定する方法がよく用いられてきた．そのため，話声位や声域の記載にも，洋楽で用いられる音名表記が採用され，現在も用いられている（図1）．最近では音名表記として英語表記が広く採用されており，以下これによって表記を行うが，基本振動数との対応はA_4＝

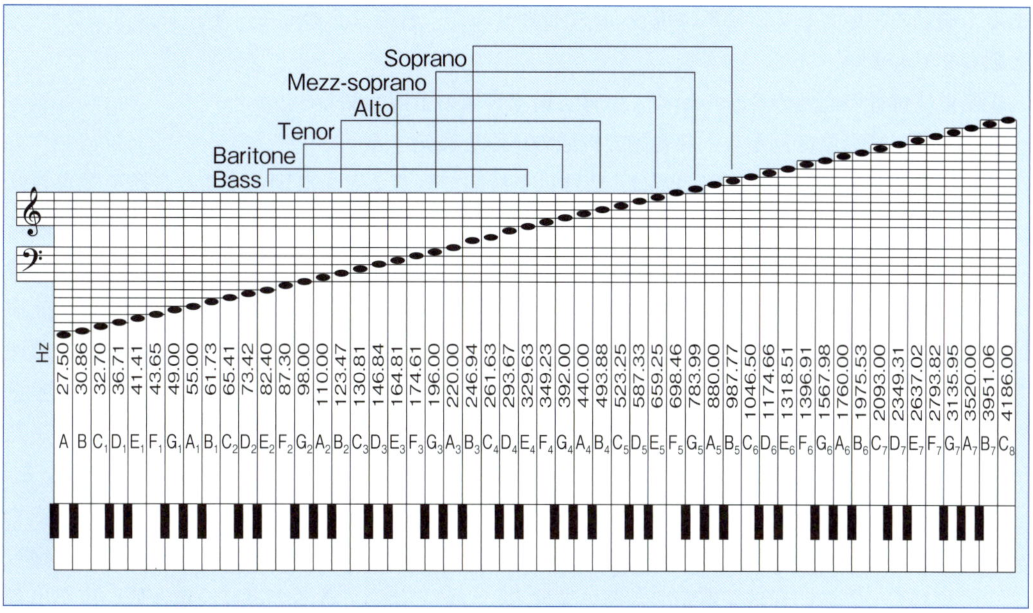

図 1　ピアノの鍵盤，音名，譜面上の音符の対照（各声種の音楽的声域を付す）

（『声の検査法 第 2 版』より）

440 Hz を基準としている．

話声位を測定するときの発声条件としては，次のような種々のものを測定する．

臨床的にはピアノを用いて最も高頻度に出現する声の高さを同定する聴覚的手法が簡便であることからしばしば用いられる．従来の楽器を用いた方法では，直接周波数表記ができにくいことや聴覚判定が必ずしも容易でないことから，現在では電子機器（ピッチメータ）などを用いて声の基本周波数を直接求める方法や，発話サンプルにおける有声の周期音を選択的に抽出して数値化して処理し，その総平均値を求める方法，および発声機能検査装置（PS-3000：永島医科器械製，PA-1000：ミナト医科学製など）を用いて /a/ または /u/ を持続発声したときの呼気流率の AC 成分やマイク信号を FFT（高速フーリエ変換）処理し，基本周波数を求めることが普及している．

話声位を測定する方法は，

①問診その他の会話の音声（談話音声）

②一定の文章を読ませたときの音声（「やぶのなかからこんにちわ」など）

①，②では生理的な要因により容易に変動するので，その中で最も頻度の多い高さを電子機器（ピッチメータ）を用いて計測し話声位とする．基本周期の系列を数値化して処理する場合は，その平均値[3] あるいは頻度分布のピークの周波数をとる方法[4] などが行われている．

③特定の語の最後の音を引き延ばす

「アリガトウー」の引き伸ばした /u:/ の声の高さを計測する．

④母音発声

④の母音の発声の中で，自然に /a:/ または /e:/ と発声させたときの声の高さを無関位ということもある[5]．

以上のサンプル間で測定結果に差異があるか否かについては意見が一致していない．

2）生理的声域の測定

被検者が出し得る最低音から最高音までの周波数域を測定する．音階を発声させるのが普通である．測定の手順として，発声は母音 /a/ で行わせるが，音階に合わせて「ド，レ，ミ，ファ…」と歌わせてもよい．

①話声位付近の高さの音から始めて上昇音階で声域の上限を測る

②次いで，話声位付近から下降音階で声域の下限を測定する

・**注意1**：上限および下限の音は，2秒以上持続できることを原則とする．音階を発声させる際には，ピアノ，オルガンなど，ヒトの声域をカバーする音域をもつ楽器を用いる．この楽器は，音階の発声を誘導するため，および発声された声の高さを判定するためのものである．声の基本振動数を物理的に測定・記録する場合には，ピッチメータや発声機能検査装置を用いてもよい．声域の表示には，その下限と上限とを音名，または周波数で記述する（たとえばG2：98 Hz–A4：440 Hz など）．さらに，声域の大きさを示すには，半音（semitone）単位（伝統的な西洋音楽における音の違いの最小単位．ピアノにあって，黒鍵盤とその間に黒鍵盤を挟まない隣同士の白鍵も半音）で記述する．この場合26半音となる．

・**注意2**：上昇音階では，「おもて声」の声区の発声で始まり，高音域で地声が出しにくくなれば，適時「うら声」に代えて，さらに上昇音階を続けさせ，声区変換の高さを記録しておく．さらに音階発声ができない被検者については，できるだけ高い声と低い声を出させ，それらの高さを記述する．またどの方法で測定したかを記述しておく．声域の途中で出せない範囲の音があるときはその範囲を記述しておく．

・**注意3**：楽器に合わせた音階の発声が困難な例では，被検者の声に楽器音を合わせるとか，検者が一緒に発声して誘導することも必要となる．特に声域の上限・下限付近では誘導する楽器音の高さと声の高さが一致しないことが多いので，聴覚的に判定する場合には，実際の声の高さが求めた声の高さであるか注意する必要がある．

3）声区に関する検査

声区とは，同一の喉頭調節の仕方で発声され，同一の声質の音声をもつ音域のことで，異なった声区の間では喉頭調節および声の質が異なってくる[6]．声楽発声の訓練を受けていない正常人の生理的声域の中で，生理的にも音質のうえでも最も区別しやすいのが「おもて声」（地声）と「うら声」の2つの声区である．おもて声は中・低音域，うら声は高音域の声区である．特に成人男子で，その区別は明瞭である．「おもて声」と「うら声」はそれぞれ「胸声（chest register）」と「ファルセット（falsetto）」と対応するものであり，この2つの声区をそれぞれ「重い声区（heavy register）」「軽い声区（light register）」ともいう[7]．両声区の音域は一部重なっており，その音域ではどちらの声区でも発声可能である．

検査方法としては，上昇する音階発声のうちで明らかに音質が変わった高さを声区の変換点とし，聴覚によって判断する．ただし，変換点の高さそのものよりも，喉頭の生理機能として声区を変えて発声することができるか否か（おもて声とうら声の両方を発することができるか）を知るのが目的である．

3 正常例と代表的な異常例

日本人における生理的声域，話声位の正常値の例を表に示す．

年齢別にみると声域幅は幼児で約1オクターブ，小学校高学年で1.5～2オクターブ，成人男性で約3オクターブ，成人女性で約2.5オクターブである．また成人男性は，成人女性より声域下限および話声位が約1オクターブ低い．

話声位は，正常成人の場合，声域の中央よりも低く，声域下限から1オクターブ以内の範囲にある．欧米では話声位は声域の下限より4～8半音高いといわれ[4]，またその人にとって最も

表　日本人の生理的声域と話声位の平均値と標準偏差（『声の検査法 第 2 版』を一部改変）

			声域上限	話声位	声域下限	声域幅（半音数）
幼稚園児（澤島，1970）	3 歳		A_4	E_4	A_3	12
	4 歳		C_5	$D^{\#}_4$	$B^{\flat}_3$	14
	5 歳		C_5	D_4	A_3	15
小学生 11～13 歳（飯田，1940）	男		$D^{\#}_5$ (C_5-G_5)	$A^{\#}_3$ ($G^{\#}_3$-C_4)	F_3 ($D^{\#}_3$-G_3)	22 (18-26)
	女		F_5 (D_5-A_5)	B_3 (A_3-$C^{\#}_4$)	$F^{\#}_3$ (E_3-$G^{\#}_3$)	24 (20-28)
変声期 12～14 歳（飯田，1940）	男	前	$F^{\#}_5$ (D_5-A_5)	A_3 (G_3-B_3)	E_3 (D_3-G_3)	26 (21-30)
		中	E_5 (C_5-A_5)	$D^{\#}_3$ ($C^{\#}_3$-$F^{\#}_3$)	C_3 (A_2-D_3)	29 (23-34)
		後	F_5 (B_4-A_5)	$C^{\#}_3$ (B_2-$D^{\#}_3$)	G_2 ($F^{\#}_2$-A_2)	34 (28-37)
	女	前	$G^{\#}_5$ (F_5-B_5)	B_3 (A_3-C_4)	$F^{\#}_3$ (F_3-G_3)	26 (23-30)
		中	F_5 ($D^{\#}_5$-A_5)	$A^{\#}_3$ ($G^{\#}_3$-C_4)	F_3 (D_3-$G^{\#}_3$)	26 (20-29)
		後	$A^{\#}_5$ (G_5-$C^{\#}_6$)	A_3 ($G^{\#}_3$-B_3)	E_3 (D_3-G_3)	30 (26-33)
成人男女（飯田，1940）	男		D_5 (B_4-$F^{\#}_5$)	A_2 (G_2-B_2)	$D^{\#}_2$ ($C^{\#}_2$-$F^{\#}_2$)	35 (30-39)
	女		G_5 (E_5-A5)	$G^{\#}_3$ ($F^{\#}_3$-A_3)	$D^{\#}_3$ ($C^{\#}_3$-F_3)	28 (24-31)
成人男女（澤島，1968）	男		D_5 ($B^{\flat}_4$-E_5)	C_3 ($B^{\flat}_2$-D_3)	$C^{\#}_2$ ($B^{\flat}$1-E_2)	37 (32-43)
	女		G_5 ($D^{\#}_5$-A_5)	$B^{\flat}_3$ (A_3-C_4)	C_3 ($B^{\flat}_2$-E_3)	30 (26-34)

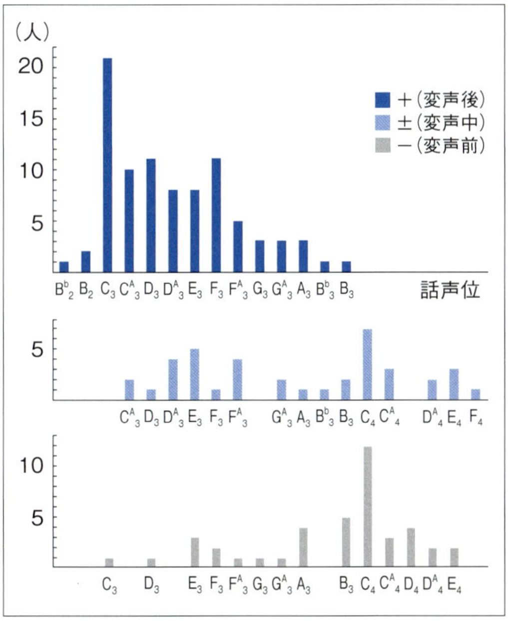

図 2　中学生男子の変声と話声位[12]

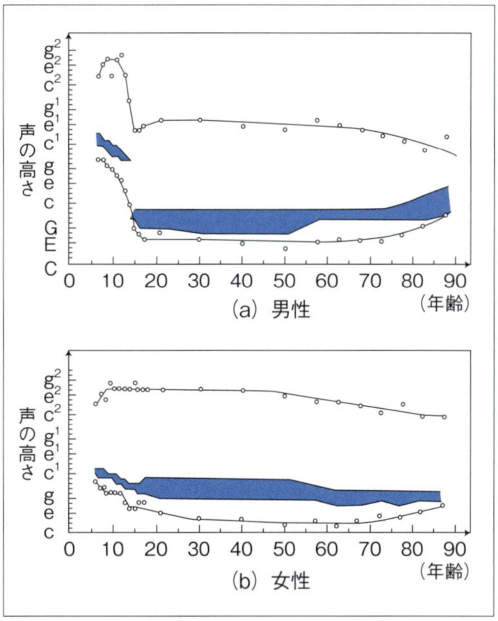

図 3　声域および話声位（■）の年齢変化[9]

話し声に能率の良い高さは，声域の下から 1/4 の高さといわれている[8]．

変声期の中学生（12～14 歳）において，変声前・中・後の 3 群を比較すると，男子では変声後の話声位および声域下限が変声前に比べて約 1 オクターブ低くなる．女子では，変声による声の高さの変化は著しくない．中学生男子における変声前・中・後の 3 群での話声位の分布[9]を図 2 に示す．変声前と後では，分布のピークに 1 オクターブの差がみられる．変声中の群では，話声位の分布が 2 峰性に広がることが注目される．

成人では，20～60 歳ぐらいまでは，声域および話声位に大きな変化はないとされる[3,10]．また高齢者を対象とした基本周波数（f_0）の検討では，男性は 50 歳代より 70 歳以上が有意に上昇していたとの報告もある[11]．図 3 に，声域および話声位の年齢変化の例[10]を示す．

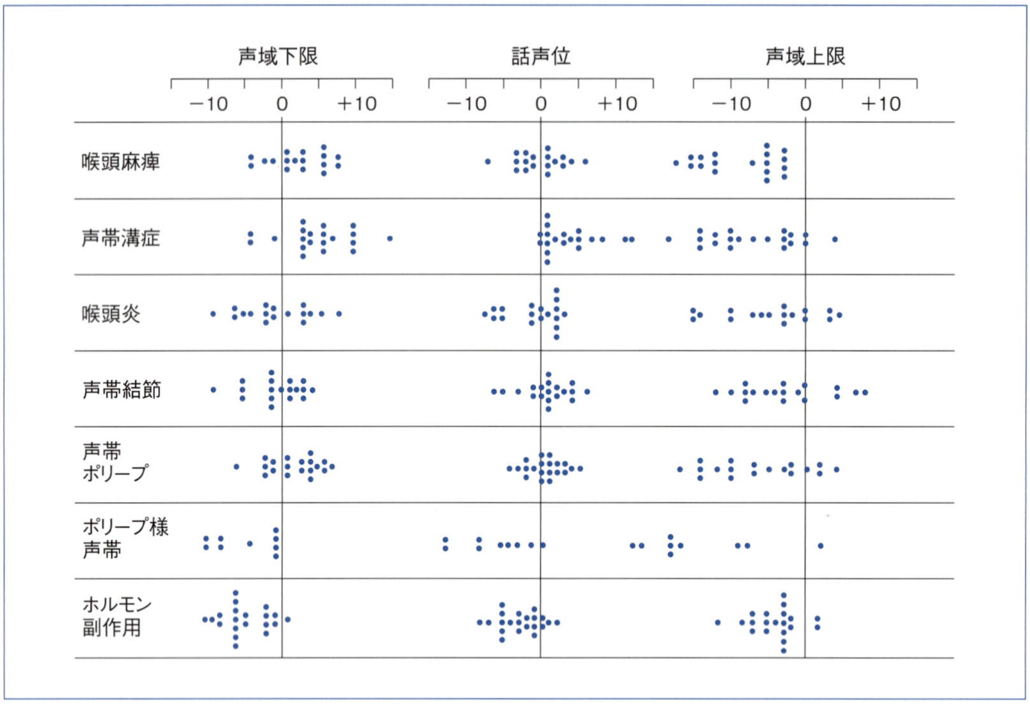

図4 各種発声障害の声域上限，下限，話声位の分布（澤島，1968を一部改変）
正常値（縦線）からのズレ（上端の1目盛5半音）で示す

発声障害において声域が問題となるのは，男女ともに声域上限の下降および声域下限の上昇，その結果としての声域幅の減少である．女性ではまた声域下限が異常に低いことも問題となる．話声位は，男女ともに異常に高い，または低いことが問題となる．

各種の原因による発声障害の症例について，声域および話声位の分布を図4に示す．それぞれ，正常からのズレをプロットしてある．すべての疾患で声域上限は下がる傾向が明らかである．喉頭麻痺，声帯溝症では声域下限が上昇し，声域が狭くなる．声帯溝症では，話声位が高くなる傾向にある．ポリープ様声帯では，声域全体として下方に移動するが，特に声域上限の低下が著しい．ホルモンの副作用による女性の発声障害でも声域は全体として低音に移動するが，声域幅は狭くない．

男子の思春期における性腺機能低下は第二次性徴の未発達を来し，類宦官症（eunuchoidism）と呼ばれ，話し声が高い，声が子どもっぽいなどの特徴がある．これらの患者では，声域の下限および話声位は成人男性と女性の間の高さに分布する．ホルモン療法により声の高さは成人男性の域に低下する．ある種の発声障害，たとえば変声障害や，タンパク同化ステロイドあるいは男性ホルモンによる女性の発声障害（男性化音声），性同一性障害（Female to Male）症例に対する男性ホルモン投与などでは，声区変換点の高さも問題となる[12,13]．

声域の検査は，声の高さを測定するだけでなく，声の高さを変えることによって，話声では現れない声の異常を発見することに役立つ．このことはすべての発声障害にあてはまるが，特にタンパク同化ステロイドや男性ホルモンの副作用による女性の発声障害（男性化音声）では，ある高さで突然声が不安定になったり，声質の異常を生じたりするのが特徴である[14-16]．図5に，そのような症例の検査結果を示す[14]．

声域の検査は，声の高さを測定するだけでなく，話声位では出現しない隠れた声の症状を引き出すという点でも臨床上重要な意味をもつ．

（讃岐徹治）

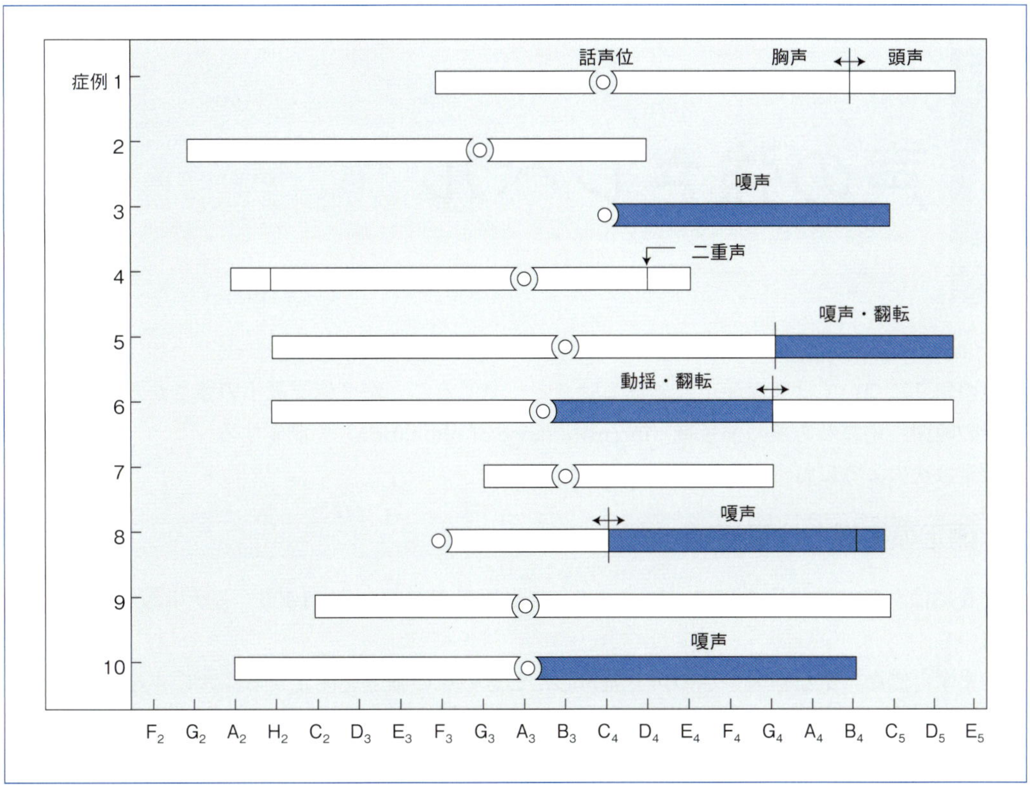

図 5　タンパク同化ステロイドの副作用による発声障害の声域と話声位[12)]

［引用文献］

1）西尾正輝，新美誠二：加齢に伴う話声位の変化．音声言語医学 **46**：136-144，2005.

2）Luchsinger R, Arnol GE：Voice-Speech Language. The qualities of the voice, 1959, pp84-120.

3）Hollien H, Shipp T：Speaking fundamental frequency and chronologic age in males. *JSHR* **15**：155-159, 1972.

4）Suhult-Coulon HJ：Bestimmung und Beurteilung der individuellen mittleren Sprechstimmlage. *Folia phoniat* **27**：375-386, 1975.

5）西山明雄：声域と話声位の臨床検査法について．耳喉 **41**：877-880, 1969.

6）Travis LE（ed）：Handbook of Speech Pathology and Audiology. Appleton-Century-Grofts, 1971, p46.

7）Vennard W：Singing, the Mechanism and the Technic. Carl Fisher, 1967.

8）Fairbanks G：Voice and articulation drill book. Harper, 1960.

9）岡村正美，藤田馨一，米山文明・他：東京都内一中学校生徒の音声に関する研究．日耳鼻 **68**：375-382, 1965.

10）Böhme G, Hecker G：Gerontologische Untersuchung über Stimmumfang und Sprechstimmlage. *Folia phoniat* **22**：176-184, 1970.

11）萩尾良文：高齢者の音声機能検査の基準値の検討．喉頭 **16**：111-121, 2004.

12）Hirose H, Sawashima M, Ushijima T, et al：Eunchoidism；Voice pitch abnormality as an autonomous syndrome. *Folia phoniat* **29**：261-269, 1977.

13）二村吉継，佐久間航，南部由加里・他：性同一性障害 Female to Male 症例の男性ホルモン投与による話声位基本周波数の経時的変化．音声言語医学 **56**：348-356, 2015.

14）岡村正美，澤島政行，廣瀬　肇・他：蛋白同化ステロイド使用による音声障害．耳候科 **36**：409-413, 1964.

15）竹越省一：男女混合および同化ホルモンによる音声障害．日医新 **2292**：27-30, 1968.

16）加藤友康：蛋白同化ステロイドによる音声障害の研究．日耳鼻 **76**：1073-1094, 1973.

3 声の強さレベル

声の強さについては楽な発声における強さと，発することが可能な最小の強さから最大の強さまでの範囲，すなわち声の強さ域（intensity range of phonation）を測定する．

測定は次のように行う．

1 測定の実際と注意事項

検査には，発声機能検査装置（PS-3000：永島医科器械製，PA-1000：ミナト医科学製など）を用いる．

①まず自然な（楽な）大きさの声で発声したときの声の強さを測定する．次に声を次第に小さくしながら発声を繰り返し（アー，アー，アー，……），最も小さい声の強さを測定する．その後，再び自然な声の大きさから次第に大きくしながら発声を繰り返し（アー，アー，アー，……），最も大きい声を測定する．

②声の高さは指定しない．ただし，はじめの自然な大きさの声の場合には話声位付近の高さとする．

③発声は約 2〜5 秒間続ける．

④なお，測定時は，マウスピース（肺機能検査用）を歯の少し奥までくわえ，口の形を一定に保って発声する（図 1）．この方法では口唇からの放射音の強さを測定するわけであるから，口の形を一定にする必要があり，通常は筒状のマウスピースをくわえて測定する．

⑤マイクロホンは口唇あるいはマウスピースの開放端から 20 cm のところに置く．

⑥声の強さは sound pressure level（SPL）（Re：0.0002 dyne/cm^2）で表示する．騒音計を用いて測定する場合は，C 特性を用いる．

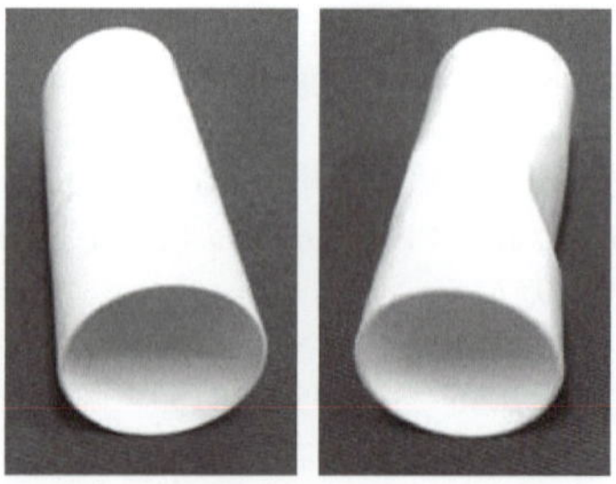

（a）従来型　（b）改良型

図 1　発声機能検査装置による検査で用いるマウスピース

改良型マウスピースはくわえた際に歯に合わせた凹みがあり，楽にくわえられ，口角とマウスピースの間に隙間ができにくい設計とされている

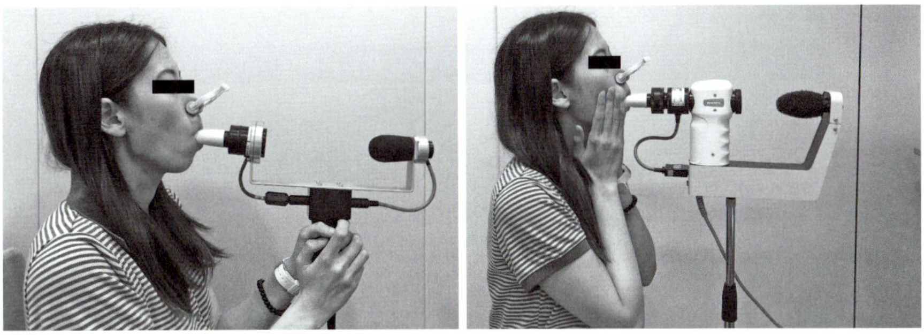

(a) 手持ちタイプ　　(b) 気流阻止法タイプ

図2　検査時の体位と息漏れ防止の工夫
口角や鼻孔からの息漏れを防ぐ必要があり，その際には口元を両手で押さえたり，ノーズピースを使用したりする

- **注意1**：測定に用いた機器を記述しておく．
- **注意2**：声の強さの測定において，口の形を規定しないフリーフィールドの測定ではマウスピースを装着した場合と比較して最小SPLで約2 dB大きい値が，最大SPLでは約8～9 dB小さい値が得られ，両者を比較する場合，補正の必要があるという報告があるので注意が必要である[1]．また，従来のマウスピース（図1-(a)）では，測定時に口唇とマウスピースに若干の隙間ができることがあった．現在ではマウスピースの形状に改良を加えた改良型（図1-(b)）も存在する．
- **注意3**：口角や鼻孔からの息漏れを防ぐ必要があり，その際には口元を両手で押さえたり，ノーズピースを使用したりする（図2）．

2 正常例と代表的な異常例

声の強さに関与する要因は，1つは声門閉鎖力（声門抵抗）と呼気努力（声門下圧）であり，もう1つは声帯振動様式[2]である．胸声で声の高さを一定に保ったまま声を大きくすると，声帯振動の1周期中の閉鎖期（closed phase）が長くなる．すなわち，声門開大期の時間/1周期の時間（open quotient）が小となり，声帯振動の振幅が大きくなる．頭声位においても，声帯振動の大きさと声門下圧の相互依存関係は同様に認められる．振動中，声門閉鎖はみられないが，声帯遊離縁の粘膜が呼気流により振動している．発声機能に関与する，声の高さ，強さ，声門下圧などの相互関係を総合的に検討した研究はMüllerの報告[3]に始まり，これまで多くの著名な研究者らによって報告されてきた．

声の強さは呼気流率と声門下圧の積と密接な関係を有し，正常発声では主に声門下圧の増大により声の強さが増大するといわれている．通常発声における声門下圧は10 cmH_2O前後あるいはそれ以下で，60～70 dBSPLの強さの発声がなされる．Colemenらの研究によれば，男性が出せる最も大きい音声は117 dBSPL，女性では113 dBSPLとし，最も小さい音声は男性が58 dB-SPL，女性が55 dBSPLと報告[4]している．また萩尾によれば，高齢者において男性では年代間に一定の傾向はなく，女性では50歳代より70歳代以上で声の強さが増加していたと報告している[5]．声を強く出すときは，呼気努力，声門閉鎖力の両者が同調して増大する傾向を示す[6]．

表に音声障害を来しうる疾患と，声門閉鎖，声帯粘膜移動性，呼気努力の関係を示した．拘束性肺疾患や肺切除などの場合を除いて音声障害を来すような喉頭疾患では，呼気が不十分であることはまれで，多くは声門閉鎖と声帯の粘膜移動性に問題があることが多い．

また加齢変化については，肺活量低下に伴う呼気努力の低下や男性に起こりやすい声帯萎縮に

表　音声障害と声の強さの関係

	声門閉鎖	粘膜移動性	呼気努力
片側声帯麻痺	＋	±	－
声門癌	±	＋	－
声帯ポリープ，結節	＋	＋	－
ポリープ様声帯	±	＋	－
心因性失声	＋	－	－
内転型痙攣性発声障害	＋	－	－
拘束性肺疾患	－	－	＋
加齢変化	±	±	±

関連なし：－，関連することがある：±，関連あり：＋

よる声門閉鎖不全，女性での閉経後などに起こる声帯浮腫による粘膜移動性の低下などから，すべての項目で関連することがあるとした．（讃岐徹治）

［引用文献］

1）城本貞子，城本　修，平野　実：発声機能検査におけるマウスピースの影響．喉頭 **3**：25-28, 1991.
2）Timcke R, von Leden H, Moore P：Laryngeal vibrations；Measurements of the glottic wave. *Arch Otolaryng* **68**：1-19, 1953.
3）Müller J：Handbch der Physiologie des Menschen. Holscher, 1837.
4）Coleman RF, Mabis JH, Hinson JK：Fundamental frequency-sound pressure level profiles of adult male and female voices. *J Speech Hearing Res* **20**：197-204, 1977.
5）萩尾良文：高齢者の音声機能の基準値の検討．喉頭 **16**：111-121, 2004.
6）Isshiki N：Regulatory mechanism of voice intensity variation. *J Speech Hera Res* **7**：17-29, 1964.

4 ボイスプロファイル

声の高さと強さは関連しながら変動する．たとえば，高い声を出すと強さも同時にある程度増大する．このことから，ある一定の高さを保ちながら強さを変えることは発声能力が高いといえる．両者を別個に測定するだけでは発声能力を十分に評価できないことになる．したがって，両者を同時に測定することは発声能力を評価するうえで大いに有用である．また，発声時の呼気流率と声の高さ・強さとの間にも密接な関係がある．ボイスプロファイル検査では種々の高さ・強さで被検者に発声させてこれら三者を同時に測定することで，三者の変動を別個に評価するだけでなく，声の高さと強さ，高さと呼気流率，強さと呼気流率の関連を評価する．

1 測定の実際と注意事項

1）使用する機器

永島医科器械（株）製の発声機能検査装置（PS-3000）とボイスプロファイルソフトウェア（SK-99）を用いる．測定用ハンドピース，検査装置本体，記録・信号処理用コンピュータ，プリンタから構成される（図1）．声の高さ，強さ，呼気流率を同時に測定する．1回の検査で取り込める長さは最長20分間に設定されている．測定を常に一定条件下で行うために，図2に示すハンドピースに熱線流量計とマイクロホンが固定されている．呼気が大きいときでもマイクに呼

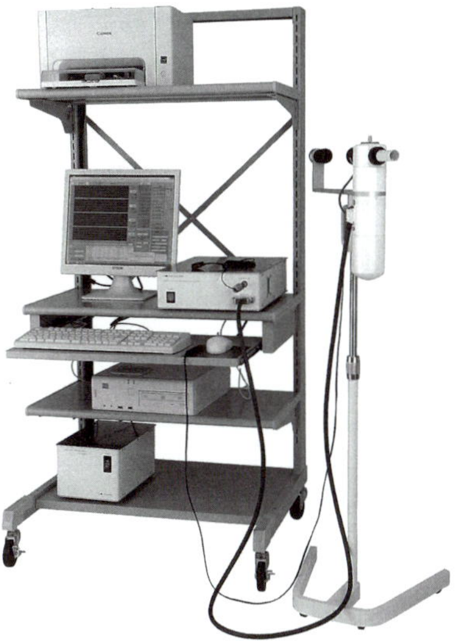

図1　発声機能検査装置（PS-3000，永島医科器械（株））の外観
測定用ハンドピース，検査装置本体，記録・信号処理用コンピュータ，プリンタから構成される

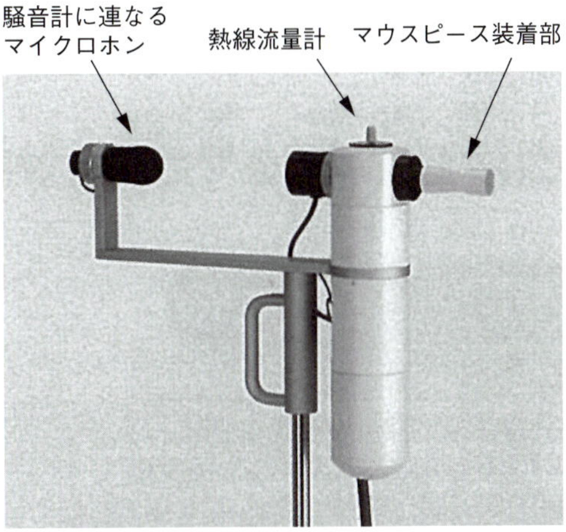

図2　測定用ハンドピース
熱線流量計の前にマウスピースを装着する．マイクロホンはハンドピースの後端にあり，マウスピースからの距離が一定になる．呼気流がマイクロホンに当たって雑音が生じないように工夫されている

気が直接当たって雑音を生じないように工夫されている．

2）測定の手順

測定は防音室で行う．通常，座位でコンピュータの画面を被検者に見てもらいながら行う．立位で行ってもよいが，検査条件をどの被検者でも一定にすることが望ましい．筆者は座位で行うこととしている．ハンドピースの先端にマウスピースを装着し，被検者はマウスピースの1/3～1/2をくわえて軽く歯で支える．このとき口唇がマウスピースに密着しているかどうかをチェックする．被検者が無歯のときは呼気が漏れないように被検者自身の手指で頬を押さえて口唇がマウスピースに密着するよう指導する（図3）．口唇とマウスピースの間から呼気が漏れると呼気流率が実際よりも小さく測定されてしまうからである．同じ理由から，ノーズクリップで前鼻孔を閉鎖しておく．

発声には持続母音 /a/ または /u/ を用いる．丸いマウスピースを用いるので他の母音は発声しにくく感じられるからである．筆者は /a/ を用いている．

まず最も楽な声の高さと強さ（無関位）を測定する．次に示す①，②の発声を3回程度繰り返して，楽な発声時の声の高さと強さを記録する．楽な発声時でも声の高さと強さの両者ともある程度の範囲で変動するので，目視で変動域の中心にカーソルを移動させてそのときの値を読む（図4）．

その後，次第に声域の上限に至る．次いで楽な高さに戻って次第に声域の下限に至る．強さについても同様にする．通常，次のように発声させる（通常モード）．

①楽な声（地声で普通の高さ・強さの声）
②少し高い声（①より高い声，強さは指示しない）
③もっと高い声（②より高い声，強さは指示しない）
……………何度か繰り返す……………
④最も高い声（声区を問わず，被検者が最も高い声を出すように検者が適宜誘導する）
⑤もう一度，楽な声（①よりも高い声になることが多い）
⑥少し低い声（⑤より低い声）
⑦最も低い声

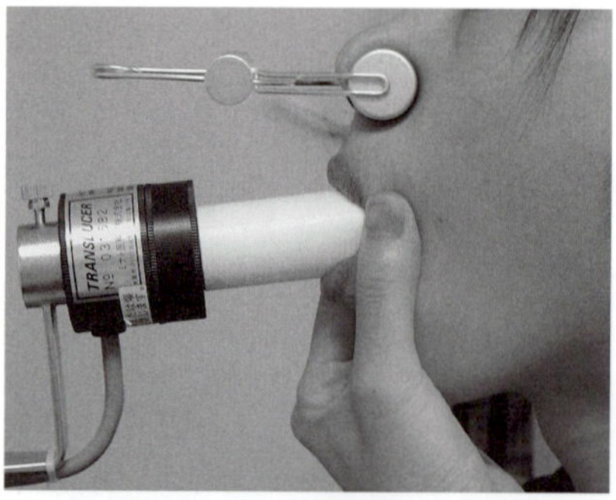

図3　被検者が無歯の場合
口唇がマウスピースに密着するよう被検者自身の手指で頬を押さえる

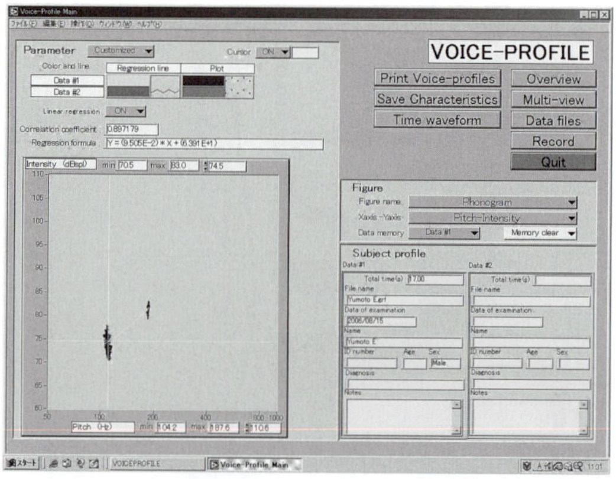

図4　楽な発声時および少し高い声を出したときのプロファイル⇒巻頭グラビア参照
楽な発声時でも声の高さと強さの両者ともある程度の範囲で変動するので，目視で変動域の中心にカーソルを移動させてそのときの値を読む（無関位）
横軸：声の高さ（Hz），縦軸：声の大きさ（dBSPL）

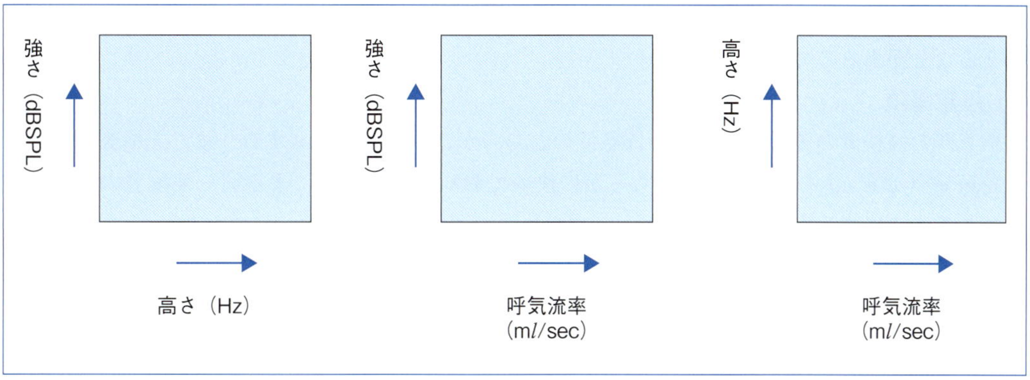

図5　ボイスプロファイルの検査結果として，声の高さ，強さ，呼気流率の三者の関係が二次元的に表示される

図6〜21に示す各図の縦軸と横軸のパラメータを示す．なお，下段の図は上段に包絡線をあわせて表示したもの

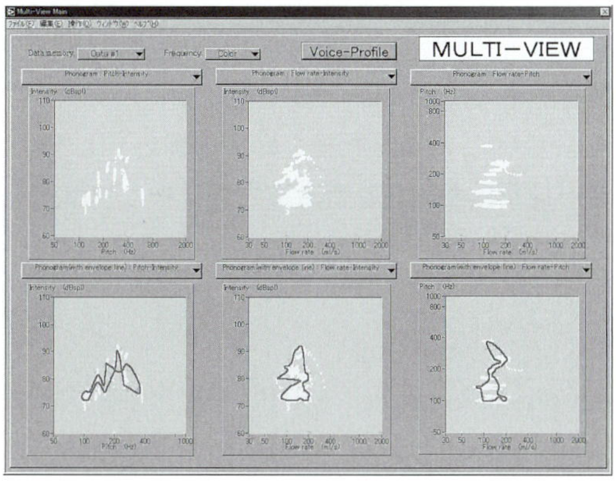

図6　正常者（55歳，男性）の例（1）．通常の発声指示で得られたボイスプロファイル（通常モード）⇒巻頭グラビア参照

声の高さが6段階になっていることが読み取れる

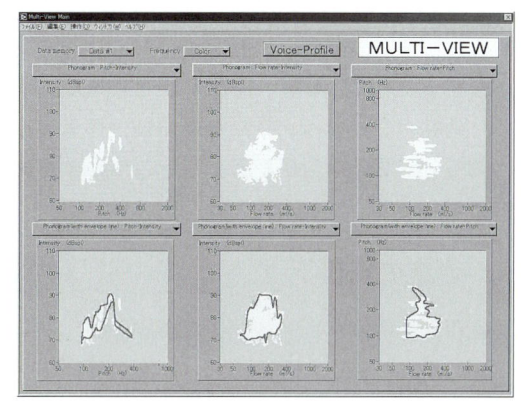

図7　正常者の例（2）．図6と同一被検者から得られた詳細モードのボイスプロファイル⇒巻頭グラビア参照

包絡線が通常モードよりも大きくなって発声能力をよく示している

強い声，弱い声についても同様に，楽な声から強い声へ，楽な声から弱い声への順に発声させる．

楽な声はおもて声（地声，胸声）で，高さはほぼ話声位に一致する．最初はおもて声の中で声が高くなる．ある高さ付近で発声しにくくなりそれよりも高い声はうら声（ファルセット）になる．ボイスプロファイル検査では声区が変わってもよいので被検者の発声能力をできるだけ引き出す．声の高さを変えるときは強さについては特別の指示をしないで被検者が出しやすいようにするとよい．

図5にボイスプロファイルの縦軸・横軸の関係を示す．

図6に55歳男性正常者のボイスプロファイル（通常モード）の例を示す．声の高さが6段階になっているのが読み取れる．嗄声患者は元来声が出にくい被検者なので，ここまでで検査を終了する．

ごく軽度の音声障害を訴えるときは，通常モードで検査を行った後，コンピュータ画面を見ながら可能な限り広い面積を画面上で描くように種々の高さ・強さで発声することを指示する（詳細モード）．図7に図6と同一の正常被検者から得られた詳細モードのボイスプロファイルを示す．包絡線が通常モードよりも大きくなって発声能力をよく示している．この被検者ではうら声での高さの調節が滑らかに行えないことがわかる．5分以上続けるとのどの違和感や軽い痛みを訴えることがあるので無理をさせない．

3）注意事項

検査時の被検者の姿勢を座位または立位のどちらかに決めて一定にする．また，検査時の発声は持続発声母音 /a/ または /u/ のどちらかに決めておく．検査時期による同一被検者の結果を比較できるようにするためである．

発声時に口唇とマウスピースの間から呼気が漏れないことを確認する．ノーズクリップで前鼻孔を閉鎖するのも同じ目的である．

まず楽な高さと強さの発声から始めて次第に負荷をかけていく．検者の指示によってボイスプロファイルの形が変わる可能性がある．被検者の発声能力をできるだけ引き出すよう留意する．この点で呼吸機能検査に似ている．

最も高い声から再度「楽な声」に戻ったとき，高い声に影響されて最初の「楽な声」よりもいくぶんか高い声になっている．あえて最初の「楽な声」の高さに合わせる必要はない．強さについても同様である．

嗄声患者では，通常，詳細モードでの発声は困難を感じることが多いので通常モードのみとする．通常の話声では正常だがある特定の音を出せないなどといった微細な異常を訴えるときは，詳細モードで発声させるとよい．このときも被検者が違和感や異常を訴えるときはそこで検査を終える．

2 測定の意義

発声機能検査として最長発声持続時間（maximum phonation time：MPT）や発声時平均呼気流率（mean airflow rate：MFR）がしばしば用いられてきた．しかし，これらの指標は主に発声時の声門閉鎖の程度を反映するので，音声障害患者の中には異常を来さない症例の存在することが指摘されてきた[1]．そこで声の高さ，強さを呼気流率と同時に測定する機器が開発され，それを用いて無関位だけでなく声の高さと強さを種々の程度に組み合わせた負荷発声をさせることで発声機能の異常を詳細に把握する試みがなされたが[2]，検査が煩雑になるために広く臨床応用されるに至っていない．

一方，小宮山は横軸に声の高さ，縦軸に声の強さを表示し，両者の関係を二次元散布図に描画するフォノグラムを考案した[3]．同様の試みは phonetogram[4]，voice range profile[5] と呼ばれて報告されている．小宮山らのグループは，声の基本周波数，強さ，呼気流率の3パラメータを二次元的にモニター上にリアルタイムで表示しながら比較的簡単に検査（ボイスプロファイル検査）を行うことで被検者の発声機能を多角的に検討できるよう工夫し，その有用性について報告した[6]．彼らはこのボイスプロファイル検査をコンピュータの導入によって自動化し[7]，散布図の描画を短時間で行えるように改善したので，臨床検査として普及してきた．

本検査を行って声の高さ，強さと呼気流率の三者の関連を評価することで，MPT や MFR などが正常範囲に留まる病的音声でも異常を検出し，治療前後の変化をパターンとして示すことができる．真子らは本検査データから発声時最小呼気流率曲線を求め，高さからみると最小呼気流率が話声位付近で最も低くなること，強さからみると 60〜70 dB 付近で個人差が小さいことを報告した[8]．また，発声時最小呼気流率は声帯振動が止まる直前の呼気流率であり喉頭の効率や声帯粘膜の柔軟性を反映すると考えられることから，MFR よりも鋭敏に音声障害を検出できるとした．Titze らの報告した minimum phonation pressure[9] よりも測定が簡便なので，今後の応用が期待される．

3 正常例と代表的な異常例

1）正常例

ボイスプロファイル検査を導入した2000年はじめに，喉頭疾患，肺疾患の既往がなく，検査時に嗄声を自覚していない健康成人51名（男性35名，女性16名，年齢は22〜55歳で平均28.5歳）を対象に通常モードでボイスプロファイル検査を行った．なお，被検者には職業的音声使用者や声楽訓練を受けたものは含まれていない．また，7名では2年以上の長期間経過後に再検査を行ったので，本検査の再現性についても検討した（表1）．

同じ検査日での検査結果はどの被検者でもほぼ同様のパターンを示した．

図8〜14に被検者1〜7の検査結果を示す．正常者でも被検者ごとにパターンは異なっていた．

表1　2年以上の長期間経過後にボイスプロファイル検査を行った7名

被検者	性	年齢（初回検査時）	ボイスプロファイル検査を行った間隔
1	男	25	2年
2	女	32	2年
3	男	26	2年，6年
4	女	25	2年，6年
5	女	25	3年
6	男	27	4年
7	男	28	6年

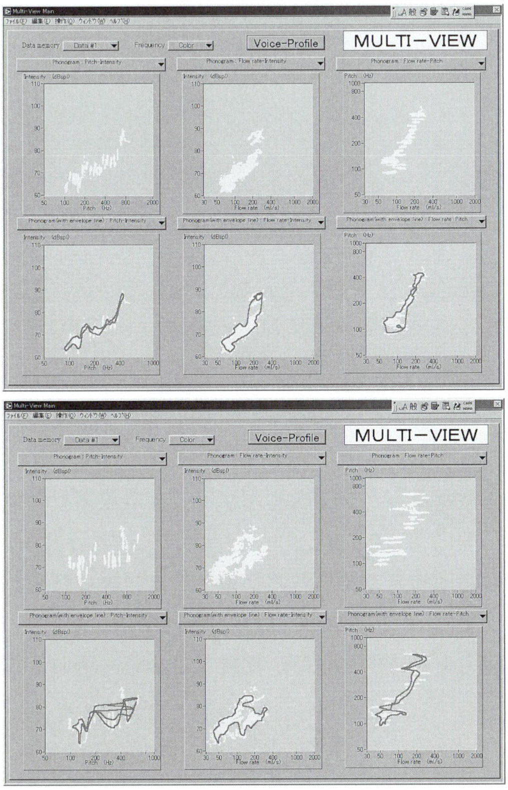

図8　被検者1（25歳，男性）のボイスプロファイル（通常モード）⇒巻頭グラビア参照
下は2年後の検査結果

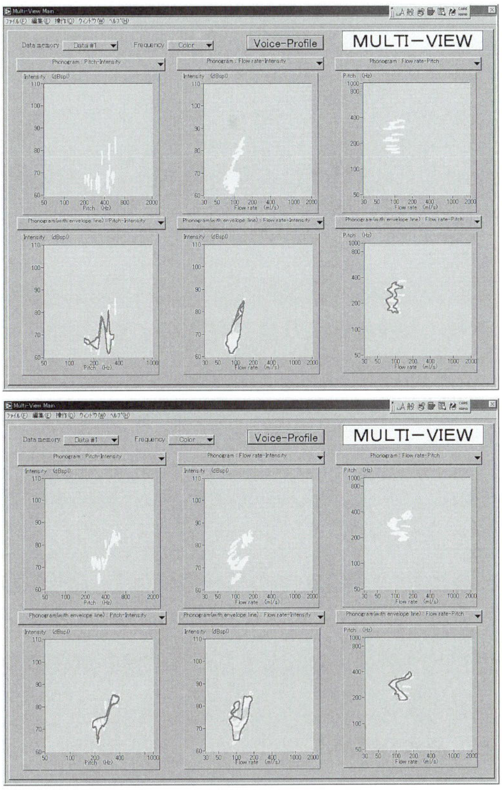

図9　被検者2（32歳，女性）のボイスプロファイル（通常モード）⇒巻頭グラビア参照
下は2年後の検査結果

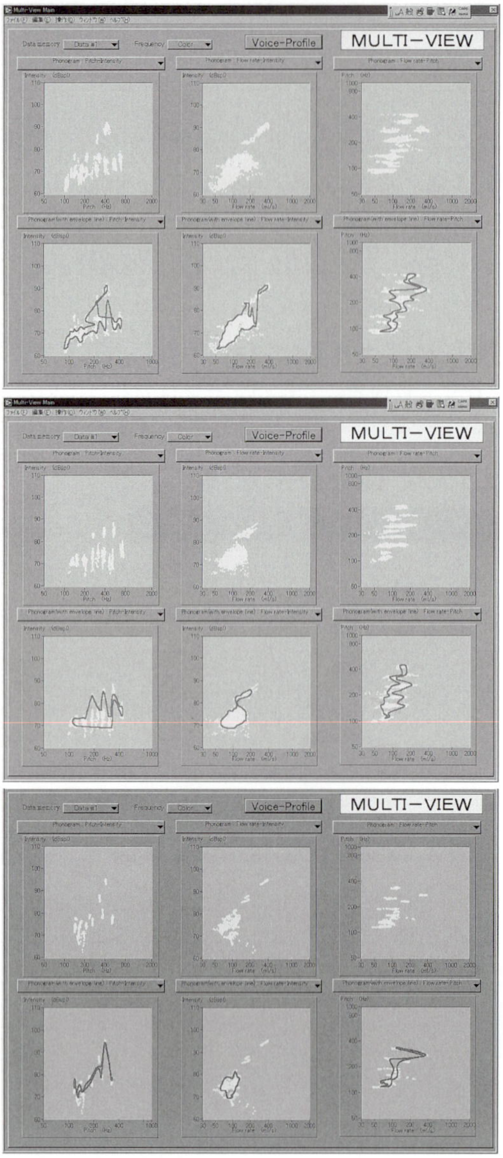

図10　被検者3（26歳，男性）のボイスプロファイル（通常モード）
中央は2年後，下は6年後の検査結果

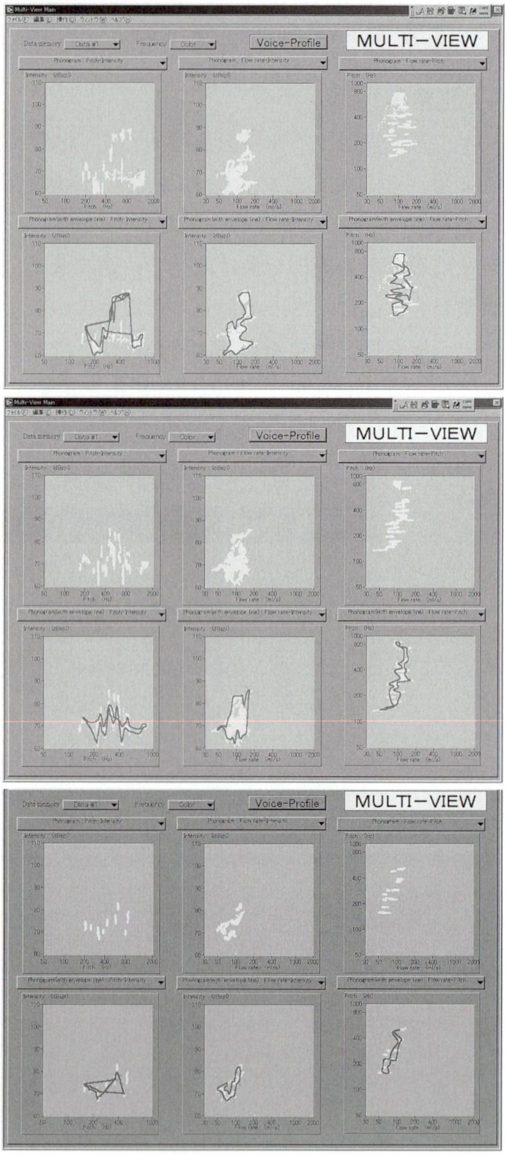

図11　被検者4（25歳，女性）のボイスプロファイル（通常モード）
中央は2年後，下は6年後の検査結果

このことから，異なる患者同士の比較に本検査で得られるパターンを利用することは適当でないと考えられた．

被検者6を除く6名の被検者では2〜6年経過後も初回検査で得られた結果とほぼ同様なパターンが得られた．このように，ボイスプロファイル検査は同一被検者では長期間経過後も比較的一定したパターンを示すことから，同じ患者の発声能力を経時的に追跡・比較するために用いることができる．

(1) 高さの調節

被検者1，3のように声が高くなるにつれて呼気流率が増加するタイプ（図8，10），被検者2のように声が高くなっても呼気流率がほぼ一定のままのタイプ（図9）が観察された．被検者4の初回検査時は声の高さにかかわらず呼気流率の変動はみられなかったが，2年後および6年後

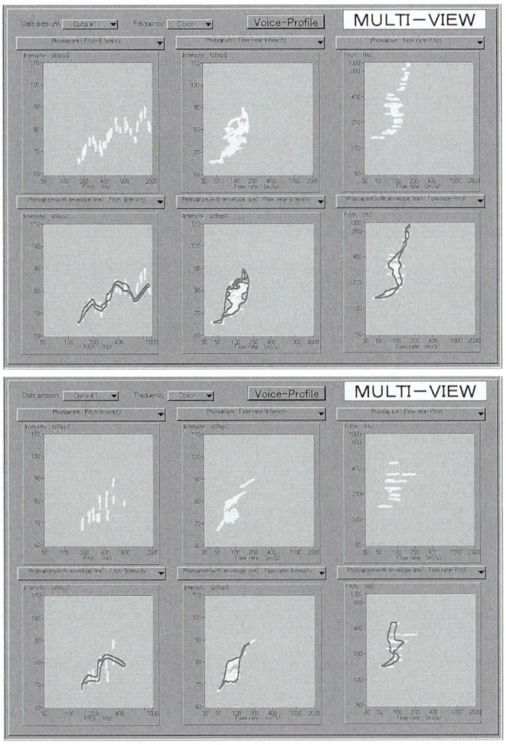

図 12　被検者 5（25 歳，女性）のボイスプロファイル（通常モード）
下は 3 年後の検査結果

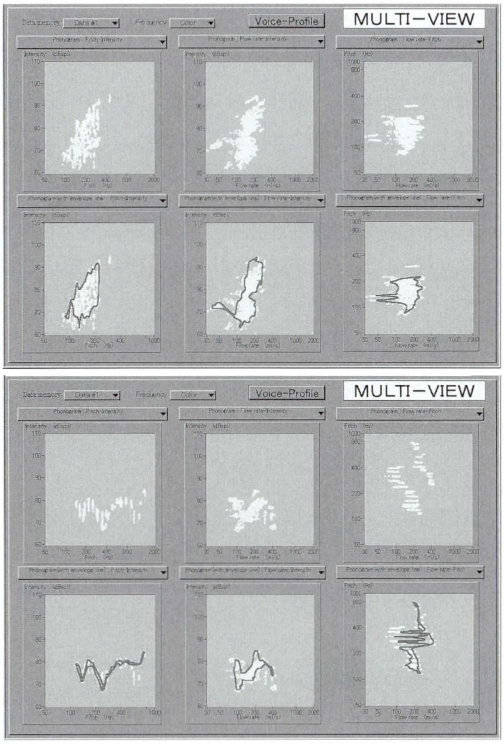

図 13　被検者 6（27 歳，男性）のボイスプロファイル（通常モード）
下は 4 年後の検査結果

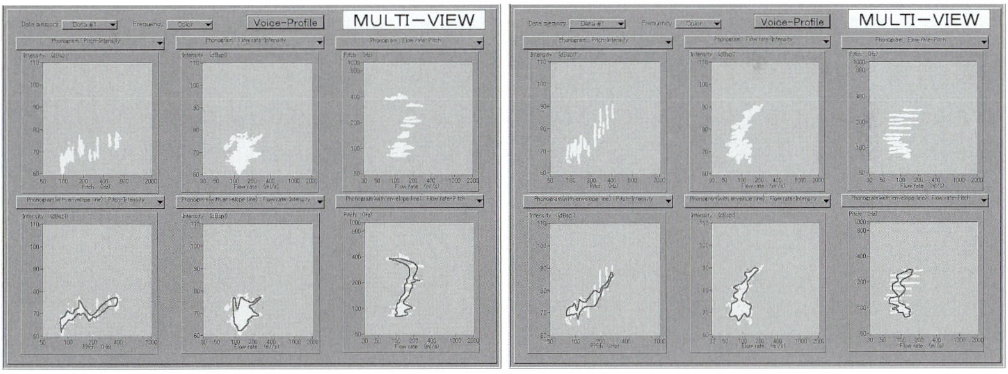

図 14　被検者 7（28 歳，男性）のボイスプロファイル（通常モード）
右は 6 年後の検査結果

の検査では声が高くなるにつれて呼気流率も増加する傾向がみられた（図 11）．被検者 5 の初回検査時は約 200 Hz までは声の高さとともに呼気流率が増加し，200〜400 Hz までは高さにかかわらず呼気流率がほぼ一定であり，さらに高くなると再び呼気流率が増加した（図 12 上）．3 年後の検査では 200 Hz 付近までは声が高くなるにつれて呼気流率が増加し，それより高くなると呼気流率はほぼ一定であった（図 12 下）．初回検査時と比較すると 400 Hz より高い声が出ていないために異なるパターンを呈したと考えられた．ある声の高さの上下で呼気流率の変化が異なる点は声区の変換部に相当すると考えられる．被検者 6 の初回検査から 4 年後のパターンを見ると（図 13 下），2 つの異なる発声様式で高さを調節した結果と解釈できる．両方とも声が高くなるとともに呼気流率が減少している．被検者7の初回検査では約300 Hzまでは高さと呼気流率がともに増加したが，それよりも高い声では逆に呼気流率が減少した（図14左）．しかし6年後の検査では，約150 Hzまでは声が高くなるとともに呼気流率が減少し，それ以上の高さでは呼気流率も増加した（図14右）．このように長期間を経過すると声の高さの調節様式が変化することがある．

(2) 声の強さの調節

声の強さと呼気流率は正の相関関係を示すことが多い．被検者4の初回検査時と2回目検査時では声の強さにかかわらず呼気流率はほぼ一定であった（図11上，中）．被検者6の2回目検査時は声の強さと呼気流率の間に明らかな関係はみられなかった（図13下）．被検者7の2回目検査時には75 dBSPL以下では呼気流率との間に明らかな関係はみられなかったが，それよりも大きい声では呼気流率と正の相関を呈した（図14右）．

(3) 声の高さと強さの関係

被検者4（図11）と被検者6の2回目検査時（図13下）では声の高さにかかわらず強さを一定に保っていた．この2名を除く他の被検者では声の高さと強さは正の相関関係にあった．

2) 代表的な異常例

嗄声を来す喉頭疾患のいくつかについて代表例を提示する．

(1) 一側反回神経麻痺

一側反回神経麻痺による嗄声は発声時声門閉鎖不全，声帯（筋）の萎縮，声帯の弛緩によって起こり，発声時平均呼気流率の増加と最長発声持続時間の著しい短縮が特徴的で，高度の気息性嗄声を呈する．

症例1は28歳男性で左反回神経麻痺症例（縦隔の迷走神経鞘腫摘出術後）である．表2に示すように，著明なMPTの短縮とMFRの増加を認めた．治療前のボイスプロファイルでは声の高さの上昇と呼気流率の増加が著しく，そのために高さ－強さ描画・強さ－MFR描画では右方向に，高さ－MFR描画では右上方向に全体が偏位している．また，楽な発声時の高さが240 Hzと上昇し，音域がおよそ1オクターブと狭くなっている（図15上）．その後，左披裂軟骨内転術[10]と神経筋弁移植術[11]を行った．術後2年経過時，自覚的には麻痺発症前の「自分の声」に戻ったとのことであった．MPT, MFRとも正常化し，楽な発声時の声は155 Hzまで低下した．ボイスプロファイルでは声の高さ，強さとも範囲が広がり，MFRの低下を反映して強さ－MFR描画・高さ－MFR描画が左方向に移動した．高さ－強さ描画では両者の間に正の相関が

表2 図15～21にボイスプロファイルを示した症例の発声機能

症例	性	年齢	疾　患		最長発声持続時間（秒）	平均呼気流率（ml/秒）
1	男	28	左反回神経麻痺	治療前 術後2年*	5.5 25.9	501 103
2	女	55	ポリープ様声帯	治療前 術後1カ月	7.8 8.9	141 149
3	女	74	ポリープ様声帯		15.8	91
4	男	56	大ポリープ	治療前 術後1カ月	5.7 25.8	474 172
5	女	24	小ポリープ	治療前 術後2カ月	7.7 13.5	228 116
6	女	36	結節	治療前	6.5	459
7	女	48	結節	治療前	15.9	143

*左披裂軟骨内転術と神経筋弁移植術

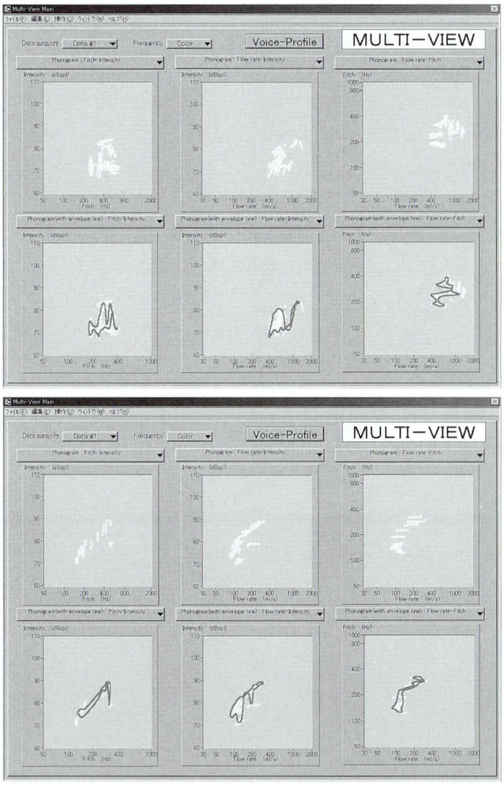

図 15　縦隔腫瘍摘出術後の左反回神経麻痺を呈する症例 1（28 歳，男性）のボイスプロファイル⇒巻頭グラビア参照

上は麻痺発症後 6 カ月，下は左披裂軟骨内転術と神経筋弁移植術施行後 2 年経過時

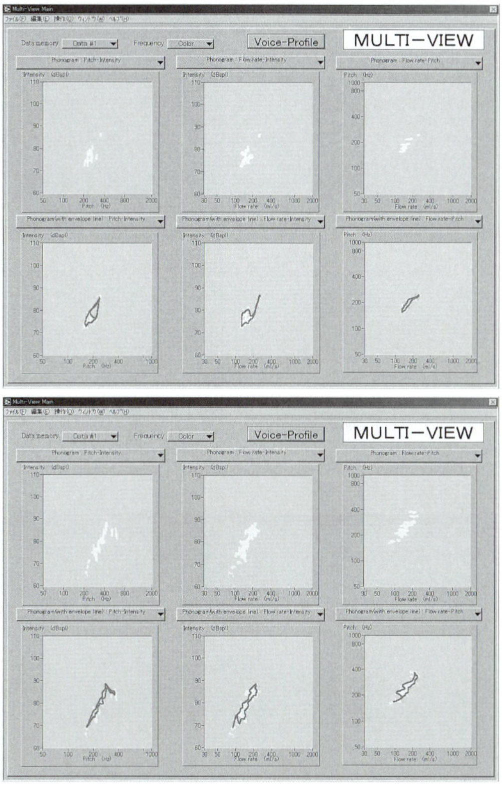

図 16　ポリープ様声帯 I 型を呈する症例 2（55 歳，女性）のボイスプロファイル⇒巻頭グラビア参照

上は初診時．下は術後 1 カ月

みられるようになった（図 15 下）．

(2) ポリープ様声帯

声帯全長にわたってび漫性に浮腫様腫脹を生じ，病変は粘膜固有層浅層（ラインケのスペース）にある．安静呼吸時の喉頭像から，主に声帯上面に腫脹があり声門が十分に開いている I 型，腫脹が声帯下面にも及んで両側声帯縁が一部接する II 型，腫脹がさらに高度で両側声帯縁の大部分が接して声門後方にわずかな間隙がみられる III 型に分類されている[12]．

症例 2 は 55 歳女性（デパートの店員）でポリープ様声帯 I 型を呈した．声の高さ・強さとも声域が狭くなっていた（図 16 上）．術後 1 カ月で高さ・強さとも声域が拡大し（図 16 下），話声位が 185 Hz から 220 Hz に上昇した．MPT，MFR はどちらも術前後で変化がなかった．症例 3 は 74 歳女性でポリープ様声帯 III 型を呈した．話声位は 142 Hz と低下し MFR の減少が著しい．そのためボイスプロファイルでは強さ－MFR 描画・高さ－MFR 描画が左方向に偏位していた（図 17）．また，声の高さ・強さとも声域が減少している．

(3) ポリープ

声帯膜様部中央に好発する．ポリープによる左右声帯の質量の不均衡が生じ，対側声帯の振動が障害される．

症例 4 は 56 歳男性で声帯膜様部前半分を占拠する比較的大きなポリープ例である．この例では声の高さと強さにかかわらず MFR が増加していた（図 18，表 2）．術後は声域が拡大し，

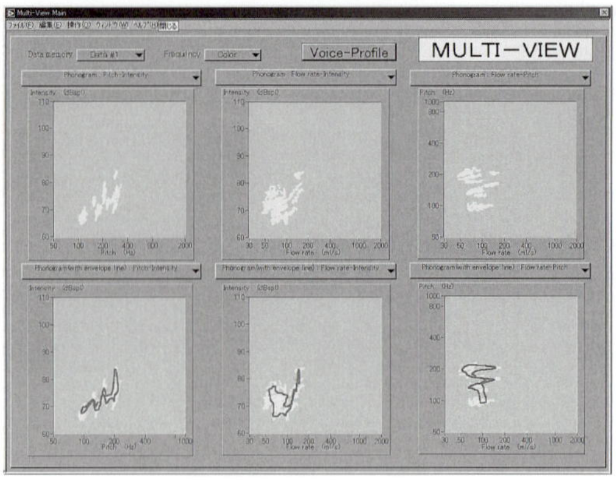

図17　ポリープ様声帯Ⅲ型を呈する症例3（74歳，女性）のボイスプロファイル

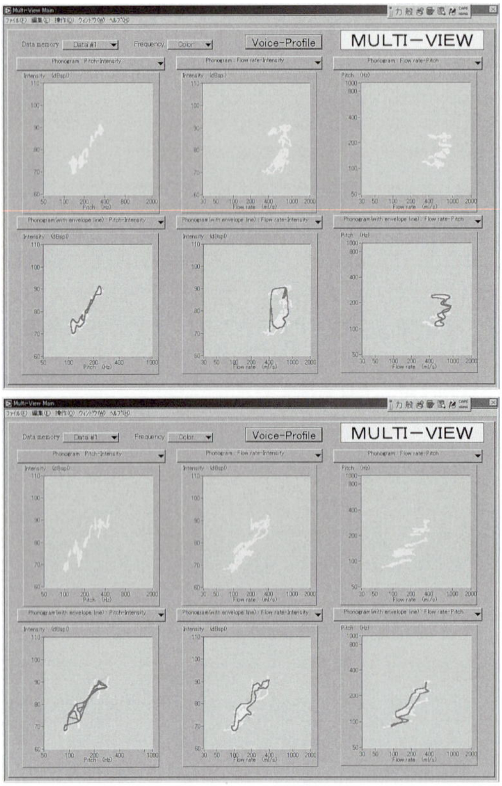

図18　声帯膜様部前半分を占拠する比較的大きなポリープを有する症例4（56歳，男性）のボイスプロファイル⇒巻頭グラビア参照

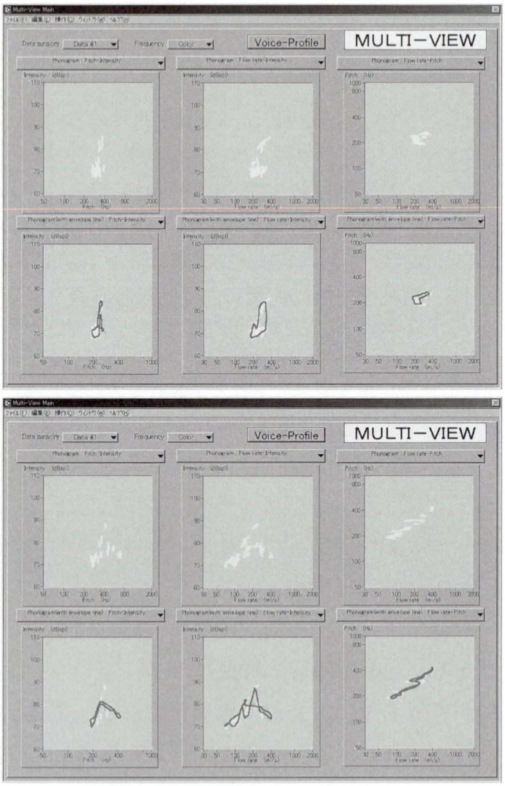

図19　声帯膜様部中央に生じた小ポリープを有する症例5（24歳，女性）のボイスプロファイル

MFRが正常化した．症例5は24歳女性で声帯膜様部中央に生じた小ポリープ例である．声の高さの声域が狭くなりMFRがやや増加していた（図19，表2）．術後は声域が拡大し，MFRが減少した．

(4) 声帯結節

声帯膜様部中央に，通常両側性に生じる．発声時，結節の前後で声門間隙を生じる．図20，21にそれぞれ症例6，7（36歳保育士女性，48歳声楽家女性例）のボイスプロファイルを示す．症例6ではMFRの増加を認めるが，症例7のMFRは正常範囲であった．　（湯本英二）

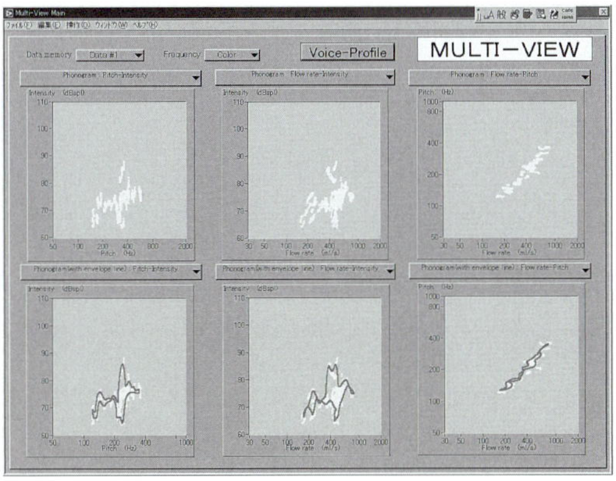

図 20　結節を生じた症例 6（36 歳女性，保育士）のボイスプロファイル

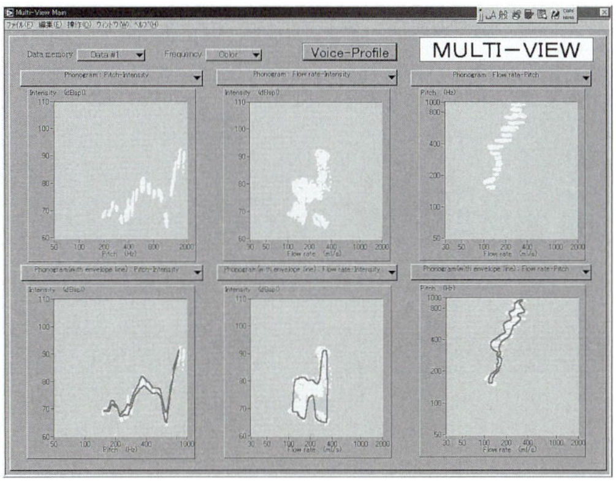

図 21　結節を生じた症例 7（48 歳女性，声楽家）のボイスプロファイル

［引用文献］

1）Isshiki N, von Leden H：Hoarseness；Aerodynamic studies. *Arch Otolaryngol* **80**：206-213, 1964.
2）河村裕二，丘村　熙，湯本英二：レーダーチャート方式による発声機能表示法の試み．日耳鼻 **89**：448-454, 1986.
3）小宮山荘太郎：声の強さに関する検査．声の検査法 第 2 版 臨床編（日本音声言語医学会編），医歯薬出版，1994，pp59-65.
4）Damste PH：The phonetogram. *Pract Otorhinolaryngol*（*Basel*）**32**：185-187, 1970.
5）Titze IR：Acoustic interpretation of the voice range profile（phonetogram）. *J Speech Hear Res* **35**：21-34, 1992.
6）渡辺　宏，小宮山荘太郎，金苗修一郎・他：Phonometer SK-80 を用いた音声検査法．音声言語医学 **23**：193-201, 1982.
7）小宮山荘太郎：音声検査の新しい方法（voice profile）—フォノグラムのコンピュータ解析．音声言語医学 **31**：326-330, 1990.
8）真子弘子，小宮山荘太郎：音声検査法としての発声時最小呼気流率．喉頭 **1**：132-134, 1989.
9）Titze IR：The physics of small-amplitude oscillation of the vocal folds. *J Acoust Soc Am* **85**：901-906, 1989.
10）Isshiki N, Tanabe M, Sawada M：Arytenoid adduction for unilateral vocal cord paralysis. *Arch Otolaryngol* **104**：555-558, 1978.
11）Yumoto E, Sanuki T, Toya Y, et al：Nerve-muscle pedicle flap implantation combined with arytenoid adduction. *Arch Otolaryngol Head Neck Surg* **136**：965-969, 2010.
12）米川紘子，太田文彦，小池靖夫：ポリープ様声帯の臨床．日気食会報 **34**：409-417, 1983.

5 まとめ

声の性質を特徴付ける，高さ，強さ，音質（音色）のうち，物理的に明確に定義され実際の検査に用いられている前二者（高さと強さ）の測定，および種々の高さと強さの発声時におけるこれらのパラメータと呼気流率を同時に測定するボイスプロファイル検査について解説した．

(1) 声の高さ

測定項目は，話声位，生理的声域，声区変換能である．話声位は，楽に出したとき（無関位）の持続母音発声から測定することが多い．生理的声域は無関位から始めて徐々に上昇させて上限を測定する．下限は無関位から下降させて測定する．高さを上昇させていくときに音質が変化する．その高さを声区の変換点とする．正常では声区を変えて高い声を出すことができる．成人の声域はおおよそ男性で 3 オクターブ，女性で 2.5 オクターブである．また，成人男性は女性よりも話声位および声域下限が約 1 オクターブ低い．

(2) 声の強さ

高さを指定せず，楽に出したときの強さから始めて次第に声を小さくしながら母音の発声を繰り返す．最も小さい声の強さを測定した後，再び楽な発声に戻って最も大きい声の強さを測定する．口唇とマイクロホンの距離は 20 cm に保つ．声の強さは声門閉鎖力と声門下圧・呼気流，声帯振動様式に影響される．したがって，主に内喉頭筋の喉頭調節，呼吸器の疾患，呼気の調節，および声帯粘膜の移動性に問題があると声の強さの範囲が狭くなる．

(3) ボイスプロファイル

声の高さと強さは互いに関連しながら変動する．また，発声時の呼気流率と声門下圧も声の高さ・強さと密接に関連する．声門下圧は容易には測定できないので呼気流率を声の高さおよび強さとともに測定し，声の高さと強さ，高さと呼気流率，強さと呼気流率の関連を評価する．被検者の発声能力をできるだけ引き出すよう留意する．本検査で得られるパターンは正常者でも被検者ごとに異なっていたが，同一被検者では長期間経過後も比較的一定したパターンを示した．したがって，同じ患者の発声能力を経時的に追跡・比較する目的で用いるには適している．

本検査のもう 1 つの利点として，無関位では異常を検出できない病変でも，声の高さと強さを種々の程度に組み合わせた負荷発声をさせることで異常を定量的に把握できることがあげられる．また，本検査から求めることができる発声時最小呼気流率は声帯振動が止まる直前の呼気流率であり，喉頭の効率や声帯粘膜の柔軟性を反映すると考えられる．

（湯本英二）

ちょっと一息 Genderと音声

皆さんは「男らしい声」「女らしい声」と聞き，どんな声を連想するだろうか？ 一般的にイメージされるのは，「男らしい声」は低く太く大きい声で，「女らしい声」は高く細く小さい声であると思われる．高い低いは周波数の高低，太い細いと大きい小さいは音圧の大小である．しかし，本当にそれだけで，声のGenderが特定されているのだろうか？

筆者は一色信彦先生のところに国内留学で赴任した際に臨床研究テーマとして「中村くんは4型や」と授かった瞬間から，性別不合（GI）の診療に深くかかわることになった．男性から女性型はMTF/GI，女性から男性型はFTM/GIという．どちらも生まれもった生物学的性別と精神的性別が逆である疾患である．

GI症例はまず，身体的外観から悩む．性器，乳房，体毛などは第二次性徴以降に生物学的性別のとおりに成長し，それはGI症例にとっては受け入れがたく，つらいことである．そのため，GIの確定診断がついた直後からホルモン療法が開始され，治療開始年齢にもよるが，ある程度は望むGenderの身体的特徴に近づいていく．しかし，ホルモン療法だけでは不十分で，さらに身体的に法律的に望むGenderになるためには他にもいろいろな形成手術が必要であり，最終的には性別適合手術を受け，戸籍を変更する必要がある．その一連の流れは，日本精神神経学会のGIに関する診断と治療のガイドラインに詳細に規定されている．

見た目はとても普通に女性っぽい人が「おはようございます」と110 Hzの声で挨拶したらどう思うだろうか？ 多くの人はすかさず「男性？ 女性？」とGenderについての疑問を感じることだろう．その逆に，見た目はとても普通に男性っぽい人が「おはようございます」と220 Hzの声で挨拶したら？ やっぱり違和感につながることだろう．このように声はGenderを想像させる．

FTM/GIでは上記の男性ホルモン療法が開始されると，男性ホルモンの作用で声帯筋の筋線維の肥大化が起こり，その結果，徐々に話声位は低下し男声化する．一方，MTF/GIの女性ホルモン療法では声帯筋の筋線維の菲薄化は起こらず，話声位は上昇せず女声化しない．このようなメカニズムで，FTM/GIに声を低くする手術はほとんど不要であるが，MTF/GIには声を高くする手術が必要になる．ただし，前述のガイドラインでは声の手術は必須とされておらず，性別変更の法律的条件にも声は入っていない．換言すると，声が生物学的性別のままでも医学的にも法律的にも問題ないのである．しかしやはり一部のMTF/GIは声を高くする手術を受けたいと考える．

もともとの話声位が100 Hz台のMTF/GIでも，意識的に話声位を高位に保てばいいし，気持ちは女性であるから自然と話し方や語彙は女性っぽいのである．また，普通の女性でも180 Hz前後のちょっと低めの話声位の人はたくさんいるし，もともとが女性であるから話し方も語彙も当然女性っぽい．MTF/GIの中では，やや高音話声位が自然にできて，話し方も語彙も女性っぽく，女性としてのパス度は高く，声を高くする手術が不要の症例も多い．ここが重要なポイントで，話声位の高低だけで声のGenderは決まらない，といえる．ちょっと低くても，話し方と語彙が女性っぽければ，女声に聞こえるし，いくら高くても男性っぽい話し方と語彙では男声に聞こえる．これではなかなか女性としてのパス度は上がらないことだろう．このように声とGenderには，さまざまな要素が複雑に絡み合う．

また，普通の若い男女のコミュニケーションを考えてみる．若い女性の声が「高くかわいらしい」と若い男性へのセックスアピールになり，逆に若い男性の低くて太い声が若い女性を「キュン」とさせる．それによってお互い惹かれ合い，生物としての人間の種の繁栄につながる．これもGenderと声の面白いところである．

（中村一博）

Topics

声の高さと大きさに関する物理量

声に対して聴取者が心理的に感じる高さ(pitch，単位：mel)と大きさ(loudness，単位：sone)は，聴取者の聴覚・認知特性に依存する．一方，声の高さを物理的に測定するために活用される声の基本周波数(fundamental frequency，略記号：F_0またはf_0，単位：Hz)や，声の大きさに対する音の強さ(intensity，単位：W/m^2)や音圧(sound pressure，単位：Pa)は，聴取者の聴覚・認知特性に左右されない音響的物理量である．

純音の周波数と音の高さとの関係はStevens(1957)以来よく調べられている．Stevensは音圧レベル40 dB，1 kHzの純音の高さを1,000メル(mel)と定義して，その半分を500メル，2倍を2,000メルとするような心理的な比率尺度を実験的に求め，メル尺度と命名した．メル尺度で表した純音の心理的な高さは1～10 kHzの範囲ではほぼ周波数の対数に比例し，1 kHz以下の帯域では比率がそれより緩やかになる．メル尺度は蝸牛頂から測った基底板上の共振点(振動振幅が最大になる位置)の距離によく対応することから，基底板上の共振点の位置が純音の心理的な高さを決める重要な要因であると考えられている．

純音以外の音声のような複合音の高さは，基本周波数がある場合にはそれに依存することが知られている．声の基本周波数は声帯振動が安定している場合には単位時間あたりの振動数と一致する．しかし，基本周波数を定義できない音声，たとえばささやき声や嗄声度の強い声でも，声の高さに関連するアクセントやイントネーション情報は伝達され得ることが知られており，基本周波数と心理量としての声の高さが常に一致しているわけではない．また，嗄声の特性によっては，基本周波数から予測されるより声の高さが低く感じられたり，複数のピッチ感覚が生じたり，ガラガラ感が強くなって粗糙性が増し一定の安定した高さが感じられなくなる声も少なくない．このような場合，操作的につまり各分析ソフトの計算方法に従って基本周波数が抽出されたとしても，聴覚が感じる高さには対応しない誤差を含んだ値になる可能性が高いので，留意が必要である．

一方，声の大きさを表すために活用される音の強さ(intensity，W/m^2)は，ある場所の単位面積内を単位時間内に通過する音響エネルギーを表す．音の強さのレベル(intensity level，単位：dB)はそのデシベル表示である．音の強さより測定が簡便な音圧(sound pressure，単位：Pa)やそのデシベル表示である音圧レベル(sound pressure level，単位：dB)で代用されることが多い．通常の環境下では音の強さのレベルと音圧レベルは一致するので問題は生じない．

Stevens(1957)は比例尺度としての音の大きさを以下のように定義した．まず1 kHz，40 dBSPLの純音のラウドネスを1ソーン(sone)と決めて，その2倍のラウドネスを2ソーンと呼ぶことにした．膨大な実験に基づいて，音の大きさLは音の強さIのべき乗($I^{0.3}$)に比例し，40 dB以上の純音に対しては10 dBレベルを上げるごとに音の大きさが約2倍になることを発見した．したがって，音圧レベル50 dB，1 kHzの純音のラウドネスは2ソーンということになる．Stevens以後，多くの方法が試みられたものの，時間的に変化する過渡的な音まで含めてあらゆる種類の音のラウドネスを正確に算出する方法に関しては，いまだ論争が続いている．

音響分析ソフトでは録音された音声波形から各ソフトの計算アルゴリズムに応じて計算した基本周波数をピッチ，音圧レベルをインテンシティとして表示している場合が多い．この場合のピッチはメル単位ではなく直感的に理解しやすい周波数（Hz）単位で表示されているので留意が必要である．なお，あらかじめキャリブレーションを行って精確に補正しない限り，話者と聴取者（またはマイク）との距離による音圧レベルの変化は補正されていない．さらに，音の大きさに関するヒトの聴感が音の強さと持続時間，周波数に応じて変化することも補正されていないのが普通である．この点では，マイクと口唇との距離を固定してマウスピースをくわえて発声させる気流阻止法などの発声機能検査装置などでは上記の補正が可能になる点で優れている．

音声コミュニケーションでは，声の平均的高さや平均的大きさばかりでなく，それらの時間変化パターンも重要になる．日本語のたとえば雨と飴のように高さの時間変化パターンに応じて意味が変わる言語もあるし，英語のたとえばrecordのように強さの時間変化パターンに応じて動詞になったり名詞になったりする言語もある．

（今泉　敏）

［参考文献］

• 今泉　敏：言語聴覚士のための音響学．医歯薬出版，2007．
• Stevens SS：On the psychophysical law. *Psychol Rev* **64**：153-181, 1957.
• 大串健吾：音響サイエンスシリーズ15　音のピッチ知覚（日本音響学会編）．コロナ社，2016．
• 森　周司編，香田　徹編著：音響サイエンスシリーズ3 聴覚モデル（日本音響学会編）．コロナ社，2011．

Topics

加齢性音声障害の検査

加齢性音声障害は50歳前後から始まり，声帯が萎縮して声帯の弓状変化を特徴とする．この変化は特に男性において顕著である．病因は声帯粘膜の萎縮と声帯筋の萎縮であり，診断は喉頭内視鏡検査により比較的容易であるが，軽度のものでは喉頭ストロボスコピー検査が必要なことがある．声門閉鎖不全と声帯振動の減弱化，代償性の声門上絞扼が特徴的所見であり，それに相応する検査所見を呈する．女性の場合は，閉経の影響を受け声帯粘膜は浮腫を来すことが多い．

1）喉頭内視鏡検査，喉頭ストロボスコピー検査

声帯萎縮に伴う弓状変化と発声時の声門閉鎖不全を認める（図）．ストロボスコピー検査では声帯振動の減弱化，不規則化，非対称性を呈しやすい．

2）基本周波数（f_0）

基本周波数は声の高さを表すが，加齢とともに男性では高く，女性では低くなることが知られている[1,2]．f_0が高くなるのは声帯粘膜の萎縮とこれに伴う硬化が原因で，60歳前後で徐々に高くなり始め，その後80歳ごろまでは比較的急激に高くなるとされる[3]．一方，女性では30歳ごろに急激にf_0は低くなり始め，その後90歳まで徐々に低くなるといわれる[3]．女性でf_0が低下するのは女性ホルモンの減少に伴う声帯粘膜の浮腫が原因とされている．

3）空気力学的検査

一般的に声帯萎縮による声門閉鎖不全を来すと最長発声持続時間（MPT）は減少し，平均呼気流率（MFR）は増大する[4]．一方，加齢によってMFRに有意な変化はないとする報告も散見される[5,6]．声門抵抗，声門下圧については低下するという報告と変化しないという報告がみられる[5-7]．空気力学的検査は呼吸機能の影響を受けるため個人差が大きい可能性が指摘されている[7]．また音圧（SPL）の変化についても十分なコンセンサスは得られておらず，加齢に伴い増大するという報告もあれば，有意な変化はないとする報告もある[8,9]．

4）音響分析

加齢性声帯萎縮における声の基本周期のゆらぎ（Jitter, PPQ），振幅のゆらぎ（Shimmer, APQ），雑音指数についてよく調べられているが，調査によって多少異なる．Jitterと

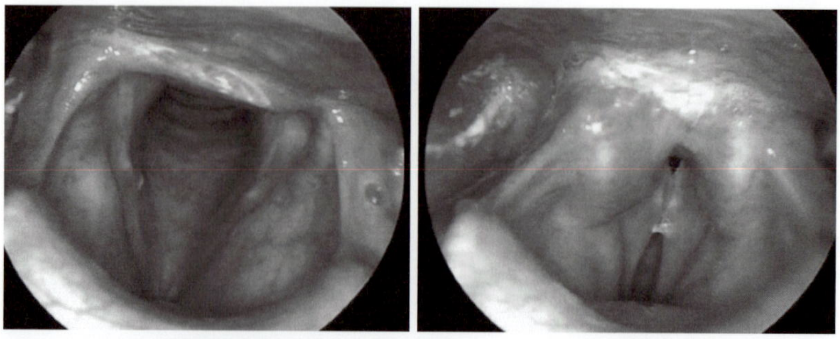

図　加齢声帯の喉頭内視鏡検査所見
左：吸気時，右：発声時．声帯の弓状変化と声門閉鎖不全を認める

Shimmerともに男性で上昇，あるいは女性でも上昇，男性においてはShimmerは上昇するがJitterは不変，女性ではJitterは不変，あるいはShimmerも不変，などである[3,10,11]．総じていえばShimmerは加齢とともに男女問わず上昇傾向であり，Jitterは男女差，あるいは個体差があるといえる．

雑音指数にはいくつかの種類がある．HNR（harmonic to noise ratio）あるいはNHR（noise to harmonic ratio）を用いた研究では，雑音指数は男女ともに加齢とともに変化なし，ともに増大，女性において増大など報告されている[11,12]．規格化雑音指数（NNEa/b）を用いた研究ではNNEaは男性の34%，女性の59%で増大，NNEbは男女含めて83%で増大するとされている[3]．

5）聴覚印象

加齢性声帯萎縮ではGRBAS尺度のうち主に気息性成分（B），努力性成分（S）が増大するとされる．これは声門閉鎖不全と代償性の声門上絞扼を反映すると考えられる．また不安定性（instability）も増大する[13]．

6）自覚的評価

自覚的評価に関する調査は散見される程度であるが，VHI（Voice Handicap Index）は加齢に伴い高値になることが知られており，Jitter，Shimmer，NHRと正の相関があるとの報告もある[14]．高齢者が音声障害に強く悩んでいることを示すものである．

7）喉頭筋電図検査

加齢声帯においては甲状披裂筋あるいは外側輪状披裂筋における筋電図検査において，発火頻度および振幅の減少が報告されている[15]．また輪状甲状筋において，65～89歳の153名の筋電図所見で，74%の人は発火頻度が70～90%で，発火頻度が70%以下の人は20%程度であった[14]．加齢声帯においては内喉頭筋の筋活動が高頻度に低下しているが，多くは軽度といえる．　（平野　滋）

［引用文献］

1）Honjo I, Isshiki N：Laryngoscopic and voice characteristics of aged persons. *Arch Otolaryngol* **106**：149-150, 1980.
2）Decoster W, Debruyne F：The ageing voice；changes in fundamental frequency, waveform stability and spectrum. *Acta Otorhinolaryngol Belg* **51**(2)：105-112, 1997.
3）Kasuya H, Yoshida H：Age-related changes in the human voice. In Aging voice（Makiyama K, Hirano S eds），Springer, 2017, pp27-36.
4）Matsuzaki H, Makiyama K：Evaluation of phonatory function in the elderly. In Aging voice（Makiyama K, Hirano S eds），Springer, 2017, pp37-43.
5）Melcon MC, Hoit JD, Hixon TJ：Age and laryngeal airway resistance during vowel production. *J Speech Hear Disord* **54**(2)：282-286, 1989.
6）Hoit JD, Hixon TJ：Age and laryngeal airway resistance during vowel production in women. *J Speech Hear Res* **35**(2)：309-113, 1992.
7）Baker KK, Ramig LO, Sapir S, et al：Control of vocal loudness in young and old adults. *J Speech Lang Hear Res* **44**(2)：297-305, 2001.
8）Ryan WJ：Acoustic aspects of the aging voice. *J Gerontol* **27**(2)：265-268, 1972.
9）Morris RJ, Brown WS Jr：Age-related differences in speech intensity among adult females. *Folia Phoniatr Logop* **46**(2)：64-69, 1994.
10）Orlikoff RF：The relationship of age and cardiovascular health to certain acoustic characteristics of male voices. *J Speech Hear Res* **33**(3)：450-457, 1990.
11）Schaeffer N, Knudsen M, Small A：Multidimensional Voice Data on Participants With Perceptually Normal Voices From Ages 60 to 80；A Preliminary Acoustic Reference for the Elderly Population. *J Voice* **29**(5)：631-637, 2015.
12）Ferrand CT：Harmonics-to-noise ratio；an index of vocal aging. *J Voice* **16**(4)：480-487, 2002.
13）Ramig LO, Gray S, Baker K, et al：The aging voice；A review, treatment data and familial and genetic perspectives. *Folia Phoniatr Logop* **53**：252-265, 2001.
14）Gregory ND, Chandran S, Lurie D, et al：Voice disorders in the elderly. *J Voice* **26**(2)：254-258, 2012.
15）Baker K, Ramig L, Luschei E, et al：Thyroarytenoid muscle activity associated with hypphonia in Parkinson disease and aging. *Neurol* **51**：1592-1598, 1998.

第6章 音響分析による検査

1 はじめに

音声の音響分析は，デジタル技術やコンピュータの発達とともに進歩を遂げている[1]．その昔，音声の録音はアナログによる記録方式が広く用いられていたが，今ではそのほとんどがデジタル録音となっている．アナログ録音の場合，録音・再生方式に起因する雑音や歪みの混入，保存時あるいは複製時における音質の劣化などが避けられなかったが，最近のデジタル録音では気軽に高音質の音声データを得ることができ，何回コピーしても音質が劣化しない．しかし，デジタル録音にはそれなりの注意すべき点があるのも事実である．

デジタル信号としての音声信号に対して音響分析を行うことも，今の時代は比較的容易になっている．それには，大規模なデータを速い処理速度で扱うことができる高性能な汎用コンピュータが広く普及してきた背景があることはいうまでもない．複雑な処理を行うソフトウェアも，専用装置と一緒に購入するという時代から，今では比較的安く，場合によっては無料でダウンロードし，汎用コンピュータの上で実行できるという時代へとなってきた．

そのような技術の発展が著しい中，一方で昨今，Evidence-based Medicine（EBM），つまり根拠に基づく医療が重要視されている[2]．日本音声言語医学会では，嗄声に対する聴覚印象に基づく評価法としてGRBAS尺度（第7章参照）を定めている．その客観的な指標として，音響分析が担うべき役割も大きい．治療の前，治療の経過，治療後の変化などを音響的に記録・分析することの重要性も大きいことから，どのような音響分析が適しているかを認識することが大事となる．

このような背景のもと，本章ではまずデジタル信号処理の基礎概念を解説するところから始める．そして今の時代に重要となるデジタル録音について，その注意事項を交えながら概説する．さらにデジタル音響分析の第一歩として，サウンドスペクトログラムに基づく分析法について触れる．そして最後に，声の検査にかかわる音響分析について述べる．　（荒井隆行）

［引用文献］

1）Kent RD, Read C：音声の音響分析（荒井隆行，菅原　勉監訳）．海文堂出版，1996．

2）Roy E, Barkmeier-Kraemer J, Eadie T, et al：Evidence-based clinical voice assessment；A systematic review. *Am J Speech Lang Pathol* **22**(2)：212-226, 2013.

2 デジタル音響分析の基礎

音圧が時間的に変化する音波は，マイクロホンによって音圧に比例した電圧へと変換される．このように，時間とともに振幅が変化する音圧や電圧は一般に信号と呼ばれる．もし音波が音声波の場合は，特に音声信号と呼ぶ．マイクロホン出力の音声信号のように，時間も振幅も連続的な信号をアナログ信号という．一方，1時間ごとに測定した心拍数（回 / 分）のように時間と振幅が，ともに飛び飛びの（離散的な）値をとる信号をデジタル信号という．

デジタル信号処理の理論と技術が急速に進歩し，高速，高精度，安価で，しかも柔軟に音声信号を処理できるようになってからは，音響分析のほとんどがデジタル技術を使って行われるようになった．声の検査の対象となる音声信号はアナログ信号であるので，デジタル処理やデジタル分析を行うためには，アナログ信号をデジタル信号に変換する必要がある．そのようなアナログ・デジタル変換（A/D 変換，analog–to–digital conversion）は，アナログ・デジタル変換器（A/D 変換器，AD converter：ADC）によって行われる．逆にデジタル処理した音声信号を聴取するためには，デジタル信号をアナログ信号に戻す必要がある．そのようなデジタル・アナログ変換（D/A 変換，digital–to–analog conversion）は，デジタル・アナログ変換器（D/A 変換器，DA converter：DAC）によって行われる．

1 標本化と量子化

アナログ信号の振幅値をある時間間隔で取り出すために，時間を離散化することを標本化（sampling），振幅を離散化することを量子化（quantization）という．標本化は通常一定時間間隔で行われ，その時間間隔を標本化周期（秒）という．その逆数は1秒間に標本化する回数であり，標本化周波数（Hz）と呼ばれる．一般に，携帯電話の音声信号の標本化周波数は 8,000 Hz，音楽などをデジタル録音した CD（コンパクトディスク）では 44,100 Hz である．標本化と量子化の様子を図1に示す．図で（a）がアナログ信号波形，（b）は一定時間間隔ごとに標本化された波形，（c）は時間も振幅も離散的な値に変換されたデジタル信号波形である．

図2では，アナログ信号である正弦波信号を標本化する様子を示す．正弦波信号を1周期あたり2点で標本化するとき（t_1，t_2，t_3，t_4，t_5，…），標本時刻ごとの振幅値 $x(t_1)$，$x(t_2)$，$x(t_3)$，$x(t_4)$，$x(t_5)$，…だけがあれば，それらの値を滑らかにつないで（補間して）元の連続的な正弦波信号を復元できそうであり，もし標本間隔がもっと短く，つまり1周期あたりの標本点がもっと多ければ，一層，元の正弦波形を復元しやすくなることは容易に想像できるであろう．一方，1周期に標本点が1点しかない場合は（t_1，t_3，t_5，…），それに対応する $x(t_1)$，$x(t_3)$，$x(t_5)$，…だけから復元される連続的な波形は図2の点線のような一定値になり，もはや元の正弦波形ではない．元の正弦波形が復元できるためには，最低でも1周期あたりの標本点が2点以上必要である．この原理を数学的に厳密に説明したものが標本化定理として広く知られている[1)]．

一般に，あるアナログ信号を適切に標本化するのに必要な標本化周波数は，その信号に含まれ

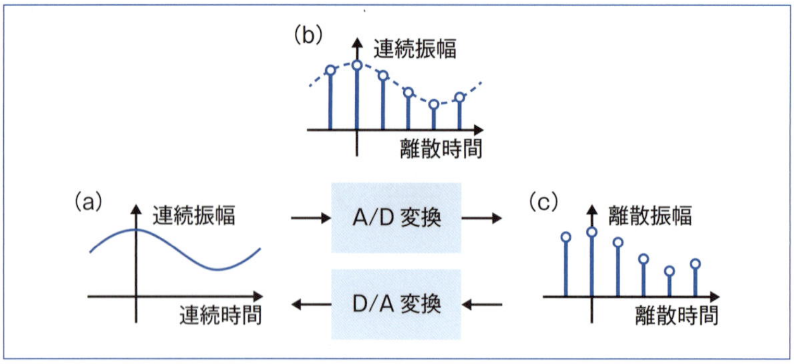

図1 アナログ・デジタル変換とデジタル・アナログ変換の過程の模式図
(a) 連続時間，連続振幅をもつアナログ信号
(b) アナログ信号の時間軸だけを離散化（標本化）して得られた信号波形（振幅はまだ連続値）
(c) (b) の振幅値を離散化（量子化）した信号波形（デジタル信号）

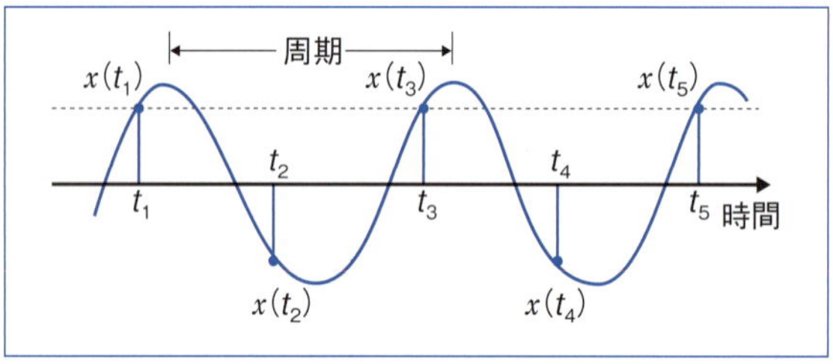

図2 正弦波の標本化過程

る最高周波数の正弦波成分で決まる．最高周波数の正弦波の1周期（T）に2点以上の標本点が必要であるから，標本化周期は $T/2$ 以下であればよい．したがって標本化周波数は $2/T$ 以上であればよい．言い換えれば，音声信号に含まれる最高周波数が $F_{max}(=1/T)$ であれば，標本化周波数 F_s は，$2F_{max}$ 以上であればよい（$F_s \geq 2F_{max}$）．

母音区間の音声信号は，ほぼ周期的なアナログ信号である．周期的複合音であれば，基本周期（秒）の逆数である基本周波数（Hz）の整数倍の周波数のみに正弦波成分（倍音）が存在する（倍音構造あるいは調波構造）．振幅スペクトルは飛び飛びの周波数にのみ成分を有するため，このようなスペクトルは線スペクトルと呼ばれる．そして元の音声信号は，それらの倍音成分の和として表現される（フーリエ級数の理論）．子音などを含む周期的ではない複合音の場合，正弦波成分がさまざまな周波数に存在し，振幅スペクトルは連続となる（連続スペクトル）．この場合，元の音声信号は無数の正弦波成分の和として表現される（フーリエ変換の理論）．いずれの場合も音声信号は正弦波成分の和として表現されるが，高い周波数になればなるほど含まれる正弦波成分の振幅は小さくなる傾向にある．しかし，音声信号に含まれる成分の最高周波数が何Hzであるかを見極めるのは実際には難しい．そこで，主要な成分が十分に含まれるような高い周波数を決め，それ以上の周波数成分を除去するような低域通過フィルタ（low-pass filter：LPF）をアナログ信号に適用する．

携帯電話では，音声信号の300〜3,400 Hzの成分の伝送を保証しているので，標本化周波数は最高周波数である3,400 Hzの2倍の6,800 Hz以上であればよい．若干の余裕をみて8,000 Hzで標本化している．一方，音楽の場合は，人間の聴覚の可聴周波数に対する上限である20,000 Hzまで，音楽信号の記録と再生を保証するため，その2倍の40,000 Hzを基準にし，さらに若干の余裕をみて44,100 HzをCDの標本化周波数にしている．

次に音声信号の量子化について考えてみよう．標本時刻ごとの振幅値は連続的な値をとる．今，マイクロホンの出力電圧値が，＋1.0 V と－ 1.0 V の間で変化するとする．その値を増幅器で仮に 64 倍にしてから，小数点以下を切り捨てて整数化し，量子化するとしよう．このような量子化は，＋1.0 V と－ 1.0 V の間を 128（$=64\times2=2^7$）ステップに離散化（分割）したことと等価である．この量子化の操作（切り捨て）によって当然，元の値との間に誤差が生じる．この誤差のことを量子化誤差という．たとえば，マイクロホン出力の標本値が，$x(t_1)=0.1567$，$x(t_2)=0.7954$，$x(t_3)=0.9176$，$x(t_4)=-0.0432$，$x(t_5)=-0.5183$，…だとすると，量子化によって，$x'(t_1)=10$，$x'(t_2)=50$，$x'(t_3)=58$，$x'(t_4)=-2$，$x'(t_5)=-33$，…のようなデジタル信号系列が得られる．一般に，コンピュータ内部で振幅値は 2 進数で表現され，最大値と最小値の間を離散化するための分割は 2 進法で行われる．そして，2^N ステップに量子化するアナログ・デジタル変換を，N ビット量子化などという．量子化誤差を小さくするにはステップ数，つまりは量子化ビット数を大きくすればよいが，それだけコンピュータで扱うデータの量も増える．音声・音楽などのデジタル録音では量子化ビット数を 16 ビット，あるいはそれ以上（たとえば 24 ビット）にすることが推奨される．量子化ビット数が 16 ビットの線形量子化の場合，正の最大値が 32,767，負の最小値が－32,768 に量子化される．

2 デジタル音響分析

アナログ音声信号をデジタル分析・処理する一般的な過程を図 3 に示す，標本化定理によれば，音声信号に含まれる成分の最高周波数の 2 倍以上の速さで標本化する必要がある．しかし，実際には十分に高い周波数として，たとえば 20 kHz までをデジタル録音したいと定め，その 2 倍よりも高い 44.1 kHz や 48 kHz などを標本化周波数 F_s とする．その場合，$F_s/2$ 以上の周波数成分が音声信号に含まれていると，デジタル化された信号には，歪みとなって影響する．この歪みのことをエイリアシング（折り返し歪み）という．そこで，このような悪影響をなくすために，デジタル分析・処理のためには，ADC の前に必ず前述のように低域通過フィルタ（LPF）を通して $F_s/2$ 以上の周波数成分をアナログ信号から除去しなければならない．デジタル音響分析では，変換されたデジタル音声信号にいろいろなデジタル処理（分析）を行って結果を表示する．一方，デジタル処理を施した音声信号を聴取する場合は，離散量から連続量に変換しなければならない．DAC によって変換されたアナログ信号は図 1-(b) のようなものであるが，これを図 1-(a) のように連続的な波形にするために，再び LPF を利用する．LPF には時間的に離散化された値の間を補間（内挿）し滑らかにつなぐ役割がある．結果的に，ADC の前で使用したものと同じ LPF を DAC の後にも適用することで元のアナログ信号に復元される．

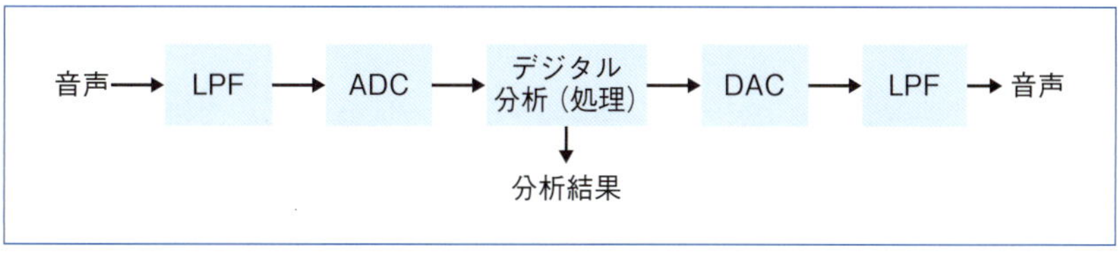

図 3　音声のデジタル信号処理過程の全体図
LPF：低域通過フィルタ，ADC：アナログ・デジタル変換器，DAC：デジタル・アナログ変換器

（粕谷英樹・荒井隆行）

［引用文献］

1）Kent RD, Read C：音声の音響分析（荒井隆行・菅原　勉監訳）．海文堂出版，1996.

3 録音

音声を録音するとは，最近のデジタル録音においては，音圧が時間的に変化する音声による音波を，マイクロホンなどの機器により電気信号に変換し，デジタル化して，デジタルデータとして記録することである（図1）．音響分析のための録音は，研究，臨床などの目的にかかわらず，さまざまな制約の中で，実際に口唇から放射された音声と可能な限り差のない信号となるように録音することが重要である．SNR＝［信号の強度］/［雑音の強度］（信号対雑音比，signal-to-noise ratio）が高く，原音に忠実な時間特性，周波数特性をもつ信号として録音を実施することが重要である．そのためには，適切な機器の選定および取り扱い，録音手順によって，録音を行う必要がある．

以下，声の検査のための音声資料の録音に使用する機器，環境，録音の手順について解説する．

1 録音機器

音声の録音に用いる機器には，マイクロホン，アンプ，レコーダ，周辺機器（ケーブルやマイク・スタンドなど），電源などがある．以下に，機器に関する推奨事項を簡単に説明する．

1）マイクロホン

音声の録音で一般的に用いられるマイクロホン（マイクともいう）は，音圧を電圧へ変換するトランスデューサの構造の異なる2種類のマイクロホン：①コンデンサマイクロホン（condenser

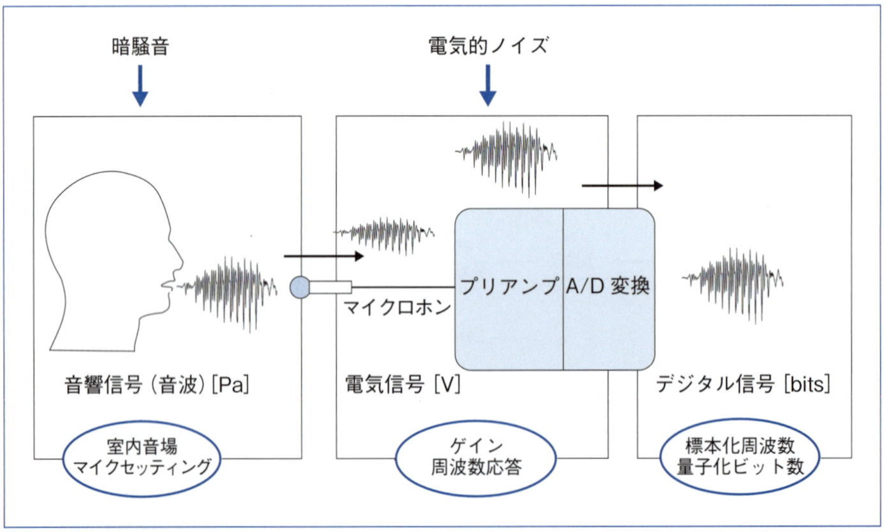

図1　音声の録音の概要
生成された声は音響信号として空気中を伝播し，マイクによって電気信号に変換される．変換された電気信号はプリアンプで増幅され，A/D 変換器でデジタル信号と変換される

microphone)；②ダイナミックマイクロホン（dynamic microphone）である．ダイナミックマイクは，壊れにくいという点で，取り扱いに優れ，音楽のライブなどのシーンで好まれて用いられるが，構造的に平坦な周波数特性を実現することが困難であり，一般的に，コンデンサマイクよりも周波数特性などさまざまな面で性能が劣る．音響分析用の録音には，ダイナミックマイクは用いず，コンデンサマイク（エレクトレットコンデンサマイクも含む）を用いることを強く推奨する．コンデンサマイクは電源を必要とし，プリアンプまたは専用電源（通常は 48 V などのファンタム電源）により電源供給する．

音響分析用の録音に用いるマイクの選定には，マイクの指向性も重要である．マイクの指向性には，無指向性（omnidirectional）と指向性（directional）とがあり，無指向性マイクは音の到来する向きに依存せず音圧を計測するが，指向性マイクはマイクの前方からの音を強調し他の向きからの音を抑制する．指向性マイクには，マイクと口との距離が近いと低域が強調される近接効果（proximity effect）が存在し，指向性マイクを音声の録音に用いる場合，音響分析用の原音に忠実な録音にするためには，マイクと口との間の距離を一定程度以上離す必要がある（通常，30～50 cm 以上）．具体的な近接効果の特性はマイクの仕様により異なる（マイクのデータシートなどに記載されているものもある）．無指向性マイクでは近接効果は生じない[1-3]．

指向性マイクは，暗騒音が大きい収録環境では，騒音の音源と逆向きにマイクを向けることで SNR を改善できる利点があるが，近接効果があるため，話者の口とマイクとの距離を近くできず，距離による SNR の改善が見込めないという欠点がある．無指向性マイクの場合，すべての方向からの暗騒音を拾うという欠点があるが，話者の口とマイクとの距離を数 cm まで近づけられ，それにより高い SNR での録音が可能であるという利点がある．マイクと口との距離が半分になれば信号強度は約 6 dB 大きくなる．口の正面にマイクを近づけすぎると，空気の流れから引き起こされる乱流雑音である吹かれ（ポップノイズ，popping noise）が生じるので，注意が必要である．推奨される具体的なマイクの設定の 1 つとしては，ヘッドセット型のコンデンサマイクを，口から 4～10 cm の距離で正面から 45～90°横にずらした位置に固定する方法があげられる（図 2）．マイクの周波数帯域に関しては，少なくとも 50～8,000 Hz の帯域が録音可能であることが必要で，また，分析目的に応じて，分析に必要な周波数帯域が録音可能なマイクが必要となる．周波数特性は平坦なものがよいが，マイクの構造的特徴からコンデンサマイクでも完全に平坦な周波数特性を実現することは難しく[3]，実用的には，分析対象とする周波数領域において，変動が 2 dB 以下となる周波数特性をもつマイクが望ましい[4,5]．

マイクから生じる雑音に関しては，マイクから生じる雑音と他の録音機器の発生する雑音とを

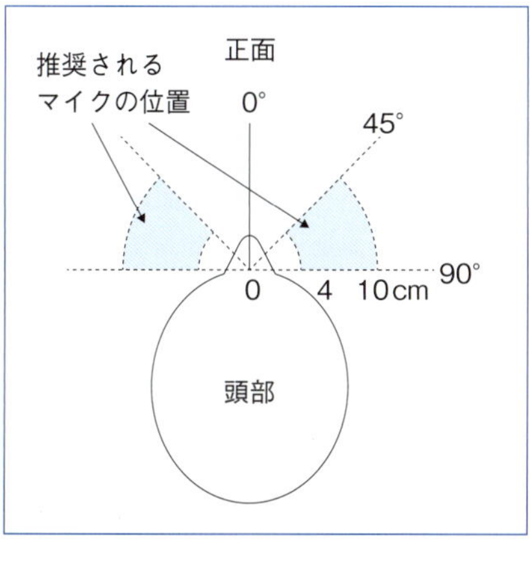

図 2　ヘッドセット型の無指向性コンデンサマイクを用いる場合の，推奨されるマイクの位置（文献[5]を一部改変）

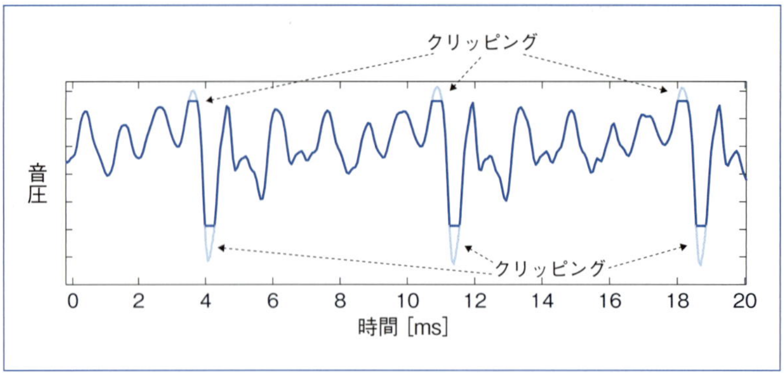

図3 クリッピング（ハードクリッピング）の例
信号が可能な入力レベルを超えると生じる．歪みとして知覚される．マイクへの入力音圧が大きすぎる，プリアンプでの入力ゲインが大きすぎることで生じる

すべて合わせた入力換算雑音レベルが，録音する最も小さい声よりも 10 dB 以上小さいことが必要である[5]．また，マイクに入力する音圧がマイクの許容するダイナミックレンジを超えた場合，ソフトクリッピング（変化の緩やかなクリッピング）やハードクリッピング（いわゆるクリッピング．図3）が生じる．最大の強さの声でも，クリッピングしないようなダイナミックレンジに余裕のあるマイクを用いることが必要である[4]．

2) アンプおよびレコーダ

マイクから出力された電気信号は，接続されたプリアンプに入力し，信号のレベルが増幅される．リニア PCM レコーダやオーディオインタフェースには，プリアンプが備わっているものが多い．プリアンプの雑音レベルや周波数特性は，通常，マイクよりも十分に優れた性能となっている．プリアンプによってはさまざまな機能がついている場合があるが，オートゲインコントロール，イコライザ，ノイズキャンセラなど入力信号を変化させる機能は用いてはならない．また，入力ゲインの調整では，録音する最大の声でもクリッピングが起こらないことを大前提として，可能な限り大きい入力ゲインとなるように調整するのが理想である．マイクのプリアンプには，Gain，Trim などの名称のつまみがあり，これを操作して入力ゲインを調節する（出力することが可能なプリアンプでは，一般的に，Power，Level などのつまみで出力ゲインを調整する仕様となっており，また，A/D 変換器が一体となっている PCM レコーダやオーディオインタフェースでは，出力ゲインは録音には関係しない．いずれにせよ，機器の取り扱い説明書をよく読むこと）．

レコーダは，プリアンプと一体型のリニア PCM レコーダや，オーディオインタフェースを USB などでコンピュータに接続したものなどを用いる．デジタル化すなわち A/D 変換では，標本化周波数は 44.1kHz 以上とし，量子化ビット数は 16 ビット以上とすることを強く推奨する．ファイルフォーマットは，圧縮しないリニア PCM またはロスレス圧縮を用い（たとえば，.wav フォーマット），MP3 や AAC などの不可逆デジタル圧縮フォーマットでの記録は厳禁である．

マイクとプリアンプの間などを接続するケーブルは，バランスケーブル（XLR コネクタの 3 芯ケーブルなど）を用い，混入する電気的雑音を低減させる．録音機器を接続する電源も，他の機器と独立であることが望ましい．

2 録音環境

分析用の音声の録音は，遮音され，暗騒音がなく，反射のない環境，つまり無響室での録音が理想であるが，実際には，計測機器や光源，空調などの暗騒音があり，外部からの雑音も混入し，なんらかの反射が存在する環境で録音することになる．騒音源となる不要な機器を止め暗騒音を小さくし，録音する部屋の吸音，遮音，防振などを工夫することが必要である．

暗騒音はレベルだけでなく，周波数特性も重要である．声質の分析をする場合などは特に暗騒音の周波数特性が重要となる．特に調波対雑音比（HNR.「5．病的音声の音響分析」を参照のこと）の分析には，暗騒音を含む録音系全体の入力換算雑音が大きく影響する．音声の録音時には，騒音計で計測する騒音レベルの記録だけでなく，騒音のみを録音し騒音の周波数特性を後から分析できるようにしておく．録音中の平均的な暗騒音を代表するだけの長さ（5s 以上）を録音する．

暗騒音レベルは，録音する最も小さな声よりも，10 dB 以上小さくなるようにする．これは口から 30 cm の位置でマイクを固定する場合は，おおよそ A 特性 $L_A = 25$ dB，C 特性 $L_C = 38$ dB の暗騒音レベルであると考えるとよい[5)]．ただし，声質分析のためには，さらに厳しい条件となり，SNR は 30 dB 以上必要となる[5,7)]．

反射音の影響は，マイクが話者の口から遠くなるほど大きくなる．マイクと話者の口との距離は，録音環境によって決まる残響半径（直接音と反射音のレベルが同じになる音源からの距離）の半分よりも短い距離にする[5)]．

後述する音圧較正の実施後は，話者の口とマイクとの距離は同じ距離に保つ．距離を変える場合は，較正をやり直すことが必要である．同時に実施する他の計測などの影響で，話者の頭部が固定できない場合は，ヘッドセットマイクを用いるのがよい．マイクスタンドなどを用いる場合は，吹かれが生じないように留意して，できるだけマイクを話者の口に近づける．また，マイクに振動が伝わらないように，サスペンション付きのホルダーを用いるなどする．指向性マイクを用いる場合は，近接効果が十分に小さい距離の範囲で近づける．

3 音圧較正

声の強さが変わることにより，声のさまざまな音響的特徴は変化する．特に声質は，声の強さによって変化する．したがって，録音された声の音圧レベルを録音時に較正しておくことは非常に重要である．録音に使用する機器によって構成される一連の系において，マイクに入力される音圧と記録される数値との対応関係は，用いるマイクの感度，アンプのゲインなどの設定によって決定される．音圧較正をしなくても，同じ設定で録音をしておけば，記録された信号の相対的なレベル変化を知ることは可能であるが，声質の分析が必要な録音では，録音した声の音圧（レベル）の実値が重要であり，録音系の音圧較正は必須である．ここでのマイクの音圧較正とは，マイクに入力される音響信号としての音波の振幅値の音圧［Pa］と，マイクにより電気信号に変換されアンプで増幅され，さらに A/D 変換によりデジタル信号として記録されたサンプルの数値の変換係数を求めることである．通常，録音する機器のシステムとは別の機器を用いて計測された音圧レベルをもとに較正を行う．音圧レベル L_p は，音圧 p を $p_0 = 20\ \mu$Pa を基準音圧として対数化したものである．

$$L_p = 20 \log_{10} \frac{p}{p_0}$$

マイクの音圧較正は，較正用の専用機器を用いて較正可能なマイクを用いるのが理想であるが，一般的に高価であり，マイクの管理も適切に行う必要があり，臨床などの現場では実用性に乏しい．実用的には，騒音計（できれば IEC クラス 1 または 2）を用いてマイクの音圧較正を行うとよい．騒音計とマイクのトランスデューサを同じ位置に設置し，スピーカから音圧計測用信号を

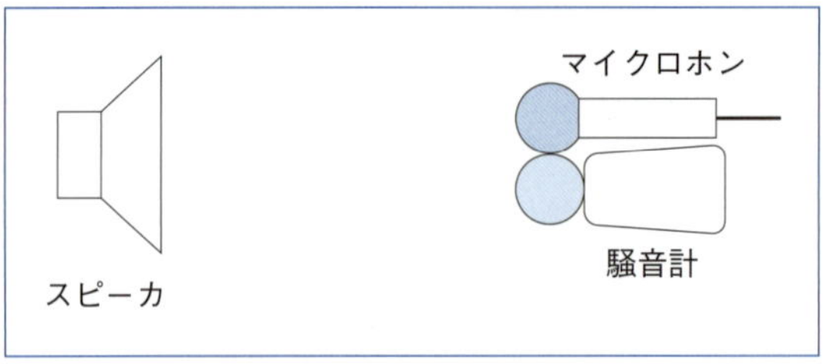

図 4　スピーカから較正用信号を出力して行うマイクの音圧較正におけるスピーカ，マイク，騒音計の位置設定例

出力し，マイクからの入力信号を録音すると同時に騒音計に入力されている音圧レベルを記録する（図 4）．音圧レベルと記録されたデジタル信号の振幅値とを対応させ，入力信号の音圧レベルおよび音圧への換算定数を計算する．騒音計で A 特性 L_A や C 特性 L_C によってレベル測定をする場合は，周波数に依存した重み付けがされているので，実際の音圧レベルを求めるには重み付けを逆算して導出する必要がある[8]．

計測信号としては，反射がほとんどない無響室のような理想的な環境においては，1,000 Hz の純音を用いるのが簡便である．1,000 Hz の純音に関しては $L_p = L_A = L_C$ と一致するので較正の計算が容易である．しかしながら，反射の存在する室内で録音する場合，純音を用いると，室内の広さとスピーカの位置の関係によって発生する定在波の影響が大きく，特定の場所を除いて，騒音計の計測値が安定しないという問題が生じる（室内音声と定常波については文献[9]を参照のこと）．したがって，実用的には，1,000 Hz を中心周波数とする帯域幅が 1/3 オクターブバンドを超えない帯域雑音を用いて，A 特性（または C 特性）での騒音計の計測値をそのまま音圧レベルとみなして計算する方法（誤差はいくらかは生じる），あるいは，広帯域雑音を用いて，A 特性（または C 特性）の重み付けに基づき音圧レベルを計算する方法がよい．較正信号の大きさは，実験で発声する音声の平均的な大きさに合わせる（通常の発話では，口からの距離が 30 cm で，70 dB 程度の音圧レベルで較正）．

マイクに入力される音の音圧レベルは，話者の口とマイクとの距離によって変化する．したがって，話者の口とマイクとの距離をなるべく正確に計測，記録する必要がある．話者の位置，マイクの位置を決めた後に紐などを使って長さを測る，正面，側面の 2 方向から物差しなど長さのわかるものと一緒に話者とマイクとを撮影して後で計算する，などすればよい．

声の音圧レベルを記述する場合，話者の口から 30 cm での音圧レベルで記述することが一般的である．距離 d における音圧レベルを $L_p(d)$ とするとき，距離 d により $L_p(d)$ は，

$$L_p(d_1) = L_p(d_2) - 20 \log_{10} \frac{d_1}{d_2}$$

のように表せ，$d_1 = 30$ cm，$d_2 =$「録音時のマイクと話者の口との距離」として補正計算する．また，この補正式を使えば，音圧較正時に，スピーカからマイクと騒音計までの距離が異なっていても，録音されたデータの音圧レベルの実値の計算ができる．

音圧較正の最も簡便な方法としては，口から 30 cm 離れたところに騒音計を設置し，話者に持続母音を数秒発話するよう指示し，騒音計の音圧レベル（重み付けの逆算を省略する場合は，計測可能であれば平坦な特性の Z 特性，または重み付けの影響の小さい C 特性を用いる）を用いて記録されたデータを L_p(30 cm) として計算する方法がある．一般的に持続母音発声中に音圧レベルの値はゆらぐので，測定誤差は較正信号を用いた場合よりも大きくなるが，臨床などの

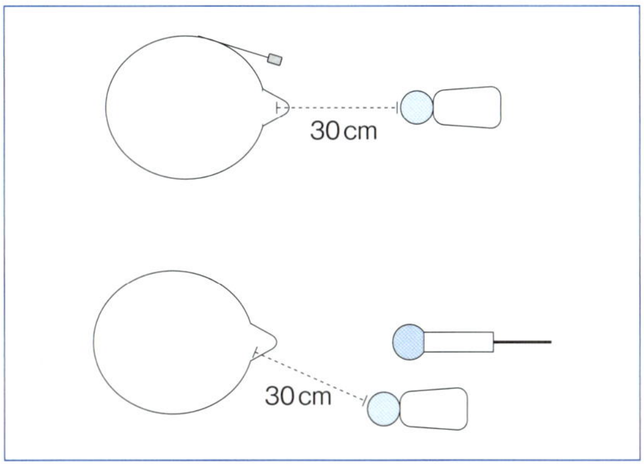

図 5　持続母音発声による簡易的な音圧較正における頭部，マイク，騒音計の位置設定例

30 cm の位置に騒音計を置き，$L_{30\,cm}$ としてマイクの音圧較正を実施する

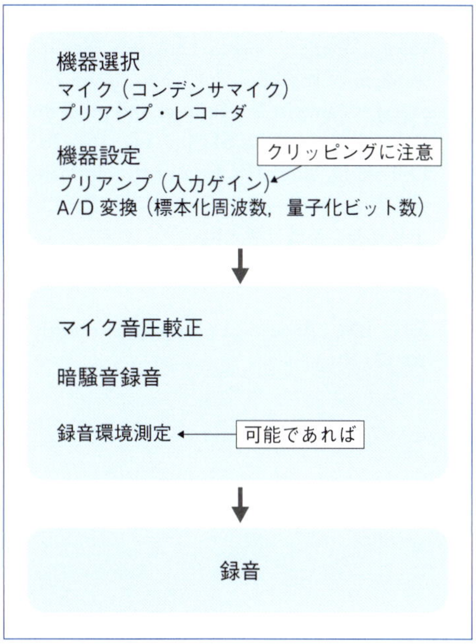

図 6　録音手順のまとめ

制約の多い場面では有用である（図 5）．

4 まとめ

声の録音は，マイクの選定と位置設定，アンプや A/D 変換の機器の選定と設定，音圧較正，録音環境の設定と記録を，予算的，環境的制約の中で，できる限りのことを準備，実施することが必要である．

臨床での音声収録は，被験者＝話者のある時点での声の状態の貴重な記録であり，別の機会でのやり直しは効かない．また，基礎的な研究資料としての声の録音も，時間的コスト，人的コストともに，かかるコストは小さくない．したがって，分析に必要であると考えられる手順は，すべて適切に実施されるべきである．たとえば，暗騒音の大きな環境での録音であれば，なおさら，暗騒音に関するデータを記録する必要がある．貴重な録音データが，後から有効に利用できるように，適切な手順で録音を行ってほしい（図 6）．

近年，MEMS の技術の発展により，スマートフォンなどに使用されているマイクは，録音専用のコンデンサマイクと比べても遜色のない平坦な周波数特性を実現しており，騒音測定では，一定程度の誤差を容認すれば実用することも可能である[10]．しかしながら，ハードウェア，ソフトウェア含めての総合的な録音機器としては，特性の評価など，分析用の音声資料の録音としてはまだまだ課題は多い．

（榊原健一・河原英紀）

［引用文献］

1）ジョン・アーグル：ハンドブック・オブ・レコーディング・エンジニアリング 第 2 版．ステレオサウンド，2001．
2）杉山勇司：レコーディング / ミキシングの全知識．リットーミュージック，2013．
3）Beranek LL, Mellow TJ：Acoustics, sound fields and transducers. 2nd Ed, Academic Press, 2019.
4）Švec J, Granqvist S：Guidelines for selection microphones for human voice production research. *Am J Speech Lang Pathol* **19**(4)：356-358, 2010.

5) Patel R, Awan SN, Barkmeier-Kraemer J, et al：Recommended protocols for instrumental assessment of voice；American Speech-Language-Hearing Association expert panel to develop a protocol for instrumental assessment of vocal function. *Am J Speech Lang Pathol* **27**：887-905, 2018.
6) Švec J, Granqvist S：Tutorial and guiderlines on measurement of sound pressure level in voice and speech. *J Speech Lang Hear Res* **61**(3)：441-461, 2018.
7) Deliyski D, Show HS, Evans MK：Influence of sampling rate on accuracy and reliability of acoustic voice analysis. *Logoped Phoniatr Vocol* **30**(2)：55-62, 2005.
8) 小泉宣夫：基礎音響・オーディオ学．コロナ社，2005.
9) JIS 規格，JIS C 1509-1，電気音響—サウンドレベルメータ（騒音計)—第 1 部：仕様．日本産業標準調査会，2017.
10) Faber BM：Acoustical measurements with smartphone；possibilities and limitations. *Acoustic Today* **13**(2)：10-17, 2017.

4 サウンドスペクトログラムによる分析

第2節で述べたフーリエ変換の理論によれば，あらゆる信号は正弦波成分の和として表現できる．音声信号に含まれる各周波数成分の強弱（振幅スペクトル）が時間的に変化する様子は，二次元的に用紙やディスプレイに表示することができる．横軸を時間，縦軸を周波数として，含まれる周波数成分の強弱を白黒の濃淡あるいは色の違いで表示した二次元の図のことを，サウンドスペクトログラム（sound spectrogram），あるいは単にスペクトログラムという[1)]．

もともと，サウンドスペクトログラムはそれを表示する専用の装置であるサウンドスペクトログラフ（sound spectrograph）によって得られるものであった．この装置は1940年代にアメリカで発明され，その後の音響音声学や音声言語処理の進歩に大きな貢献をした[2)]．当初はいろいろな工夫を施したハードウェア装置として実用化されたが，現在はコンピュータのソフトウェアで計算や表示が行えるようになった．そのため，かつてのような専用装置は姿を消しつつある（昨今，汎用PC上で動作するフリーの音声分析ソフトウェアとしては，Praat[3)] などがある）．

1 短時間フーリエ分析

サウンドスペクトログラムを計算する原理について考えるため，まず短時間フーリエ分析について述べる．時間的に変化する音声信号があるとき，その中のある短い時間内の音声波形に含まれる周波数ごとの強度を（短時間）フーリエ分析によって求める（図1）．この場合，用いるフーリエ分析法は，連続時間信号に対するフーリエ変換を離散時間信号に適用した離散フーリエ変換（discrete Fourier transform：DFT）である．実際には，DFTを高速に計算するアルゴリズムである高速フーリエ変換（fast Fourier transform：FFT）が用いられる．ここで，短い時間内の音

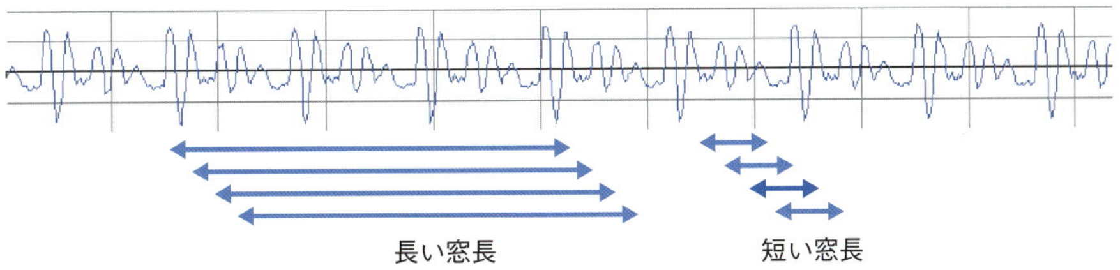

図1　短時間フーリエ分析と分析窓の関係（長い窓長は狭帯域分析に，短い窓長は広帯域分析に用いる）

矢印で囲まれた窓内の音声信号を分析し，次に窓の位置を少し右側に移動して同じように分析し，また少し右側に移動し，同じことを順に繰り返す（横軸は時間）．窓ごとの分析で得られた周波数と強度スペクトル（dB）との関係を白黒の濃淡，あるいは色の違いで表現したものがサウンドスペクトログラムである

声波形を切り出すことを「窓をかける」などと表現するが，この「窓」は時間窓とも呼ばれ，その長さは窓長と呼ばれる．つまり，時間的に変化する音声波形に対して時間窓を通して波形を部分的に眺めてフーリエ分析をするということである．窓の形にはさまざまなものがあるが，いずれも窓の外の波形を切り捨てて0にする役目がある．窓の中の波形をそのまま取り出す場合，その窓は方形窓と呼ばれる．方形窓の場合，窓の左右の端では波形が大きな振幅値を有していたとしても窓の外では急に0になるため，不連続が生じる．そのような理由から，窓の中央から左右の端に向かって対称に滑らかに減少するような窓がいくつも提案されている．音声波形に短時間の窓長を有する時間窓をかけて波形を取り出し，DFTによってフーリエ分析することを，短時間フーリエ分析という（時間窓は周波数分析の精度を上げるために用いられるが，その例として方形窓，ガウス窓，ハニング窓，ハミング窓，バートレット窓などがある．前に紹介した音声分析ソフトウェアPraatでは，ガウス窓が推奨されている）．

音声信号の特に母音区間では，音声の生成過程における音源と放射の周波数特性が合わさる結果，典型的な場合−6 dB/octの傾きで周波数とともに強度が減衰するので，高次フォルマントの動きなどの声道特性を観察する場合は，短時間フーリエ分析する前に音声信号に+6 dB/octの高域強調（プリエンファシス，pre-emphasis）を行うことがある．なお，スペクトログラム分析を行う場合にも同様の高域強調が行われることも多く，その場合は音声区間の全体にわたって一律に処理が施されることになる（本節では，スペクトルには高域強調を施している一方，サウンドスペクトログラムは高域強調せずに作成されている）．

2 サウンドスペクトログラム

ある音声波形の開始時刻から指定した窓長だけ波形を切り出し，短時間フーリエ分析を行って各周波数の強度を計算し（相対的なdB値に変換して），それを白黒の濃淡あるいは色の違いで表示する．次にわずかな時間だけ移動して同じように窓をかけて短時間フーリエ分析を施し，各周波数の強度を表示する．このような操作を少しずつ時間をシフトしながら繰り返し，波形の終わりまで続ける（図1）．その結果，図2-(a)のようなサウンドスペクトログラムが得られる．これは，喉頭疾患のない男性健常者が「一気に紅葉しました」と発話したときの広帯域分析によって得られた図で，分析窓長は6 msである．図2-(b)には，比較のために狭帯域分析（窓長は30 ms）によって得られた結果を示す．なお，これらのスペクトログラムの計算ではPraatを用いた．Praatでは，Soundオブジェクトに対して「View & Edit」を選択すると，「Spectrum」というメニューの下に「Spectrogram settings」というサブメニューがあり，その中の「Window length (s)」というパラメータ値を，秒を単位に狭帯域分析の場合は“0.03”などと設定すればよい（窓長が30 msの場合）．

3 時間分解能と周波数分解能

短時間フーリエ分析は，窓内の波形に含まれる各周波数成分の平均的な強さを分析する．したがって，窓長が長いほど平均化する時間が長いので時間分解能は悪く，短いほど時間分解能は良い．不確定性原理によって周波数分解能と時間分解能の積は一定であるので，周波数分解能が良いほど時間分解能が悪く，時間分解能が良いほど周波数分解能は悪くなる．両方の分解能を同時に良くしたり，悪くしたりすることはできない．このことは，次のように理解してもよい．窓長を長くして平均化する時間を長くすることは時間分解能を悪くすることになると述べたが，窓長が長いほどその中に含まれる正弦波の周期の数は増えるので，周波数としての確かさが増し，その結果周波数分解能が上がる，ということである．

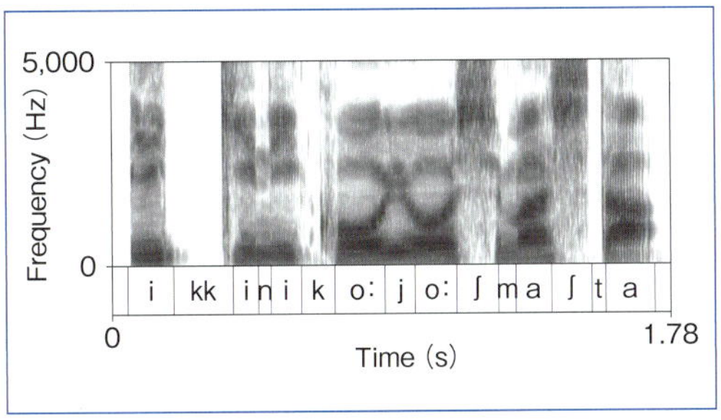

図 2-(a) 男性健常者が「一気に紅葉しました」と発話したときの広帯域サウンドスペクトログラム（分析窓長は 6 ms）

広帯域分析の場合，周波数分解能は低くなる結果，周期性に伴う倍音構造ははっきりと見られず，むしろフォルマントが黒い帯として時間とともに変化する様子が観測される．たとえば，「紅葉」の /j/ の付近では，第 2 フォルマントが上昇し再び下降する様子がわかる．一方，時間分解能が良いため，声門が閉鎖した直後に音声波形の振幅が大きくなる瞬間にほぼ同期して縦縞が観測される．さらに閉鎖子音の破裂部や，子音と母音の境界などもはっきりと見える．なお，この発話では，/ʃ/ の直後に母音が存在していないが，これは日本語東京方言によくみられる母音の無声化のためである

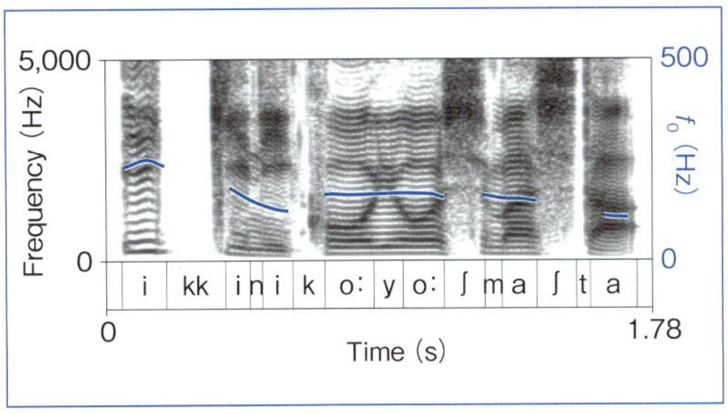

図 2-(b) 男性健常者が「一気に紅葉しました」と発話したときの狭帯域サウンドスペクトログラム（分析窓長は 30 ms）

周波数分解能が良いため，周期性に伴う倍音構造が横縞としてはっきり見える．この図では，青線で基本周波数（f_0）曲線を重ね描きしているが，スペクトログラムの周波数範囲に対して，基本周波数の周波数範囲が 1/10 となっているため，第 10 倍音の上に青線が重畳している様子がわかる

4 広帯域分析と狭帯域分析

実験者が音声のどのような音響的性質に注目するかによって，主に広帯域分析と狭帯域分析という 2 種類の分析方法を使い分けてきた．これはもともと，サウンドスペクトログラフに搭載されたこれらの 2 つの分析モードに由来している．広帯域分析では，広帯域の帯域フィルタ（たとえば 300 Hz）が用いられていた．広帯域分析では，周波数分解能を犠牲にして時間分解能を上げて分析する．窓長は数ミリ秒と短い．広帯域にして周波数分解能を悪くすることによって，有声音区間での倍音構造がぼやけてフォルマントの変化が観察しやすくなる．ぼやけが幸いする例である．また逆に時間分解能が良いことを利用して，有声 / 無声の区間，無音区間，破裂時点，VOT（voice onset time）などの時間軸に沿った精密な観察や測定に利用される．

一方，狭帯域分析ではもともと，サウンドスペクトログラフにおいて狭帯域の帯域フィルタ（たとえば 45 Hz）が用いられていた．狭帯域分析では，時間分解能を犠牲にして（窓長は数十ミリ秒），周波数分解能を上げて分析する．狭帯域にして周波数分解能を上げることによって，有声音区間における各倍音の時間的変化の様子を観察することができるが，その代わりフォルマントはわかりにくくなる．時間分解能は犠牲にしているので，上に述べた VOT などの時間軸に沿った測定には適さない．

ところで，狭帯域分析では各倍音の時間的変化を観察しやすいので，たとえば第 10 倍音の周波数を測定して 10 で割ることによって，基本周波数（f_0，ピッチなどともいう）の変化の様子（基本周波数曲線，あるいはピッチ曲線）を知ることもできる[1]．さらに，それを応用すると狭帯域スペクトログラムと基本周波数曲線を重ねて描画することにより，基本周波数の値を正確に把握しやすくなる[4]．たとえば図 2-(b) では，狭帯域サウンドスペクトログラムの上に基本周波数曲線が重ね描きされている．Praat では，「Pitch」というメニューに対し「Show pitch」というサブメニューを選択することで，このような重ね描きが実現できる．ここで，「Advanced pitch settings」というサブメニューにおいて，基本周波数（右側の縦軸）の範囲を0から500 Hzに設定し，スペクトログラムの周波数（左側の縦軸）の範囲である0から5,000 Hzの1/10にそろえている．こうすることによって，スペクトログラムに描画される第10倍音のちょうど上に基本周波数曲線が重なるようになる．もし基本周波数曲線が第10倍音の時間変化に対してずれているような場合は，その箇所で基本周波数の計算に誤りがある可能性があり，データを誤って解釈することを未然に防ぐことが可能となる．

5 スペクトログラム分析とスペクトル分析

前述の図2などはスペクトログラム分析した結果であるが，特に「パターン」と呼ばれることがある．この言葉はもともと，やはりサウンドスペクトログラフに搭載された分析モードに由来する．しかし今では，単に（サウンド）スペクトログラムといえばほとんどの場合，パターン分析の結果を意味する．一方，ある時刻における短時間フーリエ分析の結果として得られる各周波数の強度を，横軸を周波数，縦軸を強度（dB）で表した図は対数振幅スペクトルと呼ばれる（単にスペクトルと呼ぶこともある）．このようなある時間におけるスペクトル分析を，サウンドスペクトログラフでは「セクション」と呼んでいた．これは，ちょうどパターンを地形の等高線図と見立てたとき，ある地点での断面図に相当する．

図3には，「紅葉しました」の「ま」の母音 /a/ のほぼ中央部の対数振幅スペクトルを示す．(a)は広帯域分析（分析窓長6 ms），(b)は狭帯域分析（分析窓長30 ms）の例であり，それぞれの特徴は図説で述べている．なお，これらのスペクトルの計算では同様にPraatを用いた．Praatでは，「Spectrum」というメニューの下に「View spectral slice」というサブメニューがあり，それを選択することでカーソルであらかじめクリックして指定された時点におけるスペクトル分析が可能となる．

図3-(b)には，4 kHz付近まで周波数軸に沿って，くし状に規則的な凹凸が見える．これは分析窓内に含まれる音声波形の周期性によるもので，線スペクトルを呈する倍音構造（あるいは調波構造）に起因するものである．完全な線状にならずに丸みを帯びた形になるのは，分析窓による影響と，窓内の音声波形が完全に周期的ではなくわずかにゆらいでいるからである．1本1本のくしの歯が倍音（特に第1倍音は基音と呼ぶ）を表す．一方，4 kHzを超える周波数では規

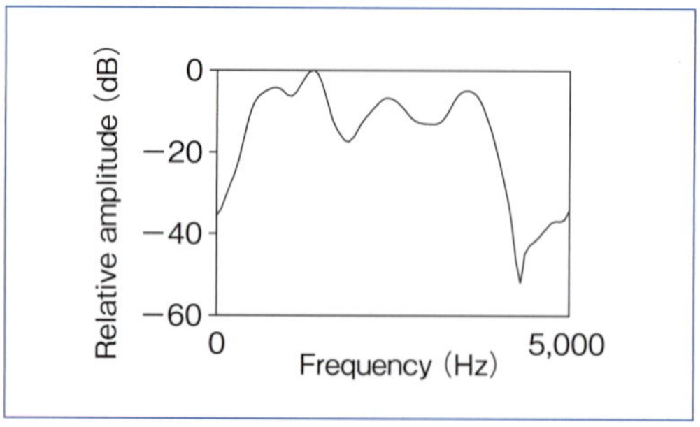

図3-(a)　図2と同じ発話を図2-(a)と同様の分析条件（分析窓長6 ms）で求めた「ま」の母音 /a/ の対数振幅スペクトル

全体にスペクトル形状が「なまけて」いて，倍音構造は見えない．ただし，第1，第2，第3フォルマント周波数付近（それぞれ0.8，1.4，2.4 kHz）で相対振幅が盛り上がっている

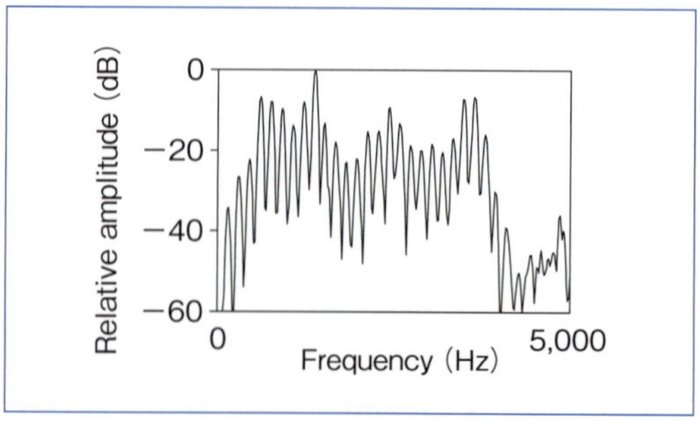

図3-(b)　図2と同じ発話を図2-(b)と同様の分析条件（分析窓長30 ms）で求めた「ま」の母音 /a/ の対数振幅スペクトル

周波数分解能が良いため，倍音構造がはっきりと見える．ただし，フォルマントはスペクトルの外形（包絡）から読み取る必要がある

則的な凹凸が崩れており，この周波数帯域には倍音成分が弱まっていることを示している．無声子音 /s/ /ʃ/ などの音声波形は非周期的であり，母音で見られる倍音構造はなく，全周波数帯域にわたって連続スペクトルとなる．

6 病的音声の特徴

声の音響的性質を定量的に検査するにはスペクトログラム分析は必ずしも向いていないが，音声波形に比べて多くの音響情報を視覚的に観察するのに適しているため，“定性的な検査”の手段としては非常に有用である．また，前述のとおり，広帯域スペクトログラムでは時間分解能が高いので，音声信号における時間的な区切りがわかりやすい．その結果，そもそもどこからどこまでが検査者の音声で，どこからが患者の音声であるかを見分けたり，発話中の子音と母音を見極めたりするのに有用であることが多い．そして持続時間の計測には，この広帯域スペクトログラムを用いることが有用である．一方，狭帯域スペクトログラムでは周波数分解能が高いので，対象となる母音区間の倍音構造を見たりするのに有用である．さらには，基本周波数のゆらぎを見たりするのにも狭帯域分析が役に立つ．

図 4-(a) は男性喉頭麻痺患者が「一気に紅葉しました」と発話したときの狭帯域サウンドスペクトログラムであり，図 4-(b) は「紅葉しました」の「ま」の母音 /a/ の中央部の対数振幅スペクトルである（分析窓長はともに 30 ms）．図 4-(a) を図 2-(b) と比較するとその違いは一目瞭然である．喉頭麻痺患者の音声では，高次倍音の倍音構造が崩れて，不規則雑音のようになっていることがわかる．そのことは図 4-(b) のスペクトルからも明らかである．

男性健常者と男性喉頭麻痺患者が持続して発声した母音 /e/ の狭帯域サウンドスペクトログラムを，それぞれ図 5-(a) (b) に示す．健常者は 4 kHz 付近以上まで倍音が明瞭であるのに対して，喉頭麻痺患者の音声では 2 kHz 付近以上にはほとんど見えない．またそれ以下の周波数でも倍音が複雑にゆらいでいる．この喉頭麻痺患者の GRBAS 尺度による評価値は，G＝2，R＝2，B＝1，A＝2，S＝0 である．多くの場合，病的音声のスペクトログラムは，①高域での倍音構造の消失と雑音性の不規則なまだら模様の増加，②高次倍音の時間変化の不規則性の増加，③高域

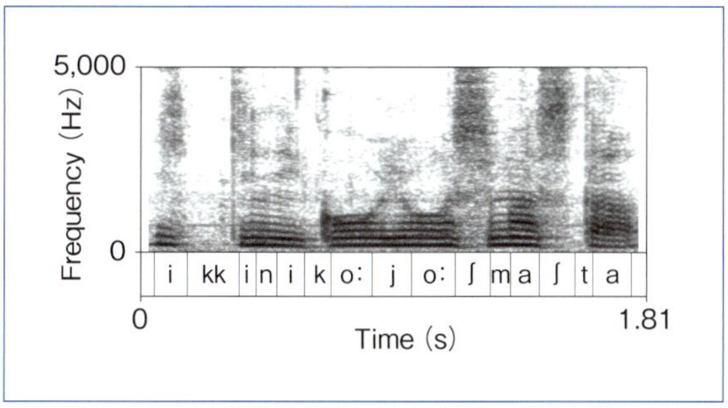

図 4-(a)　男性喉頭麻痺患者が「一気に紅葉しました」と発話したときの狭帯域サウンドスペクトログラム（分析窓長は 30 ms）

健常者による同じ発話（図 2-(b)）と比較すると，全体的に高い周波数帯域で倍音構造が崩れて横縞が不明瞭になり，両者の違いが明らかにわかる．この患者の声門体積流波形がやや不規則であることを反映している

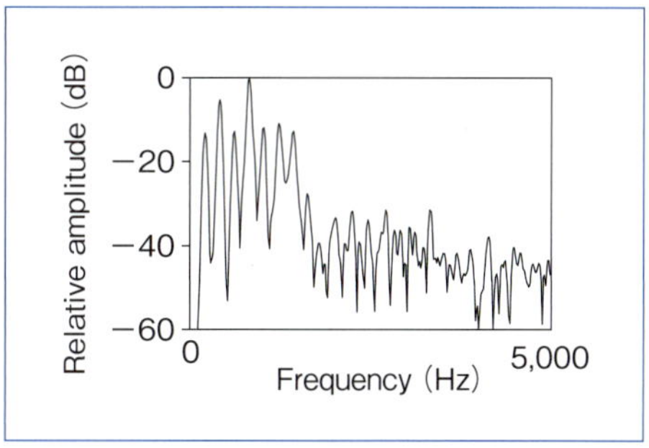

図 4-(b)　男性喉頭麻痺患者による同じ発話の「ま」の母音 /a/ に対し，図 4-(a) と同様の分析条件（分析窓長 30 ms）で求めた対数振幅スペクトル

図 3-(b) と比較すると，2kHz 程度まで倍音構造が見えるものの，谷が埋まっていたり山の形状が乱れていたりしている．2kHz 以上では倍音構造が極端に弱まっている

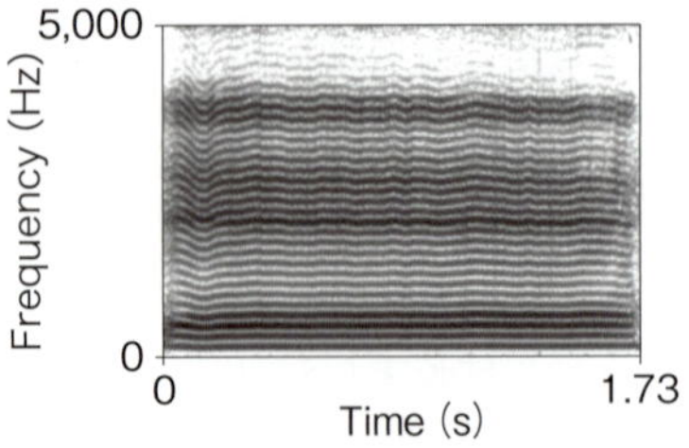

図 5-(a)　図 2 と同じ男性健常者が持続発声した母音 /e/ の狭帯域サウンドスペクトログラム（分析窓長 30 ms）

高い周波数まで倍音による横縞がはっきりと観察でき，声帯が規則的に振動していることを反映している．両側の乱れている部分は，発声の開始と停止による

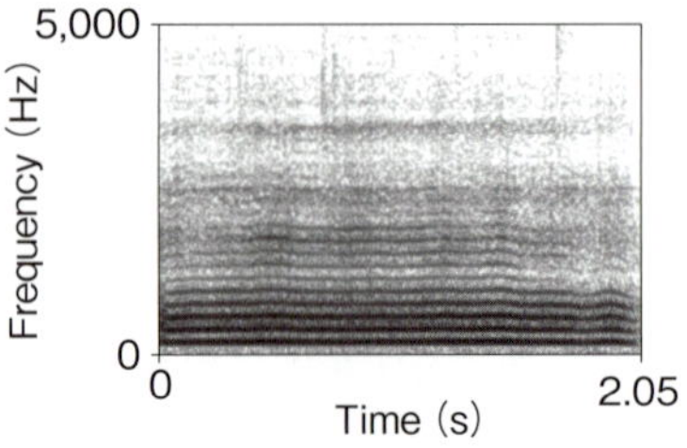

図 5-(b)　図 4 と同じ男性喉頭麻痺患者が持続発声した母音 /e/ の狭帯域サウンドスペクトログラム（分析窓長 30 ms）

図 5-(a) と比較すると，2 kHz 付近以上の周波数帯域では，横縞が不明瞭になり，倍音構造が弱まっている．3 kHz 以上ではもはや倍音はほとんど確認できない．この患者の GRBAS 評価値は，G=2，R=2，B=1，A=2，S=0 である

での強度の低下，が特徴的であり，さらに重度な嗄声になると，④全体的な倍音構造の不明瞭化の様相も呈する．

（粕谷英樹・荒井隆行）

[引用文献]

1）Kent RD, Read C：音声の音響分析（荒井隆行，菅原　勉監訳）．海文堂出版，1996.
2）Koenig W, Dunn HK, Lacy LY：The sound spectrograph. *J Acoust Soc Am* **18**(1)：19-49, 1946.
3）Boersma P：Praat, a system for doing phonetics by computer. *Glot International* **5**(9/10)：341-345, 2001.
4）Yamauchi EJ, Imaizumi S, Maruyama H, et al：Perceptual evaluation of pathological voice quality；A comparative analysis between RASATI and GRBASI scales. *Logoped Phoniatr Vocol* **34**：196-199, 2010.

5 病的音声の音響分析

発声障害の程度や治療の効果と経過を客観的に評価するうえで，発声された音声の音響分析を利用する方法は，対象者への負担が少ないという長所を有している．健常者の通常の音声と比較すると，病的音声では，繰り返される波形の崩れや，不規則な波形が認められる．また，変動する雑音も重なる．病的音声の音響分析は，正常な音声波形とのこのような違いを発声機構の異常と関連付けて評価するための客観的な材料を提供することを目的とする．音響分析を“根拠に基づく医療”において適切に利用するためには，他の報告との比較や資料の再利用を可能にするための条件を整えておく必要がある．このような問題意識から，最近，音声障害評価手続きに関する勧告が国際的にまとめられた[1)]．また，日本音声言語医学会と日本喉頭科学会によるガイドラインも出版されている[2)]．ここでは，これらの音響分析についての議論を参考に，病的音声の音響分析について説明する．

計算機やスマートフォン，タブレットをはじめとする機器の情報処理能力の急速な向上と音声処理ツール[3-6)]の普及により，今ではさまざまな音響分析の手法を簡単に利用できるようになっている．2019年の本稿執筆時に安価に入手できるスマートフォンやタブレットであっても，1990年代のスーパーコンピュータを大きく超える計算能力を有しており，実時間での基本周波数（f_o）抽出やスペクトログラムの表示が可能である．なかでも音声学などの分野で広く用いられている無料のツールであるPraatは，声質分析用のパラメータも実装されており，音声障害の客観的評価法として広く用いられ始めている[1,2,7)]．また，日本語の書籍も出版されている[8)]．

このようにさまざまな音響分析の方法が簡単に利用できるようになると，これまで広く用いられてきたMDVPやCSLなどの専用のシステム[9,10)]による分析結果との整合性が問題となる[11-13)]．音圧レベルや基本周波数など，基本的な物理量と直接的に関連する音声のパラメータについては，分析方法によって大きな違いはない．しかしながら，従来より用いられてきた声質に関連する多数の個別のパラメータ[14)]は，メタアナリシスとその後の検討結果によると，一貫した結果が得られないなどの問題が指摘されている[1)]．それらのパラメータの一部を表に示す．上記の資料[1,2)]では，これらの従来のパラメータに代えて，ケプストラム分析に基づくパラメータであるCPP（voice Cepstrum Peak Prominence）[15-17)]の利用を勧めている．本書の前版[14)]の出版以来

表　声質に関連する音響分析のパラメータの例[14)]

分類	パラメータ
f_oのゆらぎ，変動の大きさ	Jita, Jittt, RAP, PPQ, sPPQ, vF0
振幅・インテンシティのゆらぎ，変動の大きさ	ShdB, Shim, APQ, sAPQ, vAm
雑音やスペクトル傾斜にかかわるパラメータ	SPI, VTI, NHR
振戦にかかわるパラメータ	STRI, FTRI
失語，低調波，声中断にかかわるパラメータ	DUV, DSH, DVB

10年を経る間に，CPPは発声障害の程度や治療の効果と経過を客観的に評価するパラメータとして良い成績を示すことから利用が広がりつつある[1,7,18]．また，PraatにもCPPを求める機能が用意されている．本稿では，従来の個別のパラメータをより一般的な音響分析の立場から鳥瞰的にまとめ，CPPに基づく方法の紹介につなげることとする．なお，音圧レベルについては本章の「3．録音」で説明されている．

1 基本周波数の分析法

完全に同じ波形が繰り返されるのであれば，時間領域で波形の繰り返しの周期の逆数として求めた基本周波数と，周波数領域でフーリエ変換による基本波の周波数として求めた基本周波数とは，完全に一致する．しかしながら，実際の音声では，一般的には，これら別の方法で求めた2つの基本周波数は異なる．

図1に，基本周波数を求める代表的な方法[3,15,19,20]の概要と，それらの方法を用いて求めた基本周波数の値を例示する．

図の上段左に，健常者の男性が発声した母音/a/から30 msの区間を取り出して，音声信号の波形を示す．図には，周期的に繰り返される同一の形状のピークの間隔から求めた基本周波数の値を，用いたピークの位置と合わせて示した．健常者による正常な音声であっても，一般的には，音声の周期は毎回異なり，したがって基本周波数も周期ごとに異なる．また，実際に録音された音声では，波形のピークは録音時の雑音や声道形状の時間的変化による影響を受けやすく，したがって，波形のピークの抽出に基づく周期の抽出は，しばしば不安定となる．より高い信頼性で繰り返しの周期を求めるためには，2つの区間の波形を比較する方法が用いられる．上段右に，2つの波形を比較した例を示す．ここでは，上段左の図の中に記入した黒い太線の区間と青い太線の区間の波形を重ねて表示している．なお，この図では2つの異なる波形それぞれを見やすくするために，2つの波形が最も一致する条件から3サンプル分（68 μs）だけ区間を移動させ

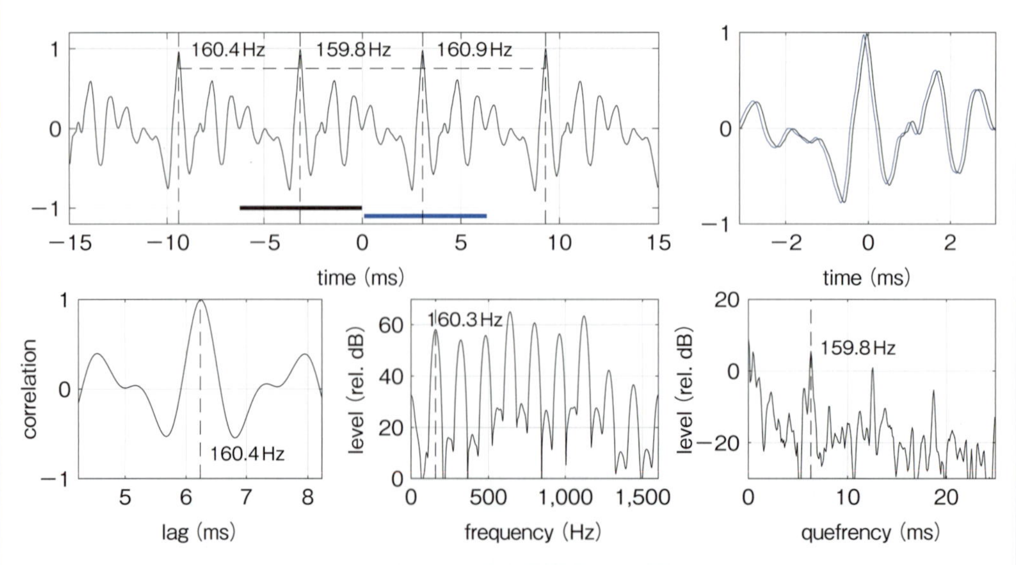

図1 基本周波数を求める代表的な方法の説明—男性の発声した正常な母音/a/

上段左に波形のピークの間隔から求める方法を示す．上段右では，左の波形中に黒と青の太線で示した区間の波形を重ねて比較している．下段は，左から順に相関係数による方法，基本波の周波数による方法，ケプストラムに基づく方法を示す

て表示している．

2つの異なる区間から抽出された波形の比較結果は，下段左に示すような相関係数や，波形の差の自乗平均値などで表される[3,19]．図の横軸は，2つの区間の時間的な隔たり（lag）を ms を単位として示している．この図の場合，基本周波数は相関が最大となる lag の逆数として求められる．

周期信号は，基本周波数とその整数倍の周波数の成分から構成されている．この性質を利用した基本周波数の推定方法の例を下段の中央と右に示す．中央の図は本章の他節で説明されているスペクトログラム（狭帯域分析）のある時刻での周波数方向の断面（パワースペクトル）である．周波数が 0 ではない一番左側のピークが基本波であり，その周波数が基本周波数である．基本波の周波数は，ピークの頂点の位置から求められる．より精密には，位相の時間に関する導関数として定義されている瞬時周波数からも求めることができる[20]．

図の下段中央に示したパワースペクトルを観察すると，周波数方向で周期的に変化していることがわかる．この図の縦軸は，パワーの対数として定義される dB である．このように対数を用いて表したパワースペクトルには，声道形状や声門面積の時間変化による影響と，声門が周期的に開閉することによる影響とが単純な和の形式で含まれている．そのため，この対数パワースペクトルを，フーリエ変換（正確には逆フーリエ変換）により周波数分析すると，下段右に示すように，対数パワースペクトルの周波数方向での繰り返しの周期に対応する位置にピークが現れる．この対数パワースペクトルの周波数分析により求められた最初の顕著なピークの位置は，時間軸上での基本周期に対応しており，その逆数として基本周波数を求めることができる．対数パワースペクトルを逆フーリエ変換したものは，スペクトルの綴りを並び替えてケプストラム（spectrum から cepstrum）と命名された[21]．ケプストラムは時間の意味をもつ変数〔ここでも frequency の綴りを並び替えて quefrency（ケフレンシー）と命名された〕の関数である．前述の勧告で推奨されている CPP は，このケプストラムに基づくパラメータである．CPP の求め方と意味については，節を改めて説明する．

図1の図中に示した基本周波数の値は，分析方法や分析位置に応じて異なった値を示す．また，同じような考え方の分析方法を用いても，実際の装置 / ツールとして実現する際の細部の設計により，求められる基本周波数の値は異なったものとなる．音響分析の結果を“根拠に基づく医療”において適切に利用するためには，分析結果の比較と再利用ができるような音響分析の装置 / ツールを選択する必要がある．これまでの蓄積と利用実績のある MDVP や CSL などの専用のシステム[9]や，学術論文で多数引用されていて障害音声への応用も広がっている Praat[3]は，良い選択対象の例である．

2 基本周波数のゆらぎと振幅のゆらぎ

障害音声では，周期性がさまざまな形で崩れる．実例で，不安定な周期性を示すため，以下では，音声障害の学習用に用意されている DVD[22]に付属する WAV 形式の音声ファイルから，典型的なものを例として用いている（ここでは ver1.0 を用いた．ver2.0 では音声は mp3 で不可逆符号化されるとともに，利用者がアクセスできなくなっている）．

図2に，声帯ポリープの女性が発声した持続母音 /e/ の波形の分析例を示す（年齢，性別，GRBAS 尺度は，DVD[22]から）．上段左に示した音声波形では，ピークの間隔が交互に増減を繰り返しており，ピークの高さも同様に変動している．上段右では，隣接する区間の波形が異なっており，正確に重ねることができないことがわかる．下段左の相関係数の最大値も，波形が重ならないことを反映して 1 ではなく 0.96 になっている．

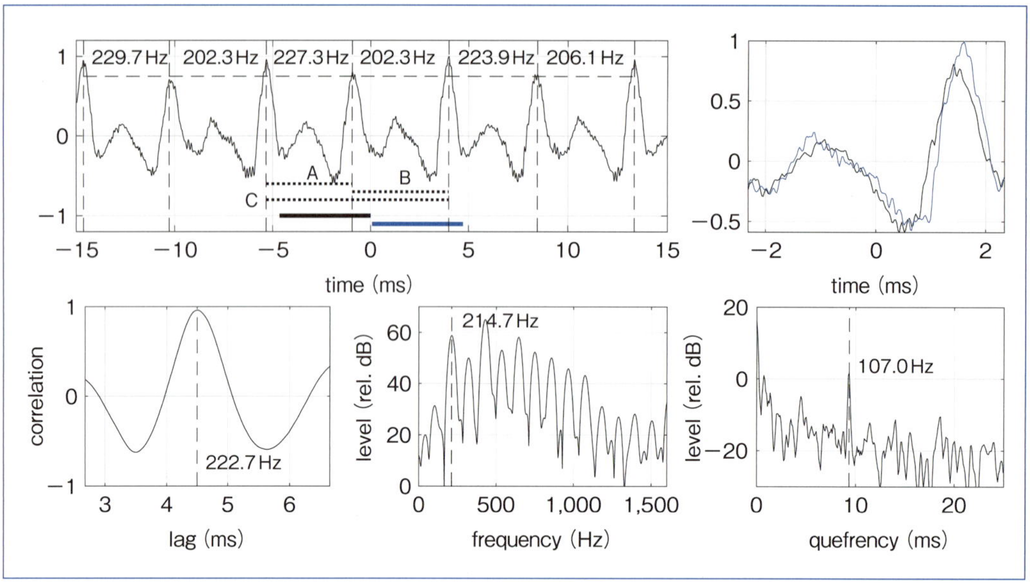

図2　ゆらぎの顕著な障害音声（声帯ポリープ：62F，G2 R2 B1 A0 S1）の例

上段左の波形では1周期ごとに間隔が増減し，また波形のピークの高さも1周期ごとに変化している．上段右では，波形そのものも周期ごとに異なっていることがわかる．下段の左の相関係数による方法と中央の基本波から求める方法の基本周波数は，同程度の値を示す．右のケプストラムに基づく方法では，基本周波数が他の方法の半分になっている

分析する区間の中に複数の周期を含む場合，フーリエ変換によるスペクトルから求められる基本波の周波数は，上段左の波形に付記した複数の基本周波数を加重平均したものとなる．下段中央の対数パワースペクトルでは，複数の基本周波数を加重平均した周波数に対応する成分が卓越している．一方，下段中央の対数パワースペクトルにおいて，周波数方向に認められる周期性は，それとは異なっている．この周期性は，音声波形の図中に破線で記した短い周期の区間（A）と，長い周期の区間（B）を，より長い区間（C）の別々の周期単位とみなす準周期（サブハーモニック，subharmonic）の基本周波数に対応している．下段右のケプストラムの主要なピークは，このサブハーモニックに対応しており，他の方法による基本周波数の半分の値となっている．病的音声では，声帯の準周期振動は，頻繁に観察され，基本周波数分析においては，推定された基本周波数値が，周期または準周期を検出したものかどうか，注意する必要がある．

ほぼ周期的に繰り返される波形のゆらぎを定量化するためのパラメータとして，時間のゆらぎ（jitter）と振幅のゆらぎ（shimmer）が広く用いられている．表にあげたPPQ（Period Perturbation Quotient）は，時間軸のゆらぎ，APQ（Amplitude Perturbation Quotient）は振幅のゆらぎを評価するための代表的パラメータである．

Praatに付属しているオンラインマニュアル[3]には，求められるパラメータの具体的な計算法と関連する文献が紹介されている．Praatでは，MDVP[9]により求められるPPQに対応するパラメータとして“ppq5”と，APQに対応する“apq11”が用意されている．“ppq5”は，自己を含む周辺5区間の平均周期と当該区間の周期の絶対誤差を平均周期で正規化した値を，音声の分析区間全体で平均して求められる．“apq11”は，自己を含む周辺11区間の波形の平均値と当該区間の波形の絶対誤差を平均振幅で正規化した値を，音声の分析区間全体で平均して求められる．

3 喉頭雑音

喉頭の麻痺や声帯炎などによって声門の閉鎖が不完全になると，喉頭雑音が増加し，音声中のランダムな雑音成分が増加する．図 3，4 に喉頭雑音を顕著に含む音声の例を示す．

図 3 に，左喉頭麻痺の高齢男性が発声した母音 /e/ の分析例を示す．上段右の隣接する周期の比較でも明らかなように，高い周波数成分の多い喉頭雑音の影響による時間波形の細かい変動だけでなく，波形全体の形状も大きく変動しているのがわかる．波形の類似性を表す相関係数の最大値も 0.72 という低い値になっている．したがって，周期性は明確ではなく，下段中央の対数パワースペクトルでも基本波成分のみが卓越しており，明確な調波構造は認められない．基本周期に対応するケプストラムのピークは，調波構造が顕著ではないために，低くなっている．

図 4 に，急性声帯炎の女性が発声した母音 /e/ の分析例を示す．上段左の波形では，雑音成分が強いため，近接する複数のピークから適切なものを選択することが難しい．上段右の隣接する 2 つの周期の波形の比較では，ランダムな雑音成分が主要な違いであることがわかる．したがって，下段左の相関係数の最大値は図 3 よりも高い 0.8 となっている．一方，各周期の波形は，雑音による細かい変動を除けば，概形では類似しているため，下段中央の対数パワースペクトルには，図 3 とは異なり，調波構造が認められる．ただし，1,000 Hz 以上の周波数帯域では，調波構造は不明瞭で，基本周期に対応するケプストラムのピークは正常な音声と比較するとやや低い．

これら 2 例でみられるような音声中の雑音を評価する指標として，HNR（Harmonic to Noise Ratio）が広く用いられている．HNR は，雑音のパワーと周期成分のパワーの比として定義されており，dB を単位として表される．信号が完全に周期的であり，雑音が独立な白色雑音の場合には，基本周期の lag（ここでは τ_0）における自己相関 $r(\tau_0)$ から次式を用いて求めることができる．

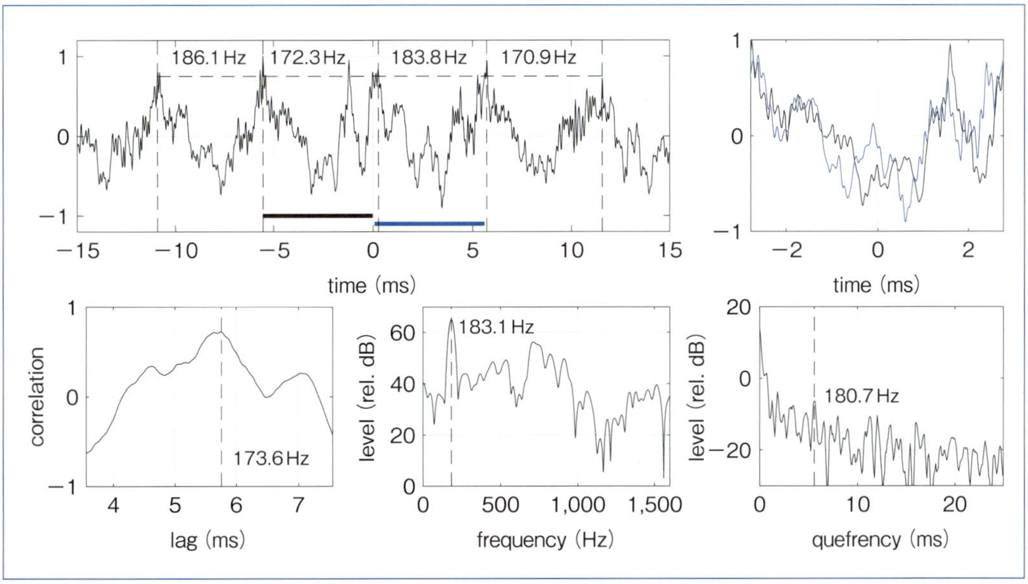

図 3　喉頭雑音が顕著な障害音声（左喉頭麻痺：79M，G3 R1 B3 A1 S0）の例

上段左の波形には雑音が重なっている．上段右の表示により，隣接する周期の波形の違いが大きいことがわかる．下段左の相関係数の最大値は 0.72 である．中央のスペクトルでは基本波のみが卓越している．右のケプストラムでは基本周波数に対応するピークの高さは低い

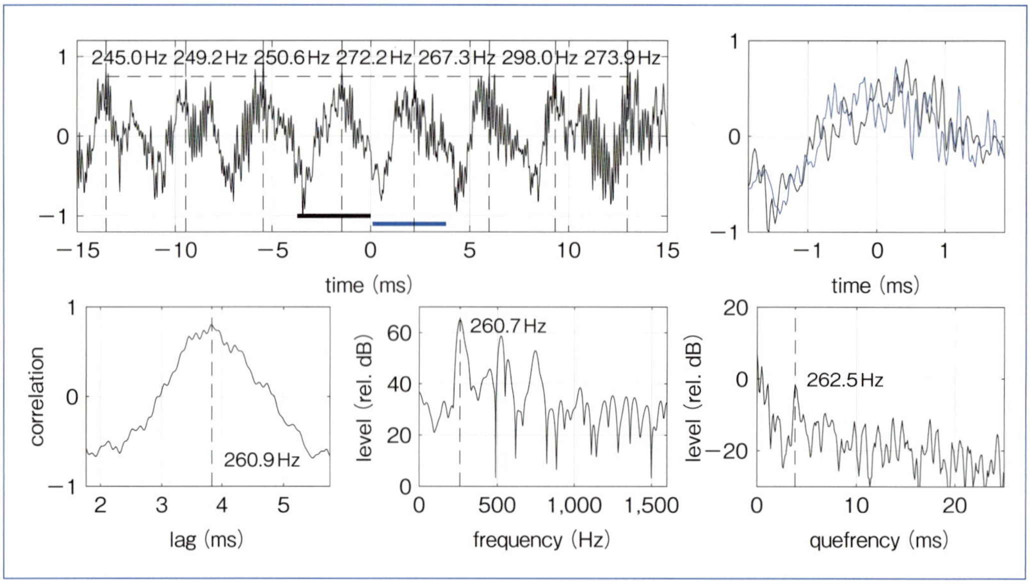

図4 喉頭雑音が顕著な障害音声（急性声帯炎：34F，G3 R2 B3 A0 S2）の例

上段左の波形には雑音が重なってピーク周辺に類似したピークが多い．上段右の表示により，隣接する周期の波形の違いが雑音によることがわかる．下段左の相関係数の最大値は0.8である．中央のスペクトルでは3個の調波成分が認められ，右のケプストラムにおける基本周波数に対応するピークは図3よりも顕著である

$$HNR = 10\log_{10}\left(\frac{r(\tau_0)}{1-r(\tau_0)}\right)$$

なお，ここで用いる自己相関関数は，計算の過程で用いる窓関数の影響を除いたうえ，原点で1となるように正規化されている．この方法はPraatで用いられている[3]．本稿では，この正規化された自己相関関数を表示に用いている．

信号の周期成分の周波数や振幅にゆらぎがある場合には，それらの影響により雑音成分が過大評価される．この過大評価は，くし形フィルタを用いて雑音と周期成分を分離してHNRを求める方法[14]においても同様に生じる．また，HNRは，声道形状によって決定される声道の伝達特性に大きく影響されるため，異なった母音でのHNR値を同じ基準で比較することはできない．なお，同一の母音であっても，伝達特性には個人差があるため，求められたHNRにはその影響が含まれている．さらに，信号処理の観点からは，HNRはアルゴリズムとその実装の細部に大きく影響されるという問題がある．

4 スペクトル形状

図5に，資料[22]に付属するWAV形式の音声ファイルに収録されている音声と暗騒音の長時間平均スペクトルを示す．ここでは各ファイルに収録されている音声信号から，持続発声された5母音（2回繰り返し発声されている）と，文章の部分を取り出して分析した．5母音については，各母音の試行ごとに長時間平均スペクトルを求めるとともに，5母音と繰り返しをすべて平均したものも求めた．暗騒音については，音声ファイルに収録されている信号から，音声が存在しない区間を切り出して分析した．なお，Talker38については，音声のない部分が0という値で置き換えられていたため，実験者の声がかすかに含まれる部分を選択せざるを得なかった（音声資料の可用性を保証するためには，被験者の音声だけではなく，収録環境における無音の状況も合わせて録音しておくべきである．「3．録音」の節を参照のこと）．

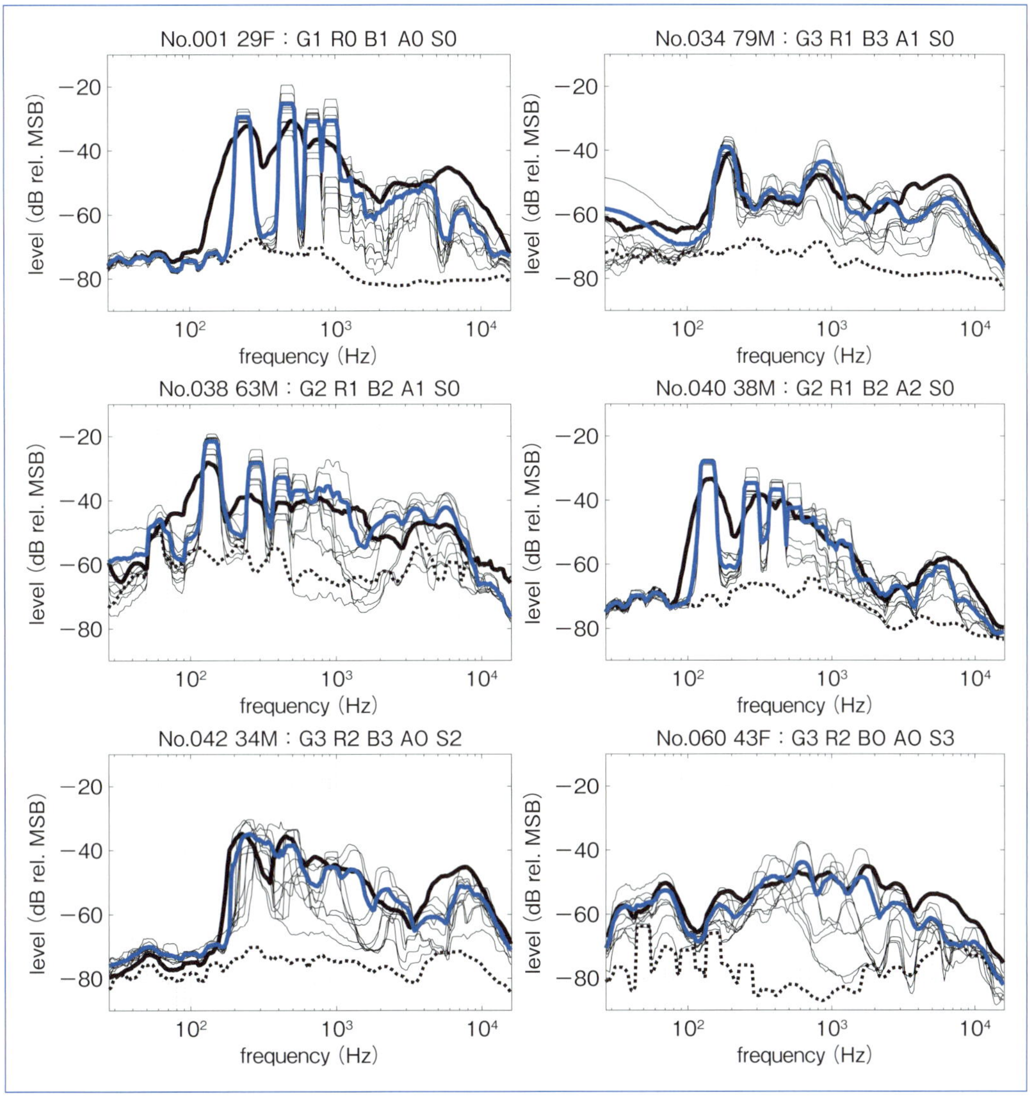

図5　長時間平均スペクトルと暗騒音の例
それぞれの図の黒い太線は文章，青い太線は持続母音，黒い破線は暗騒音を示す．細線は，5母音それぞれの長時間平均スペクトルを示す

分析では，切り出した各区間を高速フーリエ変換してパワースペクトルを求めた後，1/24オクターブごとの周波数ごとに，その周波数を中心とする1/3オクターブの矩形領域に含まれる信号のパワーを求めている．縦軸の値はデジタル化された信号が表現できる最大値が0 dBとなるように正規化している．音声ファイルと実際に収録された音声信号の音圧レベルを較正するための情報が利用できれば，この縦軸を音圧レベルとすることができる．図5では，黒い破線で暗騒音の長時間平均スペクトルを示し，黒い太線と青い太線で，それぞれ文章と5母音の長時間平均スペクトルを示している．細線は，個別の母音の長時間平均スペクトルを示しており，母音により大きく異なっていることがわかる．この母音による違いは，5母音のパワースペクトルを平均することにより取り除かれる．実際，黒い太線と青い太線を比較すると，4番目の調波成分から3 kHzまでの周波数範囲で両者がほぼ重なっていることがわかる．しかし，母音のフォルマント周波数は周波数軸上に一様には分布していない．そのため，このような長時間平均スペクト

ルを求める操作だけでは，声道伝達特性の影響を十分に取り除くことはできない．なお，3 kHz 以上では，文章音声に含まれる摩擦子音などにより，黒い太線のレベルが上昇している．

青い太線の持続母音と黒い破線の暗騒音を比較すると，（特に Talker 1，38，40 で）基本波成分と 2 倍の周波数成分との中間の周波数で両者が近い値を示していることがわかる．完全に周期的な成分だけであれば，青い太線は $-\infty$ となるが，実際には暗騒音があるために，その値が下限となる．前に説明した HNR の値は，このように暗騒音と音声のレベルの関係に大きく影響される．HNR が信頼できるためには，暗騒音が十分に低い条件で収録されていなければならない．

5 ケプストラムに基づく音響分析

ここではまず，CPP および CPPs（smoothed CPP）の最初の提案に基づいて説明する[15,16]．周期性が安定した正常な音声であれば，パワースペクトルには基本周波数の間隔で繰り返される周期性が認められる．音声波形の対数パワースペクトルには，このような発声の音源にかかわる特性と，声道の共鳴による伝達特性が和の形で合成されている．したがって，対数パワースペクトルの周波数分析を行えば，基本周波数に相当する成分がピークとして表れる．ケプストラムは，この性質を利用して音声の基本周波数を求める方法として提案された[21]．ところで，障害音声など，周期が安定せず雑音が強い場合には，この周期的な構造が崩れてしまうため，そのピークが低くなる．CPP は，このような発想から，障害音声の障害の程度を総合的に評価するためのパラメータとして提案された[15]．CPPs は，時間およびケフレンシー方向の平滑化を行ったケプストラムから，CPP と同様の操作で求められるパラメータである[16]．メタアナリシスは，この CPPs が，障害音声の評価パラメータとして，従来より用いられている他のパラメータよりも優れていることを示しており，前述の勧告[1]でも利用が勧められている．以下では，具体例を用いて，それぞれの求め方と性質について説明する．

図6にて，健常者の正常な音声と雑音の強い障害音声を例に，CPP と CPPs の求め方を説明する．図の左側に正常な音声，右側に障害音声を示す．上段に 0 から 5 kHz の帯域の対数パワースペクトルを示す．正常な音声では，全域で周期的な調波構造が認められる．一方，雑音の強い障害音声で調波構造が認められるのは 1 kHz 程度までである．

この対数スペクトルを逆フーリエ変換することにより，中段のケプストラムが求められる．ここでは，ケプストラムの絶対値の対数を求めて，dB を用いて縦軸を表示している．正常な音声では，基本周期に対応するケフレンシーとその整数倍の位置に顕著なピークが認められる．障害音声には，基本周期に対応する不明瞭なピークが認められるのみである．このピークの高さを，1 ms から 25 ms までの対数ケプストラムから求めた回帰直線からの距離としたものを，CPP の定義としている．図に，それぞれの CPP の値を記した（正常音声：33.2 dB，障害音声：14.7 dB）．

ケプストラムは対数を用いているため，低いレベルの部分での雑音などによる影響が拡大されるという実用上の問題がある．CPPs は，対数ケプストラムを時間方向とケフレンシー方向に 2 段階で平滑化することにより，この影響を軽減している．CPPs の提案では時間方向には長い平滑化を，ケフレンシー方向には短い平滑化を勧めている．ここでは，2 ms ごとに求めた対数スペクトルを 11 フレームの移動平均で時間方向に平滑化し，ケフレンシー方向に 3 点の短い移動平均で平滑化した結果を示している．この平滑化した対数ケプストラムから，CPP と同じ手続きにより CPPs が求められる．平滑化の結果，CPPs と主観評価値との相関が CPP から大きく改善されたと報告されている（-0.92 から -0.96）[16]．なお，発声区間についての CPP と CPPs は，10 ms ごとに求められたものの平均値が用いられる．

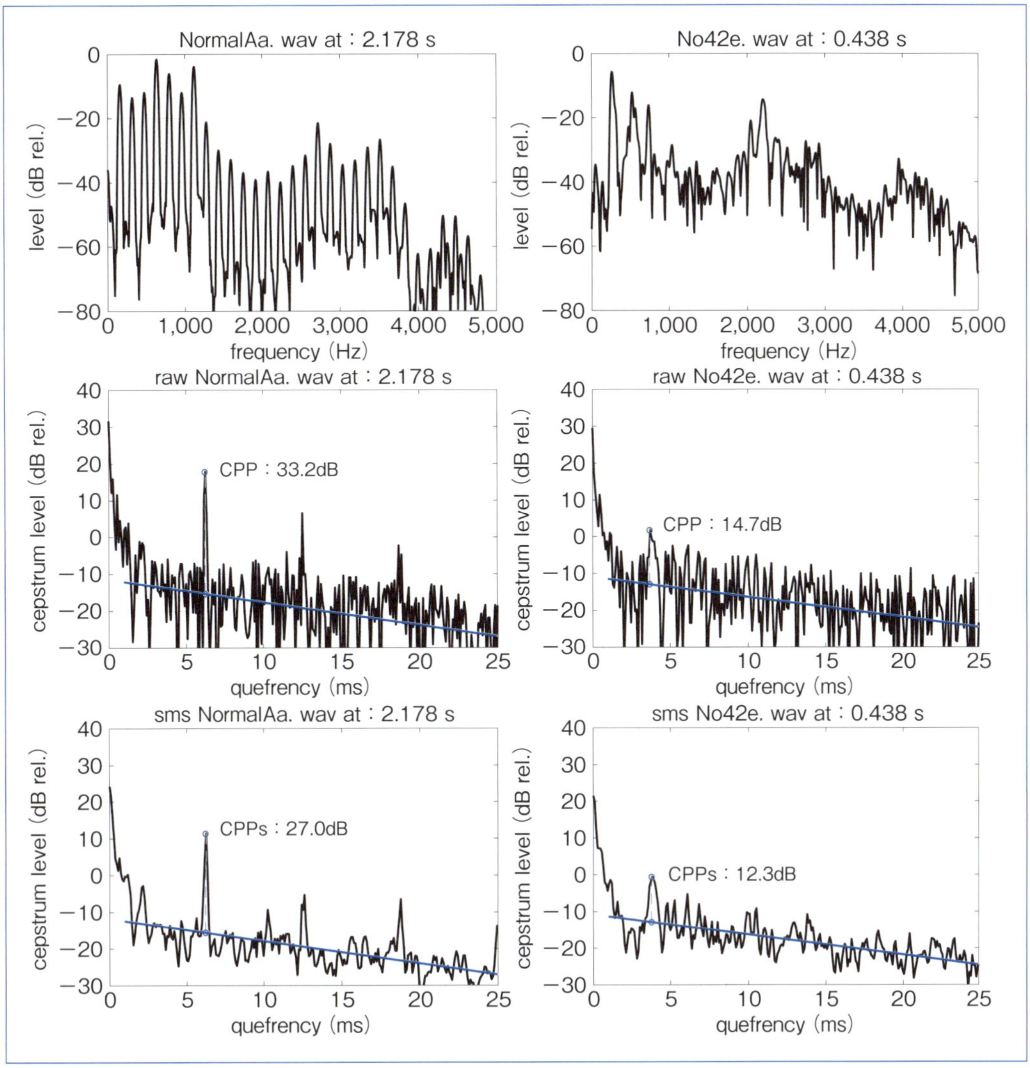

図6　CPPとCPPsの導出

左の列は正常な音声，右の列は雑音の強い音声の例を示す．上段は対数パワースペクトル，中段は対数表示したケプストラムとCPP，下段は時間およびケフレンシー方向に平滑化したケプストラムとCPPsを示す．青線は，回帰直線である

CPPおよびCPPsの計算では基本周波数を求める必要はない．ケプストラムあるいは平滑化されたケプストラムのピークを求めるだけで計算することができる．したがって，基本周波数が大きく変動する文章の読み上げの評価にも用いることができる．CPPやCPPsの値には，時間方向，周波数方向，波形のゆらぎや雑音による影響が含まれているため，発声障害の程度を総合的に表すパラメータとして利用することができる[17,18]．専門のシステム[10]だけではなく，Praatにも同様にCPPとCPPsを求める機能が用意されている．なお，他のパラメータと同様に，用いる装置やソフトウェアの細部の設計の影響により，得られるCPPとCPPsの値は異なるため，対応関係を定量的に把握しておく必要がある[7,11,13]．

6 これからの音響分析

音響分析が有用であるためには，病変や聴覚印象との対応と再現性の良いパラメータと定量化が必要である．しかし，従来から個別のパラメータが多数提案されているものの，病変や聴覚印象との対応では複数のパラメータが複雑に関与しており，再現性も十分ではないものが多い．また，多数のパラメータの値から全体像を把握することも，それぞれのパラメータの信頼性が十分でない場合には難しい．さらに，パラメータの計算に用いられているプログラムなどの実装では，細部にさまざまな工夫が組み込まれており，異なったシステムによる値は，一般的には一致しないという状況がある．この背景の1つには，「分析」を「情報圧縮/要約」と同一視する考え方がある．しかし，近年の機械学習では，これまでの常識を覆す極端な数の内部パラメータを有するシステムのほうが大きな成功をおさめている．

音響分析に利用できる計算能力が現在の100万分の1以下であったときに有用であった考え方は，現在では計算機の能力をフルに利用する際の足かせになっている可能性がある．これからの音響分析では，病変の診断や術後の回復時の訓練の支援に有用な形で提供するために，大量の豊かな音響情報を途中の処理の要約などで劣化させずに，実時間の対話的システムの重要な構成要素として用いることを検討すべきであろう．

（河原英紀・榊原健一）

［引用文献］

1）Patel RR, Awan SN, Barkmeier-Kraemer J, et al：Recommended protocols forinstrumental assessment of voice；American speech-language-hearing association expert panel to develop a protocol for instrumental assessment of vocal function. *Am J Speech Lang Pathol* **27**(3)：887-905, 2018.
2）日本音声言語医学会，日本喉頭科学会編：音声障害診断ガイドライン2018年版．金原出版，2018，pp63-66.
3）Boersma P, Weenink D：Praat；doing phonetics by computer［computer program］. http://www.praat.org/（retrieved 13 July 2019）
4）Huckvale MA：Using web audio to deliver interactive speech tools in the browser. *The Phonetician* **111**：70-85, 2016.
5）Degottex G, Kane J, Drugman T, et al：Covarep；a collaborative voice analysis repository for speech technologies. In 2014 IEEE International Conference on Acoustics, Speech and Signal Processing（ICASSP), 2014, pp960-964. http://covarep.github.io/covarep/
6）Kawahara H：Github repository for speech and hearing research/education tools. https://github.com/Hideki-Kawahara（retrieved 5 August 2019）
7）Sauder C, Bretl M, Eadie T：Predicting voice disorder status from smoothed measures of cepstral peak prominence using Praat and Analysis of Dysphonia in Speech and Voice（ADSV）. *J Voice* **31**(5)：557-566, 2017.
8）北原真冬，田嶋圭一，田中邦佳：音声学を学ぶ人のためのPraat入門．ひつじ書房，2017.
9）PENTAX Medical：Multi Dimensional Voice Program — MDVP™. 2019.
10）PENTAX Medical：Analysis of Dysphonia in Speech and Voice — ADSV™. 2019.
11）細川清人，岩橋利彦，小川　真・他：音響分析の概念と実際．喉頭 **28**(2)：78-87, 2016.
12）Watts CR, Awan SN, Maryn Y：A comparison of cepstral peak prominence measures from two acoustic analysis programs. *J Voice* **31**(3)：387.e1-387.e10, 2017.
13）井出美稀，川越　仁，湯本英二・他：Multi-Dimensional Voice Program（MDVP）およびPraatを用いた音響分析結果の比較．音声言語医学 **60**(3)：214-219, 2019.
14）日本音声言語医学会編：新編 声の検査法．医歯薬出版，2009.
15）Hillenbrand J, Cleveland RA, Erickson RL：Acoustic correlates of breathy vocal quality. *J Speech Hear Res* **37**(4)：769-778, 1994.
16）Hillenbrand J, Houde RA：Acoustic correlates of breathy vocal quality；Dysphonic voices and continuous speech. *J Speech Hear Res* **39**(2)：311-321, 1996.
17）Fraile R, Godino-Llorente JI：Cepstral peak prominence；A comprehensive analysis. *Biomed Signal Process Control* **14**：42-54, 2014.
18）Heman-Ackah YD, Sataloff RT, Laureyns G, et al：Quantifying the cepstral peak prominence, a measure of dysphonia. *J Voice* **28**(6)：783-788, 2014.
19）A de Chevengné, Kawahara H：YIN, a fundamental frequency estimator for speech and music. *J Acoust Soc Am* **111**(4)：1917-1930, 2002.
20）Kawahara H：非周期性と瞬時周波数の時間－周波数表現のfilled pauseの詳細な分析への応用について．音声研究 **21**(3)：63-73, 2017.
21）Noll AM：Cepstrum pitch determination. *J Acoust Soc Am* **41**(2)：293-309, 1967.
22）日本音声言語医学会：動画で見る音声障害ver 1.0(DVD-ROM)．インテルナ出版，2005.

6 まとめ

本章では，デジタル信号処理の基礎やデジタル録音から声のデジタル音響分析に至るまでを述べた．客観的な指標として，音響分析が担うべき役割も大きい一方，人間が言語音を発するという活動そのものがもつ複雑さゆえの難しさが常につきまとうのも事実であり，音響分析に関して注意すべきことも少なくない．しかし，技術の進歩とともに分析手法も進展しており，今は簡単にはできないことも将来，比較的容易に可能とならないとも限らず，そのためにも，データを適切な形で記録しておくことは重要である．そして，音響分析に使用したソフトウェアも今後，進歩し続けるであろう．使われるアルゴリズムも将来にわたって少しずつ変わる可能性もある．そのため，同じようなパラメータであっても，どのようなアルゴリズムで計算されたかについてを詳細に残しておく（せめてソフトウェアのどのバージョンにて分析したかを記録しておく）ことも重要である．なお，本章の多くの例では，現在，無料で入手可能なPraatを用いた．オンラインでもマニュアルが入手可能であるので，そちらも参照されたい．　（荒井隆行）

Topics

文章による音響分析と聴覚心理的評価

朗読音声や談話音声のような連続音声の評価は従来からその重要性が指摘されていたものの，持続発声単母音の評価に比較すると，いまだ活用報告は多くない．音響分析や聴覚心理的評価は対象とする音声の種類に応じて表に示すような利点と欠点を併せもち，短母音に適応できる方法をそのまま連続音声へ簡単に拡張できるわけではない．

母音であっても嗄声が重度なほど基本周波数（f_0）の定義や正確な抽出がより困難になり，Jitter や Shimmer，調波対雑音比（HNR）など f_0 の正確な抽出を前提とする音響パラメータの抽出誤差を大きくしてしまう．持続発声単母音を対象とした研究では特に粗糙性（R）の大きい音声で f_0 抽出が困難で，R2 で 67%，R3 で 40%の音声でしか信頼できる f_0 抽出ができなかった．連続音声では f_0 変化が短母音より大きく速いので，正確な f_0 抽出はより困難になる．連続音声の評価には，f_0 抽出誤差に影響されにくい音響パラメータが必要となる．そのようなパラメータとしてケプストラムや長時間平均スペクトルが有望視されている．ここでは，フリーソフト Praat に組み込まれたケプストラム指数（CPPS）と長時間平均スペクトル傾斜（Ltas_Slope）を活用して，聴覚心理的評価との関連を考えてみる．

パワーケプストラムは音声波形のパワースペクトルの対数を逆フーリエ変換して得られる．声帯振動が周期的であれば周波数軸上で基音と倍音が f_0 間隔で並ぶので，パワースペクトルは f_0 の間隔で線が周期的に立ち並ぶ線スペクトルになる．それを再度パワースペクトルに変換してパワーケプストラムを求めると，図 1-(a) の例のように高いピークが現れる．図 1-(a) の横軸はケフレンシー（quefrency，単位：s）になる．平均傾斜を取り除いて，ケフレンシー上と前後数フレーム間の移動平均によって平滑化し，最大ピークを求めた値が図 1-(b) に示す CPPS になる．図 2-(a) のように声帯振動が非周期的で雑音が強いと調波構造が不明瞭になるため，ケプストラムのピークは小さくなり，図 2-(b) のように CPPS が小さくなる．

一方，長時間平均スペクトルは連続音声のパワーケプストラムを音声区間に関して平均していく方法である．有声区間だけを選択して長時間平均スペクトルを求める方法も使用

表　対象音声による音響分析の利点と欠点

対象音声	利点	欠点
持続発声単母音	連続音声（朗読音声・会話音声）に比較して分析が容易．さまざまな音響パラメータが提案されている．	コミュニケーション場面での特徴はとらえにくい．
朗読音声	一定の文・音素条件下で，声帯振動や音声特徴を検出できる．対象文の規格化が進行しつつある．	形式的で過緊張気味の発話になりやすい．
会話音声	コミュニケーション場面での音声使用状態を評価できる．	一定条件の設定が困難で，思考過程や感情の起伏，発話状況などに影響され，多様性に富み，評価が簡単ではない．

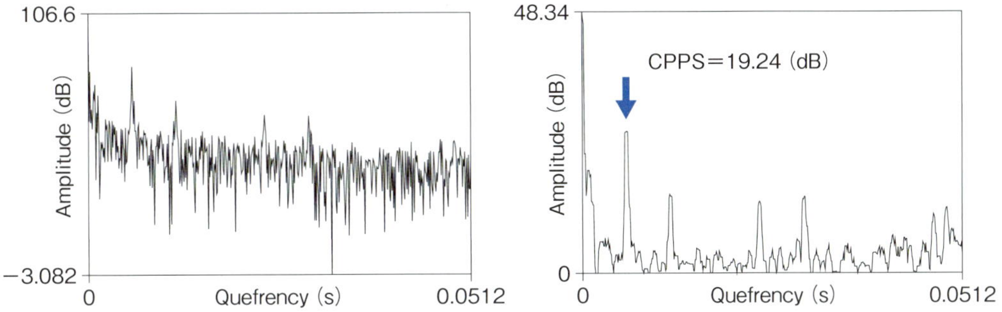

(a) パワーケプストラム　(b) 平滑化パワーケプストラム

図 1　CPPS (dB) の計算例：若年健常者

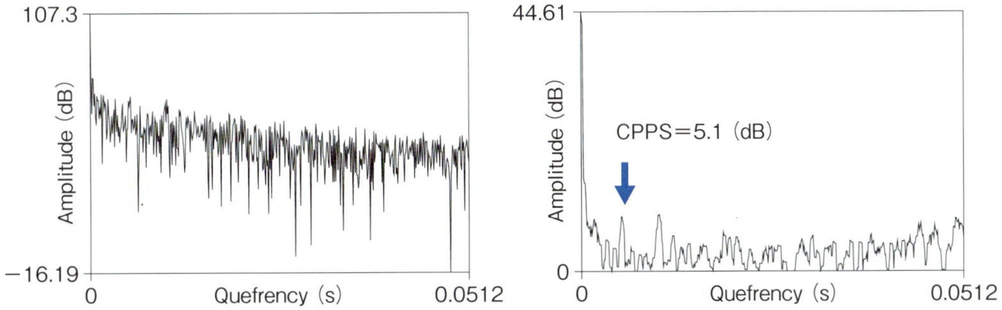

(a) パワーケプストラム　(b) 平滑化パワーケプストラム

図 2　CPPS (dB) の計算例：パーキンソン病症例

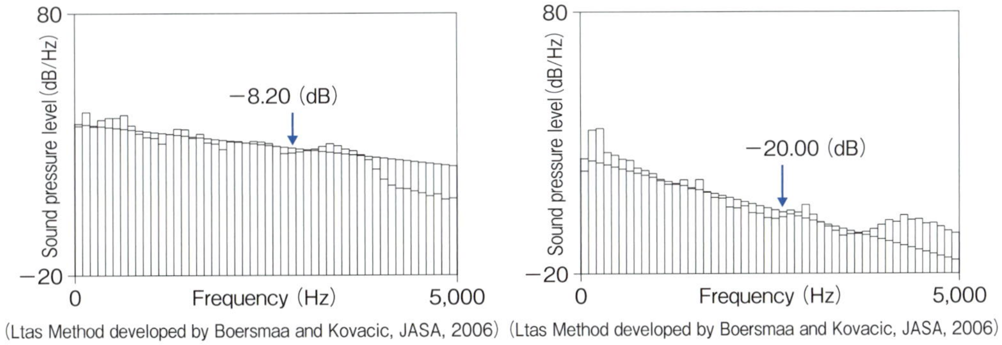

(a) 訓練前　(b) 訓練後

図 3　Ltas_Slope (dB) の計算例：過緊張型機能性発声障害

される．長時間平均スペクトルの傾斜を求める．図 3-(a) (b) に示すように，緊張の強い発声では傾斜が小さく，緊張の弱い発声では傾斜が大きい．

持続発声単母音 100 例に対して CPPS と Ltas_Slope も求め GRBAS 評定値と比較すると，CPPS は気息性 (B) と負の相関（決定係数 $r^2=0.73$，相関係数 $r=-0.85$）が高く，次いで嗄声度 (G) と負の相関 ($r^2=0.35$，$r=-0.59$)，無力性 (A) と負の相関 ($r^2=0.19$，$r=-0.44$) が高い結果で，いずれも危険率 1％で有意であった．Ltas_Slope は努力性 (S) とは正の相関 ($r^2=0.19$, $r=0.44$)，気息性 (B) とは負の相関 ($r^2=0.22$，$r=-0.47$)，無力性 (A) とも負の相関 ($r^2=0.15$，$r=-0.39$) があり，いずれも危険率 1％で有意であった．CPPS が大きいと気息性，嗄声度，無力性が低下し，長時間平均スペクトル傾斜が平坦だ

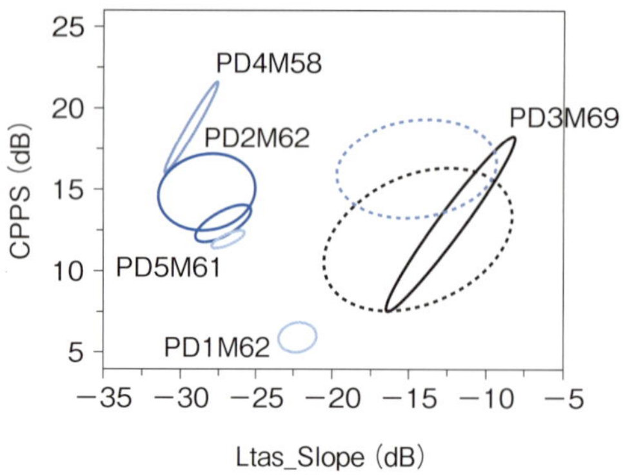

図4 パーキンソン病5症例と若年男女各18名の連続音声解析結果

青破線は健常男性18名，黒破線は健常女性18名の分析結果から推定された90%確率楕円を表す．PD1M62などはパーキンソン病（PD）症例の1番目，Mは男性，末尾の数値は年齢を表す

と努力性が上昇し気息性と無力性が低下するということである．

図4にはCPPSとLtas_Slopeをパーキンソン病5症例と健常若年男女各18名の連続音声から求めた結果を示す．健常若年男女に対しては「北風と太陽」の朗読音声を対象とした．パーキンソン病症例では朗読音声に加えて自分の症状を説明する音声も使用し，場面の違いによる変動範囲（90%確率楕円）を推定できるようにした．

図4でパーキンソン病症例の多くが健常男性の左側に分布しており，努力性が低く気息性と無力性が強い傾向を示した．パーキンソン病症例の中で症例PD3M69は例外的で，強い声を出す訓練を受けており，布置の違いは訓練効果を反映していると考えられる．健常男性と比較するとCPPSが極端に小さくなったパーキンソン病症例PD1M62は気息性と無力性が強い音声と評価された．

最近では，持続発声母音や朗読音声などから得られる複数の音響パラメータの多重線形回帰式で嗄声や気息性の有無ないし程度を予測・判定する方法も提案され，活用されている．例えば，CSID（Cepstral/Spectral Index of Dysphonia）やAVQI（Acoustic Voice Quality Index），ABI（Acoustic Breathiness Index）などである．これらの指標は単独の音響パラメータより聴覚心理的評価との対応が高く，感度〔嗄声（+）を嗄声（+）と判定する確率〕は0.5〜0.9，特異度〔嗄声（−）を嗄声（−）と判定する確率〕は0.7〜1.0と報告されている．

（今泉　敏）

［参考文献］

- 今泉　敏：教育講演 発声の基礎：音声コミュニケーションの視点から．日本音声言語医学会総会・学術講演会，久留米，2018．
- Yamauchi EJ, Imaizumi S, Maruyama H, et al：Perceptual evaluation of pathological voice quality；a comparative analysis between the RASATI and GRBASI scales. *Logoped Phoniatr Vocol* **35**(3)：121-128, 2010.
- Noll AM：Short-time spectrum and “cepstrum” techniques for vocal-pitch detection. *J Acoust Soc Am* **36**(2)：296-302, 1964.
- Watts AR：The Effect of CAPE-V Sentences on Cepstral/Spectral Acoustic Measures in Dysphonic Speakers. *Folia Phoniatr Logop* **67**(1)：15-20, 2015.
- Awan SN, Nelson R, Dromey C：Estimating dysphonia severity in continuous speech；Application of a multi-parameter spectral/cepstral model. *Clin Lingust Phon* **23**(11)：825-841, 2009.
- Awan SN, Giovinco A, Owens J：Effects of vocal intensity and vowel type on cepstral analysis of voice. *J Voice* **26**(5)：670. e15-20, 2012.
- Awan SN, Roy N, Jette ME, et al：Quantifying dysphonia severity using a spectral/cepstral-based acoustic index；Comparisons with auditory-perceptual judgements from the CAPE-V. *Clin Lingust Phon* **24**(9)：742-758, 2010.
- Latoszek BV, Mathmann P, Neumann K：The cepstral spectral index of dysphonia, the acoustic voice quality index and the acoustic breathiness index as novel multiparametric indices for acoustic assessment of voice quality. *Curr Opin Otolaryngol Head Neck Surg* **29**(6)：1-7, 2021.
- 今泉　敏：嗄声の音響分析─コンピュータスピーチラボCSL4500bとフリーソフトウェアPraat─．*JOHNS* **38**(10)：1393-1398，2022.

第7章 評定尺度法による検査

1 はじめに

音声（おんせい）は人の声，すなわち人が発声器官を通じて発する音である．音とは，「音響振動（弾性媒質中の粒子がその平衡位置を中心として行う運動）によって引き起こされる聴覚」とJIS Z 2000：8106では定義されている．さらに音声には，媒質（主に空気）中の弾性波としての“物理的”音声の意味と，それによって引き起こされる聴覚印象としての“心理的”音声の意味との両方がある．

したがって，“物理的”音声の3要素は，聴覚印象としての“心理的”音声の3つの側面を意味し，音声の大きさ，音声の高さ，音色（声質）を指している．通常，音の物理量と聴覚の間には，密接な対応関係が存在し，振幅と音の大きさ，周波数と音の高さ，スペクトル構造と音色など一定の法則が認められる．

「音声の測定」は，本来，この音声の物理量の測定と感覚量の測定の両方を意味していると考えてよい（物理量の測定については，本書の第5～6章で述べられている）．本章では，“心理的”音声，つまり音声の感覚量（聴覚印象としての音声）の測定について解説する．

音声の大きさ（loudness）は，「大きい-小さい」という一次元的な尺度で表現され，音声のもつパワー（エネルギー）と対応する．つまり，音声のパワーが大きければ音声の大きさも大きくなる．したがって，“心理的”音声の大きさは，物理量とかなり単純な対応をしているといえる．

音声の高さ（pitch）は，「高い-低い」という一次元的な尺度で表現される．“心理的”音声の高さと対応する物理量は，純音であれば周波数，複合音であれば基本周波数で，これもかなり単純な対応をしているといえる．すなわち，基本周波数が高ければ，音声の高さも高くなるのである．

音色（timbre）は，「大きさ」や「高さ」と異なり，一次元的には表現できないとされている．たとえば，「明るさ」「きれいさ」「豊かさ」などのようにさまざまな性質を帯びており，多次元的であるともいえる．したがって，物理量との対応も複雑で，周波数スペクトル（パワースペクトル），立ち上がり，減衰特性，定常部の変動，成分音の調波と非調波関係，ノイズ成分の有無などとの関係が報告されてきた．JIS Z 2000：8106では，音色とは，「物理的に異なる二つの音が，たとえ同じ音の大きさ及び高さであっても異なった感じに聞こえるとき，その相違に対応する属性」と定義されている．加えて，音色には，音の印象を形容詞で表現できる「印象的側面」と何の音であるか聞き分ける「識別的側面」の2つの側面がある．

また，「音色」と似たことばで「音質（sound quality）」という用語も存在する．この2つは，ほとんど同義と考えられている．しかし，用語としては「音質」のほうが歴史的には新しく，1955年の広辞苑には「音質」の掲載はなく，1969年版から掲載されたようである．ちなみに広辞苑では，「音質」は「声や音のよしあし」と記述され，対象が定まったうえでの音の印象を意味し，価値判断を含む概念と考えられている．一方，「音色」の場合には，価値判断は含まず，ニュートラルな意味で用いられているようである．

それでは，「声質（voice quality）」とは何を意味しているのだろうか．狭義には，「かすれ声」や「張りのない声」のように，「正常ではない声」を意味する用語と考えられてきた．しかし，広義には，「音声波から知覚される韻質（phonetic quality）以外の聴覚上の特質」（新版音響用語辞典）と定義され，本来は音韻以外のすべての聴覚印象を意味していると考えられる．

国際音声学会では，IPA や拡張 IPA の声の記号あるいは補助記号として，うら声，ささやき声，息もれ声，きしみ声，耳障りな声なども提案されている．一方，日本音声言語医学会では，病的音声の聴覚印象に基づく声質の評価尺度を GRBAS 尺度として提案している．最近では，アメリカ言語聴覚協会（American Speech-Language-Hearing Association：ASHA）が，CAPE-V（Consensus Auditory-Perceptual Evaluation of Voice）と呼ばれる尺度を病的音声の評価尺度として提案している．どちらもあらかじめ設定された明確な評価カテゴリーに従って，ある特定の事象を判断させる評定尺度法を用いている．その際，用いられる段階的なカテゴリーを評定尺度と呼び，「良い，やや良い，普通，やや悪い，悪い」「A，B，C，…」「＋3，＋2，＋1，…」など 5～9 段階の順序尺度が用いられることが多い．心理測定なので，人間の判断に伴う変動要因によって影響を受けることはいうまでもない．したがって，その変動の大きさが測定目的を損なわないように十分気をつけなければならない．

本章では，医療者による評定尺度としての嗄声の聴覚心理的評価 GRBAS と CAPE-V，患者自身による自覚的評価尺度としての VHI（Voice Handicap Index）と V-RQOL（Voice-Related Quality of Life）について詳しく解説する．

（城本　修）

第 7 章での用語について

本章では「評価」と「評定」という用語が出てくる．一般に「評価」という場合には，文字どおり価値を評することを意味するが，その目的によって主体も対象も方法も変わるので，評価の意味は多義的である．一方，「評定」の場合は，評定尺度法を意味していることが多い．評定尺度法とは，数量的に表現することが難しい心理学的構成概念の測定項目に対して，どの程度当てはまるかを段階的に評定する（させる）ことを意味している．これは，研究によって得られたデータをもとに“ものさし”となる心理尺度を作成する尺度構成法の一つである．あるデータを一定の規則に従って，対象や事象の性質に数字を割り当てる過程を「測定」と呼び，測定の際に利用される規則のことを「尺度」と読んでいる．

［参考文献］

- 難波一郎，桑野園子：音の評価のための心理学的測定法．コロナ社，1998.
- 岩宮眞一郎編：音色の感性学．音響サイエンスシリーズ 1（日本音響学会編），コロナ社，2010.
- 下山晴彦編集代表：誠信 心理学辞典．新版，誠信書房，2020.

2 評定尺度法による検査の意義

1 評定尺度法とは

音色すなわち音質の評価というのは，人が音を聴いてどんなふうに感じているかを表した側面の評価である．したがって，聴覚心理的側面に対応した測定法が必要である．聴覚心理的側面を測定する方法には，音と聴覚特性の関係を数量的に測定する心理物理学的測定法や，音に対する印象や好みを測定する心理学的尺度構成法が用いられる．

音を規定する物理量と対応させて，閾値や最適値，主観的等価点などを求めるのが心理物理学的測定法で，測定法としては恒常法や極限法，調整法などがある．恒常法は，同種の刺激の違いがわかる最小の差を求める弁別閾を求めるときに用いる．極限法は，刺激強度を一方向に変化させながら刺激が感じられるか否かの境目（絶対閾）を被検者に判断させる測定法であり，聴力検査で用いられている．調整法は，異なる刺激（たとえば，高さや大きさ）に対する感覚特性が等しく感じられる主観的等価点や音楽再生音の最適聴取レベルを求めるような最適値を測定する際に用いられる．

一方，音色の印象を定量的に測定するのが心理学的尺度構成法である．心理学的尺度構成法は，尺度を構成することによって，刺激に対する主観的評価を数量化する方法である．評定尺度法や一対比較法，SD（semantic differential）法などがある．構成尺度となるものには，名義尺度，順序尺度，間隔尺度，比率尺度の4つの水準の尺度があり，数値化された値が，どの程度まで数の意味を反映しているかは，それぞれ異なる．たとえば，名義尺度ではクラス番号などのように数字の順序や差に意味はなく，単に異なる数字が異種を意味し，同じ数字が同種を意味する同一性を表している．順序尺度では，地震の震度のように順位の高い数字に対して大きな数を対応させ，同一性と順序性を表しているが，その差には意味がない．間隔尺度では，標高や時間のように経験的に等しい距離を数値的に等しく表したもので，順序だけでなく，相互の間隔が意味をもっている．すなわち，同一性，順序性，加算性の一部を表している．比率尺度では，長さや重さのように絶対零点が存在し，すべての数学的操作が可能で，尺度として同一性，順序性，加算性のすべての性質を有している．

評定尺度法（rating scale method）は，あらかじめ設定された明確な評価段階に従って，ある特定の事象を絶対判断させる測定法である．その際に用いられる段階的なカテゴリーを評定尺度と呼んでいる．たとえば，「良い，やや良い，普通，やや悪い，悪い」「＋3，＋2，＋1，…」など5～9段階の等級が用いられることが多い．評定尺度法では，判断の基準は被検者内部にある．したがって，被検者の状況によって判断基準は変動し，この判断基準の変動が直接，尺度値に影響する．一方，一対比較法では，ある基準に対する比較刺激が被検者に与えられるので，被検者の判断基準が被検者内部ではなく外にある相対判断となる．SD法は，対象となるものの印象を科学的にとらえる方法である．多くの形容詞尺度を利用して5段階または7段階の評定尺度を構成することが多い．その印象は，①形容詞による意味空間でとらえられる，②両極性の形容詞対（反対語対）が存在する，③両極をなす形容詞の評定尺度は連続であるということが前提となっている．SD法で得られたデータは，因子分析などの多変量解析により，最終的に少数の因子に集約される．

一般的には，心理学的尺度構成法では，対応する物理量とは関係なく，主観的印象を測定する．そのため，人間の判断に伴う以下のような変動要因によって影響を受けるとされている．

①**個人差**：もともと個人差がある．たとえば，好みや嗜好の問題など全然理由のわからない，不確定な個人差もある．

②**時間的変動**：人間の状態は時々刻々変動するので，それによって測定値がばらつくことがある．たとえば，疲労や単調感は弁別力を悪くする可能性がある．

③**嘘の反応**：尺度法の場合は，嘘の反応を見つけ出すのは困難である．したがって，刺激系列中に同じ刺激を，間を置いて2回提示し，その2回の刺激に対する反応の相関係数から再検査信頼性を求めることが必要とされる．

④**教示**：心理測定では，被検者に測定の手続きについて詳しい教示を行う．この教示が不十分であったり，被検者が教示をよく聞いていなかったりして，手続きの理解が不十分なときは，測定結果に影響する．教示は心理測定においては非常に重要で，事前の練習も必要とされている．

⑤**被検者の測定に対する動機づけ**：被検者が十分に熱意をもって参加しないと結果がばらつくことがある．

⑥**測定条件による歪み**：被検者が測定に参加すること自体が，被検者の知覚や感情に影響を与えることがある．心理測定では，被検者は理性的態度を要求され，どうしても感情的側面の影響を受けやすくなる．

2 音色の評定尺度法に必要な条件

北村らは，音色の評定尺度に要求される条件として，以下の5つをあげている．

①**必要十分な尺度数**：必要かつ十分な尺度数が望ましい．

②**尺度の意味の公共性**：意味の理解が共通していること．特定のグループにしかわからない，あるいはグループによって意味が変化しないこと．

③**尺度の妥当性**：音色そのものを評価していること．

④**尺度の信頼性**：人が変わっても，日が変わっても，同一対象に関して不変であること．

⑤**間隔尺度**：有意な0点をもつことが望ましい．

3 病的音声（嗄声）の聴覚心理的評価

病的音声の聴覚心理的評価は，当初，日本語の持続母音を対象に，SD法によって，病的音声から粗糙性（R），気息性（B），無力性（A），準正常性（N）の聴覚的因子を抽出した．それをさらに発展させ，音声の総合的な異常度あるいは嗄声度を表すものとしてgrade（G）という評定尺度を加えた．これがいわゆるGRBAS尺度である．GRBASの5つの構成尺度について，それぞれ0，1，2，3の4段階で評定を行う．R，B，A，Sの尺度による評点とGの尺度の評点には一定の関係性があるとされている．当初は，日本語の持続母音のみが対象であったが，持続母音の種類を変えたり，文章を評価対象として含めた研究も増えている．

CAPE-V（Consensus Auditory Perceptual Evaluation of Voice）は，GRBAS尺度やこれまでの病的音声の聴覚心理的評価に関する先行研究を参考にして，Overall severity，Roughness，Breathiness，Strain，Pitch，Loudnessの項目について100 mmの視覚的連続尺度（Visual Analogue Scale：VAS）で評価することを提案している．また，GRBAS尺度が持続母音のみを対象としたのに対して，CAPE-Vでは3つの異なる発話課題が聴覚心理的評価の対象となっている．すなわち，持続母音に加え，/a/ /i/ /u/を含む短文，/h/起声（軟起声）＋有声音＋無声子音から生成される短文，すべて有声音から生成される短文，母音を語頭とする硬起声発声を誘発しやすい短文，鼻音から生成される短文，鼻音を含まない無声破裂音から生成される短文の6つの課題文と20秒程度の自由会話の3つで構成されている．

病的音声の聴覚心理的評価は，①その後の検査の方向を決める診断補助となる，②嗄声のみがその疾患の唯一の症状である場合の診断補助となる，③全身疾患の初発症状が音声の変化であるような場合にはその早期発見に役立つ．④患者に対しては検査にあたって何ら身体的・精神的苦痛を与えることなく行うことができるなどの特徴をもっている．さらに，録音により繰り返し複数名で判定し，後日に日を改めて検査を行うこともできる．したがって，安定した評価が行える．また，その結果は容易に病歴に記載でき，経過を追跡する場合の参考となる．また，喉頭を直接あるいは間接的に観察することのできない耳鼻咽喉科医師以外の検者でも，この方法を利用することによりある程度の診断の方向づけを行うことができる．

4 自覚的評価

音声障害についての評価は，これまで，喉頭視診，聴覚心理的評価のような尺度構成法に基づく評価や空気力学的評価，音響分析など定量的な機器的評価などが行われてきた．しかし，これらはいずれも医療者の視点からのいわゆる他覚的評価であった．近年，音声障害が患者の生活の質にどのような影響を及ぼしているかという側面から検討することも重要であるとの考えから，患者の視点からのさまざまな自覚的評価が開発されてきた．たとえば，1997年のJacobsonらによるVHI（Voice Handicap Index），さらに1999年のHogikyanらによるV-RQOL（Voice-Related Quality of Life）などである．これらは，声の障害による社会生活上の制約や自分の声に対する感情的な反応，あるいは喉頭の違和感など発声に関する身体的異常感などに関する質問に5段階で回答する質問紙となっている．その後も続いて，短縮版VHI-10や小児用pVHIなどの自覚的評価が開発されてきた．それらの多くは外国語に翻訳され，すでに高い信頼性と妥当性が報告されている．日本音声言語医学会・音声情報委員会でもVHIおよびVHI-10，V-RQOLの日本語版を作成し，多施設間で信頼性や妥当性を検証し，現在に至っている．　（城本　修）

［参考文献］

- 北村音一：音色と音質の評価．放送技術，1975，pp731-737.
- 難波一郎，桑野園子：音の評価のための心理学的測定法．コロナ社，1998.
- 日本音響学会編：音色の感性学．音響サイエンスシリーズ1，コロナ社，2010.
- 日本音声言語医学会編：新編 声の検査法．医歯薬出版，2009.
- Dejonkere PH, Bradley P, Clemente P, et al：A basic protocol for functional assessment of voice pathology, especially for investigating the efficacy of（phonosurgical）treatments and evaluating new assessment techniques；Guideline elaborated by the committee on phoniatrics of the European Laryngological Society（ELS）. *Eur Arch Otorhinolaryngol* **258**：77-82, 2001.
- ASHA：Consensus Auditory Perceptual Evaluation of Voice（CAPE-V）Special Interest Division 3, Voice and Voice disorders. http://www.asha.org.

3 嗄声の聴覚心理的評価（GRBAS 尺度）

1 GRBAS 尺度

GRBAS 尺度は日本音声言語医学会・発声機能検査法委員会により提案された嗄声（病的声質）の評定尺度法である[1-3]．国際的にもよく認知され，世界で最もよく使われている声の検査法の1つである．GRBAS 尺度では，声質に異常があるか否か，あるとすればどの程度か，さらにはどのような異常がどの程度あるのかを G，R，B，A，S という5つの尺度を用いて聴覚心理的に評価する．検査者は G「嗄声度（grade）」では声質の総合的な異常の程度を，R「粗糙性（rough）」，B「気息性（breathy）」，A「無力性（asthenic）」，S「努力性（strained）」では後述する病的な聴覚印象の程度を，0，1，2，3の4段階で評定する．0は「正常／なし（normal or absence of deviance）」，1は「軽度（slight deviance）」，2は「中等度（moderate deviance）」，3は「重度（severe deviance）」を意味する．記載の仕方は，たとえば G0R0B0A0S0，あるいは G2R2B1A0S0 とする．

2 GRBAS の各尺度

各尺度の概要は以下のとおりである．

G「嗄声度（grade）」は総合的な声質の異常の程度を表す．

R「粗糙性（rough）」は，ガラガラ，ゴロゴロ，ブルブルなどと表現することができる聴覚印象であり，声帯振動が不規則である場合に聴取される．声帯の比較的柔らかい病変，あるいは腫脹などにより左右声帯の形態，質量もしくは物性に不均衡がある場合，たとえば，声帯ポリープ，声帯結節，ポリープ様声帯などでよく聴取され，他に仮性球麻痺のような中枢神経系の障害でも生じる．

B「気息性（breathy）」は，カサカサ，シューシューあるいは息漏れがあるなどと表現することができる聴覚印象であり，発声時に声門閉鎖不全があり呼気流率が高い場合に聴取される．典型的には片側声帯麻痺でよく聴取され，他に声帯溝症や加齢性声帯萎縮，あるいはパーキンソン病でも生じることが知られている．

A「無力性（asthenic）」は，弱々しい声と表現することができる聴覚印象であり，声帯が薄く異常に軽い，または発声時に緊張不全状態にある場合に聴取される．低緊張性発声障害あるいは音声衰弱症，重症筋無力症などで聴取される．

S「努力性（strained）」は，いかにも無理をして発声している感じ，あるいは気張った声と表現することができる聴覚印象であり，声帯が異常に硬く質量が重い，あるいは発声時に過緊張状態にある場合に聴取される．進展した喉頭癌をはじめとする硬い声帯腫瘍，痙攣性発声障害あるいは過緊張性発声障害でよく聴取される．

3 GRBAS 尺度による評価法

GRBAS 尺度を用いた評価法については，『声の検査法』第1版[1]および第2版[4]，『新編 声の検査法』[5]，『音声障害診療ガイドライン2018年版』[3] に詳しい記載がある．ここでは概略を述べる．

GRBAS尺度の評価対象は声質であるから，高さ，大きさ，およびそれらの遅いゆらぎに関連する特徴，断続的に生じた特徴ないし現象は評価に含めない．また音声が聴取されない場合，すなわち失声も評価しない．したがって，振戦，二重声，翻転，硬起声，vocal fry，裏声，声の途切れ，断続的なつまりなどが聴取された場合は別に記載する．

評価環境としては録音した音声サンプルを再生して聴く場合と肉声を直接聴く場合とがある．録音した音声を用いる方法では，繰り返し聴くことでより安定した評定値を得ることが期待される．また保存されたデータを必要なときに，あるいはまとめて評価することもできる．録音方法は第6章に記載されている．

検査課題としては5母音の持続発声を用いることを基本とする[1,4,5]．ウオアエイまたはイエアオウの順に被検者にとって自然な高さ，自然な大きさで1音ずつ言わせる．息継ぎをしてもよいので可能な限り1つの母音を3秒以上持続させるよう教示する．なお，最近では連続発話，たとえば定型文の音読や問診時の応答を検査課題とすることもある．これについては後述する．

評価者には特定の病的聴覚印象についての理解と感覚的記憶，検出，分析および定量評価が求められる．言い換えれば，適切な評価は病的音声に関する一定の臨床経験もしくはトレーニングを前提としている．トレーニング用教材としては，たとえば「嗄声のサンプルテープ」[6] がある．ここには各尺度が単独で現れる音声障害症例の音声が収録され，各尺度の理解に役立つ．また，前版[7] を大幅に改訂して2018年に発行された『動画で見る音声障害（DVD）ver.2.0』[8] では，声帯振動の動画と音声のGRBAS評定値を併せて視聴することができる．さらに，このDVDには「GRBASドリル」が収載され，任意のGRBAS評定値の症例を検索し，みずから評定を行って熟練者の評定と比較することもできる．なお，カセットテープであった「嗄声のサンプルテープ」はCD化されてこのDVDに同梱されている．

4 GRBAS尺度に関する最近の動き

各尺度の検討において，G，R，Bと比べてAとSでは評価者間の評定値の差が大きく，同一評価者内の再現性も低いこと，Gの評定値に関与する度合いはR，B，Sに比べてAで低いことが報告され[9,10]，AとSの尺度としての定義ないし妥当性を再検討することが提案されている[4,9,10]．これと関連して2001年のヨーロッパ喉頭科学会（European Laryngological Society：ELS）による音声機能評価プロトコルではAとSを外し，G，R，Bのみを採用する方法を推奨している[11]．またGRBAS尺度を基盤としてアメリカ言語聴覚協会（American Speech-Language-Hearing Association：ASHA）が開発したCAPE-V（Consensus Auditory Perceptual Evaluation of Voice）ではAを外し，G，R，B，Sと高さ（pitch），大きさ（loudness）を必須項目とする方式をとっている[12]．

評定については，GRBAS尺度では0<1<2<3の順序尺度を採用しているが，CAPE-Vは0～100の視覚的連続尺度（Visual Analogue Scale：VAS）を，ELSのプロトコルはいずれを用いてもよいとしている．4段階の順序尺度は簡易であり短時間に評価が行えるのに対し，0～100の視覚的連続尺度はやや難しく評価に時間がかかるが，より小さい差を検出できることが期待されている．

検査課題として，GRBAS尺度では5母音の持続発声を用いることが基本とされているが，連続発話，たとえば定型文の音読や問診時の応答も用いられているのが現状である[13]．また，CAPE-Vは母音持続発声 /a/ と /i/ に加えて指定された6つの文の音読と問診に対する応答発話を検査課題と定め，ELSのプロトコルでは問診に対する応答発話を用いている．母音持続発声では，高さ，大きさ，それらの変動，その他の断続的な現象に基づく聴覚印象の混在がなく，声質だけを聴取・評価することが比較的容易であるが，被検者にとって不自然な発声様式である，評価すべき声質の異常が出現しにくいといった短所がある．一方，連続発話は被検者本来の自然な発声様式であるが，声質以外の特徴の混在により評価が難しい，あるいは会話では内容を統一しにくく評価結果の比較に不都合であるといった短所がある．検査課題によるGRBAS尺度の評定値に関する検討では，差がなかったとする報告[14,15]と母音持続発声の評定値が有意に高かったとする報告とがある[16-18]．いずれか一方が優れている，あるいは一方が他方を兼ねるとはいえず，むしろ母音持続発声と連続発話のいずれを用いても，または両方を用いても臨床上の声質評価という目的に適っているといって差し支えない．ただし，GRBAS尺度の評定値とともに用いた検査課題を記載する必要がある．

GRBAS尺度の評定値と音響分析による各種音響パラメータとの関連は，必ずしも単純ではないことが示されている[10]．詳しくは第6章を参照されたい．

5 GRBAS尺度の今後

声質とは，人が声を聞いたとき，高さ，大きさ，音韻性（phonetic category），その他の断続的な特徴以外にどのような声に聞こえたかを意味している[19]．言い換えれば，一般的にはたとえば「汚い」「暗い」のようにさまざまな形容詞を用いて記述される要素である．したがって，聞き手の価値観や経験といった主観的もしくは個人的評価を排除して声質を測定，評価することは本来とても難しいことである．

GRBAS尺度は，病的な声質を，重症度と主要な性状の定量的評価に基づいて簡潔に記述し，これにより比較することをも可能にする評定尺度法である．その有用性と，世界で最もコンパクトといわれる簡便性は音声障害の臨床と研究に携わる人々にすでによく知られている．今後，GRBAS尺度がより広く，適切に活用されていくための課題としては，①評価者間および評価者内の評定差を最小限にし，より安定した評定値を得ること，②そのために評価者が各尺度を十分に理解し評価法に熟練すること，③各尺度，特にAとSについては定義と妥当性を再検討すること，④GRBAS尺度の評定値と物理的パラメータ，たとえば音響パラメータあるいは空気力学的パラメータとの関連を明らかにすることがあげられる．

（石毛美代子）

［引用文献］

1）日本音声言語医学会編：声の検査法 第1版．医歯薬出版，1979.
2）Hirano M：Disorders of human communications 5；Clinical examination of voice. Springer-Verlag, 1981.
3）日本音声言語医学会，日本喉頭科学会編：音声障害診療ガイドライン2018年版．金原出版，2018.
4）日本音声言語医学会編：声の検査法 第2版 基礎編／臨床編．医歯薬出版，1994.
5）日本音声言語医学会編：新編 声の検査法．医歯薬出版，2009.
6）日本音声言語医学会企画・監：嗄声のサンプルテープ．メディカルリサーチセンター，1981.
7）日本音声言語医学会企画・編：動画で見る音声障害（DVD）．インテルナ出版，2005.
8）日本音声言語医学会企画・編：動画で見る音声障害 ver.2.0（DVD）．インテルナ出版，2018.
9）阿部博香，米川紘子，太田文彦・他：嗄声の聴覚心理的評価の再現性．音声言語医学 **27**：168-177, 1986.
10）Dejonckere PH, Remacle M, Fresnel-Elbaz E, et al：Differential perceptual evaluation of pathological voice quality；reliability and correlations with acoustic measurements. *Rev Laryngol Otol Rhinol* **117**：219-224, 1996.
11）Dejonkere PH, Bradley P, Clemente P, et al：A basic protocol for functional assessment of voice pathology, especially for investigating the efficacy of (phonosurgical) treatments and evaluating new assessment techniques；Guideline elaborated by the committee on phoniatrics of the European Laryngological Society (ELS). *Eur Arch Otorhinolaryngol* **258**：77-82, 2001.

12) ASHA : Consensus Auditory Perceptual Evaluation of Voice (CAPE-V) Special Interest Division 3, Voice and Voice disorders. http://www.asha.org.
13) 牧山 清 :〔専門医通信〕嗄声の聴覚心理的評価 (GRBAS 尺度). 日耳鼻 **115** : 930-931, 2012.
14) De Krom G : Consistency and reliability of voice quality ratings for different types of speech fragments. *J Speech Hear Res* **37** : 985-1000, 1994.
15) Revis J, Giovanni A, Wuyts F, et al : Comparison of different voice samples for perceptual analysis. *Folia Phoniatr Logop* **51** : 108-116, 1999.
16) Wolfe V, Cornell R, Fitch J : Sentence/vowel correlation in the evaluation of dysphonia. *J Voice* **9** : 297-303, 1995.
17) Zraick RI, Wendel K, Smith-Olinde L : The effect of speaking task on perceputual judgement of the severity of dysphonic voice. *J Voice* **19** : 574-581, 2005.
18) Maryn Y, Roy N : Sustained vowels and continuous speech in the auditory perceptual evaluation of dysphonia severity. *J Soc Bras Fonoaudiol* **24** : 107-112, 2012.
19) Titze IR : Principles of voice production. Prentice Hall, 1994.

4 話声の評価（CAPE-V）

1 はじめに

音声障害を意味微分法（semantic differential technique）と呼ばれる心理学的手法を用いて，一般的な尺度の組み合わせによって評価する試みが1966年に一色により報告された[1]．その後もいくつかの尺度がこの手法を用いて考案され，それらをもとに，日本音声言語医学会・発声機能検査法委員会の聴覚心理的検査小委員会によりGRBAS尺度が開発，提唱された．GRBAS尺度は1981年にHiranoにより英語圏に紹介され，現在では世界中で最も一般的な音声評価方法となっている[2,3]．

しかしながら，GRBAS尺度による評価は持続発声母音を用いて行われる声質評価であるため，いくつかの限界がある．すなわち，声の高さ，大きさ，断続的な現象などの評価は難しく，声のふるえや翻転，二重声などは対象とならず[4]，持続母音と会話音声の声質の乖離が把握できない．また，順序尺度を用いるため，パラメトリックな統計解析には適さないという課題が残っていた．

そこで，2002年にアメリカ言語聴覚協会（American Speech-Language-Hearing Association：ASHA）Special Interest Division 3, Voice and Voice Disordersとピッツバーグ大学により開催された，音声科学者，人体感覚の専門家，言語聴覚士が参加した国際会議でCAPE-V（Consensus Auditory-Perceptual Evaluation of Voice）が開発された[5]．GRBAS尺度が持続発声母音の①嗄声度（G：Grade），②粗糙性（R：Rough），③気息性（B：Breathy），④無力性（A：Asthenic），⑤努力性（S：Strained）の成分を4段階評価するのに対し，CAPE-Vではあらかじめ設定されたタスク（持続母音発声および有声音，軟起声発声，硬起声発声，無声破裂音などを含む短文，問診に対する応答発話）により，無力性以外の嗄声度，粗糙性，気息性，努力性成分に加え，ピッチとラウドネスを評価することができる．さらに，視覚的連続尺度（Visual Analogue Scale：VAS）を用いることにより，より多段階に評価できることが特徴とされる．

2 CAPE-V

1）デザイン

CAPE-Vは必要最小限の臨床的に意味のある聴覚的心理的パラメータを用い，簡便で，さまざまな音声障害の評価に用いることができ，検者内もしくは間での信頼性が高く，トレーニング用のサンプルが容易に手に入る評価指標というコンセプトのもとデザイン，開発された．

2）評価項目

CAPE-Vの評価項目を図1に示す．その評価項目には，①総合的な重症度（Overall severity），②粗糙性（Roughness），③気息性（Breathiness），④努力性（Strain），⑤ピッチ（Pitch），⑥ラウドネス（Loudness）が含まれる．それぞれの項目に対して100mmのスケールが用意されており，これらを視覚的連続尺度（Visual Analogue Scale：VAS）として評価に用いる．検者は正常からどの程度の逸脱が認識されたかを評価し，スケール上にチェックする．スケールの両端は開放端で

Consensus Auditory-Perceptual Evaluation of Voice (CAPE-V)

Name：____________________ Date：__________

The following parameters of voice quality will be rated upon completion of the following tasks：
1. Sustained vowels, /a/ and /i/ for 3-5 seconds duration each.
2. Sentence production:
   a. The blue spot is on the key again.
   b. How hard did he hit him?
   c. We were away a year ago.
   d. We eat eggs every Easter.
   e. My mama makes lemon muffins.
   f. Peter will keep at the peak.
3. Spontaneous speech in response to："Tell me about your voice problem." or "Tell me how your voice is functioning."

Legend：C=Consistent I=Intermittent
MI=Mildly Deviant
MO=Moderately Deviant
SE=Severely Deviant

					SCORE
Overall Severity	__________ MI MO SE	C	I	/100
Roughness	__________ MI MO SE	C	I	/100
Breathiness	__________ MI MO SE	C	I	/100
Strain	__________ MI MO SE	C	I	/100
Pitch	(Indicate the nature of the abnormality)：______ __________ MI MO SE	C	I	/100
Loudness	(Indicate the nature of the abnormality)：______ __________ MI MO SE	C	I	/100
______	__________ MI MO SE	C	I	/100
______	__________ MI MO SE	C	I	/100

COMMENTS ABOUT RESONANCE： NORMAL OTHER (Provide description)：__________

ADDITIONAL FEATURES (for example, diplophonia, fry, falsetto, asthenia, aphonia, pitch instability, tremor, wet/gurgly, of other relevant terms)：

Clinician：____________

図1 CAPE-V

あり，その下に記載された領域（MI，MO，SE）を参考に被検者の音声が評価される．MI が軽度逸脱（Mildly deviant），MO が中等度逸脱（Moderately deviant），SE が高度逸脱（Severely deviant）をそれぞれ意味する．当初はノンリニアにラベルされていたが，2009 年に Kempster らはリニアにラベルされたものを発表した．Nagle らによりいずれにせよその評価にはあまり影響しないことが確認されている[6]．基本的に検者は直接被検者の状態を観察したうえで，評価する．

スケールの右端には C と I という 2 つのアルファベットが記載されており，それぞれの音声特性の Consistent（一貫性），Intermittent（間欠性）を意味する．C に丸をつけた場合，その特性がタスクを通して持続的に認められることを意味し，I を選んだ場合はその特性が常に観察されるわけではないことを意味する．たとえば，ある特性が持続母音発声で認められても，会話タスクでは認められない場合はＩが選ばれる．

3）評価項目の定義

前述の評価項目はそれぞれ下記のように定義されている．

・**Overall severity（総合的な重症度）**：総合的な音声逸脱の印象．

・**Roughness（粗糙性）**：音源の不規則性．

・**Breathiness（気息性）**：聴取可能な空気の漏れ．

・**Strain（努力性）**：過度の発声努力．

・**Pitch（ピッチ）**：基本周波数に対応する．性別や年齢，文化的背景などを考慮して，評価される．高低どちらへの偏りかをスケールの上の空白に記入する．

・**Loudness（ラウドネス）**：音響強度に対応する．性別や年齢，文化的背景などを考慮して，評価される．大小どちらへの偏りかをスケールの上の空白に記入する．

これらの6種類の音声特性は聴覚心理的評価における最小のパラメータセットといえるが，CAPE-Vの評価用紙にはこれらの他に2本の空白スケールが用意されており，被検者の音声に際立った特徴がある場合に用いることができる．また，その他のどこにも記載するところがない特性は「Additional features」に記載することができる．

4）検査方法

静かで快適な環境の下，被検者に母音，短文，自由会話からなる3種類のタスクを課す．前述のとおり直接観察したうえでの評価が基本であるが，被検者のパフォーマンスは録音することが推奨されており，その条件は，被検者の口から45°の角度で4 cm離れたところにマイクをセットし，16ビット，20 kHz以上のサンプリングレートとされている．

（1）Task 1：持続発声母音

通常，張り母音 /i/ と緩み母音 /a/ の2つの母音が用いられる．3から5秒程度の発声を，3回行う．

（2）Task 2：短文

6種類の短文が用いられる．最初の短文はすべての母音からなり，2つ目の短文は /h/ 起声を強調している．3文目はすべて有声音からなり，4文目は硬起声を導くようデザインされている．さらに，5文目には鼻音が組み込まれ，6文目は無声破裂音を含んでいる．実際の評価時にはフラッシュカードを用い，実際に人と話すように文章を読むよう指示する．もし被検者がカードを読むことが難しければ，検者のことばを復唱するよう指示することで評価する．

（3）Task 3：自由会話

検者は「あなたの声の問題について教えてください」などといった質問をし，被検者から20秒以上の会話を引き出す．

5）データスコアリング

検者は被検者のすべてのタスクを聴いたうえで，評価を行う．すべてのタスクを通して評価が一定であれば，それをそれぞれのスケール上にマークするが，タスクやそのタイプにより評価の不一致がある場合は，マークに標識することで区別する．すべての評価は1本のスケール上に記載し，CAPE-Vの評価用紙は患者一人あたり1枚とする．

検者はすべての評価が終了した後，スケール上で左端からのマークまでの距離を測定し，その長さ（mm）をスケールの右側にある空欄に記載する．スケールは100 mmであるので，その長さを記載することにより，スコアとなる．たとえば気息性のスケールで左から70 mmのところにマークがあれば，気息性（70/100）もしくは気息性（中等度から高度）と表現されることとなる．

表1 これまでに発表されたCAPE-V

言語	
英語	Karnell MP (2007), Kelchner LN (2010), Zraick RI (2011)
ポルトガル語	Nemr K (2012), Almeida SC (2018)
イタリア語	Mozzanica F (2014)
スペイン語	Nunez-Batalla F (2014)
トルコ語	Özcebe E (2017), Ertan-Schlüter E (2019)
ペルシャ語	SM Khoddami (2018)
中国語（マンダリン）	Chen Z (2018)

表2 CAPE-V日本語版試案

特徴	例文
母音（/a//i//u/）	夜の弁当は栗ご飯だ
h起声（軟起声）	母は花に微笑む
有声音（終始，声帯振動がある）	藁の屋根の家だ
母音を語頭とする単語（硬起声）	今，一気に板を切る
鼻音	何でもママの真似だね
口腔内圧を保つ破裂音	ピリッと辛い柿の種を買った

レゾナンスに関しては「Comments about resonance」に記載することができ，高鼻音，低鼻音，cul-de-sac（閉管）などと記載される．

6）妥当性と信頼性

CAPE-Vが発表されて以来，その妥当性や信頼性に関してはいくつかの研究により示されてきた[3,7,8]．GRBASとの相関が高いことも示されているが[8]，Zraickらは21人の言語聴覚士で音声を評価し，その検者内および検者間信頼性はパラメータによりばらつくものの，わずかにGRBASに勝ることを報告している[3]．さらに，多くの言語で外国語版CAPE-Vが作成され（表1），その妥当性および信頼性も検証されている．

本邦においては日本語版がまだ存在しないため，その利用に関する報告はない．しかしながら，日本音声言語医学会からの研究助成を受け，日本語版の作成が試みられている．日本語版試案を表2に示すが，すべての短文は原文と同様にデザインされており，現在これらの妥当性および信頼性の検証が行われている．

（岸本　曜）

［引用文献］

1）一色信彦：嗄声の分類記載法．音声言語医学 **7**(1)：15-21, 1966.
2）日本音声言語医学会編：声の検査法 第2版 臨床編．医歯薬出版，1994.
3）Zraick RI, Kempster GB, Connor NP, et al：Establishing validity of the Consensus Auditory-Perceptual Evaluation of Voice（CAPE-V）. *Am J Speech Lang Pathol* **20**(1)：14-22, 2011.
4）日本音声言語医学会，日本喉頭科学会編：音声障害診療ガイドライン 2018年版．金原出版，2018.
5）Kempster GB, Gerratt BR, Verdolini Abbott K, et al：Consensus auditory-perceptual evaluation of voice：development of a standardized clinical protocol. *Am J Speech Lang Pathol* **18**(2)：124-132, 2009.
6）Nagle KF, Helou LB, Solomon NP, et al：Does the Presence or Location of Graphic Markers Affect Untrained Listeners' Ratings of Severity of Dysphonia? *J Voice* **28**(4)：469-475, 2014.
7）Kelchner LN, Brehm SB, Weinrich B, et al：Perceptual Evaluation of Severe Pediatric Voice Disorders：Rater Reliability Using the Consensus Auditory Perceptual Evaluation of Voice. *J Voice* **24**(4)：441-449, 2010.
8）Karnell MP, Melton SD, Childes JM, et al：Reliability of clinician-based（GRBAS and CAPE-V）and patient-based（V-RQOL and IPVI）documentation of voice disorders. *J Voice Off J Voice Found* **21**(5)：576-590, 2007.

5 自覚的評価（VHI, V-RQOL）

近年，音声障害が患者の生活の質にどのような影響を及ぼしているかという側面から検討することも重要であるとの考えから，患者によるさまざまな自覚的評価が開発されてきた．日本音声言語医学会・音声情報委員会では，VHI（Voice Handicap Index），VHI-10 および V-RQOL（Voice-Related Quality of Life）の日本語版を作成し，日本音声言語医学会推奨版として完成させた（図1，2）．推奨版の日本語版 VHI および VHI-10，V-RQOL は，国内の多施設間協力により，信頼性と妥当性についても検証された．その結果，いずれの評価も高い内的整合性を示し，さらに健常群と音声障害群においても各評価総得点で有意差を認めた．また，最長発声持続時間が 10 秒以上群と臨床的に問題となる 10 秒未満群との比較においても，各評価総得点に有意差を認めた．すなわち，他覚的評価（音声障害の有無，最長発声持続時間）による外部基準との対応も認められ，外部妥当性も示された．VHI と V-RQOL を比較した研究では，総合的に VHI のほうが，質問項目数が多く情報量があること，より臨床的な側面が強調され信頼性が高いのに比べ，V-RQOL は逆に治療効果に対する反応性が鋭敏であると報告されている．また，VHI は音声障害患者個々人の特徴を抽出するのに向いているのに対し，V-RQOL は音声障害患者を疾患群として特徴を抽出するのに向いているとされている．

一方，これらの音声障害の自覚的評価は対象を成人としており，小児用自覚的評価についても開発が待たれていた．そこで，2007 年に Zur らは，上記の VHI をもとに音声障害児用 pVHI を開発した．これは児童用であり，患児には記載が困難であるとの理由から，実際の評価を患児の保護者に委ねるという他覚的（自覚的）評価であった．そこで Zur らの pVHI から，質問紙法に適応できるとされている小学校 3 年生以上の学童にも理解でき回答できるような日本語改訂版が 2012 年に試作された．健常児群 106 名と音声障害児群 22 名を対象に，pVHI 日本語版の高い内的整合性が示された．さらに，音声障害児群と健常児群間の pVHI 平均得点の有意差からも外部妥当性が示された．

1 VHI（Voice Handicap Index）（図1）

1）概要

1997 年にアメリカの Jacobson らによって作成された．彼女らは，7 年以上にわたる音声障害患者の膨大な問診記録から，65 の共通項目を洗い出し，それをさらに 3 つの下位項目グループ，すなわち声の障害による社会生活上の制約を認める機能的側面，自分の声に対する感情的な反応を反映した感情的側面，および喉頭の違和感など発声に関する身体的認識を反映した身体的側面の 3 グループに分けた．そして最終的に各グループ 10 項目ずつの計 30 項目の質問紙として完成させた．これらの項目について，全く体験ない場合を 0，常に体験している場合を 4 として，それぞれ 0 から 4 までの 5 段階で評定するようになっている．さらに 2004 年には，これら 30 項目を因子分析の結果からさらに 10 項目に短縮した VHI-10 も発表されている．

声に関する質問紙（VHI）

声の問題であなたの日頃の生活がどのように影響を受けているかについて教えて下さい．この質問紙には声に関して起こりうる問題が記載してあります．この２週間のあなたの声の状態について以下の質問に答えて下さい．以下の説明を参考に該当する数字に○をつけて下さい．

0＝全く当てはまらない，問題なし
1＝少しある
2＝ときどきある
3＝よくある
4＝いつもある

1.	私の声は聞き取りにくいと思います．	0	1	2	3	4
2.	話していると息が切れます．	0	1	2	3	4
3.	騒々しい部屋では，私の声が聞き取りにくいようです．	0	1	2	3	4
4.	1日を通して声が安定しません．	0	1	2	3	4
5.	家の中で家族を呼んでも，聞こえにくいようです．	0	1	2	3	4
6.	声のせいで，電話を避けてしまいます．	0	1	2	3	4
7.	声のせいで，人を話すとき緊張します．	0	1	2	3	4
8.	声のせいで，何人かで集まって話すことを避けてしまいます．	0	1	2	3	4
9.	私の声のせいで，他の人がイライラしているように感じます．	0	1	2	3	4
10.	「あなたの声どうしたの？」と聞かれます．	0	1	2	3	4
11.	声のせいで，友達，近所の人，親戚と話すことが減りました．	0	1	2	3	4
12.	面と向かって話していても，聞き返されます．	0	1	2	3	4
13.	私の声はカサカサした耳障りな声です．	0	1	2	3	4
14.	力を入れないと声が出ません．	0	1	2	3	4
15.	誰も私の声の問題をわかってくれません．	0	1	2	3	4
16.	声のせいで，日常生活や社会生活が制限されています．	0	1	2	3	4
17.	声を出してみるまで，どのような声が出るかわかりません．	0	1	2	3	4
18.	声を変えて出すようにしています．	0	1	2	3	4
19.	声のせいで，会話から取り残されていると感じます．	0	1	2	3	4
20.	話をするとき，頑張って声を出しています．	0	1	2	3	4
21.	夕方になると声の調子が悪くなります．	0	1	2	3	4
22.	声のせいで，収入が減ったと感じます．	0	1	2	3	4
23.	声のせいで，気持ちが落ち着きません．	0	1	2	3	4
24.	声のせいで，人づきあいが減っています．	0	1	2	3	4
25.	声のせいで，不利に感じます．	0	1	2	3	4
26.	話している途中で，声が出なくなります．	0	1	2	3	4
27.	人に聞き返されるとイライラします．	0	1	2	3	4
28.	人に聞き返されると恥ずかしくなります．	0	1	2	3	4
29.	声のせいで，無力感を感じます．	0	1	2	3	4
30.	自分の声を恥ずかしいと思います．	0	1	2	3	4

図1　VHI（日本音声言語医学会推奨版）

音声障害の自覚的評価尺度に関する1966年から2003年までの54文献のメタ分析では，VHIでは明らかに健常者群と比べて音声障害患者群は総得点平均が有意に高く，さらに音声障害患者群の中では，腫瘤性病変よりも神経学的病変による群のVHI総得点平均が有意に高いことが報告されている．つまり，健常者群に比べて両疾患群は明らかにVHI総得点平均が高く，また疾患の種類によってもVHI総得点平均が異なることが示されている．

2）実施方法

各質問項目に5段階の評定尺度で0から4までの評価点を振り分け，各側面（機能的側面，身体的側面，感情的側面）について評価点の総和を算出し，さらに全体の総和を総評価点として算出する．VHI 総評価点は，0 から 120 までに分布し，患者が障害の影響を感じているほど総評価点が高くなる．機能的側面の質問項目は 1，3，5，6，8，11，12，16，19，22 で，身体的側面の質問項目は 2，4，10，13，14，17，18，20，21，26，感情的側面の質問項目は 7，9，15，23，24，25，27，28，29，30 である．各側面についても，評価点は 0 から 40 までに分布し，評価点が高くなるほど各側面で患者が障害の影響を感じているといえる．

短縮版 VHI-10 は，VHI の 30 の質問項目中から 1，3，10，14，16，17，19，22，23，25 の 10 項目を抽出し，同様に総評価点を算出する．

2 V-RQOL（Voice-Related Quality of Life）（図 2）

1）概要

1996 年，アメリカの Hogikyan らにより，音声障害患者の問診から V-RQOL の核となる質問紙案が試作された．その後，さらに改良を重ね，最終的には 10 項目の質問からなる質問紙となった．嗄声の自覚度（非常に良い・良好・不良）によって分けられた音声障害患者群の各群の V-RQOL 平均得点間で有意差が認められ，高い基準連関妥当性が示されている．さらに，音声障害患者群と健常者群の間でも，V-RQOL 平均得点に有意差が認められている．

2）実施方法

V-RQOL については，各質問項目に 5 段階の評定尺度で 1 から 5 までの評点を振り分け，さ

声に関する質問紙（V-RQOL）

声の問題であなたの日頃の生活がどのように影響を受けているかについて教えて下さい．
この質問紙には声に関して起こりうる問題が記載してあります．この 2 週間のあなたの声の状態について以下の質問に答えてください．以下の説明を参考に，該当する数字に○をつけてください．

1＝全く当てはまらない，問題なし
2＝少しある
3＝ときどきある
4＝よくある
5＝これ以上ないぐらい悪い

1. さわがしい所では，聞き返されたり，大きな声で話さなければならなかったりと大変です．	1	2	3	4	5
2. 話していると息が切れて何度も息継ぎしなければなりません．	1	2	3	4	5
3. 話し始めた時に，どんな声が出るのかわかりません．	1	2	3	4	5
4. 声のせいで，不安になったりイライラしたりします．	1	2	3	4	5
5. 声のせいで，落ち込むことがあります．	1	2	3	4	5
6. 声のせいで，電話で話すときに困ります．	1	2	3	4	5
7. 声のせいで，仕事（家事・学業）に支障をきたしています．	1	2	3	4	5
8. 声のせいで，外でのつきあいは避けています．	1	2	3	4	5
9. 自分の言うことをわかってもらうまで何度も繰り返して言わなければなりません．	1	2	3	4	5
10. 声のせいで，前ほど活発ではなくなりました．	1	2	3	4	5

図 2 V-RQOL（日本音声言語医学会推奨版）

らに次式のような計算式によってV-RQOL総得点を算出する．この場合，VHIとは反対に障害の影響を感じているほど総得点は低くなる．

$$社会-感情側面：100-\left\{\frac{(4+5+8+10)-4}{16}\right\}\times 100$$

$$身体-機能側面：100-\left\{\frac{(1+2+3+6+7+9)-6}{24}\right\}\times 100$$

$$総計：100-\left\{\frac{(1+2+3+4+5+6+7+8+9+10)-10}{40}\right\}\times 100$$

（　）の数値は質問項目番号を示し，各質問項目の評点を代入することになっている．

（城本　修）

［**参考文献**］

- 折舘伸彦，城本　修，生井友紀子・他：推奨版VHIおよびV-RQOL作成と質問紙のアンケート調査―多施設共同研究．音声言語医学 **55**(4)：284-290, 2014.
- 城本　修，折舘伸彦，生井友紀子・他：推奨版VHIおよびVHI-10の信頼性と妥当性の検証―多施設共同研究．音声言語医学 **55**(4)：291-298, 2014.
- 千田裕子，城本　修：Pediatric Voice Handicap Index (pVHI) に基づく小児用音声障害の自覚的評価尺度の作成．言語聴覚研究 **9**(3)：140-149, 2012.
- 田口亜紀，折舘伸彦，城本　修・他：推奨版V-RQOLの信頼性と妥当性の検証―多施設共同研究．音声言語医学 **55**(4)：299-304, 2014.
- 日本音声言語医学会，日本喉頭科学会編：音声障害診療ガイドライン2018年版．金原出版，2018.
- 日本音声言語医学会編：新編 声の検査法．医歯薬出版，2009.

6 まとめ

嗄声の聴覚心理的評価は，実際の臨床場面では最も活用されている評価法である．しかしながら，医療者の経験に依存することが多いので，苦手とする医療者も多く，「自信がない」という声もよく聞かれる．著者らの研究では，全く音声障害に接したことのない大学生でも60症例以上の聴覚心理的評価を経験するとG，R，Bについてはかなり正確に判断できるようになるようである．現在，日本音声言語医学会編の『動画で見る音声障害 ver.2』は健常例を含めて60症例以上の画像と音声データが収録されている．一度，最初から最後まで音声障害症例の画像と音声データをしっかり視聴することをお勧めする．繰り返し視聴することで，音声と喉頭の動画が結びつくようになる．そうすると自分の評価に自信がもてるようになるであろう．

その一方で，GRBAS尺度は0から3までの4段階の順序尺度であり，特に軽度1，中等度2の判定が難しいことも多い．嗄声があると，この1と2に評定することが多くなる．軽度と中等度の判定に関しては，さらに耳を鍛え，常に自分の評定尺度を較正しておくことが必要である．また，GRBAS尺度は，嗄声の程度の高い症例に対して大きな数を対応させ，同一性と順序性を表しているだけなので，その差には意味がないことも忘れてはいけない．さらに，聴覚心理的評価の評価時の聴取環境や評価対象となる音声の基準（母音か短文，あるいは自由会話）も定められたものはないので，先行研究を比較する際に十分に留意しなくてはいけない．

患者自身による自覚的評価は，実施が簡便であることや点数化できることから，近年，ほとんどの音声障害の臨床研究に必須となっている．しかしながら，実際の臨床場面では，患者自身が明らかに治療効果を自覚していても，治療前と比較すると，項目によっては逆に悪化した点数をつけていることもある．これは時間経過とともに患者が治療前の状態を覚えていないことに起因すると考えられる．また，患者の中で，時間経過とともに自身の評定尺度が変化していくことが想像できる．加えて，自覚的評価では項目ごとに点数化して間隔尺度のように扱っているが，実際はこれも順序尺度に基づいている．つまり，間隔尺度であれば，時間のように順序だけでなく相互の間隔が意味をもっているはずであるが，自覚的評価で問われている自覚的な疲労や違和感などは，厳密には順序尺度であり，同一性，順序性，加算性の一部を表しているとはいえない．

心理学的尺度構成法を用いる場合，数値化された値が，どの程度まで数の意味を反映しているかは，それぞれ異なるので注意を要する．結果を統計処理する際も，留意しなくてはならない．そういう意味では扱いにくい評価法ではあるが，評価者が自身の評定尺度を常に較正しておけば，簡便で，しかもかなり精度の高い評価法であるともいえる．

（城本　修）

Topics

歌声の評価

歌唱は，話しことばと同じく声を用いた伝達手段であると同時に，芸術表現である．文化圏や時代，様式による違いはあるが，一般的に歌唱という行動に共通な特徴は，声の高さ，強さ，リズムをことばと密接に結合させて音楽的表現を成立させることであろう．声楽の専門家が歌唱の善し悪しを評価する視点は，響きの良さ，雑音成分の少なさ，ヴィブラートなど声の質に関することだけでなく，拍や旋律，均質性，発音（diction）など，音楽作品としての歌をいかに適切に表現できるかという点にも及び，これらを総合したうえで成り立つ芸術性の評価が最終的な目的となる[1]．良い歌い手であるために求められる能力は，日常会話で求められる能力よりも高度で多様である．臨床家は，歌手が訴える歌唱障害の本質を症例ごとに理解し，それが喉頭疾患の治療で解決されるべき問題か，呼吸，共鳴などを含めた発声機能の問題か，医学の範疇を超えた表現行動の問題かを鑑別しなければならない．

1）評定尺度法による検査

自覚症についても他覚所見についても，演奏家，教師，臨床家などが統一なく用いてきた多くの表現を整理し，歌唱音声の特質をよく表現して，信頼性・妥当性のある尺度を設定することは，臨床家と芸術家双方向の用語理解を統一するために必要であり，診断ならびに介入効果の判定に有用である．

①自覚的評価

Jacobson ら[2] が提唱した VHI（Voice Handicap Index）は信頼性，妥当性をもつ音声障害の自覚的評価として定着している．しかし歌唱障害を訴える歌手に対して VHI を適用した場合，通常の音声障害患者に比べてスコアは有意に低い傾向にある[3,4]．これは，歌手が話しことばの障害が起こるよりもはるかに軽度の病態で歌唱障害を自覚すること，胃食道逆流や気道アレルギーなど必ずしも嗄声を来さない疾患に歌唱能力が影響されやすいことなどの事情が背景にあり，話しことばでの声の異常を主な標的とする VHI がこれら歌唱障害の特性を鋭敏に反映する質問項目を完備していないことが理由とされる[3,5]．

SVHI（Singing Voice Handicap Index）[5] は歌唱障害の自覚症に特化した評価ツールとして開発された．臨床で聴取された歌唱障害の訴えをもとに選定した 81 の予備的質問項目から，内的整合性ならびに項目テスト相関の高い 36 項目を選定し，VHI と同じく 0〜4 の 5 段階評価で項目別の自覚頻度を採点する．開発者らによる信頼性，妥当性の検討によれば，感度，特異度に優れ，反復再現性をもつとされている．最近，言語の異なる 8 地域からの報告を対象としたメタアナリシスで，健常者の基準値が 20.35／144（信頼区間：10.6〜30.1／144）と報告された[6]．

②他覚的評価

西洋のクラシック音楽の領域を中心に，GRBAS など非歌唱音声の聴覚心理的検査に準じた方法で，歌唱を聴覚心理的に評価する試みが行われている．

Ekholm ら[7] は，複数の声楽家が一致して推す評価項目について，その独立性，再現性を評価するとともに，音響パラメータとの関連を検討し，以下の 4 項目を歌唱音声の聴覚的評価項目として提唱した．

・resonance / ring
・color / warmth
・clarity / focus

・appropriate vibrato

resonance / ring は，声の響きに関する項目であり，歌唱フォルマントに代表される高域の共鳴強調と関係するといわれる．color / warmth は，高域よりもむしろ基本周波数とそれに近い倍音に関連する共鳴特性をいう．clarity / focus は，有響成分の豊かさに対応すると考えられる．vibrato は，音楽的で規則的な声のゆらぎである．

Oates ら[8] は，過去に提唱された評価項目のうちで，音響パラメータとの対応が明瞭なものについて，評定尺度法ならびに Visual Analogue Scale による数値化を試み，相互の相関を調べた結果，独立した評定尺度であり総合評価への寄与度が高いものとして，

・appropriate vibrato
・ring
・pitch accuracy（旋律の正確さ）
・evenness throughout the range（声の高さ，強さに左右されない均質性）
・strain〔努力性発声（の少なさ）〕

をあげた．

2）音響分析による評価

聴覚心理的な歌唱音声の評価と表裏をなすものとして，音響分析による歌唱音声の評価が行われている．「声の良さ」や「歌のうまさ」を音響分析によって客観的に判定しようとするものである．

①音色の評価

オペラに要求されるような大劇場でよく響く声では，第 3 フォルマントより高域に話声では存在しないエネルギーの強調が認められるといわれる．オーケストラ伴奏の平均スペクトルは，500 Hz 付近にピークがあり，高域では減衰するので，歌声において高域が強調されることは，伴奏音を超越して響く声の要素であるとされ，聴覚心理的評価では ring（響き）と表現される．高域の共鳴を強調する技術は，多くの声種で，第 3～5 フォルマントのエネルギーを 3,000 Hz 付近に集中させることによって達成される（歌唱フォルマント）と考えられている．しかし基本周波数の高いソプラノについては，喉頭音源の倍音包絡が高域まであまり減衰せずに保たれており，しかも隣接倍音との周波数差が大きいため，声道のレベルで高域共鳴を 1 つのピークに集結させることが，むしろ非効率となる場合がある．“響く” 声をもつソプラノでは，必ずしもフォルマントの集積を行わずに，高域を全体的に強調する場合があるという．高域強調による「響き」の定量方法として，母音定常発声における倍音構造を検討し，低帯域と高帯域のピーク値を比較する方法[9]，歌唱音声の長時間平均スペクトルから両帯域の平均的エネルギーを比較する方法[10] などが提唱されている．歌唱フォルマントにおける高域のフォルマント集結を判定する方法としては，定常母音の第 1，2 フォルマントから話声において予測できる第 3 フォルマントのエネルギー値と，歌唱母音における実測値を比較する方法が用いられる[11]．

聴覚心理的評価においては ring（響き）とは別の音色の印象が，たとえば color, darkness, richiness, balance などとして評価される．低域共鳴の豊かさ，高域共鳴とのバランス，さらにビブラートの影響など多数の要因が影響すると考えられ，良い声の音響要素を数値で表すための研究は結論をみていない．

②歌唱技術

娯楽用に作られたカラオケにもしばしば採点システムが内蔵され，娯楽としてのゲーム性を高める効果を出している．しかしこのようなシステムによる評価は専門家による歌のうまさの評価と相関しない[12]．その理由として，市販のカラオケに内蔵された採点システムの多くが，声の大きさあるいは高さなど限られたパラメータによる再現の正確さのみを評価しているからであるという．研究領域では，専門家の評価と相関が高く，歌手がみずからの歌唱の自己フィードバックに役立てることができるような歌唱の評価システムの開発が試みられている．既知のあるいは未知の楽曲について，声の高さ，強さ，リズムなど

の要素を多面的に解析，評価するものであるが，今のところ楽曲再現の正確さを数値化する域を出ていない[12,13]．

前述のとおり，歌唱の評価は，旋律やリズムによる楽曲再現の正確さだけでなく，音色，ビブラート，声区など多数の要因が関与した芸術表現を対象とするものであり，声種，演奏曲目によっても目標とすべき音響的特質は大きく異なる．音声科学がこの問題を詳述するためには，さまざまな特質をもつ歌唱音声についての聴覚心理的用語の整備，統一とともに，それぞれの背景となる音響的，生理的特徴のさらに詳細な検討が必要であろうと思われる．　　　　（西澤典子）

［引用文献］

1）Wapnick J, Ekholm E：Expert consensus in solo voice performance evaluation. *J Voice* **11**：429-436, 1997.

2）Jacobson BH, Johnson A, Grywalski C, et al：The voice handicap index（VHI）；Development and validation. *Am J Speech-Language Pathology* **6**：66-70, 1999.

3）Rosen CA, Murry T：Voice Handicap Index in Singers. *J Voice* **14**：370-377, 2000.

4）Behrman A, Sulica L, He T：Factors predicting patient perception of dysphonia caused by benign vocal fold lesions. *Laryngoscope* **114**：1693-700, 2004.

5）Cohen AM, Jacobson BH, Garrett G, et al：Creation and Validation of the Singing Voice Handicap Index. *Annals Otol Rhinolol Laryng* **116**：402-406, 2007.

6）Sobol M, Sielska-Badurekb EM, Osuch-Wójcikiewiczb E：Normative values for singing voice handicap index；systematic review and meta-analysis. Braz J Otorhinolaryngol. 2019. https://doi.org/10.1016/j.bjorl.2018.12.004

7）Ekholm E, Papagiannis GC, Chagnon FP：Relating objective measurements to expert evaluation of voice quality in Western classical singing；critical perceptual parameters. *J Voice* **12**：182-196, 1998.

8）Oates JM, Bain B, Davis P, et al：Development of an auditory-perceptual rating instrument for the operatic singing voice. *J Voice* **20**：71-81, 2006.

9）Omori K, Kacker A, Carroll LM, et al：Singing power ratio；quantitative evaluation of singing voice quality. *J Voice* **10**：228-235, 1996.

10）Thorpe WC, Cala SJ, Chapman J, et al：Patterns of breath support in projection of the singing voice. *J Voice* **15**：86-104, 2001.

11）Sundberg J：Level and center frequency of the singer' s formant. *J Voice* **15**：176-186, 2001.

12）Tsai WH, Lee HC：Automatic Evaluation of Karaoke Singing Based on Pitch, Volume, and Rhythm Features. *IEEE Trans Audio Speech Lang Process* **20**（4）：1233-1243, 2012.

13）Nakano T, Goto M, Hiraga Y：An Automatic Singing Skill Evaluation Method for Unknown Melodies Using Pitch Interval Accuracy and Vibrato Features. in Proc. Int. Conf. Spoken Lang. Process.（Interspeech）, 2006, pp17-21.

Topics

痙攣性発声障害の評価

痙攣性発声障害（SD）は，発声時に内喉頭筋が不随意的，断続的に収縮することで起こる音声の障害であり，声の途切れや努力性発声などを特徴とする．このためSDには，生成される声質の異常と会話の流暢性あるいは音韻の障害という2つの側面がある．これらについてはさまざまな他覚的評価法が提唱されているが，一方でSDなどの機能性発声障害では音声の自覚的評価の重要性も指摘されている．

1）自覚的評価

音声障害の自覚的評価法の代表としてVHI（Voice Handicap Index）がある．SD患者のVHIスコアは器質性病変による嚥下障害患者のそれと比較して高いことが報告されている．われわれが行ったボツリヌストキシン注入療法の国内臨床試験では，内転型において治療前に平均78.5であったVHIスコアが治療4週後には平均54.5に有意に減少した．海外の文献でもSDの自覚的評価に有用であることが報告されており，音声言語医学会が公開しているSDの重症度分類にもVHIが組み入れられている[1]．その他の自覚的評価法としては，V-RQOL（Voice-Related Quality of Life）やVAS（Visual Analogue Scale）などがあり，やはりSDの重症度評価や治療効果判定に用いられる．

2）他覚的評価

①聴覚心理的評価（GRBAS尺度）

SDでは音声の異常が内転型ではGRBAS尺度の“S”の，外転型では“B”の異常に反映される．先の国内臨床試験においても，内転型SDでは“S”スコアが2.1と高値であったが，ボツリヌストキシン治療2週後には0.9に改善している．

②モーラ法

モーラとは，日本語における音の最小単位である「拍」のことであり，規定文を朗読させてその中のいくつが障害されているかをカウントするのがモーラ法である．熊田らがSDの評価法として提案した[2]．規定文は内転型と外転型で変えることが望ましいが，重症度や治療効果を客観的に評価するうえで有用な方法である．国内臨床試験では内転型SDにおいて，25モーラ文中の異常モーラ数が治療前の19.2からボツリヌストキシン治療後には12.2に有意に減少している．

③検者による聴覚心理的評価

患者の会話や規定文朗読を聞き取って，SDによる音声の異常を検者が評価する方法である[1]．規定文として，内転型では「雨がやんだら海にもぐろう」または「山の上には青い屋根の家がある」などが，外転型では「本屋と花屋は通りを隔てて反対側にあります」などが推奨されている．会話の流暢性や音韻の異常などを総合的に評価できる利点がある．

④その他

音響分析や発声機能検査などの指標により評価する方法も提唱されている．数値として定量的に評価できる利点があるが，SDに特異的な指標ではないためその有用性については今後の検証が望まれる．これまでに報告された指標としては，①最長発声持続時間，呼気流率，発声時口腔内圧，②持続発声中のphonatory breakの数や時間，③持続発声中の発声時間に対するphonatory breakの時間比率，④持続発声開始から最初にphonatory breakが出現するまでの時間，⑤各種の発声中に周期が変動した数や変動率，⑥持続発声中の非周期的な segment の数，⑦文章朗読中に症状の出現した数，⑧1分間に読むことができる単語数や一息で話すことができる単語数，などがある[3)]．　　　　　(兵頭政光)

［引用文献］

1)「痙攣性発声障害の診断基準および重症度分類の策定に関する研究」班：痙攣性発声障害 診断基準および重症度分類．http://www.jslp.org/pdf/SD_20180105.pdf

2) 熊田政信，小林武夫，小崎寛子・他：痙攣性発声障害の新しい評価法：モーラ法．音声言語医学 **38**：176-181, 1997.

3) 牧山　清，熊田政信，小林武夫・他：痙攣性発声障害の音声評価．音声言語医学 **42**：332-342, 2001.

Topics

評価用短文・文章の現状とこれから

声の検査に用いられる短文・文章にはいくつかある．ここでその由来，特徴，問題点などを取り上げ，今後どのような短文・文章を用いるのがより望ましいかを考えてみたい．

1）評価用短文・文章の現状

声の検査で用いられる短文・文章としてよく知られているものに「北風と太陽」[1]（図 1），「ジャックと豆の木」[2]（図 2）および「やぶのなかから」[3]（図 3）がある．選択の基準や使い分け方は特に決まっておらず，多くの施設でこのうちの 1 つ，または複数を用いているのが現状である．なお次項で述べるように「北風と太陽」と「ジャックと豆の木」にはいくつかのバージョンがあり，図 1 および図 2 に示したのはそのうちの一例である．

この他に「東大耳鼻科音声言語外来・構音検査」[4]（図 4），「桜」[5]（図 5）あるいは「葉っぱのフレディ」[6]（図 6）も使用されている．さらに，痙攣性発声障害の診断と評価を目的とした短文（以下，「痙攣性発声障害」と略す）が音声言語医学会のホームページで公開されている[7]（図 7）．

以上のうち「痙攣性発声障害」（図 7）以外は必ずしも音声または音声障害の評価を目

> ある日，北風と太陽が力くらべをしました．旅人のがいとうを脱がせた方が勝ちということに決めて，まず，風から始めました．風は，「ようし，ひとめくりにしてやろう」とはげしく吹きたてました．風が吹けば吹くほど，旅人はがいとうをぴったり体に巻きつけました．
> 次は，太陽の番になりました．太陽は雲の間から顔を出して，あたたかな日ざしを送りました。旅人はだんだん良い心持ちになり，がいとうを脱ぎ捨てました．そこで，風の負けになりました．

図 1　「北風と太陽」[1]

> ジャックとまめのき．
> むかし，あるところにジャックというおとこのこがいました．ジャックのうちはおとうさんがなくびんぼうでしたので，ジャックはがっこうへいくこともできませんでした．とうとううちにはパンもなくなり，うしがいっぴきいるだけになってしまったので，あるときおかあさんがジャックにいいました．
> 「まちへいって，このうしをうっておいで．そして，そのおかねでパンやおまえのくつやズボンをかいましょう.」

図 2　「ジャックと豆の木」[2]

> やぶのなかから，うさぎがぴょこんと，でてきました．

図 3　「やぶのなかから」[3]

パパもママもみんなで豆撒きをした.
この畳の部屋は弟と友達とで建てたものです.
るりもはりも照らせばひかる.
霧が晴れれば空からおりられる.
ささやくような浅瀬のせせらぎにさそわれる.
体がだるくてだるくてしかたがない.
高い高い所へ登って行くところだ.
あちらからも，こちらからも，どちらからも行くことができる.
青い家を買う.

図4 「東大耳鼻科音声言語外来・構音検査」[4)]

桜は中国やヒマラヤにもありますが，日本の桜は種類が多く，また美しいので有名です.冬が過ぎてしばらくすると，日本全国で咲き始めます.日本人で桜の花を知らない人はいないでしょう.丁度入学式の頃咲くのも印象的です.桜の花はパッと咲き，パッと散ります.そのいさぎよいところが好きだという人もいます.ずいぶん昔から絵にもかかれ，うたにもうたわれてきました.そこで，桜は日本の国の花といわれるようになりました.

図5 「桜」[5)]

緑色の葉っぱたちは一気に紅葉しました.公園はまるごと虹になったような　美しさです.アルフレッドは濃い黄色に　ベンは明るい黄色に　クレアは燃えるような赤　ダニエルは深い紫色に　そしてフレディは　赤と青と金色の三色に変わりました.
なんてみごとな紅葉でしょう.

図6 「葉っぱのフレディ」[6)]

1) 内転型
「雨がやんだら海にもぐろう」または
「山の上には青い屋根の家がある」
2) 外転型
「本屋と花屋は通りを隔てて反対側にあります」または
「ささやくような浅瀬のせせらぎに誘われる」

図7 痙攣性発声障害の診断と評価を目的とした短文[7)]

的として作成されたものではない.構音障害，吃音，失語症，あるいは話しことば（speech）を評価，もしくは記述することを目的に作成され使用されてきた短文・文章が，いわば音声障害の評価に兼用されているのである．使用状況について，たとえば「やぶのなかから」（図3）は関西地方で多く用いられているなどとよく聞くが，詳細は明らかではない．それぞれの短文・文章がどこでどのくらい使用されているのかについては，現在インターネットを用いた調査を実施中である[8)]．各短文・文章の詳細については別稿を参照されたい[9)]．

2)「北風と太陽」と「ジャックと豆の木」の問題

文章「北風と太陽」は国内の音声学研究者の間ですでに1910年代には使用されていたが，世界中に広まったのは1949年に国際音

ある時，日と風が力比べをしました．旅人の外套を脱がせた方が勝ちということに決めて，まず風から始めました．風は，『なに，一まくりにして見せよう』と，激しく吹きたてました．

すると旅人は風が吹けば吹くほど外套をしっかりと体にくっつけました．今度は日の番になりました．日は雲のあいだから優しい顔を出して暖かな光を送りました．旅人はだんだんよい心もちになって，しまいには外套を脱ぎました．そこで，風の負けになりました．

図 8　「北風と太陽（The Principles）」[10)]

ある時，北風と太陽が力くらべをしました．旅人の外套を脱がせた方が勝ちということに決めて，まず北風から始めました．北風は，『なに，一まくりにして見せよう』と，激しく吹き立てました．すると旅人は，北風が吹けば吹くほど外套をしっかりと体にくっつけました．今度は太陽の番になりました．太陽は雲のあいだから優しい顔を出して暖かな光を送りました．旅人は段々よい心もちになって，しまいには外套を脱ぎました．そこで北風の負けになりました．

図 9　「北風と太陽（Handbook）」[12)]

ある日，北風と太陽が力くらべをしました．旅人のがいとうを脱がせた方が勝ちということに決めて，まず風から始めました．風は「ようし，ひとめくりにしてやろう」と激しく吹きたてました．風が吹けば吹くほど旅人は，がいとうをぴったり体にまきつけました．

次は太陽の番になりました．太陽は雲の間からやさしい顔を出して暖かな日ざしを送りました．旅人はだんだんいい気持ちになり，とうとうがいとうを脱ぎました．そこで風の負けになりました．

図 10　「北風と太陽（『標準失語症検査補助テスト 改訂第 1 版』）」[14)]

声学会が出版した国際音声記号（International Phonetic Alphabet：IPA）の解説書である『The Principles of the International Phonetic Association；being a description of the International Phonetic Alphabet and the manner of using it, illustrated by text in 51 languages』[10)]（以下，The Principles と略す）で例文として使用されて以降であるといわれている[11)]．ここには51の言語による「北風と太陽」（英語では The North Wind and the Sun）の音声が IPA で記述，解説されている．日本語音声の IPA 表記を今回文字にしたものを図 8 に示す．このとき，「北風」は「風」，「太陽」は「日」であった．

1999 年に The Principles の後継書である『Handbook of the Phonetic Association；A guide to the International Phonetic Alphabet』[12)]（以下，Handbook と略す）が出版され，ここでも例文として「北風と太陽」が使用された．IPA 表記とともに記載された日本語文章が図 9 である．なお，この音声は国際音声学会のホームページからダウンロードすることができる[13)]．

さらにもう 1 つ『標準失語症検査補助テスト 改訂第 1 版』[14)]で使用されている「北風と太陽」を図 10 に示す．これまでにあげた 3 つの「北風と太陽」のいずれとも若干異なることがわかる．

「北風と太陽」は，もともと，話しことば（speech），すなわち国や地域により，またときの流れにより変化する音を記述するために音声学分野で例文として用いられてきた文章である．日本語音声については Handbook にあるものが基本型であるとはいえ，時間の

むかし　あるところに　ジャック　という　男のこがいました.
ジャックの　うちは　おとうさんが　なく　びんぼうでした　ので
ジャックは　がっこうへ　行くことも　できません　でした.
とうとう　うちには　パンもなくなり　牛が　いっぴき　いる
だけに　なって　しまったので　あるときおかあさんが　ジャックに
いいました.
「まちへ　行って　この牛を　売っておいで. そして　その
おかねで　パンや　おまえの　くつや　ズボンを　買いましょう.」
ジャックが　牛を　つれて　げんきよく　まちを　あるいて　いると
ずっと　むこうの　ほうから　ひとりの　おじさんが　フラフラと
やって　きました.
「どうだね　ぼうや　その牛と　この豆と　とりかえないかね.」
と　おじさんが　いいました.
みると　それは　たいへん　きれいな　豆でしたので
ジャックは　むちゅうで　とりかえて　しまいました.

図 11　「ジャックと豆の木（原文）」[15]

経過とともに変化すること，方言を含め多数のバージョンがあることが本質的な特徴である.

一方，声の検査に用いる文章は臨床検査あるいは音声科学における実験の課題であるから，データを採取する時期や場所が違っても同一のテキストであり変化しないことがきわめて重要である．したがって，もし今後とも使用するのであれば，声の検査用の標準的な「北風と太陽」を早急に決め，散逸しないよう文字に記録し，書物や学会ホームページなどで公開することが必要であると考える.

さて，文章「ジャックと豆の木」（図 2）の原文は，1966 年に出版された田口による『言語障害治療学』[15] にある（図 11）．声の検査で使用されているものは原文の前半部分であることがわかる．田口はこれを構音検査で用いる文章の例としてあげ，学齢期の児童が音読することを想定しているが，出典は記していない．原文は縦書きであり，行間に十分なスペースを取り，区切りのよいところで改行されるなど，音読しやすくするための工夫が施されている.

もう 1 つ，吃音の検査で用いられる「ジャックと豆の木（『吃音検査法 第 2 版』）」[16] を示す（図 12）．「ジャックのうちは（原文）」が「ジャックの家は」，「いっぴき（同）」が「一頭」など，若干の違いがある．さらに，最後に「さっそく，ジャックは，でかけました」という原文にない文が追加されている．『吃音検査法 第 2 版』では題名である「ジャックと豆の木」を課題文章として扱い，かつ「さっそく，ジャックは，でかけました」を追加することで課題文章全体を 50 文節としている．著者によれば，文を追加したのは吃音中核症状頻度（100 文節あたりの吃音中核症状生起数）の算定を容易にするためであるとのことである[17].

「ジャックと豆の木」もまた，目的や使用状況により変化しており，同じ名前で呼ばれていても同一の文章とは限らない．声の検査で使用する標準的な「ジャックと豆の木」が必要である.

他の短文・文章をみると，「やぶのなかから」と「東大耳鼻科音声言語外来・構音検査」は多くの論文，書籍，資料に記載または音声が収載されているが，テキストが変化したものはないようである．「桜」と「葉っぱのフレディ」の使用頻度はさほど高くはないと思われるが，同様である.

ジャックと豆(まめ)の木(き)

むかし，ある所(ところ)に，ジャックという
男(おとこ)の子(こ)が，いました．
ジャックの家(いえ)は，びんぼうでしたので，
ジャックは，学校(がっこう)へ行(い)くことも
できませんでした．
とうとう，家(いえ)には，パンもなくなり，
牛(うし)が一頭(いっとう)いるだけになってしまいました．
ある時(とき)，お母(かあ)さんが，ジャックに
言(い)いました．
「町(まち)へ行(い)って，この牛(うし)を売(う)っておいで．
そして，そのお金(かね)で，パンやおまえの
くつや，ズボンを買(か)いましょう．」
さっそく，ジャックは，でかけました．

図 12 「ジャックと豆の木（『吃音検査法 第 2 版』）」[16)]

3）声の検査における短文・文章のこれから

声の検査において，短文・文章の音読音声の有用性は高い．母音持続音声と比べ被検者にとって自然な音声であり，しかも声の高さ，大きさ，声質とそれらの時間軸上での変化をも評価可能であることがその理由としてあげられる．また，問診や会話時の音声と比べ同一の課題を繰り返し行える点でも優れている．さらに，短文・文章の音読音声は，現在は主に聴覚心理的評価に用いられているが，今後はケプストラム分析の手法により音響分析に用いられることが予想される．同一の課題による連続音声を繰り返しデータとして採取することの重要性はますます高くなると考えられる．今こそ，声の検査で用いる標準的な短文・文章を作成すべきときではないかと思う．

声の検査で用いる短文・文章の作成に向けて考慮すべき点としては，①平易な内容であり，②初めて見る被検者にとって音読しやすい表記であること，③適当な長さであること，がある．③については息継ぎをしないで言える，音読が困難であった場合は復唱させる，などを考慮して 1 つの文は 3〜5 文節くらいが適当ではないかと考える．さらに声帯の内転および外転，声帯以外の発声発語器官の構音運動や声道の形態，抵抗をも考慮すると，母音，有声音，無声子音，鼻音，声門摩擦音のみからなる，もしくは多く含む文が少なくとも各 1 つ，計 5 つないし 6 つくらいの短文があるとよいのではないかと考えられる．各文の内容が関連ないし連続する，つまり文章であることは必須ではなく，従来のものでいえば「東大耳鼻科音声言語外来・構音検査」のような短文集はいかがかと思う．読者諸氏のご意見を乞う．

（石毛美代子）

［引用文献］

1）西尾正輝：標準ディサースリア検査．インテルナ出版，2004.
2）熊田政信：第 2 部音声言語 第 2 章音声障害 I 検査法．新臨床耳鼻咽喉科学<第 4 巻 喉頭・気管・気管支・音声言語>（加我君孝・他編著），中外医学社，2002，pp187-200.
3）本庄　巖：口蓋裂音声における鼻咽腔閉鎖度の意義．耳鼻臨床 **60**：865-881, 1967.
4）東大耳鼻科音声言語外来カルテ．
5）日本音声言語医学会・言語委員会 運動障害性（麻痺性）構音障害小委員会：「運動障害性（麻痺性）構音障害 dysarthria の検査法―第 1 次案」短縮版の作成．音声言語医学 **40**：164-181, 1999.
6）レオ・バスカーリア：葉っぱのフレディ―いのちの旅（みらいなな訳）．童話屋，1982.
7）兵頭政光・他：重症度分類 客観的重症度．痙攣性発声障害 診断基準および重症度分類，音声言語医学会ホームページ：http://www.jslp.org/

pdf/SD_20180105.pdf（2024年5月10日閲覧）
8）石毛美代子，大森蕗恵：音読用短文・文章に関するアンケート．https://forms.gle/AM9Zv2GGZHHgc3ct5（2024年5月10日閲覧）
9）石毛美代子，大森蕗恵：文章音読課題の現状と展望―「北風と太陽2022試案」―．音声言語医学 **64**：75-84, 2023.
10）International Phonetic Association：The Principles of the International Phonetic Association；being a description of the International Phonetic Alphabet and the manner of using it, illustrated by text in 51 languages.1949.（Published online by Cambridge University Press：11 March 2011. DOI：https://doi.org/10.1017/S0025100311000089）
11）比企静雄：「北風と太陽」日本語子音の国際音声記号例示のための汎音版．日本音響学会誌 **66**：485-486, 2010.
12）International Phonetic Association：Handbook of the International Phonetic Association；A guide to the International Phonetic Alphabet. Cambridge University Press, 1999.
13）国際音声学会ホームページ：https://www.internationalphoneticassociation.org/（2024年5月10日閲覧）
14）日本高次脳機能障害学会：標準失語症検査補助テスト 改訂第1版．新興医学出版社，1999.
15）田口恒夫：言語障害治療学．医学書院，1966, p35.
16）小澤恵美，原　由紀，鈴木夏枝・他：吃音検査法 第2版．学苑社，2016.
17）原　由紀先生 personal communication（2017年8月）

第8章　神経生理学的検査

1 はじめに

音声科学の領域で，神経生理学的検査は筋電図検査を中心として発展してきた．筋電図検査は，筋活動に伴う膜電位の変化を，筋内あるいはその近傍に設置した電極によって記録する検査である．ここに，運動系の最終出力である筋活動の惹起に至る中枢・末梢の運動系の伝達経路と，筋電位導出の仕組みを概説する．

1 末梢の運動系と神経筋単位

末梢の運動系は，運動核，神経，筋から成り立っている．運動核は，筋を支配する神経細胞の集団であり，脊髄神経では脊髄前核に，脳神経では脳幹に存在する*．核内に存在する1個の神経細胞からは1本の軸索（神経線維）が伸び，支配筋に至り，神経筋接合部を介して複数の筋線維（筋細胞）を支配する．1個の神経細胞が支配する筋線維の数（神経支配比，innervation ratio）は，骨格筋においては100～1,000以上ともなるが，顔面筋や内喉頭筋では著しく小さく，微細な運動調節に対応できるようになっている[2]．核に存在する1個の神経細胞から発する1本の軸索とそれが分岐して支配する複数の筋線維をまとめて，神経筋単位（neuromuscular unit：NMU）と呼ぶ（図1）．それぞれの単位は機能的に独立している．すなわち，損傷を受けていない末梢神経筋系では，単一の神経細胞が興奮することはその支配する神経筋単位に属する筋線維

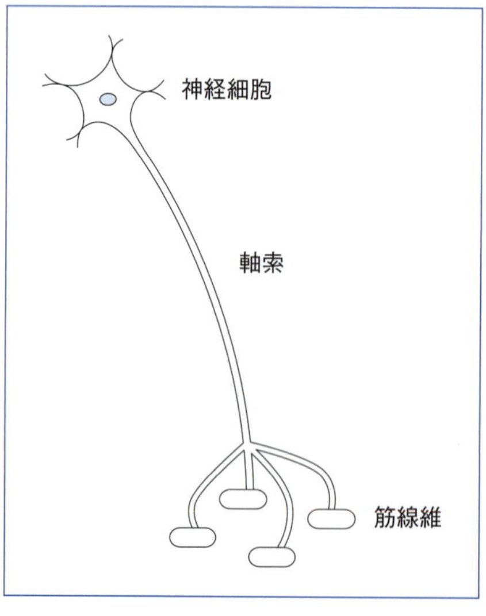

図1　神経筋単位の構成
神経筋単位は，核内に存在する1個の神経細胞と，ここから発する1本の神経軸索，軸索に連なる複数の筋線維（筋細胞）で構成される．軸索と筋線維の間の情報伝達は神経筋接合部（シナプス）を介して行われる

*声の検査において筋電図検査の主な標的となる内喉頭筋群の支配核は同側の延髄にある疑核（Nucleus Ambiguus）である．疑核内において，それぞれの内喉頭筋に指令を送る神経細胞は，疑核内でばらばらに混ざり合っているのではなく，筋ごとにまとまったサブグループを形成していることが知られている[1]．

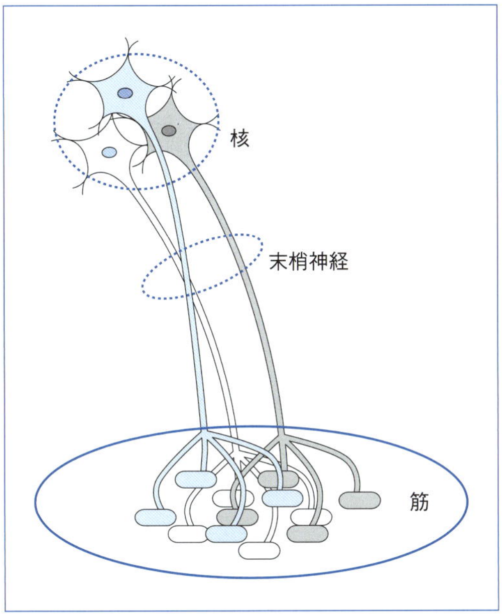

図２　末梢神経筋系の構成
筋は核を構成する神経細胞それぞれに対応した神経筋単位に属する筋線維群の複合体である．筋内では複数の神経筋単位に属する筋線維が混在しているが，損傷を受けていない末梢神経筋系では，神経細胞の興奮はその神経筋単位に属する筋線維群が同期的に収縮することと同義であり，他の神経筋単位に属する筋線維に興奮が伝達されることはない

群が同期的に収縮することと同義であり，他の神経筋単位に属する筋線維に興奮が伝達されることはない．筋は核を構成する神経細胞それぞれに対応した神経筋単位に属する筋線維群の複合体である（図２）．

2　中枢の運動系

中枢から運動核への指令伝達は，大脳の中心前回（Brodmann4 野）に位置する一次運動野に発し，皮質脊髄路あるいは皮質核路を通じて脊髄，脳幹の核に達する直達ルート（錐体路系）とともに，基底核や皮質に発し，互いに連絡しながら筋緊張や反射を制御する錐体外路系によって行われる．末梢の運動系が単シナプスで構成される独立した神経筋単位の複合体として成立しているのに対して，中枢の運動制御系は多数のシナプスの連絡によって構成される複雑な神経ネットワークである．

3　筋電位導出

筋電図検査は，以上に述べた運動系の最終出力である筋活動に伴う膜電位の変化を，筋内あるいはその近傍に設置した電極によって記録する検査である．前述のとおり，筋は多数の神経筋単位に所属する筋線維（筋細胞）群の複合体である．静止位にある筋線維の膜電位は過分極（細胞内電位が細胞外電位に対して陰性）の状態にある．単一の筋線維の活動は，以下の仕組みによる．神経軸索から興奮が伝達されると，軸索終末と筋線維の接合部（シナプス）付近で膜の透過性が高まり，細胞内外の電位勾配が逆転する（脱分極）．脱分極の部位は神経筋接合部の膜上から次第に遠位に移動するとともに脱分極を終えた部位は過分極の状態に戻る（図３）．この変化をただ１個の筋細胞について，興奮部に近接して置いた関電極と非活動部に置いた不関電極間の電位差として計測すれば，その経時変化は図４のように静止電位から陽性→陰性→陽性の三相性ピークを描いて静止電位に戻ることになる．膜電位の変化は，同一の神経筋単位に属する筋線維群でほぼ同期して起こり，かつ核において多数の神経細胞が興奮すれば，筋内で互いに混在する多くの神経筋単位の活動につながる．

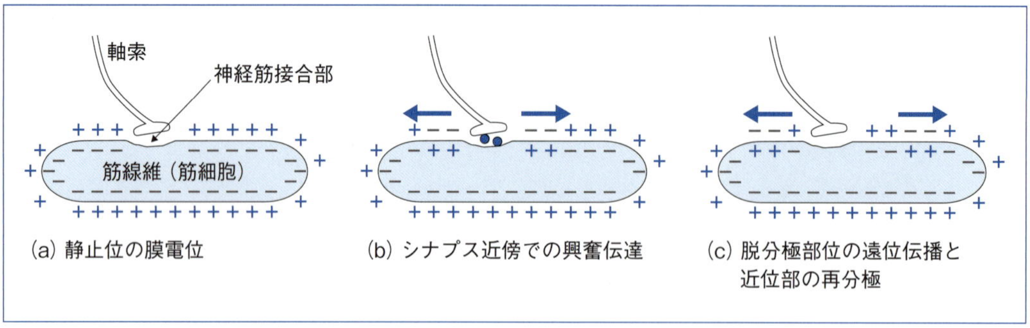

図 3　単一筋線維上の膜電位変化

(a) 静止位にある筋線維は細胞内電位が細胞外電位に対して陰性（過分極）の状態にある．(b) 神経軸索から神経伝達物質（アセチルコリン）が放出され興奮が伝達されると，神経筋接合部付近で膜の透過性が高まり，細胞内外の電位勾配が逆転する（脱分極）．(c) 脱分極の部位は神経筋接合部の膜上から次第に遠位に移動するとともに脱分極を終えた部位は過分極の状態に戻る

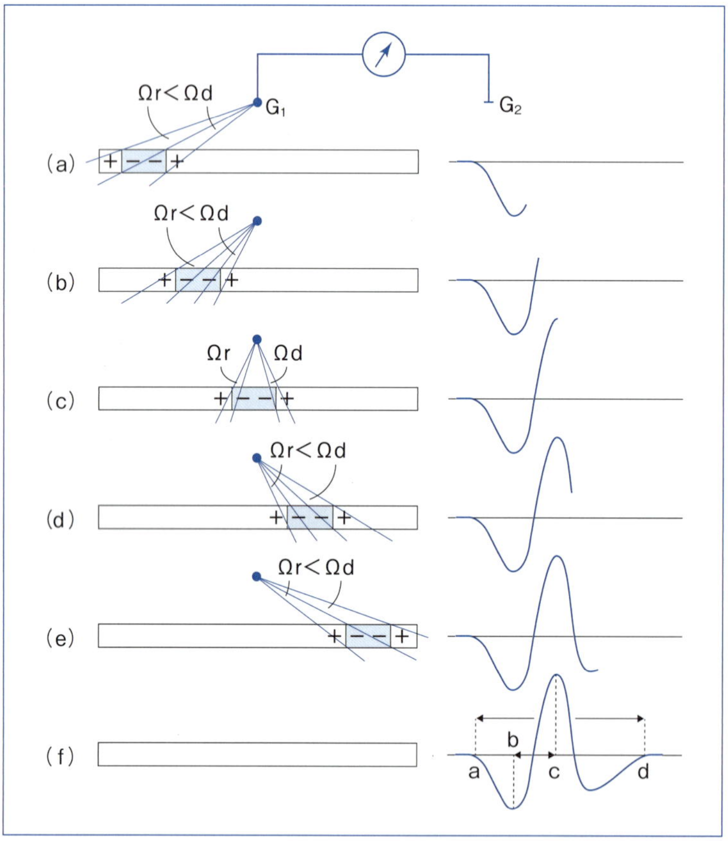

図 4　脱分極と再分極に相当する一対の陽性，陰性の波面による三相性波形（文献[3]より転載）

活動電位は容積伝導体を左から右へ移動し，これを記録する関電極（G_1）は興奮部の近くに，不関電極（G_2）は遠く離れた非活性部にあると仮定する．はじめに双極子の陽性面を見込む立体角（Ω d）が第二の双極子の陰性面を見込む立体角（Ω r）より大きく，G_1 は陽性となる（a）．興奮部が右へ移動するにつれ，この相互関係が反対となり，Ω r に比べてΩ d が次第に減少し（b），興奮部が G_1 直下にきたとき，両双極子の陰性面のみが見えるため，陰性電位が最大となる（c）．活動電位がさらに進行し，G_1 が第二の双極子の陽性面を見始めると，陰性電位が減少し（d），Ω r がΩ d より大きくなると，電位の極性が再度反転する（e）．最後に興奮部がずっと遠のいて G_1 より離れていくと，波形は基線に戻る（f）．再分極は脱分極より徐々に進行するため，第三相の陽性波は第一相より低振幅，長持続となる

臨床で実際に行われる筋電図検査では，単一筋線維の膜電位変化を記録するのとは異なり，筋内に刺入された電極，あるいは皮膚を介して筋の表面近くに設置された電極が，その近傍にある複数の筋線維あるいは複数の神経筋単位の活動を複合電位として記録することになる．単一の神経筋単位由来の活動が記録される場合は，同期的に興奮する筋線維群の活動が不応期を経て同じパターンで反復するが，その位相性や振幅は電極と神経線維群の位置関係によってさまざまである．随意収縮時の筋電図は，多くの場合，筋活動に参加する複数の神経筋単位の活動が重複して記録される「干渉波形」となる．正常な筋電図の波形と末梢・中枢運動系の障害によって現れる異常波形については次項で述べられる．

（西澤典子）

［引用文献］

1）吉田義一：発声・嚥下を司る中枢神経支配―疑核を中心として．音声言語医学 **41**：95-110, 2000.

2）Leonard CT, Sasser M：The Neuroscience Of Human Movement. Mosby, 1997.

3）木村　淳：誘発電位と筋電図―理論と応用．医学書院，1990，p13.

ちょっと一息　Raoul Husson と Neurochronaxic theory

声帯振動は，呼気を駆動力とし，声門閉鎖筋の活動によって近接した左右声帯の間隙を通過する気流が粘弾性をもつ声帯に作用することによって，開大閉鎖を繰り返す．つまり，声帯の振動は心筋のように自律的なものではなく，気流によって励起される受動的なものである．また，喉頭原音の基本周波数ならびに倍音構造は，声帯の有効質量，長さ，張力，厚み，声門幅などの物理的特性と呼気圧に依存し，これらの変数は生成された音声の聴覚的フィードバックならびに筋紡錘その他喉頭に内在するさまざまな知覚レセプターからのフィードバックを受けながら繊細に調節されている．

以上の声帯振動理論（Aerodynamic theory）は，1837 年に Müller[1] が初めて記載したとされ[2]，以後現在に至るまで多くの追試，追加を経ながら，喉頭科学を学ぶ者が最初に理解すべき命題となっている．しかし，Müller から 100 年を経て，この学説に正面切って反論した学者がいた．パリ大学の生理学教授であった Raoul Husson が，「声帯は中枢からのインパルスを受けた甲状披裂筋内側部（声帯筋）が声帯靱帯を外側に牽引することによって自律的に振動するのであって，気流の存在は必須ではない．声の基本周波数は声帯筋の収縮リズムによって決定される」という Neurochronaxic theory（神経同期説）を提唱したのである[3]．Husson は，①胸声からファルセットへの声区変換に際して声門括約筋の緊張が低下するが，声の高さは低くならずに高くなる，②病的声帯で左右の声帯振動に位相差が生じる，③中枢神経疾患で喉頭に病変がないにもかかわらず随意的な発声が全くできない症例がある，などの報告をあげ，これらが Aerodynamic theory からは説明不能であるとした．Husson 以前にも Weiss が類似の仮説を発表しているが，机上の空論として注目されなかったという[4,5]．しかし Husson は，その学識と業績によりフランスを中心に多くの信奉者を獲得しており，その支持者によって学説を補強する多くの論文が発表された．

Neurochronaxic theory を裏付ける代表的な研究として，動物の摘出喉頭を用いた実験で反回神経を刺激すると刺激頻度に同期した声帯の振動が観察されるという報告[6] があり，さらに喉頭手術に際して声帯筋から声の基本周波数に同期した活動電位が針電極によって導出された，という報告が決定的な証拠とされた[7]．解剖学的には，声帯筋が声帯突起から甲状軟骨に向かって縦走しているのではなく，前方（甲状軟骨付着部）からも後方（声帯突起）からも斜め内方に向かって声帯靱帯に入っている筋線維があり，これらの同期的収縮が外向きのベクトルを構成して声帯縁の外方への牽引を可能にしているとされた[8].

Neurochronaxic theoryは，発表直後から学会に活発な論争を引き起こした．Faaborg-Andersen[9]，Buchthal[2]らは喉頭筋電図学的立場から，Leden[10]らは声帯筋の微細解剖と輪状披裂関節の運動メカニズムから，また，van den Berg[11]らは喉頭効率の概念を導入した音響学的，空気力学的立場から，Husson学派に対する丁寧な反論を行った．結局，「声の高さに相当する頻度でのインパルス伝達や筋収縮反復」は運動核ならびに筋線維の不応期により困難であること，「声帯振動に同期した声帯筋の活動電位」は針電極が振動縁に近接しすぎたためのアーチファクト（声帯マイクロフォン電位）であり，運動単位の発射とは明確に区別できること，「声帯靱帯に入る声帯筋線維」は存在せず，下方の弾性円錐に向かう筋線維を誤認したものであるとされたことなどにより，Neurochronaxic theoryの重要な論拠は否定された．併せてAerodynamic theoryでは説明不能とされた生理的あるいは病的な発声におけるさまざまな声帯振動と音声の所見については，声帯の物理的特性ならびに音響管としての声道形態の調節と気流の相互作用によっていずれも説明可能であることが認められ，この学説は過去のものとなった．この過程で，内喉頭筋の筋活動パターンと機能，声帯の層構造や筋の微細構造，喉頭効率や声門抵抗などの空気力学的概念，ストロボスコピーやハイスピードシネマによる粘膜波動の観察など，現代音声科学の基礎となる重要な事柄が精査，記述されていったことは特筆すべきである．

Husson学説の発表後ほどなく，一色は「所謂ノイロクロナキシー説が種々の実験にもとづき提唱され最近の音声研究の大問題となっている」として，Hussonによる総説を全文転載というかたちでわが国に紹介した[3]．筆者は当時の科学者がこの学説をどのように受けとめたのかということが，長らく気になっており，先年学会場で一色信彦教授にお会いした際に「先生はHussonの学説をお読みになったときに，どのような感想をもたれたのでしょうか？」と伺ってみたことがある．これに対する一色教授の言葉を最後に記しておく．

「私はHussonをえらいと思いました．世の常識にとらわれずに荒唐無稽とも思われる説を考えつき，それを真面目に検証してみるような態度がなければ，学問の発展につながるよい仕事はできません」

（西澤典子）

［引用文献］

1）Müller J：Handbuch der Physiologie des Menschen fur Vorlesungen. Vol.2, Hölscher, 1837, pp133-245.
2）Buchthal F：Electromyography of intrinsic laryngeal muscles. *Q J Exp Physiol Cogn Med Sci* **44**：137-148, 1959.
3）Husson R：Physiologie de la phonation. 耳鼻咽喉科臨床 **50**：129-139, 1957.
4）Weiss D：Zur Funktion der Stimmlippen,Wien. *Med Wschr* **42**：1-6, 1931.
5）von Leden H：The Mechanism of Phonation；A Search for a Rational Theory of Voice Production. *Arch Otolaryng* **74**：660-676, 1961.
6）Laget P：Reproduction experimentale de la vibration des cords vocales en l'absence de tout courant d'air. *Rev Laryng* **74**：132-142, 1953.
7）Moulonget A：Notions nouvelles concernant la physiologie de la phonation. Exposes annuelles d'oto-rhino-laryngologie (Maduro R), 1955, pp169-180.
8）Goerttler K：Die Anordnung, Histologie, und Histogenese der quergestreiften Muskulatur im menschlichen Stimmband. *Z Anat Entwicklungsgesch* **115**：352-40l, 1951.
9）Faaborg-Andersen K：Electromyographic investigation of intrinsic laryngeal muscles in humans. *Acta Physiol Scand* **41**, Suppl **140**：1-149, 1957.
10）Von Leden H：The mechanism of phonation；A search for a rational theory of voice production. *Arch Otolaryng* **74**：660-676, 1961.
11）van den Berg J：Myoelastic-aerodynamic theory of voice production. *J Speecch Hear Res* **1**：227-246, 1958.

2 喉頭筋電図検査

1 筋電図の原理と臨床的意義

1）筋電図の原理

筋電図は，筋線維の活動電位を細胞外から電極で導出したもので，電極近傍の複数の神経筋単位からの活動電位を拾う．神経筋単位（neuromuscular unit：NMU）とは，1個の運動神経およびその支配下の複数の筋線維によって構成される最小の運動単位のことで，1個の運動神経が活動すると同一NMU内の筋線維すべてがほぼ同期して活動電位を発生する．筋電図により，筋およびその支配神経の病態を診断することができる．

2）喉頭筋電図の臨床的意義

内喉頭筋の活動電位を安静時や運動時において経時的に観察・記録することにより，内喉頭筋およびその支配神経の病態を診断することが喉頭筋電図の目的である[1-3]．声帯運動障害の鑑別（麻痺性/関節固着），麻痺の鑑別（神経原性/筋原性）とその予後の判定，神経筋疾患（motor neuron diseaseなど）の確定診断，痙攣性発声障害に対するボツリヌストキシン注入術の際のモニタリング[4]などが主な適応としてあげられよう．

内喉頭筋のうち，甲状披裂筋と輪状甲状筋は比較的アプローチしやすく，また臨床的にも重要である．すなわち，甲状披裂筋は反回神経支配，輪状甲状筋は上喉頭神経支配であり，両者の筋電図の比較によって，神経原性の麻痺における神経の障害レベルを鑑別できる．

3）発声機能検査における喉頭筋電図の位置付け

ここで，発声機能検査全般における喉頭筋電図の位置付けにつき考察してみよう．発声機能検査の目的は，発声時の喉頭調節能力の評価である．発声障害の病態の把握，治療方針の決定，治療効果の評価などに喉頭調節能力の評価は不可欠である．

発声機能検査にて得る情報は4つに分類されよう．

すなわち，

①「出力＝音」に関する情報（声の高さ・大きさ・音質）：話声位と声域，音質の検査など

②「効果器＝声帯」に関する情報（声帯の閉鎖力や物性）：喉頭筋電図，喉頭ストロボスコピーなど

③「入力＝呼気」に関する情報（空気力学的情報）：呼気流率や声門下圧など

④「出力/入力＝効果器の効率」に関する情報（喉頭効率）：気流阻止法，最長発声持続時間など

である．喉頭筋電図は②に属する検査であり，同じく②に属する喉頭ストロボスコピーとともに，効果器としての声帯の情報を直接得ることができる数少ない検査の1つといえよう．

2 喉頭筋電図の手技

1）機器

(1) 筋電図計

装置は一般に用いられている筋電図計を用いる．基本的には，増幅装置と，観察・記録装置からなる．現在では，パーソナルコンピュータ（PC）に小型の増幅装置が取り付けられているものが主流である（図1）．そこでは，PCのモニターにて波形を観察し，PCのハードディスクにデジタル情報として記録するシステムとなっている．また，内蔵スピーカにて，観察中の筋電図波形を音に変換したものを聞くことができる．筋電図波形を音に変換することは診断技法上重要である．それは，検査中常に検者がモニターを見続けることはできないため音によるモニタリングが手助けになること，また，筋電図を音に変換したものからも診断的意義のある情報が得られること（たとえば，ミオトニーにおける「急降下爆撃音」[5)]）などの理由からである．

(2) 声の録音

喉頭筋電図においては，筋電図と患者の発声を同期して記録することは，発声や構音と筋活動とのタイミングをみることができることから重要である．しかし，一般的な筋電図システムにおいては基本的には音声波形の入力が想定されておらず，したがって，喉頭筋電図を行う施設においては，業者などの協力を得るなどして，独自にシステムを構築する必要がある．

この場合，患者の声をマイクロホンで拾い筋電図波形と同時に記録したいわけだが，一般的には筋電図の増幅装置はマイクロホン端子に対応しておらず，マイクロホン用の増幅装置が別に必要となる．しかし，理論的には筋電図波形も音声波形も時間軸上で変化する二次元情報であるから，周波数帯域の設定などに気をつければ，良質な音声波形情報を，筋電図の増幅装置を通じてPCに送ることは可能であるので，業者などとよく検討し，システムを構築されたい（図1）．なお，マイクロホンは音響分析などで用いるような，指向性型のものを用いる．エレクトレット型のものが周波数特性が優れており，しかも安価である．マイクスタンドに固定して用い，マイクロホンと口唇との距離を一定に保つようにする．距離としては，20 cm程度が好ましい．

(3) 電極

電極としては，一芯または二芯同芯の針電極を用いる（図2）．ともに現在ではdisposableなものが市販されている．後述するごとく，一芯の場合，対極を置く必要があり，電極と対極との距離がどうしても大きくなるため，contaminationも起きやすい．したがって，二芯同芯の針電極を用いるほうが好ましい．

なお，研究目的には，有鈎針金電極（hooked wire electrodes）を用いることがある（図2）．これは二芯電極の一種で，先端が鈎状に曲っており，発声・構音動作にても筋内に留まるため，自然な発話動作における筋電図を得るのに適している．かつては各研究施設にて自作していたが，これも現在ではdisposableなものが市販されている．

(4) アース電極と対極

アース電極としては表面電極を用い，耳垂部に設置する．

単極電極の場合，対極が必要となるが，これも表面電極を用いるほうが患者の負担は少ない．設置部位としてはcontaminationを避ける意味から，できるだけ刺入部位付近で刺入の妨げにならないような部位に設置する．

アース電極・対極ともに，皮膚の電気抵抗を少なくするために，電極用クリームを表面電極に塗布する．電極の固定には皮膚用テープを用いる．

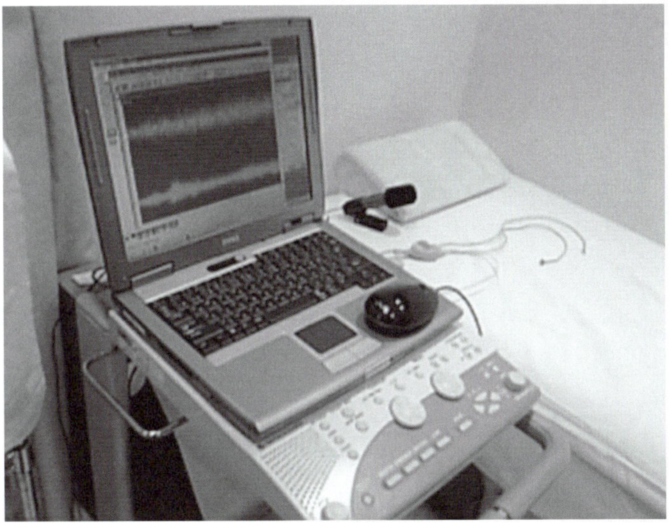

図1　筋電図システム（Laryngeal EMG System）
パーソナルコンピュータ（PC）に小型の増幅装置が取り付けられているもの．ここでは，患者の声をマイクロホンで拾い筋電図波形と同時に記録するシステムをオーダーメイドで構築している

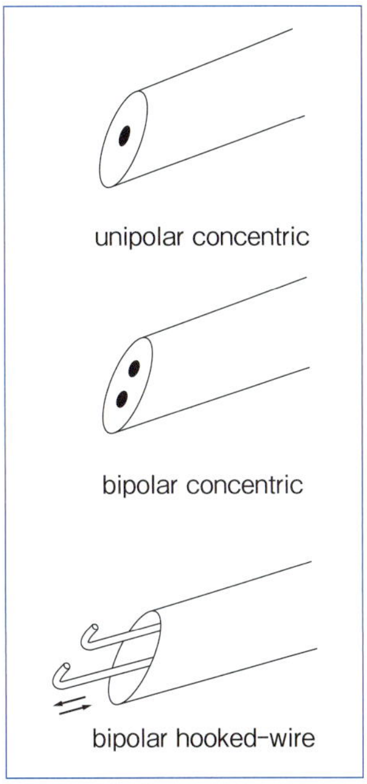

図2　一芯電極，二芯同芯針電極，有鈎針金電極[1)]
いずれも，disposable なものが市販されている

2）導出法

（1）体位

患者の体位は仰臥位とする．また，患者の背中に肩枕を入れ，頸部を伸展させる．頸部伸展により，喉頭軟骨の枠組みの触診が容易となり，電極の挿入部位や電極を進める方向がわかりやすくなる．また，輪状甲状間隙が広がり，電極を挿入しやすくなる．なお触診の際，尾側から頭側へ（気管，輪状軟骨，甲状軟骨，舌骨の順に）同定していくほうが間違いが少ない．

（2）麻酔

ツベルクリン針を用いて，刺入部位に xylocaine 1％を皮内注射し，局所麻酔する．また，圧縮空気圧により注射液を皮内に浸潤させる Madajet（Mada Medical Products 社製）を用いた局所麻酔の場合，皮内注射自体の痛みを避けることができる．

なお，筆者は現在，以下にあげる理由によりこういった刺入部位の麻酔を行っていない．

①麻酔手技自体による痛みが全くないわけではないこと．

②麻酔手技自体による物理的刺激によって局所的な皮膚炎が起こりうること．

③皮膚のみの麻酔であり，軟骨に針があたったときなどの内部痛は麻酔できないこと．

④ごくまれではあるが，xylocaine などの麻酔薬によるショック症状を避けるため．

（3）刺入部位・筋の同定・筋電図の記録

喉頭軟骨の枠組みと各内喉頭筋との位置関係を考慮して電極の挿入部位と方向を定め，刺入する．刺入後，各筋の生理学的機能を考慮した筋同定のためのいくつかのタスクを指示し，当該筋であることを確認する．図3[1)] および表[6)] に各内喉頭筋の刺入部位と筋の同定のためのタスクをまとめたので参照されたい．

筋同定後，運動時（発声，嚥下など）と安静時の筋電図を記録するのだが，実際には刺入直前には筋電図の記録を開始しておくほうが望ましい．その理由を次にあげる．

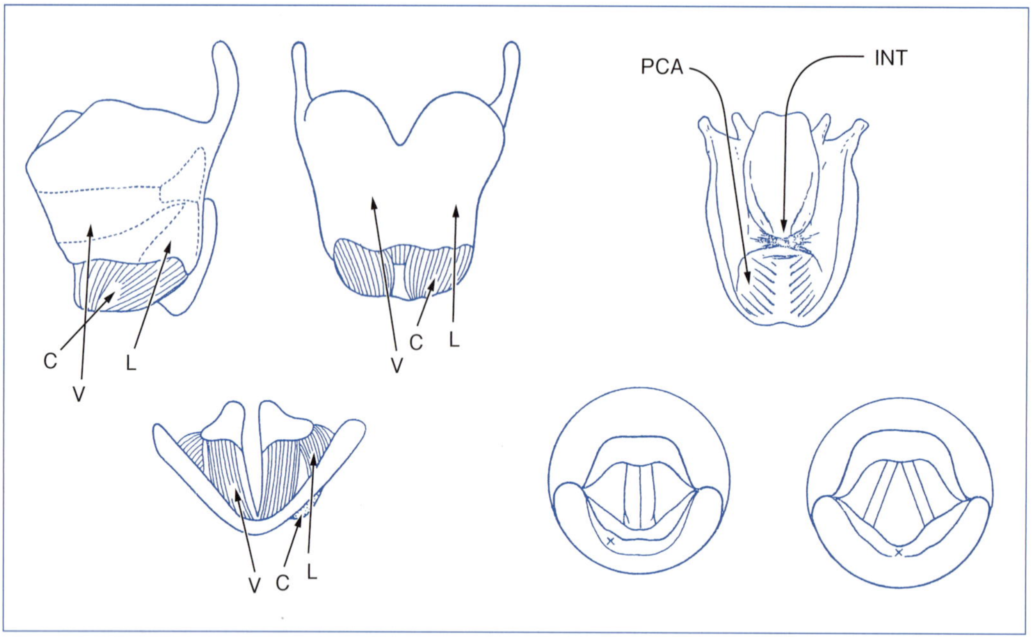

図3　各内喉頭筋の刺入部位と刺入方向[1)]
後輪状披裂筋に関しては，経皮的なアプローチ法もある（本文参照）

表　各内喉頭筋の刺入法および同定タスク[6)]

筋名		刺入法	同定タスク	
甲状披裂筋（V）	刺入部位	輪状軟骨上縁の高さ，正中より 0.5 cm 外側	発声	（＋）（胸声＜頭声）
	刺入方向	輪状甲状間膜を貫き，上外方に進める	息ごらえ	（＋）
	備考	喉頭内腔に入ると咳（＋） 声帯粘膜付近では，振動波形による雑音を拾うため，スピーカからは声によく似た音声が聴取される	嚥下	（＋）
			開口	（−）
			頭部前屈	（−）
輪状甲状筋（C）	刺入部位	輪状軟骨下縁の高さ，正中より 0.5 cm 外側	発声	（＋）（胸声＜＜頭声）
	刺入方向	甲状軟骨下結節方向に，上外方に進める	息ごらえ	（−）
	備考	浅めだと輪状甲状筋前部に，深めだと輪状甲状筋後部に入る	嚥下	（−）
			開口	（−）
			頭部前屈	（−）
外側輪状披裂筋（L）	刺入部位	輪状軟骨下縁の高さ，正中より 0.5 cm 外側	発声	（＋）
	刺入方向	上外方だが，輪状甲状筋よりも内側に深く	息ごらえ	（＋）
	備考	輪状甲状筋に刺入法は近いが，輪状甲状筋を貫き，輪状軟骨上縁を狙ってより深く進む	嚥下	（＋）
			開口	（−）
			頭部前屈	（−）
後輪状披裂筋（PCA）	刺入部位	輪状軟骨下縁の高さで，できるだけ外側	発声	（−）
	刺入方向	やや上方に向かい，輪状軟骨背面寄りに到達するようにする	息ごらえ	（−）
	備考	頭部を検側の反対側に回旋して行う ジャクソンの三角を考慮しつつ，頸動脈を指で外側に圧排し，できるだけ外側から刺入	吸気	（＋）
披裂筋（INT）	刺入部位	経口刺入用の器具を用い，披裂間部に刺入	発声	（＋）
	刺入方向	披裂間部後方から経粘膜的に	息ごらえ	（＋）
	備考	両側支配 生理学的な研究目的が主	吸気	（−）

「筋名」の（　）内は図3の略語に相当する

①筋同定のためのタスクのデータは，当該筋同定の証拠として保存すべきであること．
②同定のためのタスクに，運動時の筋電図のタスクが含まれること．
③同定後もデータを取り続けられる保障はなく，得たデータはすべて記録しておいたほうがよいこと．

筋電図データに関しては，タスクごとに別ファイルとして記録・保存したほうが，後の解析の際に便利である．PC上の専用ソフトであれば，各ファイルには自動的に文字列がファイル名としてふられるので，各ファイルのタスクをその場でノートに記録しておき，各ファイルとタスクとが対応のつくようにしておく．なお，声の録音を同時に行っていれば，患者の声や検者の指示の声の再生音からタスクを確認できる．

それでは，各筋の刺入部位や同定法につき述べていくが，前述のごとく，臨床的に最も用いられるのは甲状披裂筋と輪状甲状筋であるので，これらの筋についてまず述べよう．

3）甲状披裂筋

(1) 刺入部位

輪状甲状間隙より経皮的に刺入するが，刺入部位は正中より5 mm程度検側で，高さとしては輪状軟骨の上縁である[1,2]．

刺入部位が正中寄りすぎると，電極が喉頭内腔に入り，患者の咳反射を誘発してしまうことがある．逆に外側に寄りすぎると，後述の輪状甲状筋に入ることがある．刺入方向としては上外側方向に電極を進める．この際，輪状甲状間膜を突き抜けた感触が得られれば，そのまま針を進めることにより，甲状披裂筋に到達する．その深さは皮膚から2 cm程度であるが，下記の同定タスクを行いながら電極を進め，適切な波形が得られたところで停止するようにする．

電極を進めすぎて声帯表面に近くなると，発声時に電極が粘膜波動による雑音を拾う．そのため，スピーカからは，患者の声の基本周波数を含む，声によく似た音が聞こえるので，その際は電極の位置を浅くする必要がある．浅すぎて輪状甲状間膜に到達していない場合や，外側すぎると，後述の輪状甲状筋に入ることがある．その場合はそのまま輪状甲状筋の検査に入る，といった臨機応変な態度も，筋電図検査の場合重要である．

(2) 筋の同定

刺入後，筋同定のためのいくつかの随意運動を指示し，当該筋であることを確認するが，甲状披裂筋の同定においては，発声，息ごらえ，嚥下，開口などが重要なタスクである．

まず「発声」（主に持続母音 /e:/ が用いられる）であるが，発声にて干渉波が得られ，高い声ほどその干渉が増す傾向がある．これは後述の輪状甲状筋においてもみられる特徴であり，輪状甲状筋でより顕著であるとはいえ，発声のみでこの筋を同定するのは困難な場合がある．

そこで「息ごらえ」が両者の鑑別において重要となる．すなわち，甲状披裂筋においては，息ごらえ時には発声時に勝る盛んな筋活動がみられるが，逆に輪状甲状筋においてはその筋活動は少ない．息ごらえ時にはしっかりした声門閉鎖が要求されるわけで，息ごらえ時に甲状披裂筋の活動が高まるのは，その内転筋・緊張筋としての役割から当然のことである．一方，もし輪状甲状筋が活動してしまうと，声帯を前後方向に引っ張るというその機能から，声帯はより薄くより長くなるため，閉鎖力としては不利に働くこととなろう．つまり，息ごらえ時に輪状甲状筋の活動が少ないのは合目的的な現象といえよう．

「嚥下」においても，上記の「息ごらえ」と同様，強い声門閉鎖が要求される．したがって，上述と全く同じ理由から，甲状披裂筋においては盛んな筋活動がみられるが，逆に輪状甲状筋においてはその筋活動は抑制される．ただし，このタスクは，喉頭の大きな上下動を伴うため，せっかく当該筋に電極が入っても，嚥下動作とともに電極が筋から外れてしまうことがあるので，筆者らは積極的には行っていない．ただ，検査中に不随意に嚥下が惹起されることはよくあることで，その際の筋電図データは，同定上重要なデータとなる．

外喉頭筋の混入の有無を確認したければ，「開口」のタスクがよい．開口時には，下顎を下方に下げるために外喉頭筋が働く．開口に伴った甲状披裂筋の活動はないと考えてよく，したがってこのタスクにより外喉頭筋の混入の有無が確認できる．

(3) 筋電図の記録

筋電図データとしては，運動時と安静時のものを記録する．上述の同定のためのタスク，すなわち「発声（高い声と低い声）」「息ごらえ」（「嚥下」）がそのまま運動時の筋電図タスクとなるため，すでに同定の時点でうまく記録できていれば，ことさら繰り返す必要はないであろう．

安静時の筋電図であるが，甲状披裂筋に関しては全くの安静を得ることは難しく，またあまり意味がない．そこで，最も安静に近い，「安静呼吸時」の筋電図を記録することが重要である．

輪状甲状筋の場合，呼気時にはほぼ silent であるが，吸気時には弱い活動が検出される．これは，声帯が気管側に吸い込まれないよう，声帯にある程度緊張をもたせるべく，緊張筋としての当筋が活動するためである．

4）輪状甲状筋[7)]

(1) 刺入部位

輪状甲状筋の場合，正中より 5 mm 程度検側で，高さとしては輪状軟骨の下縁が刺入部位である[1,2)]．刺入方向としては上外側方向で，甲状軟骨下結節を狙って電極を進める．深さは皮膚から 1 cm 程度である．

上記刺入部位から甲状軟骨下結節を狙って進めば，電極は輪状甲状筋内に留まったまま，筋を前後に串刺すようなかたちで進むこととなる．したがって，割合浅い部分であると輪状甲状筋前部（輪状甲状関節の rotation に関与）に，深い部分であるとその後部（同じく sliding に関与）に電極をもっていくことも可能である．刺入方向が内側に寄りすぎ，また深すぎると，輪状甲状間膜を突き破り甲状披裂筋に入ることがある．甲状披裂筋のデータがまだとれていない場合などは，そのまま臨機応変に甲状披裂筋のデータを収集すればよい．

(2) 筋の同定

刺入後，筋同定のためのいくつかの随意運動を行い，輪状甲状筋であることを確認する．そのタスクとしては，甲状披裂筋と同様，発声（高い声，低い声），息ごらえ，嚥下，開口が重要なタスクである．

まず「発声」（主に持続母音 /e:/ が用いられる）であるが，甲状披裂筋の項で述べたごとく，高い声ほどその干渉が増す傾向があり，それは前述の甲状披裂筋よりも顕著である．特に頭声区（うら声）にて劇的にその活動を増すのが特徴である．

これも甲状披裂筋の項で述べたが，「息ごらえ」が甲状披裂筋との鑑別において重要であり，輪状甲状筋においては息ごらえ時の筋活動は少ない．甲状披裂筋では発声時に勝る盛んな筋活動がみられることと対照的である．「嚥下」においてもほぼ同様である．それらのメカニズムに関しては甲状披裂筋の項を参照されたい．

外喉頭筋の混入の有無は「開口」のタスクにて確認する．開口時には当然，下顎を下方に下げるべく外喉頭筋が働く．輪状甲状筋の活動は開口には関与しないことから，もし開口時に筋活動がみられた場合，それは外喉頭筋の信号の混入と考え，その際は電極の位置を変更する必要がある．

(3) 筋電図の記録

運動時と安静時の筋電図を記録するのだが，上述した同定のためのタスク（「発声（高い声と低い声)」「息ごらえ」「嚥下」)がそのまま運動時の筋電図タスクとなる．したがって，すでに同定の時点で記録できていれば繰り返す必要はない．安静時の筋電図としては，安静呼吸時のものを記録する．

5）その他の内喉頭筋

前述の甲状披裂筋・輪状甲状筋以外の内喉頭筋に関しては，筋電図検査の施行は少ない．その理由としては，アプローチがより困難になること，甲状披裂筋・輪状甲状筋の筋電図にてかなりの情報が得られるため，それらの所見に追加してこれらの筋の情報が必要になることは臨床的には少ないこと，などがあげられよう．ただし，唯一の外転筋である後輪状披裂筋に関しては，外転型痙攣性発声障害など，この筋の所見が重要となる疾患がある．

(1) 外側輪状披裂筋

内転筋としての機能は甲状披裂筋とほぼ同様である[1]．

アプローチ法としては輪状甲状筋を貫き，輪状軟骨上縁付近でこの筋に到達するようにする[1,2]．すなわち，刺入部位としては輪状甲状筋の場合と同じく輪状軟骨下縁の高さで正中より5 mm程度検側であり，刺入方向としては上外側方向である．ここで，輪状甲状筋の場合は甲状軟骨下結節を狙って電極を進め，深さは皮膚から1 cm程度に留めたが，外側輪状披裂筋の場合，より上方・より内側を狙い，輪状甲状筋を突き抜けて輪状軟骨上縁に達するようにする[1,2]．

発声，息ごらえなど，声門閉鎖を伴うタスクにてその筋活動がみられる．

(2) 後輪状披裂筋

臨床的には，特に外転型の痙攣性発声障害において重要な筋である．すなわち，診断的な目的からこの筋の筋電図が必要となる．また，ボツリヌストキシン注入術の際もこの筋にトキシンを注入する目的にてアプローチする必要が生じる．

アプローチ法としては輪状甲状筋に近いが，輪状軟骨の背側寄りに存在する筋であるため，体位としては仰臥位にて頭部を検側の反対側に回旋させ，より背側に針が入りやすいようにする．

刺入部位は，高さとしては輪状甲状筋の場合と同じく輪状軟骨下縁の高さであるが，より外側のほうが輪状軟骨背面にアプローチしやすい．そこで，ジャクソンの三角の安全域を考えながら，検側の頸動脈を，針を持たないほうの手の指で触診しつつやや外側に押しやるようにして，頸動脈よりも内側を通って針が輪状軟骨背面寄りに到達するようにする．針を進める方向としては，やや上方に向かう．

同定タスクとしては，深呼吸（深吸気時にこの筋の活動が特に高まる）と，においを嗅ぐときの経鼻的な強い吸気（この場合も筋活動が高まる）である．

なお，有鈎針金電極を用いて経口的にアプローチする方法があるが，日常的な検査としては煩雑すぎるかもしれない．この場合，梨状陥凹前内壁から経粘膜的に筋内に刺入する．有鈎針金電極のフックの分，電極の先端は浅くなるので，刺入用の注射針の先端が軟骨面に当たるくらいの深さがよい．

(3) 披裂筋

両側神経支配であり，麻痺においてはその筋電図の臨床的意義は少ない[1]．

有鈎針金電極を用いて経口的にアプローチする．この場合，披裂間膜から経粘膜的に筋内に刺入する[1,2]．フックの分，有鈎針金電極の先端は浅くなるので，刺入用の注射針の先端は深めに入れるようにする．

発声，息ごらえなど，声門閉鎖を伴うタスクにてその筋活動がみられる．

6）内喉頭筋以外の筋

内喉頭筋以外の筋に関しても，発声・構音・嚥下に関連の深い筋などに関しては，それらの筋電図を耳鼻咽喉科にて担当することが適切であろう.

舌と軟口蓋は，構音器官の中でも重要なものであり，構音障害においてそれらに関連した筋の筋電図は診断的価値が高い．舌においてはオトガイ舌筋，軟口蓋においては口蓋帆挙筋の針筋電図を行う.

嚥下障害，特に輪状咽頭筋の機能障害が疑われる症例においては輪状咽頭筋の筋電図が非常に重要であるが，その際，オトガイ舌筋と同時に記録すると，嚥下第2～3相におけるこれらの筋の活動のタイミングをみることができる.

運動ニューロン疾患（motor neuron disease：MND）あるいはその疑い例においては，耳鼻咽喉科的領域として，下部脳神経領域の針筋電図を行う．この際，それぞれの脳神経において重要かつアプローチの可能な筋として，以下の筋電図を行うとよい.

- VII：口輪筋，眼輪筋
- IX＋X：口蓋帆挙筋
- X：甲状披裂筋，輪状甲状筋
- XI：胸鎖乳突筋
- XII：オトガイ舌筋

痙攣性発声障害の症状に眼瞼痙攣などの顔面神経領域の痙攣を伴うものをMeige症候群と呼ぶが，このような眼瞼痙攣を伴う症例においては，眼瞼関連の筋として眼輪筋の筋電図が必要になる.

以下，これらの筋のアプローチ法につき述べる.

(1) オトガイ舌筋

第XII脳神経支配．舌のほぼ矢状断正中面にて，オトガイ起始部から舌表面に向かって扇状の筋走行を示す筋である．舌を前方に突き出す機能をもつ筋である．刺入部位は，下顎骨正中後縁と舌骨正中前縁の中心点から検側に2～3 mm外側とし，方向としてはまっすぐ頭側へ向かう．浅すぎると舌骨上筋群に留まり，深すぎると舌表面を突き抜けるため，深さ2～4 cmくらいがよい．比較的浅いとオトガイ舌筋後部（水平部）に，比較的深いとその前部に入る．詳しくみるとオトガイ舌筋はその部位によりその機能を多少異にするが，ここではその詳細にはふれない[8].

タスクとしては，舌の突き出しにて高い活動がみられ，開口にては活動がみられない．もし開口にて活動が検出された場合は，舌骨上筋群のcontaminationが考えられるため，針をより深く進める必要がある．また，母音においては，/i//u//e/といった前舌母音にて，他の母音よりも活動が大きい．したがって，/ai/の発話を連続させる変換運動（diadochokinesis）のタスクは，/a/と/i/の活動の違いをみることができると同時に，/a/が開口を伴う構音動作であるため，舌骨上筋群のcontaminationの有無をチェックすることもできる.

(2) 口蓋帆挙筋

第IX＋X脳神経支配．側頭骨を起始とし，軟口蓋の口蓋腱膜に停止する．軟口蓋を挙上させる筋である.

刺入部位としては，/a/の持続発声母音を指示し，軟口蓋が挙上した際に軟口蓋の筋停止部にできるくぼみ（口蓋骨後縁よりやや後方で正中より1 cmほど外側）に針を刺すようにする．この際，針を患者が嚥下してしまわないよう，タスクを終了するまでは被検者は開口を維持し，検者は針を把持し続ける．終了し次第すぐに針を抜去し，口腔外へすばやく移動させる.

タスクとしては，/a/ の持続発声母音時に筋活動が検出される．

(3) 輪状咽頭筋

咽頭神経叢（第 X 脳神経）支配．輪状軟骨の背面と食道入口部の咽頭壁を筒状に囲む括約筋である．通常は，逆流防止のため，常に持続的な収縮をしており，安静時を含めてその筋電図活動を拾うことができるが，嚥下時に食塊が当該部を通過するタイミングにおいてのみ一瞬その持続的な活動を停止するのが特徴である．その際，筋が弛緩し，食塊が食道入口部を通過できるという仕組みである．

アプローチ法としては後輪状披裂筋に近い．すなわち，輪状軟骨の背側寄りに存在する筋であるため，頭部を検側の反対側に回旋させ，より背側に針が入りやすいようにする．

刺入部位は，高さとしては輪状甲状筋の場合と同じく輪状軟骨下縁の高さであるが，より外側のほうが輪状軟骨背面にアプローチしやすい．そこで，ジャクソンの三角の安全域を考え，検側の頸動脈を，針を持たないほうの手の指で触診しつつやや外側に押しやるようにして，頸動脈よりも内側を通って針が輪状軟骨背面に到達するようにする．針を進める方向としては，後輪状披裂筋の場合やや上方に向かったが，この筋の場合，ほぼ水平に針を進める要領である．

(4) 口輪筋

第 VII 脳神経支配．文字通り，口輪に存在する筋であり，皮下の割合浅いところを走行するため，アプローチは比較的容易である．口唇縁よりも外側にて，口唇縁に平行な方向に針を進めるようにする．多少針先が進んでも筋内に留まるようにするため，刺入角度は 30° 程度と浅くする．

タスクとしては，/u/ の発音や，口をとがらすような動作を指示する．

(5) 眼輪筋

第 VII 脳神経支配．文字通り，眼輪に存在する筋であり，皮下の割合浅いところを走行するため，アプローチは比較的容易であるが，眼球に針が当たらないような注意が必要である．すなわち，刺入部位は眼球から可及的に離れるようにし，刺入角度は 30° 程度と浅くし，方向としても，針先が眼球に向かわないようにする．

なお，上眼瞼中央部（上眼瞼挙筋終止部）と下眼瞼最内側部には刺入しないようにする[9]．それぞれ，眼瞼下垂，鼻涙管通過障害を来す可能性があるからである．タスクとしては，閉眼であるが，この際あまり強く閉眼すると針先が筋内で動く可能性があり，眼球に対して危険であるので，強い閉眼は避けるようにする．

(6) 胸鎖乳突筋

第 XI 脳神経支配．頸部の強大な筋であり，仰臥位にて首を右あるいは左に旋回させることにより，収縮した筋を皮下の割合浅いところにみることができるので，アプローチは容易である．コツとしては，逆 Y 字に分岐する部分よりもわずかに頭側において刺入し，針の方向としては皮膚に対して 30° ほどの浅い角度にて刺入し乳様突起に向かうような方向で進んでいけば，針は筋内に留まり，他の組織に入り込む可能性は少ない．

タスクとしては，安静および頭部の回旋であるが，この際，患者の下顎を回旋方向に逆らうように押すことにより，より強い筋の収縮を得ることができる．

3 喉頭筋電図所見の概論

1）運動時の喉頭筋電図

運動時の筋電図においては神経筋単位（neuromuscular unit：NMU）発火の頻度，形状に特に注意を払う．弱い筋収縮においては，1 個 1 個の NMU をある程度分離して観察することができるが，内喉頭筋の場合，1 個の NMU は 1～3 相性，持続時間は平均 4 msec，振幅は通常は

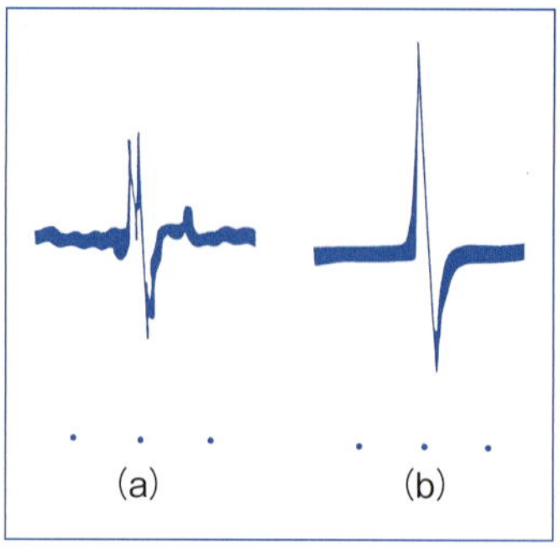

図4 単一神経筋単位の筋電図波形[1)]

内喉頭筋の場合，1個のNMUは1〜3相性，持続時間は平均4 msec，振幅は800 μV以下で数100 μV程度である

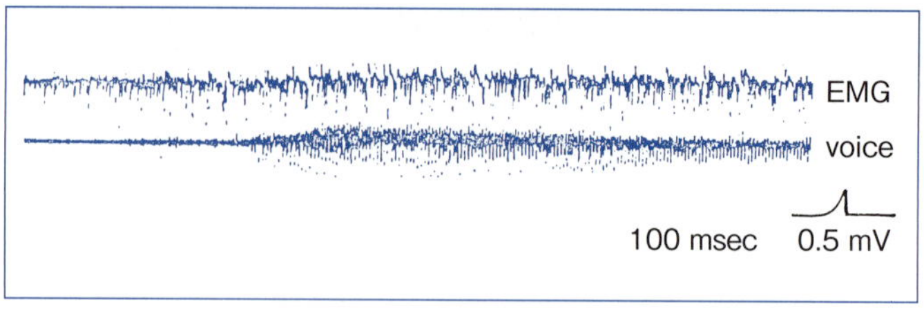

図5 干渉電位[1)]

強い筋収縮においては複数のNMUの活動が重なり合う干渉電位がみられる

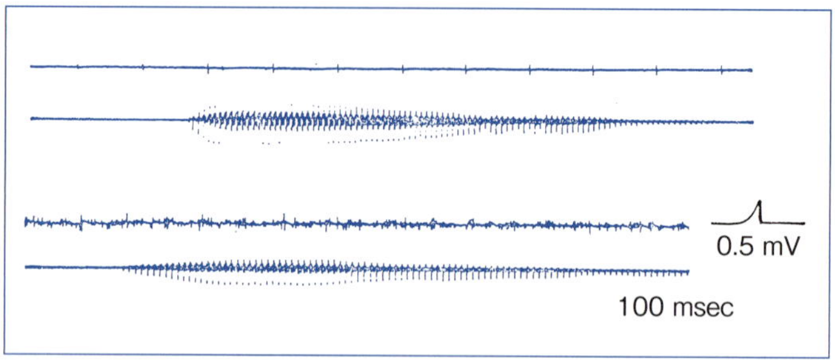

図6 干渉の減少・消失[1)]

NMUの数自体の減少やそれぞれのNMUの発火頻度の低下があると，強い筋活動を指示しても干渉電位がみられない

800 μV以下で，数100 μV程度である（図4）[5)]．強い筋収縮においては複数のNMUの活動が重なり合う干渉電位がみられるが（図5），NMUの数自体の減少やそれぞれのNMUの発火頻度の低下があると強い筋活動を指示しても干渉電位がみられない（図6）．

2）安静時の喉頭筋電図

安静時の喉頭筋電図は安静呼吸時の筋電図であり，呼吸に同期した筋活動がある程度検出される．また，患者の精神的緊張が強い場合などでなかなか安静時筋電図が得られない場合は，安静を指示した後もしばらく待つ余裕が検者に必要となる．

3）neurogenic pattern

neurogenic patternとは，神経原性の麻痺において現れる異常筋電図のことである．

脱神経初期においては，安静時の筋線維性電位（fibrillation voltage，脱神経状態の筋線維の自発放電を示す），運動時の干渉電位の消失（活動NMU数の減少）ないしはelectrical silence（活動NMUが全くない状態），陽性鋭波（positive sharp waves）（図7）などがみられる．

神経再生時には，高振幅電位（high amplitude voltage，giant spikes，末梢レベルにおけるNMUの同期的活動を示す）（図8）や（4相性以上の）多相性電位（polyphasic voltage，個々のNMU内の神経終末枝の伝導時間の不揃いを示す）（図9）などがみられる．

4）myogenic pattern

筋原性の麻痺でみられ，低振幅の低電圧電位（low amplitude voltage）（図10）を示す．

4 代表的疾患の喉頭筋電図

1）喉頭の運動障害

喉頭の運動障害がみられる場合，麻痺性/関節固着の鑑別，神経原性麻痺/筋原性麻痺の鑑別が必要である．

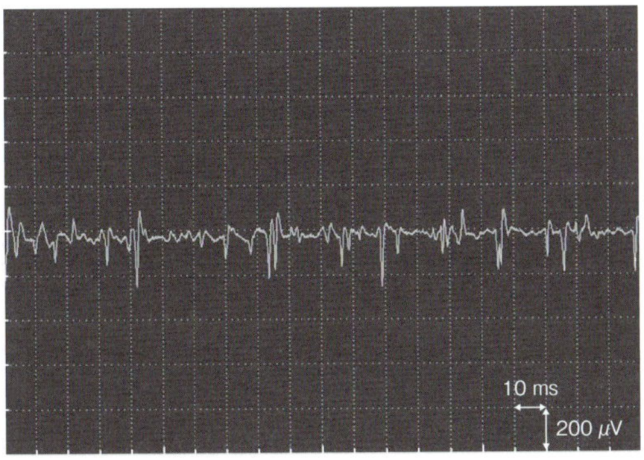

図 7　陽性鋭波（positive sharp waves）
脱神経の比較的初期にみられる

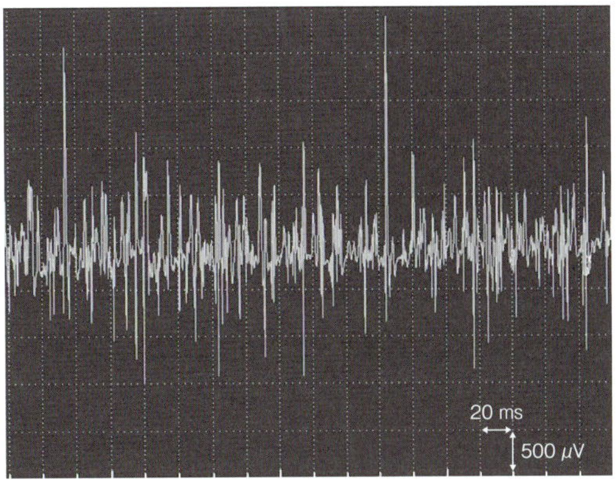

図 8　高振幅電位（high amplitude voltage, giant spikes）
末梢レベルにおける NMU の同期的活動を示す

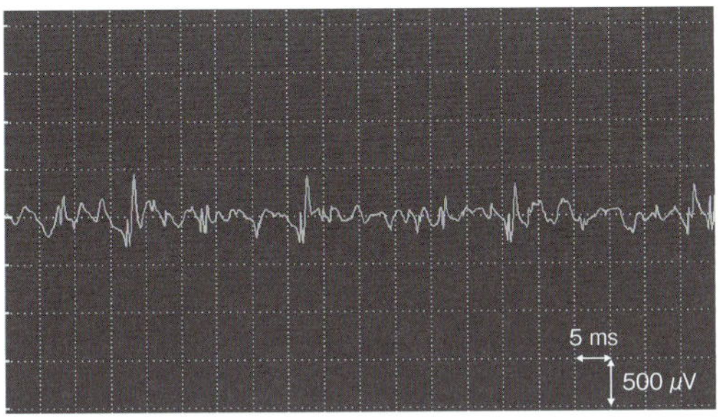

図 9　多相性電位（polyphasic voltage）
4 相性以上のものをいう．個々の NMU 内の神経終末枝の伝導時間の不揃いを示す

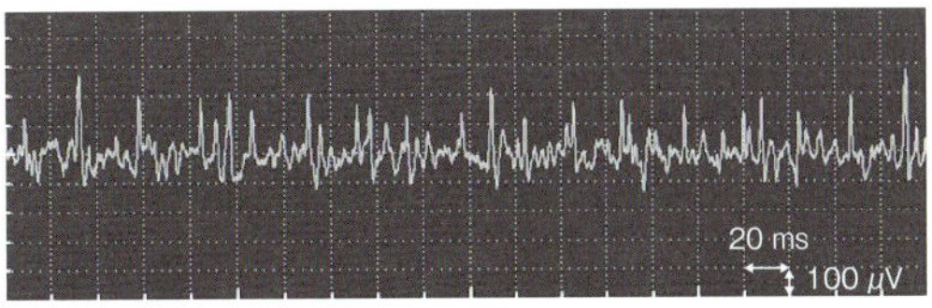

図 10　低振幅の低電圧電位（low amplitude voltage）
筋原性の麻痺においてみられる．本例には，神経原性の変化である多相性電位もみられる

(1) 関節固着

関節固着（ankylosis）の場合は甲状披裂筋と輪状甲状筋の筋活動は正常である．また，neurogenic，あるいは myogenic pattern がみられるときは，それぞれ神経原性，筋原性の麻痺と診断できる．

(2) 神経原性の麻痺

神経原性の麻痺の新鮮例の予後に関しては，少数でも NMU の残存が認められれば，声帯運動回復が期待できるが，NMU の残存が認められず筋線維性電位が安静時にみられた場合には回復の可能性はほとんどない．また，声帯固定が数カ月以上持続している例において neurogenic pattern が認められることがあるが，その場合過誤再生の可能性が考えられ，声帯運動の回復は必ずしも期待できない．

(3) 筋原性の麻痺

筋原性の麻痺においては myogenic pattern〔低振幅の低電圧電位（low amplitude voltage）〕がみられる．

2) 運動ニューロン疾患

運動ニューロン疾患（motor neuron disease：MND）は原因不明の疾患で，一次および / または二次運動ニューロンが選択的に変性する．

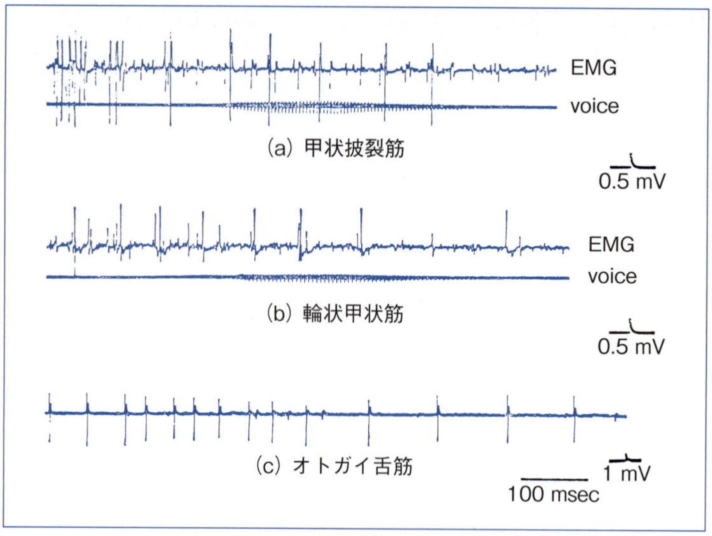

図 11 筋萎縮性側索硬化症の筋電図[1)]
甲状披裂筋，輪状甲状筋，オトガイ舌筋それぞれにおいて高振幅電位が検出されている

（1）筋萎縮性側索硬化症

MND の一種である筋萎縮性側索硬化症においては，一次および二次運動ニューロンの両者とも障害されるのが特徴である．一次運動ニューロンの障害によって抑制がとれ，二次運動ニューロンの自発性が高まることによる fasciculation や，二次運動ニューロンの障害による neurogenic pattern がみられる．

初発症状によって，上肢型・球麻痺型・下肢型・混合型に分類されるが，このうち特に球麻痺型においては，舌萎縮や構音障害・嚥下障害といった，耳鼻咽喉科的な症状が初発症状であるため，患者は最初に耳鼻咽喉科を受診する可能性があり，見落とさないよう注意を要する．

構音障害の患者で，舌萎縮がみられ，舌に fasciculation がみられる場合，この疾患を疑い，筋電図を行う必要がある．耳鼻咽喉科的な領域の筋電図としては，下部脳神経領域の針筋電図を行う．すなわち，以下である．

- Ⅶ：口輪筋，眼輪筋
- Ⅸ＋Ⅹ：口蓋帆挙筋
- Ⅹ：甲状披裂筋，輪状甲状筋
- Ⅺ：胸鎖乳突筋
- Ⅻ：オトガイ舌筋

筋電図所見としては，二次運動ニューロンの障害を反映した各種 neurogenic patterns がみられる（図 11）．進行の程度によって，障害がみられる筋の範囲や laterality は異なり，初期における片側性から両側性に進行し，障害筋の範囲も広がっていく．

3）重症筋無力症

重症筋無力症（myasthenia gravis：MG）は，筋肉の易疲労性を特徴とする疾患であり，その病態は，アセチルコリン受容体が自己免疫的に破壊・減少することによる，神経筋接合部での伝達障害である．構音障害を主訴として，耳鼻咽喉科に最初に訪れる可能性があり，注意を要する．

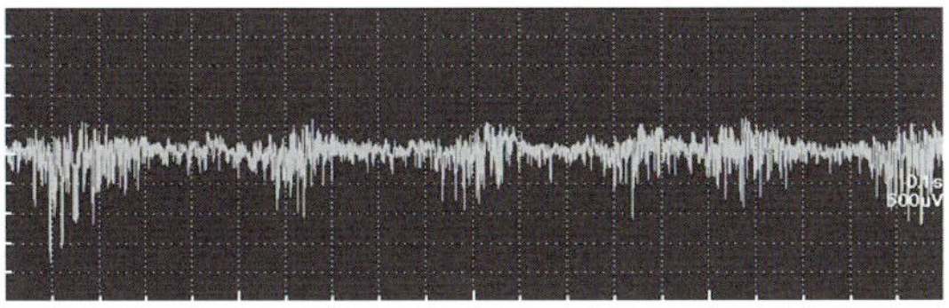

図12　内転型痙攣性発声障害における甲状披裂筋の筋電図

ほぼ6 Hzの周期のgrouping dischargesがみられるが，それぞれのgrouping dischargeにおける干渉の程度が不規則である

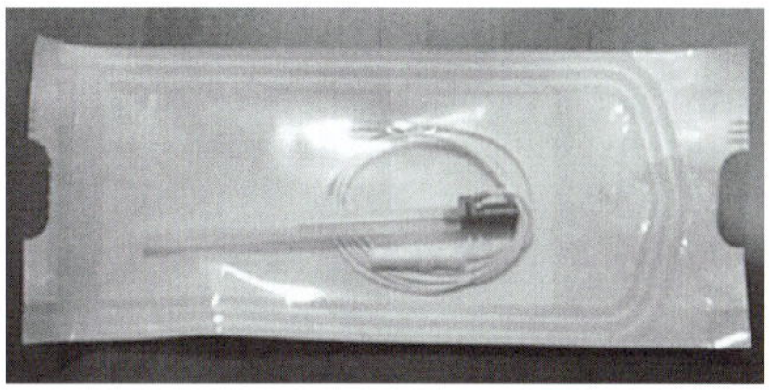

図13　ボツリヌストキシン注入術用の注射針

針先以外が絶縁コーティングされており，注射針であると同時に筋電図の電極となる

その際の代表的症状としては，口蓋帆挙筋の易疲労性による開鼻声であり，発話の持続により短時間のうちに開鼻声が増悪し，休息により改善するのが特徴である．

筋電図所見としては，持続発声母音や変換運動（diadochokinesis）において，口蓋帆挙筋などの筋活動が秒単位でその干渉や振幅を減少させていく，漸減現象（waning phenomenon）がみられる．

4）痙攣性発声障害

痙攣性発声障害はdystoniaの一種であり，発話中に断続的な声のつまりや声のとぎれなどの症状がみられる[4)]．痙攣性発声障害のほとんどは，次に述べる内転型であるが，外転型やその他の特殊な型もみられ，型それぞれにおいて責任筋が違う．

図12に，内転型痙攣性発声障害における甲状披裂筋の筋電図を示す．ほぼ6 Hzの周期のgrouping dischargesがみられるが，それぞれのgrouping dischargeにおける干渉の程度が不規則である．tremorや意図的なvibratoにおいても，6 Hz周期のgrouping dischargesがみられるが，それらの場合，それぞれのgrouping dischargeにおける干渉の程度がほぼ一定である．これはこの筋のもつ6 Hzのいわば生体物性学的な固有振動を反映したものと考えられる．内転型痙攣性発声障害における甲状披裂筋の不規則な6 Hzの周期のgrouping dischargesは，この筋のもつ生体物性学的な6 Hzの固有振動のうえに，疾患による筋緊張調節不全による不規則性が重なった現象と考えられる．

なお，外転型発声障害は，発声時に声帯が過外転し，特に無声子音に後続する母音の無声化が顕著となる疾患である．その原因は後輪状披裂筋の過緊張であるといわれている．

また，特殊型には，原因筋が前述の後輪状披裂筋や甲状披裂筋以外の筋である症例や，複数の筋が関与する症例が含まれる．関与する筋の同定は一般に困難であるが，原因筋へのボツリヌストキシン注入術によって症状は緩和ないし消失する．

5　喉頭筋電図の応用：痙攣性発声障害に対するボツリヌストキシン注入術

ボツリヌストキシン甲状披裂筋内注入術[4,10)]は，内転型の痙攣性発声障害[11,12)]の治療法として注目されているが，目的筋へのアプローチは筋電図ガイド下に行われている．すなわち，針先以外が絶縁コーティングされた特殊な注射針（図13）は同時に筋電図の電極の役目も果たし，筋電図ガイド下に針先を当該筋にアプローチすることができる．針先が目的筋内にあることを筋電図上で確認しながら，トキシンを注入するのである．なお，ボツリヌストキシン注入術用の注射針は電極としては単極であり，対極の設置が必要である．

トキシンの有効期間は平均3～4カ月であり，その効果は可逆的である．つまり，繰り返し注射が必要になる．その一方，必ず元に戻るわけで，その意味では非常に安全性の高い治療法でもある．痙攣性発声障害のほとんどは次に述べる内転型であるが，外転型やその他の特殊な型もみられる．型それぞれにおいて責任筋が違うため，それぞれボツリヌストキシンの注射筋も異にする．

1）内転型痙攣性発声障害

発声時の声帯の過内転によって声のつまりなどの症状が出る疾患であり，その原因は甲状披裂筋の過緊張である．したがって，ボツリヌストキシンの甲状披裂筋内注射が有効である．この筋へのアプローチ方法は他項にて述べた通りである．

当該筋であることを確かめたうえ，片側あるいは両側に1.25〜5単位を注射する．ここでいう1単位はマウス腹腔内注射によるLD50である．片側か両側か，また，どのくらいの量を注射するかは，患者の重症度その他から判断する．また，同一筋内でも針先を移動させてできるだけ広い範囲に薬液がまわるようにするほうがより確実である．

2）外転型痙攣性発声障害

発声時に声帯が過外転し，特に無声子音に後続する母音の無声化が顕著となる疾患であり，その原因は後輪状披裂筋の過緊張であるといわれている．

後輪状披裂筋のアプローチ法もすでに述べたが，ここで注意すべき点は，後輪状披裂筋は唯一の外転筋であり，この筋が両側性に麻痺を起こすと声門を開大することができず，窒息してしまうことである．そこでわれわれは，基本的にはまず片側（基本的には右側）に注射し，効果不十分ならば，声帯の可動域を確認のうえ，2〜4週後に反対側にも注射する方法をとっており，それを「時間差両側注射」と呼んでいる[13,14]．

外転型痙攣性発声障害に対するボツリヌストキシン注射の有効性は，内転型に比べると劣り，内転型がほぼ100％の症例で有効性を示すのに対し，外転型ではその半数前後の症例においてしか有効でないという報告が多い．この理由としては，筋へのアプローチが技術的に難しいこと以外に，安全性を考え片側のみの注射が多く行われることが考えられるが．われわれは上記の「時間差両側注射」にて約70％の有効率を得ている．なお，外転型と診断された症例の中に，次に述べるような特殊形，すなわち，関与する筋が単一でないような症例，あるいは原因筋が後輪状披裂筋でない症例も混在している可能性があり，そのことも外転型の有効性の低さの要因になっていると思われる．

3）痙攣性発声障害の特殊型

これには，原因筋が前述の後輪状披裂筋や甲状披裂筋以外の筋である症例や，関与する筋が単一でない症例が含まれる．関与する筋の同定は一般に困難であるが，原因筋への注射によって症状は緩和ないし消失する．

たとえば，われわれが経験した印象的な症例としては，輪状甲状筋と甲状披裂筋の関与が考えられる症例[15]がある．声のつまりと，無声子音の後続の母音の無声化という，内転型＋外転型の特徴を示した症例であるが，ファイバー上，無声子音の際，声帯が前後方向に引っ張られる像がみられたことから，無声化の原因として，後輪状披裂筋ではなく輪状甲状筋の関与を疑った．実際，両側の輪状甲状筋と片側の甲状披裂筋に対する注射が有効で，注射後，声のつまりも，母音の無声化も消失した．

（熊田政信）

［引用文献］

1）廣瀬　肇：発声機能に関連するその他の検査—喉頭の筋電図検査．声の検査法 第2版 臨床編（日本音声言語医学会編），医歯薬出版，1994，pp221-234．
2）Hirose H, Thomas G, Marshall S, et al：Electrode insertion technique for laryngeal electromyography. *J Acoust. Soc Amer* **50**：1449, 1971.

3) 村野恵美：喉頭筋電図．新図解耳鼻咽喉科検査法（小林武夫編），金原出版，2000，pp122-123.
4) Kobayashi T, Niimi S, Kumada K, et al：Botulinum Toxin Treatment for Spasmodic Dysphonia. *Acta Otolaryngol* **504**：155-157, 1993.
5) 広瀬和彦：筋電図判読テキスト．文光堂，1992.
6) 小林武夫，熊田政信，村野恵美：筋電図．CLIENT 21 No.14 喉頭（天津睦郎編），中山書店，2001，pp172-176.
7) Whalen DH, Gick B, Kumada M, et al：Cricothyroid Activity in High and Low Vowels；Evidence for Automaticity of Intrinsic F0. *Journal of Phonetics* **27**(2)：125-142, 1999.
8) Kumada M, Niitsu M, Niimi S, et al：A Study on the Inner Structure of the Tongue in the Production of the 5 Japanese Vowels by Tagging Snapshot MRI. *Annual Bulletin Research Institute fo Logopedics and Phoniatrics, Univ. of Tokyo* **27**：1-11, 1992.
9) 梶龍　兒，目崎高広：ジストニアとボツリヌス治療．診断と治療社，1996.
10) 熊田政信，村野恵美，小林武夫：Botulinum Toxin による治療．痙攣性発声障害—そのメカニズムと治療の現状（小林武夫編），時空出版，2000，pp49-64.
11) 熊田政信，小林武夫，小崎寛子・他：痙攣性発声障害の新しい評価法—モーラ法．音声言語医学 **38**：176-181, 1997.
12) Kumada M, Bell-Berti F, Kobayashi T, et al：The Syllable Method；Proportion of Impaired Syllables as an Indicator of Spasmodic Dysphonia Severity. *Folia Phoniatrica et Logopaedica* **53**(1)：19-27, 2001.
13) 佐藤絵梨，大塚満美子，熊田政信：徒手的方法と装具が著効を示した外転型痙攣性発声障害疑いの 1 症例．音声言語医学 **59**(4)：342-346, 2018.
14) 佐藤絵梨，大塚満美子，熊田政信：当院における外転型痙攣性発声障害のボツリヌストキシン注射についての検討．第 63 回日本音声言語医学会・学術講演会，久留米，2018.
15) 熊田政信：喉頭筋電図・ボツリヌストキシン・音声治療—痙攣性発声障害を中心に．シンポジウム「いわゆる機能性発声障害の診断と治療」，第 19 回日本喉頭科学会・学術講演会，神戸，2007.

3 まとめ

発話をはじめとする協調運動において，担当諸筋の活動は，時系列上にプログラムされ，中枢の運動系から末梢に到達する指令の最終出力とみなすことができる．臨床的な神経生理学的検査手段としての筋電図検査の意義は末梢・中枢運動系の障害における筋活動異常の検出であり，その詳細は前項に述べられているが，異常検出のためには，健常な神経筋系の活動パターンが基礎的知識として蓄積されていなければいけない．以下に協調運動における筋活動の解析（動作筋電図検査）について，喉頭科学領域を中心として記載する．

1920年代にオシロスコープによる時間分解能に優れた電位変化の追跡技術が開発され，針電極による深在筋からの選択的な導出が可能となってから，さまざまな協調運動における筋の関与の様相を知るための研究が進行した．喉頭科学の領域で，初めて内喉頭筋筋電図の導出に成功したのは，Weddellら（1944）であるとされる[1,2]．その後，正常な呼吸，発声行動における喉頭筋の活動様式が次々に報告された．呼吸時の喉頭調節については，吸息相に一致した声門外転の背景として，後輪状披裂筋の活動がみられる[3]．また，甲状披裂筋内側部ならびに輪状甲状筋から導出される神経筋単位の活動は後輪状披裂筋ほど一様ではないものの，呼吸相に影響されることが確認されている[3-5]．発声時の調節については，声門内転筋の活動増加と後輪状披裂筋の抑制が起声に先立ってみられること，高い声では低い声に比べて，輪状甲状筋，甲状披裂筋の活動が増強することが，喉頭筋電図研究のごく初期に報告されている[1,3]．さらに有鈎針金電極[6]による痛みを軽減しながらの安定した導出と，軟性内視鏡[7]やグロトグラムなどによる声門の動態観察法が開発され，これらが併用されるようになった結果，発話の韻律調節における輪状甲状筋，胸骨舌骨筋の活動様式[8]や，無声音生成時の一過性声門開大における後輪状披裂筋と披裂筋の相反的活動[9]などが，さまざまな言語について確かめられ，喉頭が構音調節において精密な協調を行っていることが知られた．

このような正常発声構音調節における筋活動パターンの解析が，末梢ならびに中枢運動系障害における異常検出の基盤となっている．末梢系の障害は，核における運動神経細胞の障害，軸索の損傷あるいは断裂，神経筋接合部における伝達物質の枯渇やレセプターの障害，筋組織の変性などがあり，これらの障害における神経筋単位の波形異常，干渉電位の変化，伝導速度の低下などの筋電図所見については前項に詳述されている．また近年，痙攣性発声障害，音声振戦など不随意運動を伴う中枢運動系障害で，発話における合目的的な協調を逸脱した内喉頭筋，外喉頭筋の活動が観察されることが報告されている．特に痙攣性発声障害については，内転型では甲状披裂筋を中心とする声門内転筋が，外転型では後輪状披裂筋がそれぞれ痙攣的収縮（スパスム）を起こすことが発話時の不随意な声門内外転につながるとの見解がボツリヌス治療の理論的背景とされるが，いずれのタイプも発話の異常を責任筋同定というレベルで統一的に説明できる知見は蓄積されていない[10-12]．その意味で筋電図検査はいまだ歴史的な役割を終えたとはいえず，音響，画像などの解析と併用し，過去に蓄積された所見を参照しながら発声発話障害における病態の解

明に活用されていくものと考えられる.（西澤典子）

［引用文献］

1）Buchthal F：Electromyography of intrinsic laryngeal muscles. *Q J Exp Physiol Cogn Med Sci* **44**：137–148, 1959.
2）Weddell G, Feinstein B, Pattle RE：The electrical activity of voluntary muscle in man under normal and pathological conditions. *Brain* **67**：178-257, 1944.
3）Faaborg-Andersen K：Electromyographic investigation of intrinsic laryngeal muscles in humans. *Acta Physiol Scand* **41**, Suppl 140：1-149, 1957.
4）Knutsson A, Martensson B：The normal electromyogram in human vocal muscles. *Acta Otolaryngologica* **68**：526-536, 1969.
5）Chanaud CM, Ludlow CL：Single motor unit activity of human intrinsic laryngeal muscles during respiration. *Ann Otol Rhinol Laryngol* **101**：832-840, 1992.
6）Hirano M, Ohala J：Use of hooked-wire electrodes for electromyography of the intrinsic laryngeal muscles. *J Speech Hear Res* **12**：362-373, 1969.
7）Sawashima M：New laryngoscopic technique by use of fiber optics. *J Acoust Soc Am* **43**：168-169, 1968.
8）Sawashima M, Hirose H, Yoshioka H, et al：Interaction between articulatory movements and vocal pitch control in Japanese word accent. *Phonetica* **39**：188-98, 1982.
9）Hirose H, Ushijima T：Laryngeal control for voicing distinction in Japanese consonant production. *Phonetica* **35**：1-10, 1978.
10）Watson BC, Schaefer SD, Freeman FJ, et al：Laryngeal electromyographic activity in adductor and abductor spasmodic dysphonia. *J Speech Hear Res* **34**：473-482, 1991.
11）Koda J, Ludlow CL：An evaluation of laryngeal muscle activation in patients with voice tremor. *Otolaryngol Head Neck Surg* **107**：684-696, 1992.
12）Carlos BC, Stevens B, Frank JE, et al：Adductor muscle activity abnormalities in abductor spasmodic dysphonia. *Otolaryngol Head Neck Surg* **124**：23-30, 2001.

Topics

無喉頭音声の評価

食道音声，気管食道瘻発声（またはシャント発声），電気喉頭の比較評価は，音響分析，聴覚評価，当事者評価によって行われている[1,2]．利用者が減少傾向にある電気喉頭や笛式人工喉頭が評価対象となることは少ない．

音響的評価をまとめると，基本周波数は気管食道瘻発声のほうが食道音声より高く，健常者と比較すると両方とも低い．声の強さ（intensity）に関しても同様の傾向を示す．Jitter，Shimmer，雑音成分に関しては，気管食道瘻発声が食道音声より優れているものの，健常者と比較すると両方とも評価が低い．肺呼気を使う気管食道瘻発声は食道音声に比べて最大発声持続時間が有意に長いものの，両方とも健常者よりは短い．

GRBAS尺度などを活用した声質の聴覚的評価では，健常音声＞＞気管食道瘻発声＞食道音声＞＞電気喉頭とする報告が多い[1]．ここで「＞＞」は危険率5％で有意差があるとする報告があることを示す．主観的な（つまり語や音素レベルの定量的正答率ではなく印象としての）明瞭度・了解度評価でも同様の傾向が報告されている．

VHIやV-RQOLなどを使用した当事者自身の評価では有意差がないとする報告が多い[1,2]．VHI評価結果を例示すると，食道音声（全体：37.1，感情：8.15，身体：11.76，機能：14.2）に対して，気管食道瘻発声（全体：29.0，感情：7.1，身体：9.8，機能：10.5）で，両群とも「ハンディを感じる」という評価結果であるものの，機能的側面に関しては気管食道瘻発声のほうが食道音声より有意に優れているとする報告もある[2]．

（今泉　敏）

［引用文献］

1）van Sluis KE, van der Molen L, van Son RJJH, et al：Objective and subjective voice outcomes after total laryngectomy；a systematic review. *Eur Arch Otorhinolaryngol* **275**：11-26, 2018.

2）Allegra E, La Mantia I, Bianco MR, et al：Verbal performance of total laryngectomized patients rehabilitated with esophageal speech and tracheoesophageal speech；impacts on patient quality of life. *Psychology Research and Behavior Management* **12**：675-681, 2019.

ちょっと一息

電気喉頭の進歩

「声を失う」，これは生きていくうえで大きな問題である．喉頭癌に対してBillrothが初めて喉頭全摘出術を1873年に行ったが，その患者に対して特殊なカニューレで発声できるよう施していた[1]．このことからわかるように，代用音声への取り組みは世界初の喉頭全摘出術と同時に始まった．代用音声としては，食道発声，シャント発声，電気式人工喉頭（以下，電気喉頭）などがあるが，ここでは電気喉頭について取り上げる．

世界最初の人工喉頭は1920年代にアメリカのベル研究所で開発された．それは電気ではなく空気圧を使った機械式で，小さな声しか出せず，普及しなかった[2]．その後，電気喉頭が開発されたが，第二次世界大戦中，電気機器が飛躍的に進歩するとともに，頸部貫通銃創のために余儀なく喉頭摘出術を受けた戦傷者が続出し，声を失った人たちへの対策として電気喉頭

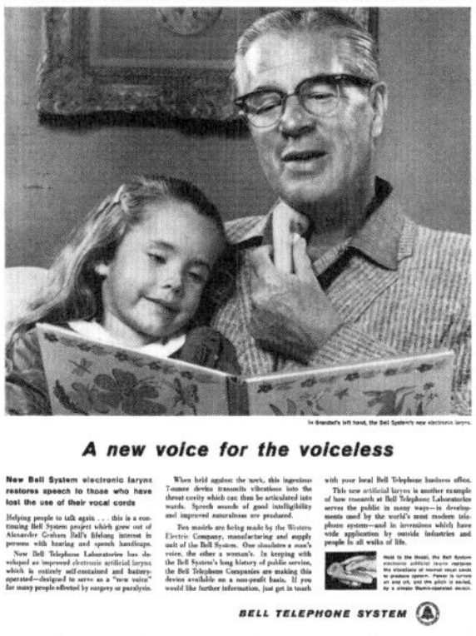

図1 LIFE誌（1960.10.24）掲載のWestern Electric社の電気喉頭の広告

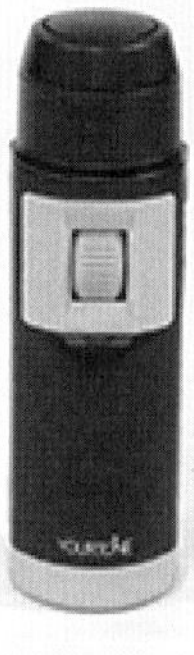

図3 ユアトーンG-1®（電制，第一医科）

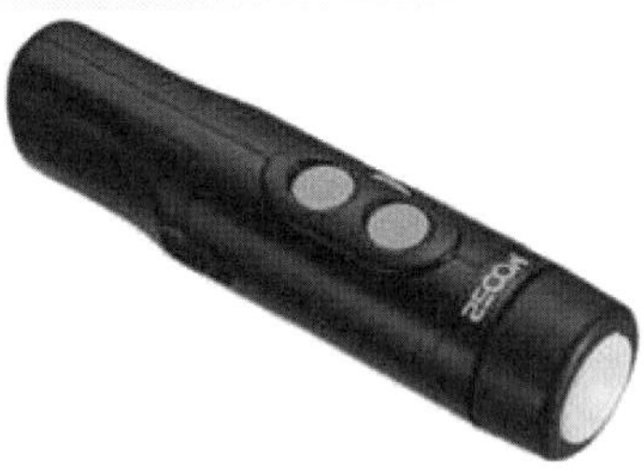

図2 マイボイス®（セコム）

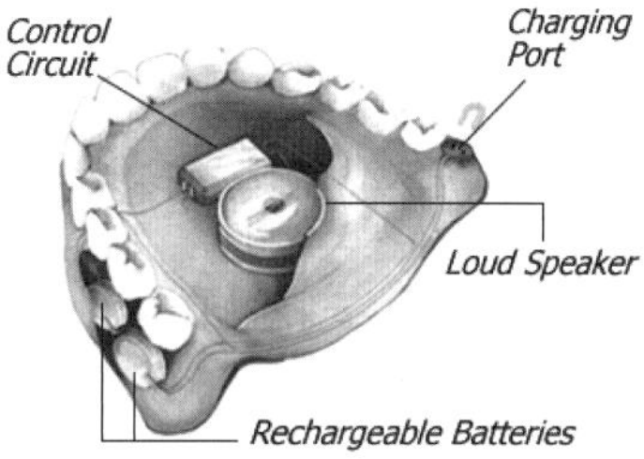

図4 UltraVoice（The Ultravoice Plus社）

が大きく進歩した[3]．Western Electric No. 5（Western Electric社．図1）は，振動子を頸皮に当てて発声する方式の電気喉頭で，現在，広く使われている電気喉頭のprototypeとなった．現在は，アメリカ，ドイツ，イタリア，日本などの企業から多くの種類の電気喉頭が販売されるに至っている．最近の機器は，抑揚をつけられる機能や，呼気圧でピッチ周波数を制御させる機能[4]，音質を柔らかくするなど，自然な感じの声になるよう工夫されている．また，電池も長持ちするよう改良され，USBから充電できるような機種もある．マイボイス®（セコム．図2），ユアトーン®（電制，第一医科．図3）は日本製の電気喉頭である．

一方，UltraVoice（The Ultravoice Plus社．図4）は，上義歯に振動子を埋め込んだもので1995年から発売され，歯のあるユーザー用のタイプもあるが，いずれも日本では販売されていないようである．

最近は，シャント発声が普及してきているが，電気喉頭は今も喉頭摘出者にとって術後早期から容易に発声できる方法であり，これからも広く使われ続けるであろう．今後は，音質をさらに向上させるとともに，軽量小型化，ハンズフリー型など，さらに使いやすい電気喉頭の開発が期待される．

（本間明宏）

［引用文献］

1）廣瀬　肇：ビルロートと喉頭全摘術．*JOHNS* **6**：1244-1246, 1990.
2）Kaye R, Tang CG, Sinclair CF：The electrolarynx：voice restoration after total laryngectomy. *Med Devices*（*Auckl*）**10**：133-140, 2017.
3）久永　進：<ハイテクばんざい>電動式人工喉頭（電気喉頭）について．ノーマライゼーション 障害者の福祉 **20**(12)：44-46, 2000. http://www.dinf.ne.jp/doc/japanese/prdl/jsrd/norma/n233/n233_08-01.html#D08-01
4）伊福部　達：感覚代行システムの生体音響学的研究（研究課題番号06402067）．平成6年度～平成8年度科学研究費補助金［基盤研究（A）(2)］研究成果報告書．

索引

和文索引

あ

い

う

え

お

か

き

さ

し

数字・欧文索引

新編 声の検査法 第２版　　ISBN978-4-263-26683-0

2009年３月20日　第１版第１刷発行
2024年１月10日　第１版第13刷発行
2024年10月15日　第２版第１刷発行

編　集　日本音声言語医学会
発行者　白　石　泰　夫
発行所　医歯薬出版株式会社
〒113-8612 東京都文京区本駒込1-7-10
TEL.(03)5395-7628(編集)・7616(販売)
FAX.(03)5395-7609(編集)・8563(販売)
https://www.ishiyaku.co.jp/
郵便振替番号　00190-5-13816

乱丁，落丁の際はお取り替えいたします　　印刷・教文堂／製本・愛千製本所